国家卫生健康委员会"十四五"规划教材

全国高等中医药教育教材

供中药学类专业用

中药资源学

第 2 版

主　编　裴　瑾　孙志蓉

副主编　周　涛　谭　勇　郭盛磊　解军波

主　审　万德光

编　委　（按姓氏笔画排序）

马晓惠（云南中医药大学）　　张红瑞（河南农业大学）

付利娟（重庆医科大学）　　　陈宇航（成都医学院）

包华音（山东中医药大学）　　邵　莉（湖南中医药大学）

任广喜（北京中医药大学）　　周　涛（贵州中医药大学）

刘　勇（江西中医药大学）　　郑开颜（河北中医学院）

刘军民（广州中医药大学）　　高继海（成都中医药大学）

孙志蓉（北京中医药大学）　　郭盛磊（黑龙江中医药大学）

纪宝玉（河南中医药大学）　　森　林（湖北中医药大学）

严　辉（南京中医药大学）　　程铭恩（安徽中医药大学）

杨成梓（福建中医药大学）　　解军波（天津中医药大学）

宋　龙（上海中医药大学）　　裴　瑾（成都中医药大学）

张天柱（长春中医药大学）　　谭　勇（广西中医药大学）

秘　书　陈翠平（成都中医药大学）

人民卫生出版社

·北　京·

图书在版编目（CIP）数据

中药资源学 / 裴瑾，孙志蓉主编 . —2 版 . —北京：
人民卫生出版社，2021.8（2025.1重印）
 ISBN 978-7-117-31553-1

 I. ①中… Ⅱ. ①裴…②孙… Ⅲ. ①中药资源 —医
学院校 —教材 Ⅳ. ①R282

 中国版本图书馆 CIP 数据核字（2021）第 178289 号

人卫智网	www.ipmph.com	医学教育、学术、考试、健康，购书智慧智能综合服务平台
人卫官网	www.pmph.com	人卫官方资讯发布平台

中药资源学
Zhongyao Ziyuanxue
第 2 版

主　　编：裴　瑾　孙志蓉
出版发行：人民卫生出版社（中继线 010-59780011）
地　　址：北京市朝阳区潘家园南里 19 号
邮　　编：100021
E - mail：pmph @ pmph.com
购书热线：010-59787592　010-59787584　010-65264830
印　　刷：北京印刷集团有限责任公司
经　　销：新华书店
开　　本：850×1168　1/16　印张：20
字　　数：524 千字
版　　次：2017 年 3 月第 1 版　　2021 年 8 月第 2 版
印　　次：2025 年 1 月第 5 次印刷
标准书号：ISBN 978-7-117-31553-1
定　　价：69.00 元

打击盗版举报电话：010-59787491　E-mail：WQ @ pmph.com
质量问题联系电话：010-59787234　E-mail：zhiliang @ pmph.com

◇◇◇ 数字增值服务编委会 ◇◇◇

3

◇◇◇ 修 订 说 明 ◇◇◇

为了更好地贯彻落实《中医药发展战略规划纲要(2016—2030年)》《中共中央国务院关于促进中医药传承创新发展的意见》《教育部 国家卫生健康委 国家中医药管理局关于深化医教协同进一步推动中医药教育改革与高质量发展的实施意见》《关于加快中医药特色发展的若干政策措施》和新时代全国高等学校本科教育工作会议精神,做好第四轮全国高等中医药教育教材建设工作,人民卫生出版社在教育部、国家卫生健康委员会、国家中医药管理局的领导下,在上一轮教材建设的基础上,组织和规划了全国高等中医药教育本科国家卫生健康委员会"十四五"规划教材的编写和修订工作。

为做好新一轮教材的出版工作,人民卫生出版社在教育部高等学校中医学类专业教学指导委员会、中药学类专业教学指导委员会和第三届全国高等中医药教育教材建设指导委员会的大力支持下,先后成立了第四届全国高等中医药教育教材建设指导委员会和相应的教材评审委员会,以指导和组织教材的遴选、评审和修订工作,确保教材编写质量。

根据"十四五"期间高等中医药教育教学改革和高等中医药人才培养目标,在上述工作的基础上,人民卫生出版社规划、确定了第一批中医学、针灸推拿学、中医骨伤科学、中药学、护理学5个专业100种国家卫生健康委员会"十四五"规划教材。教材主编、副主编和编委的遴选按照公开、公平、公正的原则进行。在全国50余所高等院校2 400余位专家和学者申报的基础上,2 000余位申报者经教材建设指导委员会、教材评审委员会审定批准,聘任为主编、副主编、编委。

本套教材的主要特色如下:

1. **立德树人,思政教育** 坚持以文化人,以文载道,以德育人,以德为先。将立德树人深化到各学科、各领域,加强学生理想信念教育,厚植爱国主义情怀,把社会主义核心价值观融入教育教学全过程。根据不同专业人才培养特点和专业能力素质要求,科学合理地设计思政教育内容。教材中有机融入中医药文化元素和思想政治教育元素,形成专业课教学与思政理论教育、课程思政与专业思政紧密结合的教材建设格局。

2. **准确定位,联系实际** 教材的深度和广度符合各专业教学大纲的要求和特定学制、特定对象、特定层次的培养目标,紧扣教学活动和知识结构。以解决目前各院校教材使用中的突出问题为出发点和落脚点,对人才培养体系、课程体系、教材体系进行充分调研和论证,使之更加符合教改实际、适应中医药人才培养要求和社会需求。

3. **夯实基础,整体优化** 以科学严谨的治学态度,对教材体系进行科学设计、整体优化,体现中医药基本理论、基本知识、基本思维、基本技能;教材编写综合考虑学科的分化、交叉,既充分体现不同学科自身特点,又注意各学科之间有机衔接;确保理论体系完善,知识点结合完备,内容精练、完整,概念准确,切合教学实际。

4. **注重衔接,合理区分** 严格界定本科教材与职业教育教材、研究生教材、毕业后教育教材的知识范畴,认真总结、详细讨论现阶段中医药本科各课程的知识和理论框架,使其在教材中得以凸显,既要相互联系,又要在编写思路、框架设计、内容取舍等方面有一定的区分度。

5. 体现传承,突出特色　本套教材是培养复合型、创新型中医药人才的重要工具,是中医药文明传承的重要载体。传统的中医药文化是国家软实力的重要体现。因此,教材必须遵循中医药传承发展规律,既要反映原汁原味的中医药知识,培养学生的中医思维,又要使学生中西医学融会贯通,既要传承经典,又要创新发挥,体现新版教材"传承精华、守正创新"的特点。

6. 与时俱进,纸数融合　本套教材新增中医抗疫知识,培养学生的探索精神、创新精神,强化中医药防疫人才培养。同时,教材编写充分体现与时代融合、与现代科技融合、与现代医学融合的特色和理念,将移动互联、网络增值、慕课、翻转课堂等新的教学理念和教学技术、学习方式融入教材建设之中。书中设有随文二维码,通过扫码,学生可对教材的数字增值服务内容进行自主学习。

7. 创新形式,提高效用　教材在形式上仍将传承上版模块化编写的设计思路,图文并茂、版式精美;内容方面注重提高效用,同时应用问题导入、案例教学、探究教学等教材编写理念,以提高学生的学习兴趣和学习效果。

8. 突出实用,注重技能　增设技能教材、实验实训内容及相关栏目,适当增加实践教学学时数,增强学生综合运用所学知识的能力和动手能力,体现医学生早临床、多临床、反复临床的特点,使学生好学、临床好用、教师好教。

9. 立足精品,树立标准　始终坚持具有中国特色的教材建设机制和模式,编委会精心编写,出版社精心审校,全程全员坚持质量控制体系,把打造精品教材作为崇高的历史使命,严把各个环节质量关,力保教材的精品属性,使精品和金课互相促进,通过教材建设推动和深化高等中医药教育教学改革,力争打造国内外高等中医药教育标准化教材。

10. 三点兼顾,有机结合　以基本知识点作为主体内容,适度增加新进展、新技术、新方法,并与相关部门制订的职业技能鉴定规范和国家执业医师(药师)资格考试有效衔接,使知识点、创新点、执业点三点结合;紧密联系临床和科研实际情况,避免理论与实践脱节、教学与临床脱节。

本轮教材的修订编写,教育部、国家卫生健康委员会、国家中医药管理局有关领导和教育部高等学校中医学类专业教学指导委员会、中药学类专业教学指导委员会等相关专家给予了大力支持和指导,得到了全国各医药卫生院校和部分医院、科研机构领导、专家和教师的积极支持和参与,在此,对有关单位和个人表示衷心的感谢! 希望各院校在教学使用中,以及在探索课程体系、课程标准和教材建设与改革的进程中,及时提出宝贵意见或建议,以便不断修订和完善,为下一轮教材的修订工作奠定坚实的基础。

人民卫生出版社

2021 年 3 月

前　言

中药资源是中医药产业的物质基础,中药资源的数量制约着中药产业的规模和中医药事业的可持续发展,中药资源的质量决定着中药材的质量,进而影响中药的质量和中医的临床疗效。除此之外,中药资源又是功能性食品、化妆品和香料等行业的重要基础,也是生态环境的组成部分,对人类健康和生存发展具有重要影响。

本教材的编写遵循国家卫生健康委员会“十四五”规划教材编写的指导思想,正确把握中医药本科教学内容和课程体系的改革方向,突出系统性、科学性、先进性、简明性和实用性。本书在上版教材基础上,结合近年来中药资源及相关领域的新理论、新技术、新方法和新成果编撰而成。全书正文分10章,涵盖中药资源的环境影响及区划,道地药材资源,中药资源调查,中药资源评价,中药资源的开发与利用,中药资源的保护、更新与可持续利用,中药资源的人工培育和中药资源管理与经济等方面。与其他教材相比,本版教材修订了资源和中药资源的分类介绍,完善了中药资源研究及学科形成的历史传承,丰富了道地药材的理论和研究体系及各地区代表品种的介绍,增强了因地授课的便利性,特别增加了中药野生资源的介绍以强调保护性开发的重要性,并系统地介绍了中药资源的人工培育。本版教材新增各论部分,涉及药材47种,编写内容包括药材的基源、道地性本草考证、产区与生境、药材性状、药用资源的综合开发利用等。本教材的数字增值服务部分设置复习思考题与答案要点,教学课件,扫一扫、测一测,拓展阅读资料,同时增加了模拟试卷,可为理论教学提供实例,强化对理论知识的理解和运用。此外,本教材围绕中药资源学科的发展方向,强化学生系统性知识的学习和综合素质的培养,注重理论知识和生产技术的有机结合,涵盖了不同的理论和技术层面。

本教材在内容上,根据教学大纲规定,编写内容有重、轻、略的不同;各章设置“学习目标”“复习思考题”“学习小结”,简明扼要地指出了各章的学习要求及重点。在形式上,采用示意图、表格等形式,做到清楚、准确地解释;采用案例式教学方法,突出优化学生的知识结构、引导提升学生的创新能力。

本教材由全国20余所高等院校的中药资源学及相关学科的教师与专家共同编写而成,编委会成员全部来自一线教学岗位,在教材编写过程中各自奉献了宝贵的教学经验和丰富的积累资料,紧密协作,精益求精,为此付出了辛勤的劳动,再次向他们表示深深的敬意和衷心的感谢!本书编写过程中得到人民卫生出版社的大力支持,还得到成都中医药大学万德光教授的支持并提出宝贵意见,在此一并致谢。

为了进一步提高本书质量,恳请各位同仁和广大读者多提宝贵意见,以便修订完善。

编者

2021 年 3 月

◇◇◇ 目　　录 ◇◇◇

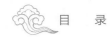

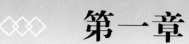

第一章

绪　论

学习目标

1. 掌握中药资源与中药资源学的相关概念,中药资源学的研究内容、研究方法及学科的形成与发展。

2. 熟悉资源及自然资源的相关概念与可持续发展。

第一节　资 源 概 述

资源(resources)是创造人类财富的源泉,是人类生存和社会发展的物质基础。随着世界人口的增长,人们对资源的需求量日益增加,全球范围内资源供需矛盾日益突出。资源的短缺已成为制约社会与经济发展的瓶颈,甚至危及人类自身生存与发展。中医药为人类繁衍生息、健康发展做出了不可磨灭的贡献,然而中药资源短缺态势日益严峻,严重影响了中医药的繁荣发展。

一、资源的概念与分类

"资源"是一国或一定地区内拥有的物力、财力、人力等各种物质要素的总称,通常分为自然资源和社会资源两大类。自然资源系指自然界存在的有用自然物,是人类可以利用的自然生成的物质与能量,是人类生存的物质基础;社会资源系指在一定时空条件下,人类通过自身劳动开发利用自然资源过程中所提供的物质和精神财富的统称。自然资源是资源的基本组成部分,社会资源是人类在利用自然资源的过程中所创造出的另一种资源形式。

由于资源分类的原则和标准不同,分类方法和结果存在一定差异。根据物质实体性和多级分类制两条基本原则,资源可以分为自然资源和社会资源。根据社会生产行业或产业领域的不同,资源可以划分为农业资源、林业资源、牧业资源、旅游资源、能源资源、中药资源等。中药资源是一类与中医药产业相关的资源,其短缺直接限制中医药事业的发展,影响人类健康和社会发展。

二、自然资源的概念与类型

自然资源是客观存在的实体,是各种有用的自然物,能够为人类开发利用,作为生产、生活原材料的物质和能量,或是在现有生产力发展水平和研究条件下,为了满足人类的生产和生活需求能够被利用的自然物质和能量。

🔍 知识链接

自 然 资 源

　　自然资源的概念有多种表达方式,《中国资源科学百科全书》将其定义为"人类可以利用的天然形成的物质与能量";《辞海》将其定义为"天然存在的自然物(不包括人类加工制造的原材料)并有利用价值的自然物,如土地、矿藏、水利、生物、气候、海洋等资源,是生产的原料来源和布局场所";联合国环境规划署将其定义为"在一定的时间和技术条件下,能够产生经济价值,提高人类当前和未来福利的自然环境因素的总称";《大英百科全书》将其定义为"人类可以利用的自然生成物,以及作为这些成分之源泉的环境功能"。

　　因分类依据和标准的不同,自然资源有多种不同的分类方法。按照资源的性质及其与人类的经济关系,自然资源可划分为4类:

　　1. 环境资源　包括太阳光、地热、空气、天然水等,这类资源比较稳定,不会因利用而明显减少,如能合理开采发展,精心保护,就能永续为人类利用。

　　2. 生物资源　包括植物、动物、森林、草场等,这类资源在人类使用之后可以通过自身的生产繁殖再生产出来,如能合理开发利用,科学经营管理,也能为人类可持续利用。

　　3. 土地资源　包括农用土地、城市土地等,它是人类赖以生存的最基本的生产资料和劳动对象。

　　4. 矿产资源　包括能源、各种矿物等,是经过漫长的地质年代形成的,其储量有限,开发利用之后不能再生,随着开发利用而逐渐减少,直至枯竭。

　　按照资源是否具有再生能力,自然资源又可分为再生资源和不可再生资源,前者如动植物资源、水资源等,后者如矿产资源等。从自然资源数量变化的角度,亦可分为耗竭性自然资源、稳定性自然资源、流动性自然资源等,矿产、太阳能和生物资源分别属于上述3类。但通常所说的自然资源,主要包括气候、生物、水、土地、矿产等5大类。

三、自然资源的基本属性和本质特征

(一) 自然资源的基本属性

　　自然资源种类繁多,既有其自身特性,也存在一些共同特性。

　　1. 稀缺性　任何资源都是相对人类的需求而言的。人的需求实质上是无限的,而自然资源却是有限的,这种有限资源与无限需求之间的矛盾,必然引起自然资源的稀缺。"稀缺"是自然资源的固有特性,即自然资源相对于人类需求在数量上的不足。这是人类社会和自然资源之间关系的核心问题。

　　全球范围内人口数量不断增长,相对于人口数量的增长,自然资源显然是有限的。人类的生活水平不断提高,人均消耗的自然资源量也不可避免地增加。随着欠发达国家的工业化进程,未来全球人均资源消耗水平还会提高。人类世代不断延续,而很多自然资源不能再生,也体现出自然资源的稀缺性。此外,自然资源在空间分布上的不均衡,以及人类对自然资源利用的竞争加剧,使自然资源的稀缺性更加突出。

　　自然资源的总需求量超过总供给量,成为资源的绝对稀缺,这种绝对稀缺是从全球范围考虑的。自然资源的总供给量超过总需求量,但由于分布不均则会造成局部稀缺,称为资源的相对稀缺,相对稀缺是从局部地区考虑的。无论是绝对稀缺还是相对稀缺,都会造成资源

供应的稀缺和价格上涨,产生资源危机。

2. 整体性　在各种自然资源内部以及各种不同的自然资源之间存在着紧密的相互影响和制约关系,在一定的时空范围内形成了一定的资源系统。从表面上看人们仅利用某种单项资源,甚至单项资源的某一部分,但实际上各种自然资源相互联系、相互制约,构成一个整体系统,人类不可能在改变一种自然资源或生态系统中某种资源的同时,又能保持其周围的环境不被改变。例如砍伐森林获取木材资源,不仅直接改变了森林的结构,造成区域森林面积减少和植被覆盖率降低,而且会间接地引起水土流失的加剧和地表径流形成过程的变化,影响小气候并导致野生生物生境的破坏。自然资源的整体性告诉我们必须以整体、全局、协调的观点对待资源的开发与利用。

3. 地域性　自然资源的形成具有一定的地域分布规律,其空间分布是不均衡的,某一种自然资源总是相对集中地分布于某些区域中,在这些区域内,自然资源的密度大、数量多、质量好、易开发;而在其他区域这种自然资源就表现为密度小、数量少、质量差等特点。另外,由于社会经济发展的不均衡性,在不同地区开发利用自然资源的社会经济条件和技术工艺条件也具有地域差异。自然资源的地域性就是所有这些条件综合作用的结果。

自然资源的地域性导致了自然资源的相对稀缺,并由此产生了竞争性的特征。由于自然资源的地域性,各种自然资源开发的方式、种类也就有了差异,从而使自然资源打上了地域性的烙印。例如中药的道地性,在不同的自然环境和社会环境的影响下,不同地区生产的中药在品种、产量与质量上就有很大差别。因此,自然资源的研究除了针对一些普遍性问题外,还要考虑各地特有的现象和规律。

4. 多用性　大部分的自然资源都具有多种功能和用途。如甘草资源既可用作制药原料,也可作为化工原料,还可作为饲料。然而,并不是自然资源的所有潜在用途都具有同等重要的地位,并且都能充分表现出来。因此,人类在开发利用自然资源时,需要全面权衡,特别是当我们所研究的是综合的自然资源系统,而人类对资源的要求又是多种多样的时候,这个问题就更加复杂。自然资源的多用性为人类利用资源提供了不同用途的可能性。资源的多用性要求在对资源开发利用时,必须实行综合开发、合理利用和统筹规划,做到物尽其用,效益最佳。

5. 变动性　人类对自然资源开发的广度和深度随着历史进程的发展而不断变化。不可更新资源随着时间延续而不断被消耗,又随着人类的地质勘探的进展而不断被发现;可更新资源随着环境条件、开发利用程度、资源更新能力等因素也在不断变化。自然资源和人类社会构成"人类 - 资源生态系统",这一系统总是处于不断的运动和变化中。其中,人类是促进该系统运动、变化发生的主要动因,随着人类社会的发展,人类影响和改造自然的能力不断提高,因此该系统的变动性也就更加明显。这些变化可表现为资源改良增殖的正面效益和资源退化耗竭的负面变化,而有些变化一时难以判断其正负,可能近期会带来正面效益,远期却会造成灾难。因此,人类应当努力了解各种资源生态系统的变动性和抵抗外界干扰的能力,预测"人类 - 资源生态系统"的变化,使之朝着有利于人类的方向发展。

6. 社会性　人类的生存和发展必须依赖于物质世界,自然资源是物质世界不可分割的组成部分,自然资源的存在状况直接影响人类的生活质量和社会的经济发展水平,同时也深深地镌刻下了人类劳动的印记。人类通过劳动与自然资源浑然一体,也赋予了自然资源社会性,自然资源的社会性正是人类世世代代利用自然、改造自然的必然结果。

（二）自然资源的本质特征

自然资源从本质上是自然环境和人类社会相互作用的一种价值判断与评价,自然资源的价值不仅仅存在于自然界,而是以人类利用为标准,人类的需要和能力创造了资源的价值。根据自然资源是否再生,自然资源可分为不可更新资源和可更新资源。

1. 不可更新资源的本质特征 不可更新资源最终可利用的数量必然存在某种极限,虽然我们既不知道这个极限在何处,也不知道如果达到这个极限时所余物质是否能够仍看作资源。不可更新资源有两种:一种是使用后就消耗掉的,另一种是可循环使用的。这两种不可更新资源的本质特征有所不同。使用后就消耗掉的不可更新资源包括全部化石燃料,其当前的消费速度必然影响未来的可得性。因此管理该类资源的一个关键问题是时间上最佳的利用速率是什么? 这个问题并没有公认的简单答案。

可循环使用的不可更新资源主要是金属矿产资源,大多数金属能重复使用很多次而只有少量损失,例如回收废弃的铁质工具,熔炼后再做成铁质工具。当然生物资源有时也可以循环利用,但利用价值很可能会降低。

2. 可更新资源的本质特征 可更新资源可分为两种:一种是似乎独立于人类活动的可更新资源,即恒定性资源;一种是当使用不超过其繁殖或再生能力时,可无限更新的可更新资源,即临界性资源。

相当一部分资源属于临界性资源,当其可能被掠夺到耗竭的地步,甚至即使全部掠夺活动已经停止,供给流也不可能再自然恢复。依赖生物繁衍的大多数可更新资源都属此类。众所周知,过度捕捞、狩猎以及污染、破坏生境,已经严重地降低了很多物种的更新能力,甚至导致物种灭绝。土壤和蓄水层也属于临界性资源。土地一旦被过度使用和误用,如土壤由于被侵蚀、盐碱化和沙漠化而退化,就不能保证其在与人类活动相应的时间内恢复,无论是自然恢复还是人工恢复。

如果有人类活动干预,非临界性可更新资源也仍然可更新,但是其中某些会由于被过度利用而暂时耗竭。河中的水流会由于被过度提取而减少,水体降解废物的能力会由于太多的营养物和污水注入而丧失,地方大气资源的质量会由于污染物的排放而降低。在所有这些情况下,资源的流量和质量都是自然形成的,一旦将其使用速率控制在可再生或同化能力之内就可迅速恢复。

可更新资源耗损和退化问题的恶化,是因为它们常常被视为公共财产或公共场所,一直被假设可继续免费获取,因此短时间内生产过度或利用过度的现象常常发生,造成长期耗竭的危险。当然,其形成的原因较为复杂,需要考虑自然系统、社会经济、制度障碍等多方面因素。

可更新资源的可得性,往往更取决于人类的管理和利用水平。对于临界性资源,为维持再生过程需要人为增加流量或进行管理;而对于非临界性资源(水、太阳能、风能),则需要投资将潜伏的流动性资源转换成实际的供应源。也就是说,可更新资源的可得性依赖于调控供需的政治制度和社会经济系统,而且这个系统决定资源在时间和空间上的分配。

四、自然资源的利用与可持续发展

(一)自然资源的利用

自然资源是人类生存和社会发展的物质基础。随着社会的发展,自然资源开发利用的强度越来越大,自然资源利用的范围也越来越广。

广义的自然资源开发包括初始开发和再开发,狭义的自然资源开发指初始开发,即对原来没有开发利用的自然资源进行开发利用,特别是在本来未受人类影响的区域进行的开发活动。人类对自然资源的开发和再开发都是为了满足人类对各种产品和服务的需要。这种需要既包括人类维持生存的基本物质(如食物)需求,也包括精神(如审美享受、尊严维持)需求。

大多数自然资源,特别是那些容易获取、具有较高经济利用价值的自然资源,已被人类开发和改善。这个开发过程不是一劳永逸的,随着时间的推移,一些已经被开发的资源,会在一定的时间内被再开发,改作其他具有更高经济效益的用途。例如,菊花是我国常用中药,具有疏风、清热、明目、解毒之功效。在原有的药用价值上,除了常见的菊花盆景外,菊花被开发出了一系列具有更高经济价值的商品,如菊花茶、菊花蜜、菊花枕、菊花手工皂等。

（二）自然资源的可持续发展

随着科学技术的不断进步和人们对物质需求的不断增长,社会生产规模日益扩大,致使更多的自然资源被消耗。如何科学、合理、可持续地开发利用自然资源而不损害生态系统的结构和功能,已成为人们关心的现实问题。

自然资源在时间、空间、数量上是有限的,人类由于技术、经济条件所限,在社会一定时期内所能认识和利用的自然资源也是有限的。而人类对资源需求的欲望是无限的,这必然会引起供需不平衡的矛盾并由此产生一系列资源和社会问题。人类科学技术的发展和对资源的认识实践证明,资源的有限性和无限性是辩证的统一。人类既要看到自然资源稀缺的一面,也要认识到人类通过科技进步开发利用自然资源的潜力,调节资源供需的动态平衡有利于人类生存和发展。能源利用的历史发展过程表明,人类的知识资源是无限的,开发和利用新资源的潜力是巨大的,维持供需良性动态平衡也是可能的。随着科技创新和社会进步,新能源得到不断的开发和利用,如风能、太阳能、水能、地热能、生物能、核能、海洋能等。这些可再生能源的充分利用,将会满足人类对能源不断增长的需要。

第二节　中药资源的种类及特点

一、中药与中药资源

中药资源（Chinese medicinal material resources）是中医药宝库中的瑰宝,是发展中医药事业的重要物质基础。20 世纪以来,中药资源现状令人担忧。一方面,由于人口、经济和社会的发展,人类对中药资源的需求快速增长;另一方面,由于气候变化、环境污染、生态恶化以及对动、植物的过度捕采、生物生存栖息地的破坏等,中药资源总量不断萎缩。目前,利用资源与保护资源之间的矛盾日益突出,如何解决这一矛盾,是中药资源学所面临的重要任务。

思政元素

中药资源学的初心使命

中药资源是国家战略性资源,关乎我国中医药事业及相关行业的可持续发展。我们应当牢记中药资源学科发展的初心使命,承担起解决中药资源开发与保护的重任,为中药资源的科学保护、合理利用、系统管理提供解决方案。

（一）中药

中药（Chinese medicines）是在中医药理论指导下用于临床防治疾病的药物,包括药材、饮片和中成药。药材系指仅经过简单产地加工的中药原料,包括植物、动物和矿物 3 大类。饮片系指药材经过炮制后可直接用于中医临床或制剂生产使用的处方药品。中成药系指以饮片为配方原料,根据临床处方的要求,采用适宜的制剂工艺,制备成的随时可以应用的药物。

(二)中药资源

中药资源通常指在一定空间范围内可供中医药使用的生物资源和非生物资源的总称,包括植物药资源、动物药资源和矿物药资源。此外,由于一些自然资源的稀缺,利用现代生物、化学等技术所形成的替代性人工中药原料,也列入中药资源的范畴,如人工牛黄、人工冰片、人工麝香等。除传统的中药资源外,民间药资源及民族药资源,以及这些资源的生产和贸易信息、知识和技术成果等也属于中药资源的范畴。

二、中药资源种类构成与特点

(一)中药资源的构成

古代劳动人民在长期的生活与生产实践中,发现了大量可以药用的自然资源,遴选出了数千种可用于防治疾病的药物资源。随着现代科学技术的进步,中药资源的开发和整理工作得到了长足发展,中药资源的种类从东汉《神农本草经》的 365 味发展到《中华本草》的 8 980 味,增加了近 24 倍,到 20 世纪末,调查、整理出的中药资源已有 1 万余种。

知识链接

传统的中药分类方法

我国古代的本草著作一般对药物的资源品种不甚重视,而仅对所收载的药物进行分类,所使用的分类方法不尽相同,主要有以下几种:

1. 三品分类法 此法形成于汉代到魏晋南北朝的几百年间,是数千年用药经验的反映,特别是由于受到秦汉时期道、儒学思想的影响,具有君臣佐使、七情和合、四气五味等理论特色。《神农本草经》即为采用三品分类法的代表性著作,其将药物分为上、中、下三品,认为上品药为君,补养、无毒,可长服久服,能益寿延年;中品药为臣,可遏病补虚、有毒或无毒;下品药为佐使,可除邪,但毒性较大,使用当慎。

2. 自然属性分类法 此法在我国古代本草著作中采用较多,但不同历史时期本草中的分类方法亦不相同。如晋代《南方草木状》中将药物分为草、木、果、竹四类;梁代《本草经集注》中将药物分为玉石、草木、虫兽、果、菜、米食和有名未用七类;明代巨著《本草纲目》,其总例"不分三品,惟逐各部,物以类从,目随纲举",以部为纲,各部按"从微至巨""从贱至贵"的原则排列,分水、火、土、金石、草、谷、菜、果、木、服器、虫、鳞、介、禽、兽、人共 16 部,又以类为目,总设 60 类,如草部分山草、芳草、湿草、毒草、蔓草、水草、石草、苔、杂草、有名未用等。

3. 中药功效性能分类法 此法在古代本草中也有较多使用,一般依据中药的临床功效及作用性能分类。如唐代《本草拾遗》、金元时期《珍珠囊》、明代《本草集要》、清代《本草求真》等,皆采用此种分类法。此法结合中药药性和临床功效,有利于临床用药研究。还有本草采用宣、通、补、泄、轻、重、燥、湿、滑、涩等十剂分类法或其他十二门分类法等进行分类。

中药资源的构成,按自然属性可分为植物、动物和矿物资源;按社会属性可分为中药、民族药和民间药资源;按生产来源可分为野生资源和人工资源等。

1. **按自然属性划分的中药资源**　中药资源的使用历史悠久,种类繁多,第三次全国中药资源普查调查整理出的中药资源种类有 12 807 种。中药资源按自然属性可分为植物药资源、动物药资源和矿物药资源。

(1)植物药资源:是指来源于植物的器官(如根、茎、叶、花、果实、种子)或植物的全株等,可供药用的一类植物资源。自古以来,药用植物资源就是人类使用最多的天然药用资源,它在中药资源中的种类最多,有 11 000 余种,占总量的 87% 以上。

根据第三次全国中药资源普查的资料统计,中国的药用植物资源分布于 385 科,其中藻类植物 42 科,菌类植物 41 科,地衣植物 9 科,苔藓植物 21 科,蕨类植物 49 科,种子植物 223 科;共有 2 312 属分布有药用植物,其中被子植物 1 957 属,占 84.6%;孢子植物共有 328 属,占 14.2%;裸子植物 27 属,占 1.2%。

1)药用藻类资源:藻类植物是最原始的植物类群,没有根、茎、叶的分化,含有光合色素,进行自养生活,多为水生。藻类植物分为 8 个门:蓝藻门、裸藻门、绿藻门、轮藻门、金藻门、甲藻门、红藻门和褐藻门。目前,中国的药用藻类植物有 42 科 54 属 113 种,主要集中在红藻门、褐藻门、绿藻门和蓝藻门。

常见的药用藻类植物有红藻门的石花菜 *Gelidium amansii*、甘紫菜 *Porphyra tenera*、海人草 *Digenea simplex*;褐藻门的海带 *Laminaria japonica*、昆布 *Ecklonia kurome*、海蒿子 *Sargassum pallidum*、羊栖菜 *S. fusiforme*;绿藻门的石莼 *Ulva lactuca*、水绵 *Spirogyra nitida* 及蓝藻门的葛仙米 *Nostoc commune* 等。

2)药用菌类资源:菌类属低等植物类群,没有根、茎、叶的分化,不含光合色素,进行异养生活。菌类分为细菌门、黏菌门和真菌门,中药菌类资源集中分布在真菌门中。真菌门是一类具有真核和明显细胞壁,细胞内不含叶绿素和质体的典型异养生物,有 40 科 109 属 297 种可供药用,是药用低等植物中种类最多的类群。药用真菌主要分布在子囊菌亚门、担子菌亚门和半知菌亚门中。

常见的药用菌类有子囊菌亚门的麦角菌 *Claviceps purpurea*、冬虫夏草 *Cordyceps sinensis*;担子菌亚门的茯苓 *Poria cocos*、猪苓 *Polyporus umbellatus*、猴头菌 *Hericium erinaceus*、赤芝 *Ganoderma lucidum*、蜜环菌 *Armillaria mellea*、脱皮马勃 *Lasiosphaera fenzlii*、大马勃 *Calvatia gigantea*、紫色马勃 *C. lilacina*、半知菌亚门的球孢白僵菌 *Beauveria bassiana* 等。

3)药用地衣资源:是由藻类和真菌共生形成的特殊植物类群,其抗逆性强,耐干旱,但不耐污染,常生活在岩石、树皮、土壤、砖墙的表面。地衣多生长在较恶劣的环境中,资源量有限。中国的药用地衣种类较少,现已知 9 科 15 属 55 种可供药用。

常见的药用地衣有松萝 *Usnea diffracta*、长松萝 *U. longissima*、雪茶 *Thamnolia vermicularis*、石耳 *Umbilicaria esculenta*、石蕊 *Cladonia rangiferina*、冰岛衣 *Cetraria islandica*、肺衣 *Lobaria pulmonaria* 等。

4)药用苔藓资源:苔藓植物的茎叶无真正的维管束,是从水生到陆生过渡的代表植物类群,大多数生活在潮湿地区。根据营养体的形态结构可将苔藓植物分为苔纲和藓纲,中国的苔藓植物中可供药用的有 25 科 39 属 58 种。

常见的药用苔藓类植物有苔纲的地钱 *Marchantia polymorpha*、石地钱 *Reboulia hemisphaerica* 及藓纲的葫芦藓 *Funaria hygrometrica*、大金发藓 *Polytrichum commune*、暖地大叶藓 *Rhodobryum giganteum* 等。

5)药用蕨类资源:蕨类是既能产生孢子又有维管系统的高等植物。主要分布在热带和亚热带,多生长在阴湿的林下、山野、沼泽等地。中国的蕨类植物多分布在长江以南各省区,其中有药用价值的约有 49 科 117 属 455 种。蕨类植物分为水韭、松叶蕨、楔叶蕨、石松和真蕨 5 个亚门。

常见的药用蕨类有松叶蕨亚门的松叶蕨 *Psilotum nudum*；楔叶蕨亚门的木贼 *Equisetum hyemale*、问荆 *E. arvense*、笔管草 *E. ramosissimum* subsp. *debile*、节节草 *E. ramosissimum*；石松亚门的石松 *Lycopodium japonicum*、卷柏 *Selaginella tamariscina* 及真蕨亚门的紫萁 *Osmunda japonica*、海金沙 *Lygodium japonicum*、金毛狗脊 *Cibotium barometz*、粗茎鳞毛蕨 *Dryopteris crassirhizoma*、石韦 *Pyrrosia lingua*、槲蕨 *Drynaria roosii* 等。

6）药用裸子植物资源：裸子植物是胚珠在一开放的孢子叶上边缘或叶面的种子植物，多数既具有颈卵器又有种子，均为木本植物。中国是世界上裸子植物最丰富的国家，有 11 科 41 属 243 种，目前具有药用价值的裸子植物有 10 科 25 属 126 种。裸子植物分为苏铁纲、银杏纲、松柏纲、红豆杉纲和买麻藤纲 5 个纲。

常见的药用裸子植物有苏铁纲的苏铁 *Cycas revoluta*；银杏纲的银杏 *Ginkgo biloba*；松柏纲的马尾松 *Pinus massoniana*、金钱松 *Pseudolarix amabilis*、侧柏 *Platycladus orientalis*；红豆杉纲的红豆杉 *Taxus chinensis*、三尖杉 *Cephalotaxus fortunei* 及买麻藤纲的草麻黄 *Ephedra sinica*、中麻黄 *E. intermedia*、木贼麻黄 *E. equisetina* 等。

7）药用被子植物资源：被子植物是胚珠在心皮内的一类种子植物，存在双受精现象，具有高度特化的真正的花。被子植物是现今地球上种类最多、分布最广和生长最繁茂的植物类群。中国被子植物有 226 科 2 700 多属约 3 万种，根据第三次全国中药资源普查资料，具有药用价值的被子植物有 213 科 1 957 属 1 万余种，占中国药用植物总种数的 90.2%，占中药资源总数的 78.5%（表 1-1）。

表 1-1　中国主要药用被子植物分科统计

科名	药用属数 / 种数	分布范围
桑科 Moraceae	12/153	全国
荨麻科 Urticaceae	18/115	全国
蓼科 Polygonaceae	8/123	全国
石竹科 Caryophyllaceae	20/106	全国
藜科 Chenopodiaceae	17/186	北方各省
仙人掌科 Cactaceae	8/600	全国
木兰科 Magnoliaceae	5/165	全国，以江南地区为主
番荔枝科 Annonacean	9/109	黄河以南及西藏
樟科 Lauraceae	13/113	长江以南
毛茛科 Ranunculaceae	34/420	全国
小檗科 Berberidaceae	10/120	全国
山茶科（茶科）Theaceae	9/480	黄河以南
罂粟科 Papaveraceae	17/135	全国
十字花科 Cruciferae	26/549	全国
金缕梅科 Hamamelidaceae	11/100	黄河以南
景天科 Crassulaceae	8/242	西南地区
虎耳草科 Saxifragaceae	24/155	全国
蔷薇科 Rosaceae	45/360	全国
豆科 Leguminosae	109/490	全国

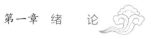

续表

科名	药用属数 / 种数	分布范围
大戟科 Euphorbiaceae	39/160	全国
芸香科 Rutaceae	19/100	全国
卫矛科 Celastraceae	9/201	黄河以南
鼠李科 Rhamnaceae	12/166	全国,以江南地区为主
葡萄科 Vitaceae	8/100	全国,以江南地区为主
锦葵科 Malvaceae	12/117	全国
瑞香科 Thymelaeaceae	7/100	全国,以江南地区为主
葫芦科 Cucurbitaceae	25/189	全国,以江南地区为主
桃金娘科 Myrtaceae	10/134	华南地区为主
野牡丹科 Melastomataceae	16/185	西藏及江南地区为主
五加科 Araliaceae	18/112	全国,以西南地区为主
伞形科 Umbelliferae	55/234	全国,以高山地区为主
杜鹃花科 Ericaceae	12/127	全国,以西南高山地区为主
报春花科 Primulaceae	7/119	全国,以西南地区为主
木犀科 Oleaceae	11/209	全国
龙胆科 Gentianaceae	15/108	全国,以西南地区为主
夹竹桃科 Apocynaceae	35/209	以江南地区为主
萝藦科 Asclepiadaceae	32/112	全国
茜草科 Rubiaceae	50/219	全国
旋花科 Convolvulaceae	16/125	全国,以江南地区为主
紫草科 Boraginaceae	22/269	全国,以西南地区为主
马鞭草科 Verbenaceae	15/101	以江南地区为主
唇形科 Labiatae	74/436	全国
茄科 Solanaceae	24/140	全国
玄参科 Scrophulariaceae	45/233	全国,以西南地区为主
爵床科 Acanthaceae	32/311	长江以南,尤其云南省
苦苣苔科 Gesneriaceae	32/115	秦岭、淮河以南
忍冬科 Caprifoliaceae	9/106	全国
桔梗科 Campanulaceae	13/111	全国
菊科 Compositae	155/778	全国
百合科 Liliaceae	46/560	全国
禾本科 Gramineae	85/173	全国
棕榈科 Palmae	16/100	南部地区
天南星科 Araceae	22/106	全国,以南部地区为主
莎草科 Cyperaceae	17/110	全国
姜科 Zingiberaceae	15/100	西南至东部
兰科 Orchidaceae	76/287	全国,以滇、琼为主

(2)动物类中药资源:指来源于药用动物的整体或某一部分、生理或病理产物及其加工品等。动物类中药具有活性强、疗效佳、应用广、开发潜力大等特点。动物类中药在中国的应用历史悠久,早在4000年前甲骨文就记载了麝、犀、牛、蛇等40余种药用动物,东汉《神农本草经》记载动物药67种,第三次全国中药资源普查显示,中国的药用动物有1 500多种,约占全国中药资源总种数12%。

　　《中国中药资源志要》收录了药用动物414科879属1 590种,其中无脊椎动物199科362属621种,约占药用动物总种数的39%,脊椎动物215科517属971种,约占药用动物总数的61%。

　　1)药用无脊椎动物资源:根据第三次全国中药资源普查统计结果,药用无脊椎动物主要分布于环节动物门、软体动物门及节肢动物门。

　　环节动物门:常用的有钜蚓科的参环毛蚓 *Pheretima aspergillum*、通俗环毛蚓 *Ph. vulgaris*、威廉环毛蚓 *Ph. guillelmi*、栉盲环毛蚓 *Ph. pectinnifera* 及水蛭科的蚂蟥 *Whitmania pigra*、柳叶蚂蟥 *W. acranulata*、水蛭 *Hirudo nipponica* 等。

　　软体动物门:常用的有鲍科的杂色鲍 *Haliotis diversicolor*、皱纹盘鲍 *H. discus hannai*、羊鲍 *H. ovina* 等;珍珠贝科的马氏珍珠贝 *Pinctada martensii*;蚌科的三角帆蚌 *Hyriopsis cumingii*、褶纹冠蚌 *Cristaria plicata*;牡蛎科的长牡蛎 *Ostrea gigas*、大连湾牡蛎 *O. talienwhanensis* 及乌贼科的无针乌贼 *Sepiella maindroni*、金乌贼 *Sepia esculenta* 等。

　　节肢动物门:节肢动物门为动物界中种类最多的一门,约占动物界总数的80%。常见的药用节肢动物有:蛛形纲钳蝎科的东亚钳蝎 *Buthus martensi*;唇足纲蜈蚣科少棘巨蜈蚣 *Scolopendra subspinipes mutilans*;昆虫纲鳖蠊科的地鳖 *Eupolyphaga sinensis*、冀地鳖 *Steleophaga plancyi*;昆虫纲芫菁科的南方大斑蝥 *Mylabris phalerata*、黄黑小斑蝥 *M. cichorii*;昆虫纲家蚕蛾科的家蚕 *Bombyx mori*(其4~5龄幼虫因感染或人工接种白僵菌而致死的干燥体为僵蚕)等。

　　2)药用脊椎动物资源:根据全国中药资源普查统计结果,脊椎动物中有药用价值的有968种,分布于鱼纲、两栖纲、爬行纲、鸟纲和哺乳纲5个纲中。

　　鱼纲:药用鱼纲动物有103科231属405种。常见的有海龙科的线纹海马 *Hippocampus kelloggi*、刺海马 *H. histrix*、大海马 *H. kuda*、三斑海马 *H. trimaculatus*、小海马 *H. japonicus* 及刁海龙 *Solenognathus hardwickii*、拟海龙 *Syngnathoides biaculeatus* 等。

　　两栖纲:药用两栖纲动物有9科14属38种。常用的有小鲵科的山溪鲵 *Batrachuperus pinchonii*(其全体入药为羌活鱼);蟾蜍科的中华大蟾蜍 *Bufo bufo gargarizans* 与黑框蟾蜍 *B. melanotictus*(两者的耳后腺和背部皮肤腺的干燥分泌物为中药蟾酥);蛙科的青蛙 *Rana niromaculata*(其成体、幼体及胆汁均可入药)及泽蛙 *R. limnocharis*(其干燥全体入药称哈蟆)等。

　　爬行纲:分布有较多常用药用资源,有17科45属117种。主要有龟科的乌龟 *Chinemys reevesii*(其背甲及腹甲称龟甲);鳖科的鳖 *Trionyx sinensis*;壁虎科蛤蚧 *Gekko gecko* 和多疣壁虎 *G. japonicus*;蝰科的五步蛇 *Agkistrodon acutus*;游蛇科乌梢蛇 *Agkistrodon acutus*(Güenther)及眼镜蛇科的银环蛇 *Bungarus multicinctus* 等。

　　鸟纲:动物种类较多,但药用的并不多,有40科105属196种。常见的鸟纲药用动物有鸭科的家鹅 *Anser cygnoides orientalis* 和家鸭 *Anser platyrhynchos domestica*(其干燥肌胃内壁分别为鹅内金和鸭内金);雉科的家鸡 *Gallus gallus domesticus*(其干燥肌胃内壁为鸡内金);鸠鸽科的家鸽 *Columba liva domestica*;雨燕科的金丝燕 *Collocalia esculenta* 等。

　　哺乳纲:是脊椎动物中药用资源最多的纲,有45科121属209种。主要有鼠科的麝鼠 *Ondatra zibethicus*(其成熟雄性麝鼠香囊的分泌物为麝鼠香);鹿科的梅花鹿 *Cervus nippon*

及马鹿 *C. elaphus* linnaeus(两者雄鹿未骨化的幼角为鹿茸);麝科的林麝 *Moschus berezovskii*
(其雄体香囊中的干燥分泌物称麝香);灵猫科的大灵猫 *Viverra zibetha*(其香囊的分泌物为灵
猫香);马科的马 *Equus caballus*(其胃中的结石称为马宝)和驴 *Equus asinus*(去毛之皮经煎
煮、浓缩制的固体胶为阿胶);牛科的牛 *Bos taurus domesticus*(其干燥的胆结石为牛黄)等。

(3)矿物类中药资源:矿物是地质作用形成的天然单质或化合物。矿物类中药包括可供
药用的原矿物、矿物原料的加工品、动物或动物骨骼的化石等。矿物类药物在中国有悠久的
用药历史,中国现存最早的医学著作《五十二病方》记载了雄黄、硝石等 20 多种矿物药的临
床应用,中国现存最早的本草专著《神农本草经》载药 365 味,其中矿物药 46 味,占全书总
数的 12.6%。唐代《新修本草》收载矿物药 87 味,至明代《本草纲目》已达 222 味,此后的
《本草纲目拾遗》可谓收录矿物药之最,有 413 味之多。

《中国中药资源志要》中收集仍在应用的矿物药 84 种,并按阳离子分类法将其分为 12
类,分别为铁化合物类、铜化合物类、镁化合物类、钙化合物类、钾化合物类、钠化合物类、汞
化合物类、砷化合物类、硅化合物类、有色金属类、古动物化石类及其他类。

2. 按社会属性划分的中药资源 中国各族人民在长期的实践中积累了丰富的防病治
病的知识和用药经验,有的形成了民族医药理论体系,其中以中医药理论体系最具影响力。
除此以外,民间也积累和流传着各种各样防治疾病的方法和使用药物的习惯。中药、民族药
和民间药共同组成了中华民族庞大的药物体系以及与之相对应的中药资源体系。

(1)中医药本草典籍收录的药物资源:特指在中医药理论指导下认识和使用的药物资
源。《神农本草经》是最早较为系统地论述中药资源的本草著作,共记载中药 365 种,其中
植物药 252 种,动物药 67 种,矿物药 46 种,该书已具有资源学的内容和分类体系。此后,随
着本草著作收集的中药数量越来越多,有关资源的记述也越来越详尽。梁代陶弘景的《本
草经集注》收集中药 730 种,唐代《新修本草》增至 850 种,宋代《证类本草》增至 1 746 种,
明代《本草纲目》增至 1 892 种,1999 年出版的《中华本草》共载药 8 980 种。在中医药理
论体系下,可使用的药物很多,常用的有 300~500 种。

(2)民族医药体系中的药物资源:特指以本民族传统的医药理论或实践经验作为应用
指导所使用药物的资源,通常称为民族药资源。《中国民族药志》中收载了少数民族药物
5 608 种。在众多少数民族中,形成了民族医药体系的约占 1/3,较完整的有藏药、蒙药、维吾
尔药、傣药、壮药、苗药、彝药等;《中华本草》中已经出版的有藏药卷、蒙药卷、维吾尔药卷、
傣药卷、苗药卷等。

1)藏药:藏医药理论是在广泛吸收、融合了中医药学、印度医药学和大食医药学等理论
的基础上创立的。记载藏药的本草,如公元 720 年的《月王药诊》,收载藏药 780 种;公元
1840 年的《晶珠本草》,收载藏药达 2 294 种。2002 年出版的《中华本草·藏药卷》,收载藏
药 396 种,其中植物药 309 种,动物药 48 种,矿物药 39 种。《中华人民共和国药典》(以下
简称《中国药典》)2020 年版记载藏药习用药材有小叶莲(小檗科桃儿七 *Sinopodophyllum
hexandrum* 的干燥成熟果实)、毛诃子(使君子科毗黎勒 *Terminalia bellirica* 的干燥成熟果
实)、余甘子(大戟科余甘子 *Phyllanthus emblica* 的干燥成熟果实)、独一味(唇形科独一味
Lamiophlomis rotata 的干燥地上部分)、洪连(玄参科短筒兔儿草 *Lagotis brevituba* 的干燥
全草)、藏菖蒲(天南星科藏菖蒲 *Acorus calamus* 的干燥根茎)、翼首草(川续断科匙叶翼首
草 *Pterocephalus hookeri* 的干燥全草)、沙棘(胡颓子科沙棘 *Hippophae rhamnoides* 的干燥成
熟果实)等。近年来藏医药发展迅速,藏药方面的著作主要有《青藏高原甘南藏药植物志》
(2006 年),系统介绍了 88 科 594 种藏药植物;《藏药药用植物学》(2008 年),介绍了药用植物
学基础以及重要藏药药用植物等。

2）蒙药：蒙古医药体系是在吸收了藏、汉等民族以及古印度医药学理论的基础上创立的。19世纪《蒙药正典》是一部图文并茂，用蒙古、汉、藏、满四种文字撰写的唯一一部蒙药经典著作，共收载了蒙药879种。2004年出版的《中华本草·蒙药卷》选取了常用蒙药421种，其中植物药326种，动物药48种，矿物药47种。《中国药典》2020年版记载的蒙药习用药材有广枣（漆树科南酸枣 *Choerospondias axillaris* 的干燥成熟果实）、冬葵果（锦葵科冬葵 *Malva virticillata* 的干燥成熟果实）、草乌叶（毛茛科北乌头 *Aconitum kusnezoffii* 的干燥叶）等。

3）维吾尔药：维吾尔药历史悠久，在其形成和发展的过程中，取阿拉伯、古希腊等民族医药之所长，并受到中医药学的影响，逐步形成了维吾尔医药理论体系，是中国民族医药的独立分支。《维吾尔族医药学》中记载了维吾尔医药的基础理论和88种常用药物，《新疆维吾尔药志》收载了124种药物及附图，《中华本草·维药卷》收载常用维吾尔药423种。在常用维吾尔药中，具有民族使用特色的约有30种，如阿魏、胡黄连、苦巴旦杏、刺糖、洋甘菊、唇香草、新疆鹰嘴豆、异叶青兰、硇砂、胡麻、胡桃、胡葱、胡杨等。2020年版《中国药典》记载的维吾尔药习用药材有天山雪莲（菊科天山雪莲 *Aaussurea involucrata* 的干燥地上部分）、菊苣（菊科毛菊苣 *Cichorium glandulosum* 或菊苣 *C. intybus* 的干燥地上部分或根）、黑种草子（毛茛科腺毛黑种草 *Nigella glandulifera* 的干燥成熟种子）等。

4）傣药：傣药是中国古老的传统医药之一，早在2500年前的《贝叶经》中就有记载。20世纪80年代出版的《西双版纳傣药志》收载傣药520种。2005年出版的《中华本草·傣药卷》收载傣药400种，其中植物药373种，动物药16种，矿物药11种。植物类傣药主要有缅茄、芒果、人面果、糖棕、朱蕉、龙血树、儿茶、山柰、鸡矢藤、云木香、石菖蒲、芦荟、刺桐等；动物类傣药有水牛角、羊角、鸡内金、蛇蜕、鹿茸、蜈蚣、螃蟹、土蜂房、水鳖等；矿物类傣药主要有石灰、芒硝、明矾、钟乳石、胆矾、雄黄等。

5）壮药：主要分布在广西、云南、广东等地，属于发展中的民族药，尚未形成完整的体系，基本上处于民族药和民间药交融的状态。2005年出版的《中国壮药学》系统阐述了壮药的起源、发展概况及应用规律，并按功效将500种常用壮药分为7类，如解痧毒药有大金花草、蜈蚣草、鬼针草、草鞋根、磨盘草等；解瘴毒药有鹰爪花、土常山、萝芙木、黄花蒿、三对节、香茅等；解风毒药有五味藤、大血藤、木防己、七叶莲、天麻、黑风藤、牛耳枫等；解热毒药有板蓝根、天仙藤、鱼腥草、竹节蓼、蛇莓、茅莓、牛甘果等。

6）苗药：苗族分布的地区，大都是气候温暖潮湿的山区，草木茂盛，动、植物资源比较丰富，在历史上就是中国药材的主要产区之一。《中国苗药学》介绍了苗族的医学史、生成哲学及其对苗医的作用等，并收载苗药340种；2005年出版的《中华本草·苗药卷》收载苗药391种。其中具有民族用药特色的植物有：大果木姜子 *Litsea lancilimba*、头花蓼 *Polygonum capitatum*、艾纳香 *Blumea balsamifera*、草玉梅 *Anemone rivularis*、观音草 *Peristrophe bivalvis*、大丁草 *Leivnitzia anadnria*、刺梨 *Ribes burejense* 等。

（3）民间药用资源：特指民间医生用以防病治病的药物或地区性民间（偏方）流传使用的药物资源。民间药的应用多局限于一定的区域，其开发应用处于初始状态，缺少比较系统的医药学理论及活性成分、药理作用和临床应用研究。各民族在治疗疾病过程中，就地取材，不断发现新的药用资源种类，由此逐渐产生了众多的民间药物，成为中药资源非常重要的组成部分。

民间使用的草药资源是重要的潜在药物资源宝库，其中有些可以开发为疗效明确而被广泛应用的药物，有些则因疗效较差或引起不良反应而被淘汰。如江西民间药用植物草珊瑚 *Sarcandra glabra*，现已研究开发出用以治疗风热咽痛、音哑的复方草珊瑚含片；广东等地

的民间药海人草 *Digena simplex* 具有较强的驱虫作用。

3. 按生产特点和来源划分的中药资源

(1) 野生和人工培育资源：野生动、植物是指在自然状态下繁育、生长,非人工栽培、驯养的各种植物和动物。用于中药、民族药和民间药使用的野生动、植物药用资源被统称为野生资源。据统计,在中药饮片和中成药生产使用的近千种药材中,约有70%的种类源于野生资源。由于野生资源不能满足用药需求,人们逐渐将某些野生药用生物进行驯化实施家种或家养,用以大量获得所需要的药材,通过这种方式所获得的动、植物药材资源可称为人工培育资源,也可称栽培或养殖资源,还可称为家种或家养资源。据统计,目前可人工规模生产的药材约有200多种,如人参、西洋参、天麻、牛膝、三七、山药、瓜蒌、甘草、防风、金银花、鹿茸、麝香等;人工培育的药材数量约占市场流通量的70%。随着社会需求的不断增加,人工培育药材资源不论是种类还是数量均呈现快速增长的趋势。

(2) 生物技术产品和替代性资源：随着科学技术的进步,利用现代科学技术可以生产出一些与天然药物功效近似或等效的人工产品(替代品或代用品)用作中药的生产原料,以替代稀缺或禁用的天然产物,尤其是用于珍稀濒危药用生物资源的代用品,是缓解稀缺药材资源危机、满足社会需求的一种新的中药资源生产方式,可以作为一类特殊的人工资源。其按目前生产方法及原理可分为两类:一是依照天然产物的化学成分采用物理和化学方法,配制生产出与天然产物化学成分类似的产品;二是利用现代生物技术进行生物器官、组织或细胞的人工培养来获取与天然产物化学成分近似或等同的产品,或依据天然产物形成的机制和条件模仿(仿生技术)培养出类似产品。例如牛黄,除天然牛黄外,其代用品有人工牛黄、体外培育牛黄及活体植核培育牛黄;麝香的替代品人工麝香,冰片的代用品人工冰片及目前已规模化生产的冬虫夏草菌丝体、人参细胞培养物等。

(3) 国产和进口资源：根据资源的产地来源,中药资源可以划分为国产资源和进口资源。自然分布于中国境内的资源,或原产于国外现在已引种成功并可规模化栽培或养殖的药用植物和动物资源称为国产资源。中国境内不产或由于中国产量较低,不能满足国内用药需求,经国家相关职能部门批准从国外进口用于中药生产原料的资源称为进口资源,如原国家食品药品监督管理局《关于颁布儿茶等43种进口药材质量标准的通知》,包括爪哇白豆蔻、血竭、儿茶、乳香、没药、马钱子等。随着国际交流的深入,中药也吸收了部分国外有较好疗效的药物,丰富了中药资源宝库,但这类资源所占比例较小,并且在不断被国内引种生产的资源所替代。如西红花原产于西班牙、希腊、伊朗等地,现已在中国上海、浙江、安徽、四川等20多个省市引种成功;丁香主产于坦桑尼亚、马来西亚及印度尼西亚等地,现中国海南、广东有引种栽培;肉豆蔻原产于马来西亚、印度尼西亚,现中国广东、广西、云南亦有栽培。还有新引入我国的国际天然药物资源,如玛咖为十字花科植物 *Lepidium meyenii* 的块根,别名秘鲁人参,原产于海拔3 500~4 500m的秘鲁安第斯山区,是一种食、药兼用植物。

(二) 中药资源的特点

1. 可再生性　药用植物与药用动物两者统称为药用生物,占中药资源的99%以上,这些药用生物都具有自然更新和可人为扩繁的特性,属于再生性自然资源;而矿物药仅80种,在中药资源中仅占不到1%,属于非再生性自然资源。由此可见,中药资源的主体是可再生资源。我们有必要合理掌握资源再生的特点,保护资源不断更新的能力,同时使资源的开发利用与资源的再生、增殖、换代、补偿能力相适应,从而保障中药资源的持续发展。目前采用的引种栽培、人工抚育和养殖等方法就是利用其可再生性来扩大中药资源的数量。

2. 可解体性(降解性)　尽管占中药资源99%以上的药用生物资源具有再生能力,但这种再生增殖是有条件的,也是有限的。中药资源的再生能力受人类对自然资源的开发利用

13

笔记栏

和自然灾害等因素的影响,当这种影响超出物种的承受能力时,将直接影响生物种群繁育后代的能力,导致种群个体数量减少,当种群个体数量减少到一定程度时,就有灭绝危险,从而导致这些药用生物种类解体,这一特性称为中药资源的可解体性。药用生物解体就是灭绝,这一种质资源就不可能再生。据统计,全世界药用植物种类中有 20% 正处于濒危状态,野山参目前只在长白山等深山老林中残存;穿山甲等多种药用动物种群濒危状况十分严重;虎骨、犀角等中药材的使用受到国家严格限制。

3. 有限性 中药资源的规模和容量有一定限度,在一定的时期和地域,中药资源的种类和每一种类的蕴藏量都是有限的,人类对其认识与利用的能力也是有限的。如果资源的开发利用超过其更新能力,就会导致资源危机甚至枯竭。若能积极保护中药资源,合理有序地进行开发利用,那么有限的资源就可以得到良性循环,实现可持续发展;反之,如果不加保护,滥用资源,则资源必将走向枯竭。

4. 动态性 中药资源大部分都是生物资源,生物资源具有生长发育的动态变化,因此中药资源具有动态性特点,既包括宏观的种群更新、群落更新等,也包括动、植物资源体内生理代谢和活性物质的动态变化。

5. 地域性 中药资源与其所分布的自然环境条件存在密切关联,中药资源的种类以及他们的数量和质量均受地域自然条件的制约。中药资源受环境的影响,其空间分布具有不均衡性。在不同的气候、地形、地貌和土壤条件下,分布着与之相适应的药用生物资源种类。地质、地形、气候、人类干预等多种因素的不同组合使中药资源分布呈现出区域性特征,形成各种药用生物生长的最适宜区与适宜区,形成了具有优良品质的"道地药材"。"道地药材"是各地区特有优质中药资源种类的代表,也是中药资源地域性的鲜明例证。了解中药资源分布的地域性特点,对于做好中药区划、合理安排生产至关重要。

6. 多用性 中药资源的多用性表现在多功能、多用途、多效益等方面。由于中药资源种类繁多,新陈代谢产物多种多样,不同中药资源有不同的用途,同一资源可能具有几种不同的功能或用途,许多中药资源除药用外,还可用作保健品、食品、化妆品、调味品、生物农药等,可开发和加工成不同形式的商品。中药资源的开发也是多层次的,可以是中药原材料开发、有效部位的提取,也可以是活性单体的分离以及化合物结构的改造和修饰等。另外,中药资源往往同时具有经济、生态和社会价值。因此,对中药资源的多目标、多层次、多方位、多部位的综合开发,将是中药资源合理利用的一个重要方向。

三、中药资源的地位和作用

(一) 中药资源是保障人类健康的重要物质基础

中药资源是人类预防疾病、保障健康的重要物质基础,是人类赖以生存的自然资源,在保持社会稳定繁荣方面也具有重要作用。勤劳智慧的中华民族在对中药资源的长期开发利用中,形成了独特的理论和技术体系,不仅为中华民族的世代繁衍及其五千年的文明保驾护航,而且在全球国际化的今天已经成为中国对外交流的资源平台和知识平台。伴随着"返璞归真,回归自然"观念的发展,天然食品和植物药受到世界各国人民的青睐,丰富的中药资源和中医药理论,已吸引了全世界人民的目光,中药资源已在推动我国国际交流中展示出了不可小觑的力量。

(二) 中药资源对中医药及相关产业的发展具有决定性的作用

中药资源作为中药、保健食品、化妆品、香料、生物农药以及部分化学药物生产的原料或添加剂,是相关产业的源头,其资源蕴藏量和质量对多种产业的发展都具有重要影响。作为中药产业的主要生产资料,中药资源直接关系到中药生产和销售的正常运行。目前,中药资源存在较多的问题,严重制约着中医药及相关行业的发展,影响着中药现代化和国际化进程。由于对中药资源保护和可持续利用认识不足,中药资源被过度开发,加之生境的破坏,野生药用动、植物资源的蕴藏量已严重下降,甚至趋于枯竭。随着中药现代化和国际化发展,中药材的社会需求量将越来越大,中药资源危机将会日趋严重,中医药产业的可持续发展将会受到中药资源危机的严峻挑战。由此可见,中药资源的蕴藏量及其可持续利用,是保障中药资源的供应以及中药和相关产业稳定健康发展的物质基础和前提条件,对中医药产业的发展具有决定性的作用。

（三）中药资源是实现生态、经济和社会效益协调发展的根本保障

从生物多样性保护和生态环境保护两方面来看,中药资源作为地球生态系统的一部分,对人类的生存条件、生活环境和生产活动具有积极、有益的生态作用。中国生物多样性极其丰富,其中占中药资源绝大多数的植物资源,不仅是森林、草原、湿地等生态系统的重要组成部分,而且其中相当一部分是脆弱的生态环境所需要的重要先锋植物和环境保护植物,比如具有固沙作用的甘草、麻黄、沙棘、梭梭等。中药资源中药用动物资源影响着生物圈的平衡,是生物链中的重要组成部分,任何一个环节的缺失或中断,都有可能打破生态系统固有的平衡,造成不可弥补的损失。由此可见,药用植物资源和药用动物资源共同影响着生态系统的生物多样性及其平衡和稳定,它们在生物系统中发挥着不可替代的生态价值。人类在对其开发利用时,必须注重维护生态平衡,在保持其良好的生态价值的条件下,力求获得较大的经济价值。中药资源及濒危生物物种和生态环境的保护,有利于生物多样性和人类生存环境的改善,从而最终实现中药资源的生态、经济和社会效益的统一。

第三节 中药资源学及其形成与发展

一、中药资源学的概念及内涵

中药资源学(science of Chinese medicinal material resources)是研究中药资源的种类、数量、地理分布、时空变化、开发保护、科学管理及可持续发展的学科。中药资源学是在资源学、中药学、生物学、生态学、地理学、农学、化学、管理学等多学科的理论和方法学基础上,融汇了现代生物技术、计算机技术、电子信息技术等现代科学技术而发展起来的新兴综合性边缘学科。

中国丰富的中药资源和悠久深厚的中医药传统文化,为中药资源学的建立和发展奠定了基础。中药资源学不仅在保障人类健康方面具有其他学科不可替代的作用,在国民经济发展中也占重要地位。它在规划和发展中药及其相关产业,有效保护和利用中药资源,扩大和寻找中药新资源,保障临床用药,开发中药新品种和新产品,更好地为人类医疗保健事业服务等方面具有十分重要的意义。

二、中药资源学的形成与发展

中药资源学,是我国各族人民自古至今,在认识、发展和利用中药及天然药物的历史过程中所做的各种实践与理论系统的总结,为丰富和发展中医药学和世界医药学做出了巨大的贡献。

（一）中药资源的发现和历史积淀

中药资源的发现与应用,历史悠久,源远流长。先秦时期人们对药物的认知多口耳相

传,少量散见于诗歌、地理志等中,如最早旁涉药物的书籍《诗经》,全书305篇中,有144篇涉及50余种植物,提及植物505次之多,兴象之语中零碎简单地反映了葛、芍药、枣等多种药材的采集、性状、产地、药效等,成为古代中药资源学科文字记述的首例。到秦汉时期,人们对药物知识的了解更加充实,药物系统理论、配伍理论等形成,并出现专门著述,产生了我国现存最早的本草学著作《神农本草经》,该书在中医理论框架下,载药365种,对每一味药的产地、性质、采集时间、入药部位和主治病症等有较详细的记载。此后,随着药学知识及用药经验增加,医学家对该书多次补充与注释,如梁代陶弘景撰写了《神农本草经集注》。唐代国力昌盛,医药文化繁荣、科技进步,政府首倡全国范围的中药资源及应用普查,普颁天下,营求药物,诞生了世界第一部官方药典《新修本草》,书中记载中药850种,药图和图经编纂成为中药资源调查的一项新技术,是我国本草史上首创,为后代留下了珍贵的资料。此后的《本草拾遗》《蜀本草》等在药物资源种类方面又有所补充。宋代是我国文化发展的又一个高峰时期,政府多次组织修撰本草,产生了《开宝本草》《嘉祐本草》等,尤其是《本草图经》,其编撰过程中"令识别人仔细辨认根茎苗叶花实,形色大小,并虫鱼鸟兽、玉石等堪入药用者,逐件画图,并一一开说,著花结实,收采时月,所用功效",对外域药物、民间药物均绘图详备,共收载药物780种,绘药图933幅,其版刻印刷技术的使用为我国乃至世界首例。明代政府未颁行本草著作,然而民间学者李时珍的《本草纲目》是世界上最伟大的药物著作之一,该书系统整理了明代以前的医学与本草学成就,共载药1892种,李时珍亲身采访和体验,注重对原有记载的正误考证,对药物资源知识的记载更加翔实,深刻影响了世界医学的发展。清代医药学家更加注重考证和实践知识的应用,如《植物名实图考》附图1800幅,大多数按原株各部位比例描绘,精致入微,植物特征突出,是历代最精确的本草图谱。此时期民族药的资源调查也较有特色。中华人民共和国成立后,政府特别重视中药资源整理工作,已组织四次全国范围的资源普查,有效支撑了《中国药典》的不断修订。

综上,人们对药物资源的发现、利用及保护的过程历时几千年,发现并遴选出数以万计的资源种类,归纳并形成了资源辨识和资源评价的理论与方法,积累了丰富的应用经验,流传下来了大量的本草学著作,为中药资源学科的建立奠定了厚实的根基,并印上了浓重的文化与历史符号。

(二)中药资源学科的形成

中药资源学这一综合性学科的建立,除了继承我国悠久的历史积淀和文化遗产外,也是自然资源保护开发、医疗健康体系完善、社会经济与生态环境可持续发展的必然趋势。

20世纪以来,我国经济发展逐步加快,人口数量急剧膨胀,对动、植物及自然矿藏资源的需求爆发,再加上对社会发展欠缺长期规划、盲目开发,导致生态环境恶化、中药材适宜分布区域缩减,某些中药原料资源出现枯竭之势,中药材整体供求矛盾开始激化,自然环境与生态平衡也出现区域性失调。另外,食品、香料、化妆品等产业参与争夺中药材资源,更加剧了健康医疗物资的短缺。近年来,世界范围内中草药市场升温,亚、欧、美纷纷从战略角度引导该领域产业的发展。资源要开发,环境要保护,在这种背景下,中药资源学成为一门学科,对其进行专门化研究已势在必行。

摸清家底是中药资源学科的首要工作。我国古代已有政府行为的资源普查记录。唐显庆二年(657年),为编撰《新修本草》,唐政府普颁天下,举全国之力,营求药物与本草资料,这是中国历史上第一次全国范围的中药资源调查记载。宋嘉祐二年(1058年),鉴于《开宝本草》《嘉祐本草》等文字不足以辨识药物,宋政府组织编撰《本草图经》,广为征集药材,令人摹绘成图,这是中国历史上第二次全国范围的中药资源普查。此外,古代个人行为的中药资源调查活动也较多,典型的如明代李时珍历经26年走访考察中药材品种,为《本草纲目》

收集了重要的实地资料。

中华人民共和国成立后,随着社会对中药资源需求增长及科技进步,资源普查的频率增加,至今已开展了三次全国性普查:第一次全国中药资源普查开展于 1960—1962 年,以常用中药普查为主,出版了《中药志》四卷,收载常用中药 500 多种;第二次全国中药资源普查开展于 1969—1973 年,调查收集了全国各地中草药资料,整理出版了《全国中草药汇编》;第三次全国中药资源普查开展于 1983—1987 年,调查种类达 12 807 种,出版了《中国中药资源》《中国中药资源志要》《中国常用中药材》《中国中药区划》《中国药材资源地图集》《中国民间单验方》等系列丛书。除了历次全国中药资源普查及成果、历代本草典籍之外,现代中药资源整理成果还有《新华本草纲要》《全国中草药汇编彩色图谱》《中华本草》《新编中国药材学》及地方中药志等许多专著,这些均为中药资源学科的形成奠定了理论知识基础。

值得强调的是,在我国多资源、重传统的背景下,历次全国范围中药资源普查为我国培养了大批资源研究领域的专家队伍。在技术层面,除了传统中药学研究方法,现代物理、化学、地理、生命科学乃至考古等领域技术的加盟,丰富了中药资源学的技术体系。时隔 20 余年后,第四次全国中药资源普查目前正在有序开展。

随着现代中医药学科的发展演化,我国中药学科体系不断分化出临床中药学、中药化学、中药药理学、中药药剂学等二级学科,药用植物学、药用动物学、中药鉴定学、中药栽培学等均已形成独立的课程,这为中药资源学科的独立提供了契机。1987 年 8 月,国家教育委员会正式批准在部分高等院校试办中药资源学专业;1990 年后各高等院校开始招收培养中药学资源方向的硕士研究生;1993 年周荣汉主编出版了第一本《中药资源学》本科教材,相关书籍还有《森林药物资源学》《中药资源学引论》《药用植物资源开发利用学》等。理论基础、典籍与教材、技术体系以及人才队伍传承的完备,标志着中药资源学作为一门独立的学科正式建立。

进入 21 世纪,中药资源学科建设和研究工作继续发展,教育部批准开办中草药栽培与鉴定和中药资源开发与利用两个中药资源学科的本科专业,各高等院校开始培养中药学资源方向的博士研究生,中药资源学科正式被列为中药学科下的二级学科。《中药资源学专论》(研究生用)和《药用植物资源学》《中药资源学》(本科生用)教材相继出版,《中药资源可持续利用导论》《中药资源生态学》《植物化学分类学》《中药材规范化种植(养殖)技术指南》等一批与中药资源相关的著作也相继出版,使中药资源的研究和应用进入了崭新的发展阶段。

(三)中药资源学科的发展

作为一门新兴学科,中药资源学必须在探索人类社会的发展诉求、直面自然生态的发展瓶颈、承担中医药发展源头的过程中获得发展。

在人口数量迅猛增长、生态环境恶化及国际竞争激烈的背景下,我国中医药事业面临的生物种群资源濒危加速、中药原材料生产不规范、管理技术与经济价值不高等问题已无可回避。在中医药学科群中,中药资源学科理应承担起解决这些难题的重任。在《中药材保护和发展规划(2015—2020 年)》《中医药发展"十三五"规划》《中医药"一带一路"发展规划(2016—2020 年)》《中医药发展战略规划纲要(2016—2030 年)》《全国道地药材生产基地建设规划(2018—2025 年)》《中华人民共和国中医药法》等系列法规政策的指导下,中药资源学科将继续以中药资源可持续发展为核心,以培养高级专门人才为基础,建立并不断完善中药资源的科学保护、合理利用和系统管理的理论和技术体系,加强濒危药用生物资源保护和种群扩繁及其替代(代用)资源的开发技术研究,推进中药材规范化、规模化与标准化生产技术的不断进步,满足人类健康发展对中药资源不端增长的需求,保障中药资源和中医药事业可持续发展。

三、中药资源学的研究内容和研究任务

(一) 中药资源的种类构成及其时空分布和蕴藏量的研究

中药资源的组成种类及其分布特征和蕴藏量是中药资源研究的基本内容,其研究内容将为资源保护、利用、管理、规划制定等工作提供基础资料依据。资源普查和针对某项生产任务或管理目的而进行的专项资源调查为其最常用的方法。随着遥感、互联网数据库、计算机辅助技术的发展,结合传统现场调查与现代科技的调查方法在中药资源调查中得到越来越多的应用。如遥感技术(RS)、地理信息系统(GIS)和全球定位系统(GPS)相结合,并引入空间信息、数据库预测等技术的综合体系,已经成为中药资源调查研究的重要手段。

(二) 中药资源区划与产地适宜性分析

中药资源区划以全国中药资源与药材生产地域系统为研究对象,从分析影响中药资源分布及开发利用的自然条件和社会条件入手,突出区划的地域性、综合性、宏观性三大特征,综合考虑相关因素,划分不同级别的中药资源合理开发利用、保护抚育与生产区域。利用群落分类、卫星遥感、计算机等技术,开展重点中药资源及生产区域化的调查与研究;应用"3S"技术、生物技术和仪器分析技术等,为中药区划与产地适宜性分析提供科学的研究方法,同时指导生物多样性保护、生态环境建设、中药材 GAP 生产基地建设及中药资源可持续利用工作的顺利开展。

(三) 中药资源的定性和定量评价

"质和量"是中药资源的基本特征,其准确评价是资源科学保护、合理利用与开发的参考依据。资源评价的主要内容包括资源种类、种群数量,药材蕴藏量与可开采量,资源的品种、质量,资源的经济、生态价值等。资源评价可采用的方法较多,数量评价一般根据资源实践调查统计与模拟预测,质量评价一般采用药材的质量检测与比较分析方法,经济价值和生态价值评价通常采用相应的经济学和生态学手段。不断创新的现代生物技术为生物类中药资源的物种鉴别和多样性评价等研究提供了更多的方法学参考。

(四) 道地药材研究和定向培育

道地药材是具有特定生产区域,产销用历史悠久,质量优、临床疗效显著的传统公认的优质药材代名词,道地性是药材品质较佳的综合性描述。道地药材质量的形成机制及发展变迁是中药资源学科重要的研究任务。在此理论基础上,对于人工资源则重点应解决优质中药材的培育规范及管理技术,包括药用植物的栽培技术、药用动物的饲养技术以及生产新资源的生物技术等,特别是保证资源优质优量的调控管理技术。因此,药用生物的生物学和生态学特性,药用器官的生长发育,药用活性成分的形成和积累,药材产量的构成,采收年龄和季节等都是药用动植物资源培育的重要研究内容。

(五) 资源的综合利用与新资源开发

中药资源最基本的利用方式是加工为药材、饮片及中成药,作为保健食品、食品添加剂、化妆品、香料、兽药和饲料等产品原料的开发也是其利用的重要途径。如何高效综合地利用现有资源,是中药资源科学的重要研究内容。新资源开发技术研究对缓解资源危机、满足社会需求具有重要意义,包括寻找新的中药资源和开发具有类似功效替代品等研究内容。现代生物技术和生物化学技术,如组织培养、微生物发酵等,已成为替代品研究和生产的重要技术手段。

(六) 中药资源的保护和可持续利用

实现中药资源的可持续利用是中药产业长久发展的根本,也是人类发展和进步的需要。保护和科学利用现有资源,拯救珍稀濒危药用物种,利用现代科学技术适度扩大社会紧缺资源的再生产,是保证中药资源可持续利用的重要技术措施。制定有效的政策和法规体系结

合保护区建设,是实现中药资源可持续利用的社会保障。适生区规划、引种与就地保护、野生资源驯化、种质库与保存圃建设等,都是中药资源保护和可持续利用的重要方法。

（七）中药资源的科学管理

对中药资源的现状认知及其发展动态预测,是制定中药产业发展规划和产业政策的重要依据,也是资源合理开发和可持续利用的基础。采用电子信息学数据库和计算机智能技术进行辅助管理,是中药资源管理的主要方法。在中药资源调查的基础上,开展资源动态监测,建立资源预警系统是中药资源现代化管理的重要手段。

四、中药资源学与其他学科的关系

中药资源学是中药学科下的二级学科,属于一门新兴的、开放性的交叉学科,与临床中药学、药用植物学、药用动物学、中药鉴定学、药用植物栽培学、药用动物饲养学、中药化学和中药药理学等学科密切联系,其在内容上均有一定程度的补充、衔接或延伸,共同组成中药学科体系。历代本草学、中药学,为中药资源学奠定了理论、实践与社会认知基础;药用植物学和药用动物学,使用多系统分类和生物群落调查方法,从生物学角度为中药资源学提供了研究方向;中药鉴定学和中药化学可以对中药资源所涉及的药材品种、质量、化学成分做出鉴定评价;药用植物栽培学和药用动物饲养学属于中药资源的下游延伸,为中药资源的可持续利用提供理论和实践支撑。与中药资源学相关的还有农学、生态学、地理学、天然药物化学、分子生物学、生物工程、计算机信息技术、统计学、现代管理学等学科,这些学科从理论与技术上均有力支持了中药资源学的不断发展壮大。

由此可见,中药资源学的研究内容十分丰富,涉及学科也较多,是一门综合性的科学。

学习小结

1. 学习内容

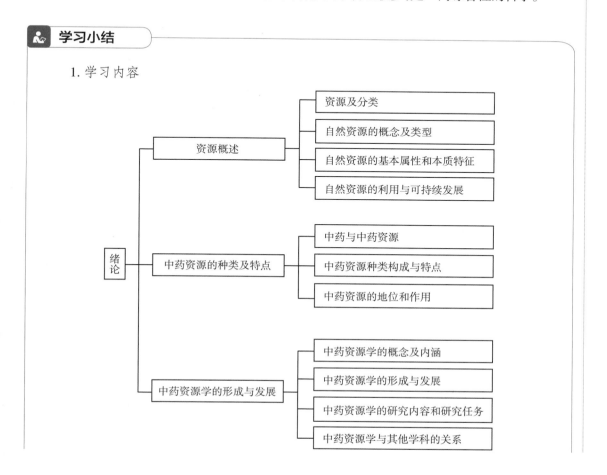

笔记栏

第一章
模拟试卷

2. 学习方法 本章要先了解资源的分类体系,从中药资源的内涵、体系特点和地位作用出发,重点理解和掌握中药资源学的形成及发展,并结合中药资源学的研究任务及研究内容,统观全局。

（裴 瑾 刘军民 陈宇航）

复习思考题

1. 简述自然资源的概念及基本属性。
2. 论述自然资源稀缺性的实质。
3. 举例说明中药资源在国民经济中的地位与作用。
4. 简述中药资源学的概念及基本属性。
5. 论述中药资源学的研究内容和任务。

◆◆◆ 第二章 ◆◆◆

中药资源的环境影响及区划

　　中药资源的分布与品质受到遗传及环境因素的综合影响。环境因素不仅包括气候、土壤、海拔及地形地貌等非生物因素,还包括生物群落及内生真菌等生物因素。此外,经济社会环境也会对中药资源的形成和发展产生重要影响。因此,了解中药资源的自然分布及其影响因素、生态适宜性等方面的信息,有助于科学规划布局、有效开发利用并合理长效保护中药资源。

第一节　自然环境对中药资源分布与品质的影响

　　自然环境指环绕生物周围的各种自然因素的总和,如光照、温度、水、气、土壤、岩石矿物、其他物种等,是中药资源赖以生存的物质基础。各种自然因素相互联系、相互作用、相互制约,不仅影响药用生物的生长、发育和繁殖,也影响其外部形态、内部结构和次生产物的形成与代谢,从而对中药资源的分布与品质产生影响。

一、地形地貌

　　中国位于亚欧大陆中、东部,太平洋西岸,西南邻近印度洋。我国陆地领土总面积达960 万 km²,海洋国土总面积约 320 万 km²,从亚洲中部的帕米尔高原(约 73°40′E),延伸到太平洋西岸的海域(约 135°5′E),从寒温带的黑龙江江心(约 53°31′N)跨越到赤道附近的曾母暗沙(约 3°58′N)。我国陆地山地众多,海岸线漫长,加之漫长的地质演变历史,逐步形成复杂多样且独特的自然地理环境和气候环境,为中药资源种类多样性和产量丰富度奠定良好基础。因此,了解我国地形地貌对中药资源学研究具有重要意义。

　　(一)我国的地形地貌特征

　　1. 地势西高东低,呈三级阶梯状分布　我国地势西高东低。高山、高原都分布在大兴安岭、太行山、巫山、雪峰山一线以西,丘陵和平原主要分布在这一线以东。黄河、长江、珠江等主要河流发源于西部的高原、山区,顺着地势的倾斜,东流入海。按海拔的差别,可以分为较明显的三级阶梯:

　　第一级阶梯为号称"世界屋脊"的青藏高原,平均海拔在 4 000m 以上,面积广达 230 万 km²。

在它的南沿,高耸入云的喜马拉雅山脉,拔立于印度次大陆印度河 - 恒河平原之北,山脉主脊海拔平均 7 000m 左右,蠹立于中国、尼泊尔边境的世界最高峰——珠穆朗玛峰,海拔达 8 844.43m。它的西面与帕米尔高原相接,北以昆仑山脉、祁连山脉,东以横断山脉同第二级阶梯区分,地势从海拔 4 000m 以上急剧下降到海拔 1 000~2 000m 的下一级高原、盆地。

第二级阶梯介于青藏高原与大兴安岭 - 太行山 - 巫山 - 雪峰山之间,包括内蒙古高原、黄土高原、云贵高原和塔里木盆地、准噶尔盆地、四川盆地等地区,海拔一般为 1 000~2 000m,唯四川盆地较低,海拔在 500m 以下。

第三级阶梯在大兴安岭 - 阴山 - 巫山 - 雪峰山以东。自北而南,有海拔 200m 以下的东北平原、华北平原和长江中下游平原;有江南广大地区海拔数百米的许多丘陵、盆地;还有海拔 500~1 500m 的辽东半岛丘陵、山东半岛丘陵、浙闽丘陵、两广丘陵和海拔达 3 000m 以上的中国台湾省山地。由海岸线向东,是碧波万顷的海洋,沿海岛屿和南海诸岛星罗棋布,在水深不足 200m 的大陆水下延伸部分,是浅海大陆架区域,也属于第三级阶梯。

中国这种西高东低、面向大洋逐级下降的地形特点,有利于来自东南方向的暖湿气流深入内地,使中国东部平原、丘陵地区能得到充分的降水,且降水最多时期和高温期相一致,从而孕育了丰富的野生中药资源,形成了诸多中药材道地产区和人工种植区域。

2. 地形多样,山区面积广大,山脉定向排列 我国地形复杂多样,平原、高原、山地、丘陵、盆地五种地形齐备,其中山区面积广大,约占全国土地总面积的 2/3,且大小山脉纵横全国,按一定方向有序排列。

东西走向的山脉主要有三列:最北的一列是天山 - 阴山,中间的一列是昆仑山 - 秦岭,最南的一列就是南岭。东北 - 西南走向的山脉多分布在东部,山势较低,这种走向的山脉主要也有三列:最西的一列是大兴安岭 - 太行山 - 巫山 - 武陵山 - 雪峰山,即前面提到的第二和第三级阶梯的分界线;中间的一列包括长白山、辽东丘陵、山东丘陵和浙闽一带的东南丘陵山地;最东的一列则是崛起于海上的中国台湾省山脉。西北 - 东南走向的山脉多分布于西部,由北而南依次为阿尔泰山、祁连山和喜马拉雅山。南北走向的山脉纵贯中国中部,主要包括贺兰山、六盘山和横断山脉。

上述山脉构成中国地形的骨架,将中国大地分隔成许多网格。分布在这些网格中的高原、盆地、平原以及内海、边海的轮廓,都在一定程度上受到这些山脉的制约。

山区虽然不利于种植业的发展,也不利于交通运输以及经济文化的交流,却埋藏着丰富的矿藏,生长着茂密的森林和珍贵的动、植物资源,为中药资源的开发利用提供物质基础。

(二)地形地貌对中药资源分布与品质的影响

植物地理分布可分为纬度地带性和经度地带性:沿纬度方向呈带状发生有规律的更替,称纬度地带性;从沿海向内陆方向呈带状发生有规律的更替,称经度地带性。纬度地带性和经度地带性合称水平地带性(图 2-1)。此外,随海拔高度的增加,植物也发生有规律的更替,称为垂直地带性(图 2-2)。中药资源具有明显的空间和地域分布规律,生物体内的代谢活动强弱及其药材品质的形成与产地的地理位置、地形地貌、海拔高度等因子密切相关。

海拔高度不同,气候、温度、光照等因素均有差异。海拔高度对植物体内代谢活动的影响是由多种综合因素作用而形成的。如青蒿 Artemisia carvifolia Buch. -Ham. ex Roxb. 的产量及青蒿素含量与海拔高度呈负相关;西洋参 Panax quiquefolium L. 中的总糖与还原糖含量随海拔高度的升高而增加。不同海拔的黄连 Coptis chinensis Franch. 中小檗碱、表小檗碱和黄连碱含量之间差异极显著,巴马汀含量差异显著。当归 Angelica sinensis (Oliv.) Diels 中的阿魏酸和藁本内酯含量随海拔增高呈抛物线函数型变化特征,而逆境渗透调节物质可溶性糖和可溶性蛋白含量与海拔均呈极显著正相关。

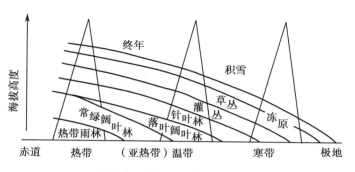

图 2-1 植被水平地带分布图

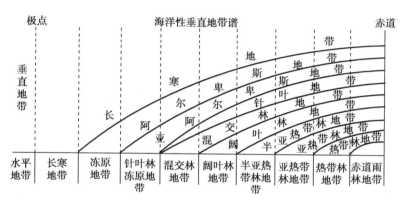

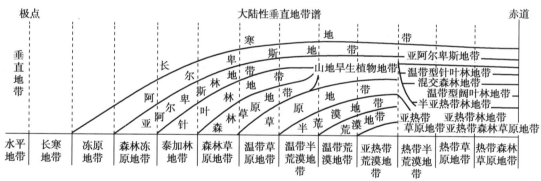

图 2-2 植被垂直地带分布图

二、气候因素

气候是地球上某一地区多年时段大气的一般状态,是多个环境因子的综合表现。气候因子主要包括光照、温度、降水、蒸发、空气、风速、雷电等,其中,光照、温度和水对中药资源的分布与品质的形成影响最为重要。

(一)我国的气候特征

1. 气候复杂多样 中国南北跨越 50 个纬度,东西横贯 62 个经度,不仅地处温带、亚热带、热带各种气候带,而且地形地貌复杂多样,往往在不同范围内形成不同程度的气候差异。根据温度的不同,从北到南,包括寒温带、中温带、暖温带、亚热带和热带 5 个温度带和 1 个高原气候区(表 2-1)。根据降水量(干湿状况)划分,从东南向西北依次出现湿润、半湿润、半干旱和干旱 4 种干湿地区(表 2-2),且不同的温度带和干湿地区相互交织。此外,根据地理环境差异,如距海远近、地形高低、山脉屏障及走向等,又可分为高山气候、高原气候、盆地气候、森林气候、草原气候、荒漠气候等多种气候类型。根据我国的气候特点,分为东部季风区、西北干旱区及青藏高寒区三大自然气候区域。

表 2-1 中国温度带的划分

温度带类型	≥10℃积温/℃	≥10℃积温的天数/天	分布范围
热带	>8 000	365	海南全省和滇、粤、台三省南部
亚热带	4 500~8 000	226~365	秦岭至淮河以南,青藏高原以东
暖温带	3 500~4 500	181~225	黄河中下游大部分地区及新疆南疆
中温带	1 700~3 500	106~180	东北、内蒙古大部分及新疆北疆
寒温带	<1 700	<105	黑龙江省及内蒙古东北部
青藏高原	-	<180	青藏高原大部分地区

表 2-2 中国干湿地区划分

区域类型	年降水量/mm	主要分布区域	主要自然景观
湿润区	>800	秦岭至淮河以南、青藏高原南部、内蒙古东北部、东北东部	森林
半湿润区	>400	东北平原、华北平原、黄土高原大部、青藏高原东南部	森林草原
半干旱区	<400	内蒙古高原、黄土高原的一部分、青藏高原大部	半荒漠
干旱区	<200	新疆、内蒙古高原西部、青藏高原西北部	荒漠

2. 季风气候显著 中国位于世界最大的大陆——亚欧大陆东部及世界最大的大洋——太平洋西岸,且西南距印度洋也较近,故气候受大陆、大洋的影响非常显著,冬季盛行从大陆吹向海洋的偏北风,夏季盛行从海洋吹向陆地的偏南风。中国的气候具有夏季高温多雨、冬季寒冷少雨,高温期与多雨期一致的季风气候特征。东南部地区年降水量达到 400~2 000mm,全年降水量的 80% 以上集中于植物生长期内,炎风暑雨。

(二)气候对中药资源分布与品质的影响

气候因素的综合影响往往决定中药资源的分布与品质,热量和水分是两个主要决定因素。地球表面的热量随纬度而变化,水分则随距海洋远近、大气环流和洋流特点递变。

1. 光照 光照因素主要包括光照强度和光照时间。根据植物对光照强度的需求不同,可分为阳生植物、阴生植物及耐阴植物。阳生植物多分布于光照充足的旷野、向阳坡地等,如麻黄 *Ephedra sinica* Stapf、甘草 *Glycyrrhiza uralensis* Fisch、肉苁蓉 *Cistanche deserticola* Y. C. Ma 等自然分布在阳光充足的荒漠草原和荒漠地区。阴生植物自然分布于林下、阴坡等生境条件,如人参 *Panax ginseng* C. A. Mey.、三七 *Panax notoginseng*(Burk.)F. H. Chen、黄连、天南星 *Arisaema erubescens*(Wall.)Schott 等自然分布在林下,人工栽培地需要搭建遮阳棚。耐阴植物既能在向阳山地生长,也可在较蔽阴的生境条件下生长,如桔梗 *Platycodon grandiflorum*(Jacq.)A. DC.、党参 *Codonopsis pilosula*(Franch.)Nannf.、沙参 *Adenophora stricta* Miq. 等。在光照条件下,绿色植物通过光合作用将二氧化碳和水转化为储存能量的有机物。所以,光照可以直接影响药用植物的初生代谢和次生代谢,从而间接影响中药材的产量、性状及活性成分的积累。如阴生植物人参在 20% 透光棚下根中皂苷含量最高,叶片中皂苷含量在 15% 透光棚下最高;光照过强时皂苷含量反而下降。阳生植物绞股蓝 *Gynostemma pentaphyllum*(Thunb.)Makino. 在相对照度为 70% 左右时,总皂苷含量最高。在全日照条件下穿心莲花蕾期内总内酯含量较遮阴条件下高 10%~20%,说明光照条件的强弱对药用植物的药效会产生影响。

根据植物对光照时间需求不同，可分为长日植物、短日植物、日中性植物和中日性植物（或限光性植物）。如牛蒡 *Arctium lappa* L.、紫菀 *Aster tataricus* L.f. 等长日植物在日照长度大于其所要求的临界日长（一般 12~14 小时以上），或者暗期短于一定时数才能开花；而菊 *Chrysanthemum morifolium* Ramat.、穿心莲 *Andrographis pamculata*（burm. f.）Nees 等短日植物则相反，往往要到深秋短日来临时才能开花。日中性植物对光照长短没有严格要求，而中日性植物只能在一定的日照长度下开花，延长或缩短日照时数都抑制开花。光照时间与纬度、坡向、季节、海拔高度等密切相关，对中药活性成分的合成和积累有显著影响，如长日照有利于西洋参总皂苷及麻黄生物碱的积累。在黄花蒿 *Artemisia annua* L. 的组培过程中，当光照为 20h/d 时，其芽中青蒿素的含量最高。

此外，光质（又称光谱成分）对中药活性成分的积累亦有影响，如紫外光照射能促进毛地黄 *Digitalis purpurea* L. 叶中苷类物质积累，可提高曼陀罗 *Datura stramonium* L. 生物碱的含量。

2. 温度　一定的环境温度是生物生存的必要条件之一，生物的每一个生命过程都存在三个基点温度，即最适温度、最低温度和最高温度。根据植物对温度的需求不同，可将药用植物分为耐寒植物、半耐寒植物、喜温植物及耐热植物。如耐寒植物人参、五味子 *Schisandra chinensis*（Turcz.）Baill. 等能耐 –2~–1℃ 的低温，同化作用最旺盛的温度为 15~20℃；耐热植物罗汉果 *Siraitia grosuenorii*（Swingle）C. Jeffrey ex A. M. Lu et Z. Y. Zhang 在 30℃ 左右时的同化作用最强。不同的药用植物类群，在地球上形成的地理分布格局与温度条件密切相关。大多数植物种能够在较宽的温度范围内进行营养生长，但是不能完成有性繁殖过程，因为低温不能提供种子或果实产生和成熟所必需的热能，所以喜温的热带和亚热带植物不能向寒冷的温带分布或引种扩散。温度主要通过影响植物体内酶的活性和反应速度、二氧化碳和氧气在细胞内的溶解度、蒸腾作用及根的呼吸作用，影响植物生长发育和活性成分的合成。如颠茄 *Atropa belladonna* L.、秋水仙 *Colchicum autumnale* L.、毛地黄和欧薄荷 *Mentha longifolia*（Linn.）Huds. 等植物的活性成分含量与年平均温度呈正相关。在寒冷气候条件下，栽培欧乌头的根可渐变为无毒，而生长在温暖的地区则具有一定毒性。

3. 水分　水分是影响植物分布的重要气候因子之一，包括降水、蒸发和空气湿度。地球上陆地的降水量分布基本呈经度性变化，从海滨向内陆降水量逐渐减少，植被的分布呈现森林、森林草原、草原、荒漠草原到荒漠植物群落的分布格局。另外，降水效应与温度条件密切相关，后者决定蒸发量和空气湿度，实际上是热量和水分条件的综合对植物生活和分布产生影响。如甘草自然分布在我国东经 126° 以西的三北地区，其分布区的东部边缘在哈尔滨、长春和沈阳一线以西约 200km 的区域内，与年降水量为 400mm 等雨线基本一致。

降水量与环境湿度和土壤含水量密切相关，对植物生长及活性成分的形成和积累存在一定影响。例如，温暖的大陆干旱自然条件有利于植物生物碱的积累。据研究，东莨菪 *Scopolia japonica* Maxim. 在干旱时阿托品含量达 1%，而在湿润环境下只有 0.5%~0.3%。刚果香茅 *Cymbopogon citratus*（DC.）Stapf. 在雨季挥发油含量约为 0.2%，在旱季则只有 0.3%。干旱的气候条件也会造成中药材产量下降，如中国西南地区近几年的干旱造成红花减产超过 70%，当归减产 90%。蒺藜 *Tribulus terrestris* L. 在不同生长发育时期需水量不同，过高、过低的降水量都会影响其净光合速率、蒸腾速率、胞间二氧化碳浓度及主要次生代谢产物总皂苷及总黄酮的含量等。相对高的土壤水分含量有利于丹参 *Salvia miltiorrhiza* Bge. 地上部分茎叶的生长而对根系的物质积累不利，干旱胁迫则对丹参茎叶生长不利，根系干物质积累量减少；根系膨大期土壤适度干旱则有利于水溶性有效成分丹参素的积累，而水分过高却不利于脂溶性有效成分丹参酮II_A的积累。

三、土壤因素

土壤是陆地表面能够生长植物的疏松层,由岩石经过风化和成土过程逐渐演化而来,肥力是其最基本特征。土壤是药用植物生长的基础,是药用植物生长发育所必需的水、肥、气、热的供给者。除了少数寄生和漂浮的水生药用植物外,绝大多数药用植物都生长在土壤里。

（一）土壤形成过程及其影响因素

土壤形成过程也叫成土过程,是指在各种成土因素的综合作用下,土壤发生发育的过程。它是土壤中各种物理、化学和生物作用的总和,包括岩石的崩解,矿物质和有机质的分解、合成,以及物质的淋失、淀积、迁移和生物循环等。

在自然界中,各种土壤是某种主要成土过程和某些附加成土过程共同作用的结果。例如在草甸草原植被下,黑钙土的发育不仅存在强烈的有机质累积过程,还存在着钙化过程。每种基本过程在不同土壤类型中的作用、性质、方式和强度差别很大。如有机质累积过程是土壤形成最普遍的基本过程,但不同土壤有机质累积的数量、分布和形式大不相同,腐殖质的组成也各异。此外,人类对土壤的利用,也强烈地干预着土壤的自然成土过程。通过改造成土条件实行培肥改土措施,可调整和改变不利的成土方向,使耕作土壤逐步达到高度熟化的阶段。

（二）土壤的性质与分布特征

土壤的性质大致分为物理性质、化学性质及生物性质,其中生物性质主要与土壤微生物有关。三类性质相互联系、相互影响,共同制约着土壤的水、养、气、热等肥力因子状况,并综合地对植物产生影响。

1. 土壤的理化性质　土壤的物理性质主要包括土壤的比重、容重、孔隙、温度、物理机械性等。土壤的化学性质范畴较为广泛,包括无机、有机和生物化学等多种化学反应过程,其中最主要的是氧化还原反应,它对土壤的形成过程和肥力状况具有重要影响。此外,土壤中几乎包含着地壳中所有的元素,如钾、硫、硅、锌、钼、氮、钠、氧、磷、铜、氢、铁、镁、锰、铝、硼、碳、钙、氯等。在土壤溶液中,存在着极少量的氢离子(H^+)和氢氧根离子(OH^-),它们的数量决定着土壤酸碱性,对土壤的肥力性质有较大的影响。

2. 我国土壤分布特征　我国土壤分布主要取决于温度和水分条件,并与气候、生物带的地理分布规律基本一致,受纬度、海陆位置和地形地貌等的影响,在地理分布上具有明显的水平地带性、垂直地带性和区域分布的规律性(表2-3)。

水平地带性指土壤分布呈现与地球纬度和经度变化相一致的现象,并随生物气候带的变化而发生演替的分布规律。其形成主要受气候条件中水分和热量的影响。我国气候具有明显的季风特点,热量由南向北递减,湿度自西北向东南递增。所以,在我国东部形成湿润海洋性土壤带,由北向南依次分布着漂灰土、暗棕壤、棕壤、黄棕壤、红壤与黄壤、赤红壤、砖红壤。西部则形成干旱内陆性土壤带,由东向西分布着黑土、灰褐土、栗钙土、棕钙土、灰钙土、荒漠土。

垂直地带性指在一定区域内随海拔高度的增加,土壤随地势变化而发生演替的分布规律,是山地生物气候条件随地势改变而造成的。如珠穆朗玛峰的土壤垂直分布带自下而上主要有红壤、山地黄棕壤、山地酸性棕壤、山地漂灰土、黑毡土与棕毡土、草毡土、高山寒漠土。

除地带性土壤分布规律外,由于地形,区域性水、热条件的变化,人为改造地形,耕作活动等影响,在一定区域范围内土壤的分布也表现出一定的规律性。如我国黄土高原地区,受沟谷、水系发育及人为耕作的影响,从高原面向谷底有规律地分布着黑垆土、黑垆土、黄绵土。又如一些湖泊四周,以湖泊为中心向外扩展,地形逐渐升高,受地下水影响逐渐减少,形成由沼泽土过渡到草甸土的分布格局。

表 2-3 我国主要土壤类型的分布区域性状特征

土类	分布地区	土壤剖面特征	土壤物理和化学性质
砖红壤	海南岛、雷州半岛、西双版纳、台湾岛	土层深厚,铁、铝化合物含量丰富,土壤颜色发红	质地黏重,呈酸性至强酸性
红壤和黄壤	长江以南地区,四川盆地周围山地	含铁、铝多,呈红色。含氧化铁而发生水化,呈黄色	腐殖质少,土性较黏,淋溶程度较强,钾、钠、钙、镁积累少
棕壤	山东半岛和辽宁半岛	土层较厚,表层有机质含量较高,呈棕褐色	质地比较黏重,呈微酸性反应
暗棕壤	大兴安岭、小兴安岭、张广才岭、长白山	表层有丰富有机质	腐殖质积累量多,土壤呈酸性,矿物质较丰富
褐土	山西、河北、辽宁低山丘陵,关中平原	淋溶程度不很强烈,有少量碳酸钙淀积	土壤呈中性、微碱性反应,矿物质丰富,腐殖质层较厚
黑钙土	大兴安岭中南段山地,松嫩平原、松花江、辽河地区	腐殖质层积累厚度大,土壤颜色以黑色为主	中性至微碱性反应,钙、钾等较多,腐殖质含量较丰富
栗钙土	内蒙古高原东部和中部草原地区	腐殖质层积累厚度较大,土壤颜色为栗色	土层呈弱碱性反应,局部地区有碱化现象
黑垆土	陕西北部、宁夏南部、甘肃东部等黄土高原	腐殖质的积累和有机质含量不高,腐殖质层的颜色上下差别比较大,上半段为黄棕灰色,下半段为灰褐色	土层呈碱性,腐殖质积累不高,氮、磷养分缺乏
荒漠土	内蒙古、甘肃南部,新疆大部,青海柴达木盆地等地区	碳酸钙表层积累、石膏和易溶盐类在剖面中积累	主要由沙砾组成,缺少水分,没有明显的腐殖质层
高山草甸土	青藏高原,阿尔泰山、天山山地	剖面由草皮层、腐殖质层、过渡层和母质层组成	土层薄,通气不良,土壤呈中性反应

(三)土壤对中药资源分布的影响

土壤是药用植物固着的基本条件,又是供应水分和养分的源泉,其组分、微量元素、酸碱度等会对中药资源的分布产生影响。如分布于石灰岩山地的种类有南天竹 *Nandina domestica* Thunb.、木蝴蝶 *Oroxylum indicum* (L.) Kurz.、地枫皮 *Illicium difengpi* K. I. B. et K. I. M. 等;甘草、枸杞 *Lycium chinense* Miller、麻黄、银柴胡 *Stellaria dichotoma* L. var. *lanceolata* Bge.、苦豆子 *Sophora alopecuroides* L. 等分布于干旱半干旱的钙质土。

土壤含水量是影响植物生长和分布的重要因素。根据植物对水分的需求与适应程度,可分为旱生植物、中生植物、湿生植物和水生植物。莲 *Nelumbo nucifera* Gaertn、菖蒲 *Acorus calamus* L.、香蒲 *Typha orientalis* Presl 等属水生药用植物,一般根系不发达,而通气组织发达。其生境特点是光照弱、含氧量少,温度变化较平缓。半边莲 *Lobelia chinensis* Lour.、芦苇 *Phragmites australis* (Cav.) Trin. ex Steud.、薏米 *Coix lacryma-jobi* L.、泽泻 *Alisma plantago-aquatica* L. 等属湿生药用植物,通常生长于潮湿环境中。大部分药用植物适于生长在水分条件适中的陆地环境中,称为中生植物。仙人掌 *Opuntia dillenii* (Ker-Gawl.) Haw.、锁阳 *Cynomorium songaricum* Rupr.、甘草、沙棘 *Hippophae rhamnoides* L.、麻黄 *Ephedra sinica* Stapf、卷柏 *Selaginella tamariscina* (P. Beauv.) Spring 等属旱生药用植物,具有高度的抗旱性,能适应气候和土壤干燥的不良环境。旱生植物分布在干旱的土壤环境,也能够在中生水分环境中生存,但湿生植物在干旱条件下则不能生存,中生植物在水生条件下也难以生长。

药用植物都有其适宜的土壤酸碱范围,酸性土壤适于种植肉桂 *Cinnamomum cassia* Presl、黄连、槟榔 *Areca catechu* L.、桃金娘 *Rhodomyrtus tomentosa*(Ait.)Hassk.、栀子 *Gardenia jasminoides* Ellis、铁芒萁 *Dicranopteris linearis*(Burm.)Underw.、毛冬青 *Ilex pubescens* Hook. et Arn.、狗脊等 *Woodwardia japonica*(L. F.)Sm.;碱性土壤适于种植甘草、枸杞、麻黄、柽柳 *Tamarix chinensis* Lour.、地肤 *Kochia scoparia*(L.)Schrad.、罗布麻 *Apocynum venetum* L.、蒺藜 *Tribulus terrestris* L. 等;而大部分药用植物适宜微酸性至微碱性土壤。在强酸性和强碱性土壤环境中,只能生长一些具有特殊适应结构和功能的植物。如款冬 *Tussilago farfara* L. 在中性至碱性土壤中最适宜,在 pH 4 的酸性较强的土壤中也能生长。

（四）土壤对中药资源品质的影响

土壤的质地、养分、酸碱性等均会对中药资源的品质产生影响。此外,连作、重金属及农药残留会对土壤环境造成污染,进而影响中药资源的品质。

1. 土壤质地 土壤质地是根据土壤的颗粒组成划分的土壤类型,是土壤的一种十分稳定的自然属性,对土壤肥力有很大影响,一般分为沙土、壤土和黏土。如生长在各种土壤环境的甘草中甘草酸含量从大到小依次为:栗钙土＞棕钙土＞风沙土＞盐碱化草甸土＞次生盐碱化草甸土＞碳酸盐黑钙土;金银花最适合的土壤类型是中性或稍偏碱性的砂质土壤,且要求土壤的通气性较好。

2. 土壤养分 土壤养分是评价土壤肥力的重要指标之一,包括有机质、全氮、全磷、全钾及微量元素,对中药品质具有一定的影响。如氨态氮肥能促进颠茄生物碱的合成;土壤有机质可影响杜仲叶中绿原酸的含量;全磷、有机质可影响芦丁含量;槲皮素含量受有机质、有效磷影响;山奈酚含量则受有机质影响。施加钼、锰微肥能提高当归中挥发油、多糖、阿魏酸的含量,从而提高药材质量。

3. 土壤酸碱性 土壤酸碱度不仅直接影响植物生理活动,还通过微生物的活动、土壤有机质的分解、土壤营养元素的释放、转化及迁移等,间接影响植物的生长发育。如益母草中生物碱含量与土壤的 pH 呈正相关,产于碱性土壤的生物碱含量约为产于酸性土壤的两倍。

4. 其他 药用植物栽培过程中,因为土壤中的重金属含量及耕作、施肥、灌溉等人为因素,使土壤环境恶化,对中药品质造成严重影响。如人参连作会出现"连作障碍"现象,即须根脱落,主根表皮粗糙、褐变,参根腐烂,严重减产,甚至绝收。对近年文献数据进行整理分析,并以《药用植物及制剂进出口绿色行业标准》为依据,判断我国中药材中重金属污染情况,得出铅(Pb)、镉(Cd)、汞(Hg)、砷(As)、铜(Cu)5 种重金属的污染率均存在不同程度的超标现象。

四、生物因素

生物因素指影响生物生长、形态、发育和分布的任何其他动物、植物或微生物的活动,可分为种内关系和种间关系。生物因素是生态因素中的一类因素,对中药资源的分布和品质产生巨大影响。

（一）生物因素对中药资源分布的影响

影响中药资源分布的生物因素主要包括种群因素与群落因素。

1. 种群因素 种群指在一定时间内占据一定空间的同种生物的所有个体,对种群的研究主要是其数量变化与种内关系。种群与环境之间、种群与种群之间以及种群内部个体之间存在着一系列的相互关系。

种群的基本特征包括空间格局、种群密度、遗传特征。空间特征是组成种群的个体在其空间中的位置状态或布局,可分为均匀型、随机型、集群型三类,如乌拉尔甘草种群在宁夏盐池高沙窝的水平分布格局为集群型分布。种群密度指在单位面积或体积中的个体数,是种群最基本的数量特征,受种群出生率、死亡率、迁入与迁出率的影响。种群具有一定的基因组成,即种群内的个体属于同一个基因库而与其他物种相区别。

2. 群落因素　群落亦称生物群落,指具有直接或间接关系的多种生物种群的有规律的组合,具有复杂的种间关系。生物群落具有一定的空间结构、时间组配和种类结构,可形成一定的群落环境。生物群落的空间结构具有垂直和水平方向的结构分化,其中垂直方向最显著的特征是成层现象。成层现象在森林群落中表现最为明显,一般按生长型将森林群落从顶部到底部划分为乔木层、灌木层、草本层和地被层(苔藓地衣)4个基本层次,在各层中又按植株的高度划分亚层。水平方向主要表现特征是镶嵌性,即植物种类在水平方向不均匀配置,使群落在外形上表现为斑块相间的现象,如滩涂禾木类形成芦苇(*Phragmites australis*) - 白茅(*Imperata cylindrica*)的镶嵌群落。

3. 土壤微生物　土壤微生物的种类很多,特别是聚居在距植物根系几毫米范围内的微生物群(根际微生物),与植物营养和抗逆性的关系最为密切,对植物产生有益或有害的影响。例如,微生物的代谢作用和代谢酶类加强了有机物质的分解,促进了营养元素的转化,提高了土壤中磷与其他矿质养料的可给性。而不利的方面,由于某些寄主植物对病原菌的选择性,致使一些病原菌在相应植物的根际大量生长繁殖,从而加重病害。再者,细菌对某些重要元素的固定作用会严重影响植物吸收有效养分。

土壤微生物的分布有一定的规律性,有些与植物形成共生关系,植物和微生物的共生关系类型可分为细菌和植物的共生以及真菌和植物的共生。如天麻 *Gastrodia elata* Blume 的种子萌发和植物体的生长必须依靠某些特殊微生物类群提供营养才能完成。目前研究最多的是细菌和植物形成固氮器官(根瘤和茎瘤)以及真菌和植物形成的菌根。利用植物与土壤微生物的利弊关系进行植物品种的轮作、间作栽培以及病害防治,是中药材规模化生产的重要研究课题。

(二)生物因素对中药资源品质的影响

影响中药资源品质的生物因素包括动物、植物、微生物等,以及生物之间的各种关系。生物有机体之间存在多种生态关系:营养关系,如寄生、共生、竞争、捕食等;化学相互关系,如生物之间通过挥发性分泌物互相产生影响;机械关系,如附生植物、藤本植物、绞杀植物、动物的共栖等。环境(内环境和外环境)生物因子的变化将引起药用动、植物代谢和抗性的变化,从而影响中药资源的品质。

1. 群落环境　同种药用植物生存的群落环境不同,其体内活性成分的类型、量也不尽相同。落叶松林下刺五加 *Acanthopanax senticosus* (Rupr. Maxim.) Harms. 根和茎中的紫丁香苷含量较低;红松林和针阔叶混交林下刺五加整体的紫丁香苷含量显著高于落叶松林下的刺五加。蛇床 *Cnidium monnieri* (L.) Cuss. 可分为 3 个生境类型:分布于福建、浙江、江苏等亚热带常绿阔叶林区域的蛇床类型,以蛇床子素和线型呋喃香豆素为主要成分;分布于辽宁、黑龙江、内蒙古等温带针阔叶混交林区域的蛇床类型,以角型呋喃香豆素为主要成分;分布于河南、河北、山西等暖温带落叶阔叶林区域的蛇床类型,以蛇床子素、线型和角型呋喃香豆素共存的过渡类型。

2. 内生真菌　植物内生真菌指在植物体内完成其生活史的部分或全部,生长于植物组织细胞间,但又不引起任何病症的微生物。内生真菌是植物内环境重要的组成部分,与植物形成稳定的互利共生关系,具有促进植物生长、增强植物病虫害抗性及其他生物活性的作用,使植物具备了优良的抗逆性和生长特性;尤其是内生真菌促进植物次生代谢产物生物合成的作用显著。

内生真菌能够产生一类可诱导药用植物细胞生物合成次生代谢产物的物质,称之为内生真菌诱导子,属于外源性诱导子,作为一种特定的化学信号,在药用植物与微生物间相互作用。例如青蒿内生真菌诱导子能显著促进青蒿素的合成,处理组青蒿素产量比对照组提高了大约 2 倍;内生真菌诱导子使明党参细胞中多糖的产量提高了 38.01%;将内生真菌黑曲霉和米曲霉诱导子分别与黄芩毛状根共培养,结果黄芩苷的产量从 7.64% 分别增至 9.18% 和 8.81%;以内生真菌诱导子处理茅苍术悬浮培养细胞后,苍术素的产量比对照组提高了 48.3%。

在中医药悠久的发展历史中,人们已认识到自然环境对中药资源分布与品质的影响。生态环境中的光照、温度、水、大气、土壤、海拔、地形地貌及生物因素相互联系、相互促进、相互制约,直接或间接地影响药用动、植物的生长发育,如道地药材的形成就反映了生态因子对中药资源的影响,是基因型与环境之间相互作用的产物。但就某种具体中药材的质量来讲,各种因素的影响程度不同,需要确定主要因素,以便于有效控制。

知识链接

环 境 胁 迫

环境胁迫(environmental stress),也称为逆境,是指环境对生物体所处的生存状态产生的压力,可分为非生物胁迫(物理、化学)和生物胁迫。其中物理类胁迫一般包括干旱、水涝、热害、冻害、辐射、机械损伤等,化学类胁迫包括营养素缺乏或过剩、植物激素异常、重金属毒害、pH 异常、盐碱等,生物类胁迫有竞争、抑制、化感作用、病虫害等。

植物对逆境的耐受性或抗性叫耐(抗)逆性,通常是植物在长期适应环境中进化获得,其体现在植物遗传物质的时空表达、生长发育与繁殖等全部生命过程中。中药资源正是在耐(抗)逆性状的演化过程中形成了目前的地理区域、居群与群落分布状态。植物最典型的耐(抗)逆性应激反应是对自身次生代谢的调控,这是道地药材优良品质形成的重要基础。植物的耐(抗)逆性也反映了它们对环境的好恶,这也是进行中药资源生产质量管理的理论依据之一。

第二节 经济社会环境对中药资源分布与品质的影响

由于人类社会对资源利用方式的改变和经济活动范围的不断扩大,除自然生态环境对中药资源的分布与品质有影响外,人类的经济、社会文化活动等非自然环境也大大影响了中药资源的分布与品质形成。经济环境是在自然环境的基础上由人类社会形成的一种地理环境,它主要指自然条件和自然资源经人类利用改造后形成的包括工业、农业、交通和城镇居民点等各种生产力实体的地域配置条件和结构状态的综合体。社会文化环境是人类社会本身所构成的一种地理环境,包括人口、社会、国家、民族、民俗、语言、文化等。社会环境的作用主要体现在资源的利用、保护、恢复、发展等方面,对中药资源的可持续利用具有决定性作用。资源的可持续利用可受到体制、政策、法律、经济、科学技术、文化、道德等多方面的影响,只有通过保持社会、经济、生态环境协调发展,才能确保人类实现对中药资源的可持续利用。

一、经济环境因素

（一）工业化、城市化对中药资源分布和品质的影响

近年来，我国经济高速发展，工业化、城市化进程不断加快，随之出现了土地无序开发、天然植被肆意破坏，土壤、空气和水严重污染的情形，加之建设大型水利工程等，对药用动、植物的生存环境和生物多样性造成了严重破坏，进一步对中药资源的分布和品质造成影响。例如，生活在沿海滩涂的方格星虫 *Sipunculus nudus* Linne.，俗称沙虫，对生存环境十分敏感，一旦发生环境污染则不能成活，被称为"环境标志生物"，广西北海的沿海砂质滩涂是沙虫的主产区。但是，近年来北部湾地区工业化、城市化进程发展迅速，施工围海、环境污染等因素使沙虫的生存空间被大量蚕食，使其分布与品质日益下降。又例如生长在湿地环境中的谷精草 *Eriocaulon buergerianum* Koern.，由于湿地改建鱼塘和塘边水泥硬化，致使其分布面积减少，资源蕴藏量大幅度下降。

（二）不合理开采和利用对中药资源分布和品质的影响

随着人口快速增长、生活水平不断提高、国内和国际市场对中药资源需求量的不断增长，导致中药资源被过度开发利用，导致供求失衡。如过度采挖、捕捞和滥捕乱猎等行为屡禁不止，使许多野生药用动、植物处于濒危灭绝；"道地药材"的蕴藏量逐年减少，特别是野生中药资源面临着种群分布面积日益减少的窘境。例如，20 世纪 90 年代初期，西方国家从我国大量进口紫杉醇原料，导致我国西南地区生长了上百年的大片红豆杉林严重被毁。又如"浙八味"之一的杭白芍因其质坚实、根粗壮而不易折断、有效成分含量高而备受青睐，但由于其生长周期长（需 3 年以上）、成本高、产量低、价格高而缺乏市场竞争力，目前种植面积萎缩到不足 2 000 亩，且仍有不断减少的趋势。

（三）科学技术发展对中药资源分布和品质的影响

科学技术是发展生产力的重要动力，是人类社会进步的重要标志。现代科学技术的发展带动了中药材资源开发技术的发展，使中药材资源的开发技术从古老迈向现代化。利用科学技术培育优良的药用品种，如利用现代生物工程高新技术种植药用植物，受外界环境影响小、病虫害少、所产中药材产量高、质量可靠；对植物繁殖习性的研究可增加繁殖成功率，有助于扩大可持续采集的种群数量，扩大分布面积；此外，科技进步使得对海洋资源的开发利用从浅海延伸到深海，对深海药用动物资源的分布和品质也造成较大的影响。例如，安息香 *Styracaceae Styrax* Linn. 是我国主要的进口南药品种之一，应用植物生长调节剂"乙烯利"可促进树脂形成、提高出脂率，单株树脂产量从 3.8~4.1g 提高到 34.8g，产量和质量均达到国际水平，填补了我国安息香生产的空白。

（四）贸易发展对中药资源分布和品质的影响

贸易是人类经济活动的重要组成部分，也是中药资源开发利用的动力源泉之一。贸易活动对中药资源分布与品质的影响主要表现在以下 3 个方面：

1. 贸易活动引入的外来物种对本地中药资源的分布和品质有严重的负面影响　远洋运输船只或携带物品是入侵动、植物的媒介，引入的外来动、植物可能导致本地中药资源物种被攻击甚至灭绝，严重威胁入侵地的生态系统。我国外来入侵动、植物在各省的数量和密度分布均呈现由东南沿海向西北内陆减少的趋势，且外来入侵动、植物的物种数量和密度分布与各省纬度及人口密度等因素呈正相关。此外，国内生产总值和交通里程与外来入侵动、植物的物种数量分布和密度也有密切的关系。

2. 贸易活动扩大了中药资源的流通地区，出现了中药材的贸易集散地、贸易市场及商贸集团　目前，经国家有关部门批准建立的中药材交易市场有 17 个，遍布全国各大区域，有

力推进了中国各地区之间中药资源的交流,为确保中药资源的有序流通、建立合格的中药材基地提供了动力和货源保障。此外,越来越多的中药也流向国际医药市场,严格的质量检测手段也督促中药资源品质自发提高。

3. 中药材收购价格的大幅波动对中药资源的影响 中药材市场价格能够短期快速影响中药资源的分布和品质,例如2011年我国太子参价格出现急剧攀升,短期内引起太子参种植面积扩大以及劣质药材的增加,导致后期的市场供应大于需求,近年太子参价格回落,药材资源的生产量才渐趋正常。中药材价格波动不单由市场的供求关系决定,还受到一些非市场因素的影响,而市场价格的稳定有利于中药资源产业的良性发展。

(五) 人工种植(养殖)技术对中药资源分布和品质的影响

随着我国社会经济的发展以及参与国际交流和贸易的迅猛增加,野生中药资源的蕴藏量逐渐减少。目前,人工种植(养殖)是解决中药资源供需不足的主要手段,如药用动物野生变家养及药用植物的引种栽培等。一方面,人工种植(养殖)可增加中药资源的利用率,弥补野生药用动、植物资源的短缺问题;例如,20世纪70年代末到80年代初期,我国进行人工养麝和活体取香的研究并获得成功,随后应用人工授精技术解决了家庭养麝种源不足的问题,加快了林麝的良种繁育进程。另一方面,人工种植(养殖)人为改变了中药的生长环境,出现诸如土地利用和土地覆被情况变化的现象;加之种植区域内其他农作物种植过程中农药、化肥和生产设施的大量使用,导致中药种植区域土壤污染及水质下降,许多中药出现质量下降、病虫害严重、抗性减弱、连作障碍等一系列问题。

(六) 中药材野生抚育对中药资源分布和品质的影响

目前我国仍有约80%的中药材来自野生,保证野生中药资源的可持续利用及野生药材采集与生态环境保护的协调,实现人与自然的和谐共处,是中医药可持续发展必须解决的关键问题之一。另一方面,提高栽培中药材质量,保证生产中药材的天然性,也备受人们关注。中药材野生抚育是野生药材采集与家种药材栽培有机结合的一种新兴药材生产方式,实现了药材生产与生态环境保护的协调发展,可以应用于生长条件要求苛刻或家种养后质量改变较大等类型药材。例如,野生甘草的围栏养护、川贝母的半野生栽培、石柱参的仿野生栽培等,都是中药材野生抚育的成功实践,在扩大中药资源的分布面积的同时也有效地提高了中药资源的品质。

中药资源具有社会属性和经济属性。在我国,特别是边远贫困山区,中药资源的利用及市场与经济收入密不可分。因此,中药资源的可持续管理措施必须在不同领域、不同层次形成一个体系健全、内容科学完善的有机整体,才能使各项管理措施行之有效。

二、社会文化环境因素

(一) 民族文化发展和交流对中药资源分布与品质的影响

我国是一个多民族国家,各民族在长期的生产、生活和医疗实践中都积累了具有显著本民族特色的医药知识,成为祖国传统医学的重要组成部分。由于长期的文化交流与融合,各民族医学在理论方面与中医药学相互影响、相互借鉴,在所使用的药物方面也存在着大量的交叉。据报道,目前藏汉共用的药物有300多种;蒙汉共用的400多种;维汉共用的155种。民族药物的通用是非常普遍的现象,如使用车前入药的民族多达29个,使用鱼腥草入药的民族多达23个,使用马鞭草入药的民族多达20个,使用天冬入药的民族多达18个,使用诃子入药的民族达7个。现已知的12 000多种中药资源中,多数也在其他民族医药中使用。因此,民族药资源不仅关系到民族药学自身的发展,对于丰富中药资源宝库、提高资源的有效与综合利用水平,实现中药资源的可持续利用亦具有重要意义。除中国各民族之间的交流外,文化的国际交流也促进了中药资源在世界各地的传播和利用,对相关中药资源的分布和中药品质的提升有重要作用。2016 年 12 月,国家中医药管理局、国家发展和改革委员会共同发布了《中医药"一带一路"发展规划(2016—2020 年)》,明确提出"资源互通,与沿线国家共享中医药服务"。如:番泻叶原产于印度、埃及等地,在我国元明之际的古籍《回回药方》可见记载。番泻叶于近代逐步在我国流传并纳入中药体系,在清末,番泻叶散见于医案医话记载;在民国,番泻叶进一步普及并开始纳入中药体系;1960 年由成都中医学院编写的《中药学讲义》首次收载番泻叶,此后的统编教材也多将其收录,番泻叶成为以统编教材的形式得到较为广泛认可的"中药"。至此,可以认为番泻叶已经完成"本土化"过程,成功纳入中药体系并完成其理论建构。

(二)旅游文化对中药资源分布和品质的影响

近年来,我国逐渐出现旅游热的现象,随着旅游业在经济领域中地位的不断提高,其对社会文化发展的需求和依赖也越加明显。旅游文化对中药资源的分布和品质主要有两方面的影响。一方面,以高原等特殊环境为对象的旅游热使本已脆弱的生态环境不堪重负,如人类活动严重缩小并破坏了羌活、冬虫夏草等高原药用动、植物赖以生存的自然生态环境。另一方面,旅游热可带动中药资源的种植(养殖)活动。通过建立中药种植(养殖)景区来吸引游客,集中药培植、科研和旅游功能于一体,使游客近距离感受中药文化,如广西药用植物园、西安中药植物园、亳州井泉中药植物园、衢州药王山等,对保护中药资源具有重要作用。

(三)中医药文化对中药资源分布和品质的影响

中医药文化是中华民族优秀传统文化的重要组成部分,是中医药学的根基和灵魂,而中药资源是中医药文化的核心部分。因此,中药资源对于中医药文化的意义重大,中医药文化对中药资源的分布与品质亦具有一定的影响。例如,岭南凉茶属于独具特色的岭南文化之一,以中医养生理论为指导,体现了"天人合一"的中医药文化。岭南凉茶的发展极大地促进了相关中药资源的发展,进而扩大了其种植面积。

此外,全国各地自古就有培植风水林的习惯,风水林是受中国传统文化影响,并经历了上百年历史传承的一类特殊的林业资源。这些风水林对保护中药资源及扩大中药资源的分布都有重要意义。在某些少数民族中,存在一些与现代环保理念有关的习俗、禁忌及习惯。这些文化现象中,有的是直接出于保护民族社区或聚落环境的目的,更多的则是各个民族自身的宗教崇拜。例如云南的"神林"及傣族村寨埋葬祖先的"竜林",即使在 20 世纪大量毁林开荒的年代,仍保持着原始状态,对区域生态环境及中药资源的保护均具有重要作用。

第三节 中药资源的自然分布

中国地形地貌复杂,气候类型多样,中药资源种类和蕴藏量极为丰富,但分布不均衡,其种类的分布规律是从东北至西南由少增多。根据中国的地貌、气候、土壤和植被等自然因素,将中药资源的自然分布划分为东部季风、西北干旱和青藏高寒三大自然区域。中药资源中,仅少量分布在海洋中,绝大部分分布在各区域的森林、草原、荒漠、江湖和农田等各种陆地生态系统中。

一、东部季风区域的中药资源分布

东部季风区域从南沙群岛南缘的曾母暗沙(4°15′N)到黑龙江漠河附近黑龙江主航道

(53°31′N)，南北距离 5 500km，东邻太平洋。根据温度、降水和地形地貌等自然条件，该区域可分为 5 个地域单元。

1. 东北寒温带、中温带地区　包括黑龙江、吉林、辽宁和内蒙古东北部地区，区内有大小兴安岭、长白山和松辽平原。本区是中国纬度最高、最寒冷地区，属寒温带、温带湿润、半湿润区，年降水量为 400~1 000mm，降水多集中在夏季。植被以针叶林为主，南部有针阔混交林，土壤有寒温带的漂灰土，中温带的暗棕壤、黑土和黑钙土。其特点是珍稀特产及道地品种特色突出，药用动物资源较为丰富。

(1)植物药资源：1 600 余种，如人参、五味子、细辛、关黄柏、防风、刺五加、升麻、牛蒡子、桔梗、地榆、槲寄生、赤芍、草乌、平贝母、龙胆、玉竹、穿山龙、白薇、金莲花、柴胡、威灵仙、关苍术等。

(2)动物药资源：近 300 种，如鹿茸、熊胆、麝香、蟾蜍、全蝎等。

(3)矿物药资源：50 多种，如芒硝、滑石、硫黄、磁石、硼砂、赤石脂、钟乳石、石膏等。

2. 华北暖温带地区　包括山东，河南，北京，天津，河北，山西中部及南部，陕西北部及中部，辽宁南部，宁夏中南部，甘肃东南部以及安徽和江苏北部地区。本区位于温带和亚热带之间，四季分明，夏季气温较高而多雨；冬季较长，气温寒冷而干燥；春季干旱多风；秋季天高气爽，但持续时间较短。年降水量为 400~1 000mm，较东北区集中。植被以针阔叶混交林为主，东部丘陵山地为棕壤，中部丘陵山地为褐土，黄土高原为黑垆土，黄淮海平原地区主要是潮土和盐渍土。其特点是中药材生产水平较高，大宗药材品种多产量大，盛产道地药材，如"四大怀药"。

(1)植物药资源：1 500 余种：柴胡、金银花、黄芩、黄芪、远志、桔梗、知母、地黄、山药、牛膝、党参、北沙参、板蓝根、酸枣仁、杏仁、山楂、紫菀、瓜蒌、连翘、柏子仁、沙棘等。

(2)动物药资源近 250 种：阿胶、牛黄、全蝎、蟾蜍、土鳖虫、蜈蚣、桑螵蛸、五灵脂、刺猬皮、牡蛎、海螵蛸、瓦楞子、海盘车、海马、海龙等。

(3)矿物药资源 30 多种：滑石、磁石、紫石英、赭石、自然铜、云母、石燕、钟乳石、胆矾、硼砂、赤石脂、石膏、白矾等。

3. 华中亚热带地区　包括浙江、江西、上海全境，江苏和安徽中南部，湖北和湖南中东部，福建中北部以及河南和广东的小部分地区。本区跨中亚热带和北亚热带，有秦岭、淮阳山地、南岭山地、长江中下游平原和江南丘陵。气候温暖湿润，降水充沛，年降水量为 800~2 000mm。植被为常绿落叶阔叶混交林和常绿阔叶林，土壤主要是黄棕壤、黄壤和红壤。其特点是生产药材品种丰富，经营集约程度较高。盛产道地药材，如浙江的"浙八味"及安徽的"四大皖药"等。

(1)植物药资源 2 500 余种：浙贝母、菊花、麦冬、延胡索、玄参、郁金、白术、白芍、牡丹皮、山茱萸、木瓜、茯苓、泽泻、莲子、枳壳、玉竹、茅苍术、薄荷、太子参、女贞子、辛夷、栀子、薏苡仁、芡实等，水生和湿生的种类较多。

(2)动物药资源 300 多种：蟾酥、地龙、土鳖虫、珍珠、蕲蛇、金钱白花蛇、桑螵蛸、蜈蚣、灵猫香、麝香、鳖甲、水蛭等。

(3)矿物药资源 50 多种：滑石、磁石、紫石英、自然铜、云母、石燕、钟乳石、鹅管石、胆矾、硼砂、赤石脂、石膏、阳起石等。

4. 西南亚热带地区　包括贵州、四川、云南的大部分、湖北和湖南西部、甘肃南部、陕西南部、广西北部、西藏东部。本区地貌复杂，有秦巴地区、四川盆地、云贵高原等。热量和雨量丰富，大陆性气候明显，年降水量为 800~1 500mm。植被为常绿落叶阔叶混交林和常绿阔叶林，植被区系和群落组成极为丰富，土壤类型为黄褐土、黄壤、红壤和石灰土等。本区民族药资源丰富,并形成了具有民族特色的医药体系,如藏药、彝药、傣药、苗药等。代表性中药资源有洪连、云木香、刺桐、观音草、岩白菜、唐古特乌头、太白贝母、延龄草、祖师麻、黄瑞香、太白美花草、手掌参、太白乌头、朱砂莲等。

(1)植物药资源约 4 500 种:川芎、黄连、附子、木香、黄柏、川牛膝、三七、明党参、巴豆、石斛、当归、南沙参、独活、川乌、川楝子、川郁金、川白芷、续断、木瓜、吴茱萸、佛手、杜仲、厚朴、大黄、天麻、款冬花、女贞子、前胡、半夏等。

(2)动物药资源 300 余种:麝香、牛黄、灵猫香、乌梢蛇、水牛角、水蛭、僵蚕、全蝎、银环蛇、蕲蛇等。

(3)矿物药资源约 80 种:石膏、赭石、滑石、鹅管石、朱砂、雄黄、白矾、石燕、硫黄、钟乳石、芒硝、自然铜、硼砂等。

5. 华南亚热带、热带地区   包括海南、台湾及南海诸岛、福建东南部、广东南部、广西南部及云南西南部。本区有近沿海地区的山地、丘陵和珠江三角洲,高温多雨,冬暖夏长,干湿季节分明,年降水量为 1 200~2 000mm,部分地区可达 3 000~5 000mm。植被主要为常绿阔叶林和热带季雨林,土壤以砖红壤和赤红壤为主。其特点是热带资源种类丰富,"南药"特色突出。

(1)植物药资源 3 800 余种:广藿香、巴戟天、砂仁、益智、肉桂、鸡血藤、鸦胆子、红豆蔻、苏木、诃子、穿心莲、芦荟、茯苓、泽泻、北沙参、蔓荆子、栀子、钩藤、牛膝、葛根、土茯苓、乌药、贯众、佛手、木鳖子、使君子、草豆蔻、狗脊等。

(2)动物药资源 200 多种:刺猬皮、银环蛇、蛤蚧、燕窝、海马、珍珠、牡蛎等。

(3)矿物药资源约 30 种:石膏、赤铁矿、方解石、钟乳石、自然铜、禹粮石、雄黄、朱砂等。

二、西北干旱区域的中药资源分布

包括新疆、宁夏、内蒙古三个自治区的大部分及甘肃、青海、陕西、山西、河北、黑龙江、吉林、辽宁等省的部分地区。本区地处中温带至暖温带,气候干旱,昼夜温差大,日照时间长。区域内高山、盆地、沙漠、戈壁广泛分布,各地年降水量差距较大,多数地区不足 250mm。根据干旱强度,该区域可分为 2 个地域单元。

1. 内蒙古温带地区   包括黑龙江中南部、吉林西部、辽宁西北部、河北及山西北部、内蒙古中部及东部。本区冬季寒冷干燥,夏季凉爽,长年多风,东部年降水量为 700mm 左右,至西部降为 200mm 左右。植被为典型草原或荒漠草原,东部平原为黑土、草甸土。其特点是大宗道地药材品种多,"北药"特色突出。

(1)植物药资源 1 000 余种:甘草、麻黄、黄芪、知母、赤芍、黄芩、防风、银柴胡、沙棘、金莲花、锁阳、肉苁蓉、郁李仁、苍术、柴胡等。

(2)动物药资源:牛黄、鹿茸、鸡内金、全蝎、土鳖虫、蛇蜕等。

(3)矿物药资源:芒硝、大青盐、石膏、炉甘石、紫石英、赭石、寒水石等。

2. 西北温带干旱区域   包括新疆、青海及宁夏北部,内蒙古西部以及甘肃西部和北部,阿尔泰山、天山、昆仑山、祁连山、贺兰山坐落其中。区域内日照时间长,干旱少雨,一般年降水量仅为 20~200mm,山区为 200~700mm。以戈壁、沙漠和荒漠草原为主,山地和河岸有森林植被,土壤有灰棕漠土、灰漠土、棕钙土和灰钙土等。其特点是药用动、植物资源特色突出,以维药和蒙药为代表的民族药物资源丰富。

(1)植物药资源 2 000 余种:甘草、麻黄、枸杞、肉苁蓉、锁阳、软紫草、伊贝母、藁本、羌活、独活、阿魏、红花、罗布麻、苦豆子、秦艽等。

(2)动物药资源 160 多种:牛黄、五灵脂、鹿茸、鹿角、阿胶、麝香、龟甲等。

（3）矿物药资源 60 多种：大青盐、云母石、石膏、硫黄、寒水石、朱砂、芒硝、炉甘石、禹余粮、胆矾、硼砂、磁石等。

三、青藏高寒区域的中药资源分布

包括西藏自治区大部分、青海南部、四川西北部、甘肃西南部、新疆和云南的小部分。本区幅员辽阔，土地面积约占全国土地总面积的四分之一。本区地势复杂，山脉纵横，多高山峻岭。气候寒冷干燥，日照强烈，年降水量为 50~900mm。植被主要有高寒灌丛、高寒草甸、高寒荒漠草原、湿性草原以及温性干旱落叶灌丛，土壤有高山草甸土和寒漠土。其特点是野生药材资源和藏药资源种类丰富。

（1）植物药资源约 1 100 种：川贝母、冬虫夏草、胡黄连、大黄、甘松、羌活、藏茵陈、绿绒蒿、山莨菪、天山雪莲、珠子参、雪上一枝蒿等。

（2）动物药资源有鹿茸、麝香、鹿角等。

（3）矿物药资源有朱砂、雄黄、石膏、硝石、大青盐、芒硝、云母、硼砂、紫硇砂等。

第四节 中药资源区划

中药资源区划是在中药资源调查的基础上，正确评价影响中药资源开发和中药生产的自然条件及社会经济条件的特点，揭示中药资源与中药生产的地域分异规律，按区内相似性和区际差异性划分不同级别的中药产区，明确各区开发中药资源和发展中药生产的优势及其地域性特点，提出生产发展方向和建设途径。目前的中药资源区划主要以中药资源及其所处的自然环境为研究对象，以中药资源、道地药材和生态学的相关理论为依据，进行中药材的生产和生态适宜性区划。相关理论包括"道地药材理论""环境适应""地域分异规律""区位理论""投入产出理论"等。

一、中药资源区划的意义和原则

（一）中药资源区划的意义

要保护中药资源，尊重自然规律，加强宏观控制，就需要进行中药资源区划的调查研究，为国家战略资源和区域性资源经济的健康发展进行科学规划与合理布局。通过分析中药资源区域分布与中药资源生产规律，从自然条件、社会经济、技术发展等多角度进行生态环境、地理分布、区域特征、历史成因、时空变化、区域分异，以及与中药资源数量、质量等相关因素的综合评价研究，建立中药区划体系，有利于中药资源开发、保护及中药生产分区规划、分类指导、分级实施，有利于按市场机制调整中药生产与流通，创造更佳的经济效益、社会效益和生态效益，促进中医药事业的健康发展。

中药区划的目的是揭示中药资源生产的地域分异规律，因地制宜，合理规划和进行中药材生产基地布局，正确选建优质药材商品生产基地，实现资源的合理配置，充分发挥区域性药用生物资源优势，为区域性中药资源保护与开发利用提供科学依据。

1. 依据中药资源分布的区域性特点，评价不同地区中药资源的种类、数量（蕴藏量）和质量，以及资源分布消长规律，研究道地药材的成因，探讨药物功效与产地的关系，为合理开发中药资源，尤其是发展道地药材资源优势提供科学依据。

2. 开展适宜区分析研究，为野生变家种、家养提供科学依据。选择各区域有代表性的中药资源种类，研究其生长的环境条件和适宜的生长区域，为中药区划提供依据，科学地指导引种和野生变家种、家养,根据各地的自然、社会经济状况及生产力水平,选建中药材生产基地,对中药生产进行合理布局。

3. 揭示中药资源与药材生产的地域特点,为调整药材生产结构和布局提供科学依据。中药区划在综合评价各地自然经济条件的基础上,研究主要品种适宜区域,在分析药材生产现状和区域性特点的基础上划分不同级别的中药区,为研究药材生产布局提供系统资料和科学依据。推动中药材生产专业化、布局区域化,充分发挥各地的自然和资源优势,避免盲目引种及扩大种植区域。

知识链接

自 然 区 划

自然区划(physical regionalization),又称自然地理区划,是根据自然地理环境及其组成成分在空间分布的差异性和相似性,将一定范围的区域划分为一定等级系统的系统研究方法。它在研究地域分异规律的基础上,探讨自然地理环境及其组成成分的特征、变化和分布规律,是合理利用自然资源、因地制宜地进行生产布局和制定各种规划的重要依据。

按区划的对象,自然区划可以自然环境整体为对象,也可以依据某一组成成分的地域分异规律进行区域划分,如地貌区划、土壤区划、植物区划等,中药资源区划即为此类自然区划的一种。

(二)中药资源区划的原则

1. **依据自然因素区划**　药用生物的变化受到地貌、土壤等其他环境因素的制约。因此,气候、地貌、土壤等因素直接或间接地影响着中药资源的形成和分布,应作为区域划分的重要依据。

(1)气候条件相似性原则:不同气候带(温带、亚热带和热带),以及同一气候带中不同气候特点,应作为区划的重要依据。气候因素中,温度和水分是区划气候相似性的重要指标。

(2)地形地貌一致性原则:地貌影响水分、热量在地球表面的再分配和地表物质的迁移,因而间接地影响土壤和植被的构成和演替。地貌还制约农、林、牧业用地的分布及土地利用方式和生产水平,直接影响药材的生产。因此,在气候条件相似的区域内,地形地貌条件也应作为区划的重要依据,特别是划分二级区域的主要依据。

(3)地带性土壤类型相同的原则:土壤是陆生药用植物生长的基本条件。不同土壤种类肥力特征不同,适宜生长的药用植物各异。土壤结构和酸碱度常常直接影响药材的生长和分布,不同药用植物对土壤质地的要求不同,因此,在划分的同一个区域内,地带性土壤应尽量保持基本相同。

2. **依据社会经济因素区划**　中药资源是一种自然资源,但当人们在种植、养殖、采集、捕猎、收购、加工以及用其防病治病时,它们也就进入了社会经济范畴。因此,社会经济因素也应作为区域划分的重要依据。

(1)生产力水平一致性原则:一个地区的生产力,包括该地区土地、劳动力、资金、交通运输、科学技术等。生产力水平高的地区,一般中药资源开发的力度较大,野生资源破坏严重,需要对野生资源加强保护并投资培育人工资源;在生产力水平低的地区,一般资源的开发利用程度较小,野生资源保存较好,需要在加强资源保护的同时适度开发利用野生资源。不同生产力水平的地区,一般划分为不同的区域。

(2)中药生产特点相对一致性原则:中药区划重要的目的之一就是有利于进行中药材生产,目前人工生产状况应作为中药区划的重要原则。可以选择在药材生产中占有重要地位又具有地区特色的大宗药材作为中药区的标志种,研究其资源现状和发展趋势。按中药生产区域差异,可以确定不同等级的地域单元。一般来说,一级区主要代表药材种类的产量、蕴藏量可占全国75%以上,二级区可占全国50%以上,代表种类的地道药材产区通常位于该区域范围之内。

(3)中药生产发展方向相对一致性原则:中药生产发展方向是指一定时期内各中药区药材生产专业化发展的趋势,如中国东北部湿润和半湿润地区,以家种家养药材为主;而西北部干旱和半干旱地区多数则以野生中药资源的保护和可持续利用为主。因此,区划时应注意与生产方向的相对一致性。

(4)与农业区划相协调的原则:中药区划是农业区划的组成部分。某些在农业上具有重要价值的如≥10℃的积温、最冷月和最热月气温值、有无霜降、年降水量等,均作为中药区划的主要参考依据。药材生产,特别是药材种植业、饲养业要同农业、林业、牧业、渔业相结合。有些地区实行粮药、林药、果药间作、套种,实际上是将药材生产和农业各部门生产融为一体。

(5)不同等级的中药区划相互衔接的原则:由于中药生产的地域范围不同,中药区划有等级之分。按行政区域范围大小,中药区划分为全国中药区划、省(区)级中药区划、地(市、盟)级中药区划和县(旗)级中药区划。不同级别的区划自下而上,自上而下,相互结合,相互衔接,构成完整的体系。全国中药区划在依据全国中药生产地域分异规律和参照农业与部门区划,综合农业区划确定中药区界线时,尽量考虑与省级区划界线相衔接。

中药区划虽然不是单纯的部门经济区划,但含有社会经济的属性。因此,在确定中药区划分区边界时,应尽量保持一定行政区界的完整性,以便于以基层为单位取得经济统计资料加以研究分析,也有利于对中药资源区划所提出的发展方向、途径和措施的组织实施。不同等级的中药区划,所要保持的行政区界应有所不同。县级区划到村,省级区划到乡,而全国中药区划将保持县(旗、州、区)级行政区划的完整性。

3. 依据中药资源类别区划　中药资源分为药用动物、药用植物和药用矿物资源。矿物药资源的形成主要受地质作用影响,受气候土壤等自然条件的影响较小。从中药材生产的角度看,野生资源的保护利用和人工资源的培育主要与药用动、植物相关。因此,在进行区划时,应以动物药和植物药资源作为区划的主体予以考虑。

二、中药资源区划系统

中药资源区划的研究过程综合了自然区划及农业区划的经验和成果,采用二级分区系统。一级区主要反映区域间自然、经济条件和中药资源开发与中药生产的地域差异。在一级区内,依据中药资源优势种类及其组合特征和生产发展方向与途径的不同,划分二级区。一级区、二级区均按三段命名:一级区为地理方位+热量带+药材发展方向;二级区为地理位置+地貌类型+优势中药资源名称。其目的是揭示中药资源与中药生产的地域分异规律,明确各区域开发中药资源和发展中药生产的优势,为因地制宜调整中药材生产结构和布局,正确选建优质药材商品生产基地,逐步实现区域化、专业化生产提供科学依据。中国中药生产区域划分为9个一级区和28个二级区。

(一)东北寒温带、中温带野生、家生中药区

1. 大兴安岭山地　赤芍、防风、满山红、熊胆区。

2. 小兴安岭、长白山山地　人参、五味子、细辛、鹿茸、哈蟆油区。

（二）华北暖温带家生、野生中药区

1. 黄淮海辽平原 金银花、地黄、白芍、牛膝、酸枣仁、槐米、北沙参、板蓝根、全蝎区。

2. 黄土高原 党参、连翘、大黄、沙棘、龙骨区。

（三）华东北亚热带、中亚热带家生、野生中药区

1. 钱塘江、长江下游山地平原 浙贝母、延胡索、菊花、白术、西红花、蟾酥、珍珠、蕲蛇区。

2. 江南低山丘陵 厚朴、辛夷、郁金、玄参、泽泻、莲子、金钱白花蛇区。

3. 江淮丘陵山地 茯苓、辛夷、山茱萸、猫爪草、蜈蚣区。

4. 长江中游丘陵平原及湖泊 牡丹皮、枳壳、龟甲、鳖甲区。

（四）西南北亚热带、中亚热带野生、家生中药区

1. 秦巴山地、汉中盆地 当归、天麻、杜仲、独活区。

2. 川黔湘鄂山原山地 黄连、杜仲、黄柏、厚朴、吴茱萸、茯苓、款冬花、木香、朱砂区。

3. 滇黔桂山原丘陵 三七、石斛、木蝴蝶、穿山甲区。

4. 四川盆地 川芎、麦冬、附子、郁金、白芷、白芍、枳壳、泽泻、红花区。

5. 云贵高原 黄连、木香、茯苓、天麻、半夏、川牛膝、续断、龙胆区。

6. 横断山、东喜马拉雅山南麓 川贝母、当归、大黄、羌活、重楼、麝香区。

（五）华南南亚热带、北热带家生、野生中药区

1. 岭南沿海、台湾北部山地丘陵 砂仁、巴戟天、化橘红、广藿香、安息香、血竭、蛤蚧、穿山甲区。

2. 雷州半岛、海南岛、台湾南部山地丘陵 槟榔、益智、高良姜、白豆蔻、樟脑区。

3. 滇西南山原 砂仁、苏木、儿茶、千年健区。

（六）内蒙古中温带野生中药区

1. 松嫩及西辽河平原 防风、桔梗、黄芩、麻黄、甘草、龙胆区。

2. 阴山山地及坝上高原 黄芪、黄芩、远志、知母、郁李仁区。

3. 内蒙古高原 赤芍、黄芪、地榆、草乌区。

（七）西北中温带、暖温带野生中药区

1. 阿尔泰、天山山地及准噶尔盆地 伊贝母、红花、阿魏、雪莲花、马鹿茸区。

2. 塔里木、柴达木盆地及阿拉善、西鄂尔多斯高原 甘草、麻黄、枸杞子、肉苁蓉、锁阳、紫草区。

3. 祁连山山地 秦艽、羌活、麝香、马鹿茸区。

（八）青藏高原野生中药区

1. 川青藏高山峡谷 冬虫夏草、川贝母、大黄、羌活、甘松、藏茵陈、麝香区。

2. 雅鲁藏布江中游山原坡地 胡黄连、山莨菪、绿绒蒿、角蒿区。

3. 羌塘高原 马勃、冬虫夏草、天山雪莲、熊胆、鹿角区。

（九）海洋中药区

1. 渤海、黄海、东海 昆布、海藻、石决明、海螵蛸、牡蛎区。

2. 南海 海马、珍珠母、浮海石、贝齿、玳瑁区。

三、中药材生态适宜性研究

中药资源需求的快速增长，导致药材资源紧缺，迫切需要野生变家种；加之连作障碍的影响，致使每年很多药材生产面临着产区扩大和重新选地的问题。但盲目引种、扩种不仅会影响中药材生产的合理布局，而且会极大削弱药材的道地性，导致药材品质严重下降，许多

引种药材有效成分含量远低于药典标准;且目前常用大宗药材在由传统道地产区向新产区引种扩大的过程中缺乏对药材生态适宜性的系统分析和评价研究,导致栽培药材质量下降和土地资源的浪费。因此,开展中药材生态适宜性研究具有重大现实意义。

"诸药所生,皆有其境"。我国幅员辽阔,多样的气候环境,复杂的地理、土壤等生态条件,对中药材的品质影响很大,形成了中药材特有的多产地、多道地现象。目前生态型被认为是道地药材形成的生物学实质,中药材生态型可分为气候生态型、地理生态型、群落生态型、品种生态型等。中药材生态适宜性分析是在综合评价各地自然经济社会条件的基础上,掌握中药材的生态习性,了解区域各生态因子特征,调查中药材的分布历史与现状,然后进行综合分析与评价,通过分析提出药材生产的适宜区和最佳适宜区,为因地制宜地合理规划药材生产布局,发展道地药材提供可靠依据。

📖 知识链接

生 态 型

生态型(ecotype)是指种内因适应分布区各种不同生态条件所形成的变异类群。由于在分类学上不能给予种名或变种学名,因此其一直是植物种群生态学家和植物学家关注的热点。1921年瑞典遗传生态学者 Turesson 首次提出生态型的定义为"一个物种对某一特定生境发生基因型反应的产物"。美国生态学家 Clauson 和 Keek 丰富并完善了该定义,认为生态型变异和分化与特定的环境条件相联系,并在生理学上表现出空间差异,生态学上的变异是可以遗传的。不同的光、热、水、土等环境因子及人工栽培,同一物种在形态、生理、生化上表现出差异,形成种下的一个分类单位(不同生态型),而这种种内变异是产生中药材品质优劣和疗效差异的实质。

(一)气候因子与中药材生态适宜性

气候因子与中药材生态适宜性方面的研究主要集中在不同产区的气候因子与药材品质和外观性状间的相关性。气候因子包括:平均温度、相对湿度、降水量、日照时数、光照强度、水热配比以及极端最低温度、极端最高温度等。品质分析主要包括有效成分和外观性状指标,按照一定标准对药材质量进行等级划分。综合应用相关性分析和主成分分析等多种统计学方法,能够揭示药材品质指标与气候因素的内在相关性。目前我国学者已广泛开展了各种气候因子与药材道地性的研究,如根据模糊集合论分别对四川乌头和附子的气候生态适宜性进行研究,建立了乌头和附子5个生态气候要素的隶属函数模型,以50个市(县)气象台(站)为代表,综合评价了四川省乌头和附子产地气候条件的生态适宜性,根据评价结果将四川划分为3个乌头不同适宜区和4个附子不同适宜区。目前我国有东北、北京和山东三大西洋参主产区,中国产西洋参存在人参皂苷 Rb_1-Re 山海关外型和人参皂苷 Rg_2-Rd 关内型两大化学生态型;在气候特征上亦相应存在关内(北京怀柔、山东文登)与关外(吉林、黑龙江和辽宁)两类。通过对吉林省西洋参栽培产地生态环境的分析,建立以1月平均气温、年空气相对湿度、无霜期为主要气候生态因子的数字模型,依据分析结果得出西洋参栽培的最适宜区、适宜区、尚适宜区和可试种区。对苍术的研究表明,降雨量是影响苍术挥发油含量的生态主导因子,高温则是影响苍术生长发育的生态限制因子。

(二)土壤及成土母质与中药材生态适宜性

土壤因素与中药材生态适宜性表现在土壤组分、土壤微量元素、土壤结构、土壤酸碱度等

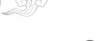

对药材的影响,即通过生理生化试验和分子生态学方法对土壤微生物类群、功能、结构多样性进行评价研究,分析比较不同产区内土壤微生物的组成、种类和数量比例,并研究其与中药材品质和外观性状的相关关系。产区地质背景与药材品质有一定的相关性,特别是道地药材中微量元素的差异与地质背景有密切关系。如四川都江堰岩石呈现第四纪地质体,土壤为冲积潮土,形成了川芎的优势小生境效应系统。重庆石柱县岩石呈现侏罗纪长石石英砂岩,土壤为黄化沙壤,形成了黄连优势小生境系统。对暗紫贝母生长区的土壤进行主成分分析,土壤中微量元素的差异是导致松贝(川贝母)品质差异的重要影响因子。产于湖北蕲春的艾叶挥发油含量为 0.83%,而产于四川的只有前者的一半;蕲产艾叶中 Ca、Mg、Al、Ni 含量较高,川产艾叶中 Co、Cr、Se、Fe、Zn 含量较高。道地三七产区土壤受其成土母质影响,道地三七最适合的土壤类型是中性偏酸性的壤质黏土,对低盐基饱和度的土壤较适应,可作为其道地性的特征之一。道地金银花的分布受地质背景系统制约,主要分布于大陆性暖温带季风性半干旱气候区内,受成土母质影响,金银花最适宜的土壤类型是中性或稍偏碱性的砂质壤土。

(三)地形地貌因素与中药材生态适宜性

地形地貌因素与中药材生态适宜性方面的研究主要集中在综合应用多种数学方法分析药材品质与地形因子(海拔、坡向、坡度)间的相关性,揭示道地药材品质和外观性状与地形地貌的关系。海拔高度的变化会引起气候微环境的改变,如土壤性质、微量元素、降雨量、相对湿度、辐射强度、光谱中波长成分等因子都会随着海拔的不同而改变。不同坡向和坡度的太阳辐射量、土壤水分和地面无霜期不同,对中药材品质会产生一定影响。如同一生长时期的黄连在低海拔处的根状茎重量和小檗碱含量大于高海拔处;同一地区的短葶飞蓬中总黄酮含量有随海拔升高而增高的趋势。

(四)群落因素与中药材生态适宜性

群落因素与中药材生态适宜性方面的研究主要集中在不同群落类型(包括群落的物种类型、外貌和结构、组成比例、地理分布、生态环境等)与道地药材品质和外观性状相关关系,得出不同群落类型对药材品质的贡献度差异。通过对样地的野外调查,对其群落特征进行统计,测定群落相对优势度和聚类分析,得出不同群落类型的差异程度。同时,研究群落和小气候、土壤形成和环境、营养分配等与道地药材有效成分积累和外观性状的相关性,揭示群落生态条件与药材品质的密切联系。

群落环境(包括群落组成和群落结构)是植物生长的关键因素,关系到物种的生存、多样性、演替、变异等。研究道地药材生长的最适群落环境是道地药材与环境相关性研究的重要内容。如以数值分类方法进行研究,初步确定了暗紫贝母分布的植物群落类型及其群落特征,并研究了其群落类型与松贝(川贝母)品质之间的相关性,指出绣线菊 + 金露梅 + 珠芽蓼群落、窄叶鲜卑花 + 环腺柳 + 毛蕊杜鹃群落、委陵菜 + 条叶银莲花群落所产松贝品质最优。

(五)生态适宜性的遗传分析

采用 DNA 分子标记方法,可以分析不同产地药材基因型与品质间的相关性,研究种质资源的遗传分化,确定道地产区药材种质资源的基因型,明确药材道地性形成的遗传机制。因此,DNA 分子标记方法不但是药用植物道地性研究的重要手段,而且可以为筛选、寻找药效好、有效成分含量高的药物资源提供分子水平的理论依据。对广藿香不同产地间的叶绿体和核基因组的基因型与挥发油化学型的关系研究发现,广藿香基因型分化与其产地、所含挥发油化学变异类型呈良好的相关性;基因测序分析技术结合挥发油数据分析可作为广藿香道地性品质评价方法及物种鉴定强有力的工具。

研究不同产区药材的主要有效成分生物合成关键酶基因的表达变化,利用生物信息学的有关分析技术和主要有效成分生物合成途径关键酶的已有成果,结合主要有效成分动态的变化,可以揭示药材道地产区与非道地产区药材主要有效成分在不同生态环境下的表达差异,并建立以主要有效成分生物合成关键酶基因为主要依据的道地药材产地适宜性分析技术。研究者基于地理信息系统(GIS),选择农业生产常用的 ≥ 10℃积温、年平均气温、七月最高气温、七月平均气温、一月最低气温、一月平均气温、年平均相对湿度、年平均降水量、年平均日照时数、土壤类型 10 个生态指标作为中药材产地适宜性分析的评价指标,创建了"中药材产地适宜性分析地理信息系统"(TCMGIS)。该系统通过对中药材生态适宜性进行多生态因子、多统计方法的定量化与空间化分析,得出中药材单品种在全国范围内不同生态相似度等级的区域,并将其图形化,可有效指导中药材引种和扩种,并合理规划中药材生产布局,其分析技术路线见图 2-3。

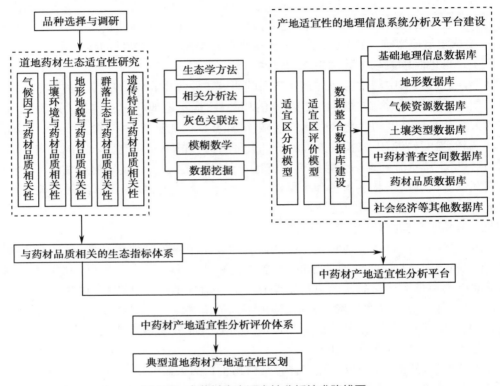

图 2-3 中药材生态适宜性分析技术路线图

案例

例1 高寒山区羌活产地适宜性及生产区划分析

羌活为伞形科植物羌活 *Notopterygium incisum* Ting ex H. T. Chang 和宽叶羌活 *N. franchetii* H. de Boiss. 的干燥根茎及根。性温,味辛、苦,具有解表散寒、祛风除湿、止痛之效,用于风寒感冒、头痛项强、风湿痹痛、肩背酸痛。根据 2 个种主要生长海拔的不同,民间常称为"高山羌活"和"低山羌活"。分布于高海拔区域的羌活 *N. incisum* 为传统川羌的主要来源,也是一级药材"蚕羌"的主要来源。

现结合 10 年来对羌活道地产区最适宜生长环境因子的调查结果和中药材产地适宜性分析地理信息系统(TCMGIS-I),对羌活资源分布、生境适宜性进行分析,为我国高寒区濒危药用植物羌活的种植基地选择及生产区划提供科学依据和实践指导。

【调查区域】四川、青海、甘肃和西藏等羌活药材(含羌活和宽叶羌活)分布区,共24个县69个分布点。主要收集和记录了羌活植物群落状况、资源状况、地理坐标、土壤、坡向、当地社会经济、采挖、收购等相关数据资料。

【生态学特性】多分布于高山和亚高山的阴山和阴坡,适宜于寒冷湿润的气候条件和高有机质含量的土壤环境条件,喜冷凉、耐寒,多为阴生和林下。

【生态因子值】根据 TCMGIS 系统提供的羌活产地生态因子数值分析结果及文献综合分析,以土壤类型、年降水量、年日照时数、海拔、相对湿度、1 月平均温度、7 月平均温度 6 个生态因子作为羌活产地适宜性的主要生态指标(表 2-4)。

表 2-4 羌活产地适宜性的主要生态指标

生态因子	土壤类型	降水/mm	日照时数/h	海拔/m	相对湿度/%	1月均温/℃	7月均温/℃
适宜指标	黑毡土、草甸土、棕壤、暗棕壤、草毡土	400~1 000	1 900~2 700	3 000~4 500	50~70	−12~−3	5~18

【生态适宜性分析】应用 TCMGIS 系统进行分析,与羌活主要分布区生态因子相似度达到 90%~100% 的地区为适宜区;相似度达到 80%~90% 的地区为较适宜区(表 2-5)。

表 2-5 羌活分布最适宜区和较适宜区情况

省区	最适宜区的分布状况 市县数目	面积/km²	占市县面积比例/%	占最适区总面积比例/%	较适宜区的分布状况 市县数目	面积/km²	占市县面积比例/%	占适宜区总面积比例/%
四川	38	67 117.2	27.22	47.24	61	120 753.4	41.07	32.030
西藏	40	48 136.9	13.80	33.88	64	140 952.3	29.83	37.387
青海	25	15 357.1	8.63	10.81	35	71 204.5	17.42	18.887
甘肃	13	10 764.5	16.13	7.58	32	30 623.1	22.38	8.123
云南	2	697.7	4.08	0.49	9	107 823.0	23.42	2.860
新疆	-	-	-	-	14	1 029.1	0.62	0.273
山西	-	-	-	-	27	969.0	2.24	0.257
陕西	-	-	-	-	17	610.1	1.84	0.162
河北	-	-	-	-	6	70.3	0.59	0.019
河南	-	-	-	-	1	5.3	0.18	0.001
总计	118	142 073.4	16.57	100	266	377 000.0	23.33	100

结果显示,最适宜生长区域主要分布在四川、西藏和青海,包括川青藏高山峡谷区和祁连山地等集中成片区域。在地理上,最适宜区集中于青藏高原东部和东南缘的西藏东部、四川西部、青海东南部以及与甘肃接界区域,甘肃南部局部区域,以及云南与西藏接界区域。地形地貌主要是高山峡谷区。植被主要是高山草甸、高山灌丛草甸、亚高山暗针叶林以及次生林。

根据统计结果显示,四川、西藏、青海和甘肃邻近区域 118 个县市是羌活集中连片的最适宜产区,总面积 142 073km²,四川占总面积比例达 47%;较适宜产区包括四川、西藏、青海、甘肃、陕西、新疆等 10 个省区 266 个县市,面积 377 000km²,其中四川占较适宜产区面积 32%。

【区划与生产布局】 最适宜区农地缺乏、生态脆弱的区域适合发展羌活种质保存、资源保护和野生抚育,规模化的人工规范栽培应妥善规划,宜从川西高原高山峡谷地带以及临近的青海、甘肃等区域中筛选生境环境条件合适的种植范围。

例 2　基于 TCMGIS- I 道地药材附子产地适宜性分析

附子为毛茛科植物乌头 *Aconitum carmichaelii* Debx. 的子根的加工品。性大热,味辛、甘,有毒。有回阳救逆、补火助阳、散寒止痛之效,用于亡阳虚脱、肢冷脉微、心阳不足、胸痹心痛、虚寒吐泻、脘腹冷痛、肾阳虚衰、阳痿宫冷、阴寒水肿、阳虚外感、寒湿痹痛。

【地理分布】 分布于四川、陕西、河北、江苏、浙江、安徽、山东、河南、湖北、湖南、云南、甘肃等。

【生态学特性】 喜温暖、湿润、光照充足的气候条件,怕高温、高湿。适宜生长条件:平均温度 15.9℃,绝对最高气温 36.2℃,绝对最低气温 –4.8℃,年日照时数 1 327.4 小时,年降雨量 1 179.4mm,相对湿度 81%,无霜期 323 天。野生乌头多生长于海拔 800m 以上的山区。自然植被为湿性常绿阔叶林,土壤多为山地黄壤或山地红壤。家种乌头多栽培在海拔 500~600m 的向阳平坝。植被以栽培作物为主,主要品种有水稻、玉米、高粱、小麦、油菜。土壤多为黄壤。海拔较高的丘陵和山地也有种植。

【生态因子值】 根据 TCMGIS 系统提供的附子产地生态因子数值分析结果及文献综合分析,以年日照时数、气温、降雨量、土壤类型、海拔 4 个生态因子作为附子产地适宜性的主要生态指标,结果附子适宜生长环境为年日照时数 1 300~1 500 小时,气温 –2~36℃,降雨量 1 000~1 200mm,土壤类型为黄壤,海拔 500~1 200m。

【生态适宜性分析】 应用 TCMGIS 系统进行附子生态适宜性分析,结果见表 2-6。

表 2-6　附子生态适宜性分析表

序号	省区名称	包含适宜产地县市数	适宜地县市总面积/km²	适宜种植区面积/km²
1	四川	77	172 519.84	49 951.78
2	陕西	17	41 484.05	12 863.16
3	贵州	79	152 308.96	81 407.27
4	湖南	53	120 082.15	55 749.06
5	湖北	30	80 296.96	25 925.28
6	甘肃	3	12 242.57	840.40
7	云南	19	52 887.96	15 277.69
8	广西	33	86 974.92	41 134.01
9	江西	15	31 146.82	7 968.82
10	安徽	10	17 474.05	2 940.21

根据系统分析结果,附子在全国的适宜产区包含四川、陕西、贵州、湖南、湖北、甘肃、云南、广西、江西、安徽等 10 个省区的 336 个县市,全国适宜种植附子地区面积总和为 294 057.68km²。

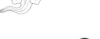

分析结果比第三次全国中药资源普查记载的省份增加了贵州、广西和江西等省。附子的次适宜区面积和适宜区面积大致相等，适宜区中增加广东、福建和西藏等省区，这对于附子的种植区划和引种栽培有很高的参考价值。

例3　基于生态位模型分析的秦艽品质区划研究

中药秦艽（Gentiana Macrophylla Radix）为龙胆科植物秦艽（*Gentiana macrophylla* Pall.）、麻花秦艽（*G. straminea* Maxim.）、粗茎秦艽（*G. crasicaulis* Duthie ex Burk.）或小秦艽（*G. daurica* Fisch.）的干燥根。具有祛风湿、清湿热、止痹通、退虚热之功，为重要的常用中药之一。由于秦艽具有很高的药用价值且长期处于野生状态，经过长期的滥采滥挖，野生资源遭到极大破坏，日趋减少，被列为国家三级重点保护植物。卢有媛等（2016）结合秦艽产地分布情况，利用 GIS 技术、MaxEnt 模型和逐步回归法，研究秦艽药材品质与环境因子之间的关系，进行秦艽药材品质区划，相关研究结果如下：

1. 秦艽分布区划　2013—2014 年，通过实地调查，采集秦艽药材样品 79 份，其中野生样本 55 份，栽培样本 24 份，并记录经纬度和生境。依据秦艽药材采样点信息，应用 MaxEent 计算其生境适宜度。秦艽药材的生长适宜区主要集中在甘肃中部及南部、宁夏北部、陕西、四川西部及中部、青海西部、西藏东部和云南北部。

2. 秦艽品质区划模型构建　采用逐步回归分析方法构建龙胆苦苷和马钱苷酸、獐芽菜苦苷、6′-*O*-*β*-D- 葡萄糖基龙胆苦苷、獐芽菜苷、异荭草苷、异牡荆苷与环境因子之间的关系模型：

$y_1=0.006x_1+0.001x_2-0.01x_3+0.000\,33x_4$（$y_1$：龙胆苦苷和马钱苷酸含量，$x_1$：降水量，$x_2$：温度季节性变化标准差，$x_3$：日照，$x_4$：辐射）

$y_2=0.009x_1-0.000\,091x_2$（$y_2$：獐芽菜苦苷含量，$x_1$：相对湿度，$x_2$：日照）

$y_3=0.191x_1-0.000\,340\,919x_2$（$y_3$：6′-*O*-*β*-D- 葡萄糖基龙胆苦苷含量，x_1：pH，x_2：日照）

$y_4=0.016x$（y_4：獐芽菜苷含量，x：pH）

$y_5=0.000\,037\,22x$（y_5：异荭草苷，x：年均温）

$y_6=0.000\,039\,61x$（y_6：异牡荆苷，x：年均温）

3. 秦艽品质区划　基于秦艽药材指标成分与环境因子之间的关系模型，应用 ArcGIS 软件的空间分析功能，对全国范围适宜秦艽药材生长区域内指标成分含量的空间分布进行估算。根据《中国药典》对龙胆苦苷和马钱苷酸总含量的规定，结合生态和品质区划结果可知，适宜秦艽药材生长且龙胆苦苷和马钱苷酸含量较高的分布区集中在陕西南部、甘肃南部、四川中部及云南北部。

4. 秦艽药材品质综合评价结果　对测得的秦艽药材的指标成分进行主成分分析，结果显示：4 个主成分的贡献率达 90.8%，第一主成分以龙胆苦苷和马钱苷酸、獐芽菜苦苷为代表，第二主成分以异牡荆苷为代表，第三主成分以獐芽菜苷为代表，3 个主成分公式分别为：

$z_1=0.519\,7y_1+0.520\,4y_2+0.267\,9y_3-0.264y_4-0.437\,3y_5-0.356\,1y_6$

$z_2=0.447\,6y_1+0.432\,3y_2-0.391\,0y_3+0.111\,4y_4+0.228\,3y_5+0.628\,2y_6$

$z_3=0.114\,9y_1+0.136\,6y_2+0.638\,6y_3+0.699\,5y_4+0.268\,2y_5$

$z_4=0.008\,2y_1+0.036\,4y_2+0.447\,2y_3-0.646\,7y_4+0.599\,7y_5+0.143\,2y_6$

其中，z_1：第一主成分含量，z_2：第二主成分含量，z_3：第三主成分含量，y_1：龙胆苦苷和马钱苷酸含量，y_2：獐芽菜苦苷含量，y_3：6′-*O*-*β*-D- 葡萄糖基龙胆苦苷含量，y_4：獐芽菜苷含量，y_5：异牡荆苷含量。

依据各主成分权重获得主成分综合得分公式：

$$z=0.449\ 255z_1+0.228\ 036z_2+0.190\ 863z_3+0.133\ 683z_4$$

应用 ArcGIS 软件的空间分析功能，结合各主成分公式，估算 4 个主成分和综合品质空间分布，结果表明陕西南部、甘肃南部、四川中部及云南北部秦艽药材综合品质较高。

利用 ArcGIS 技术和 MaxEnt 模型，结合逐步回归分析，对秦艽药材在我国的品质适宜区进行预测。基于龙胆苦苷和马钱苷酸、獐芽菜苦苷、6′-O-$β$-D- 葡萄糖基龙胆苦苷、獐芽菜苷、异荭草苷和异牡荆苷的指标成分和环境因子之间的回归模型，结合 MaxEnt 对生态适宜区的预测结果，对各指标成分的空间分布进行估算，并对指标成分进行主成分分析后进行秦艽药材的综合品质空间分布进行估算，结果显示陕西南部、甘肃南部、四川中部及云南北部秦艽药材综合品质较高，与文献记载秦艽药材的产区一致。

各指标成分相关性分析结果显示，龙胆苦苷和马钱苷酸含量与獐芽菜苦苷含量极显著相关，与主成分分析结果龙胆苦苷和马钱苷酸与獐芽菜苦苷为第一主成分代表相一致。指标成分与环境因子的回归模型显示：降水量对龙胆苦苷和马钱苷酸、獐芽菜苦苷、獐芽菜苷、异荭草苷和异牡荆苷含量均有明显影响，说明降水量对秦艽药材指标成分含量有主导作用。

学习小结

1. 学习内容

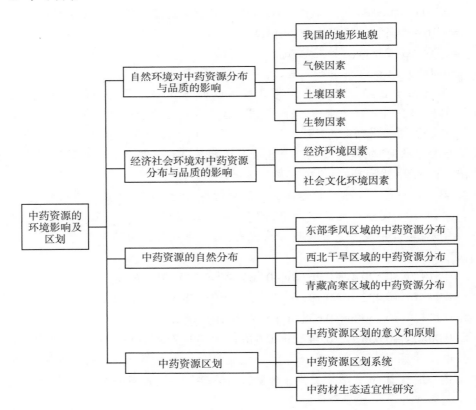

2. 学习方法　中药资源是研究和发展中医药的基础,为了掌握中药资源的环境影响和中药材生态适宜性及生产区划等知识,可通过理论学习、知识链接、案例分析及参阅相关文献帮助学生理解我国中药资源的分布、各因素对中药资源品质与分布的影响及中药资源区划与中药材生态适宜性的相关概念和研究内容。

(孙志蓉　邵　莉　严　辉)

复习思考题

1. 简述自然环境对中药资源分布与品质的影响。
2. 简述我国中药资源的自然分布特点。
3. 论述中药资源区划的意义和原则。
4. 论述中药材单品种生态适宜性研究。

PPT 课件

◆◆◆ 第三章 ◆◆◆

道地药材资源

✎ 学习目标

1. 掌握道地药材的概念、特征,以及我国道地药材的主要分布情况。
2. 熟悉道地药材的形成、发展与变迁。
3. 了解道地药材的现代研究。

    中医药历史悠久,源远流长,在长期的医疗实践中,人们积累了丰富的药物知识和经验,发现某些特定区域所产的一些药材品种,其品质和疗效优于其他地区所产同类药材,再经长期的临床验证和流通过程中的推广,逐渐形成了一批产于特定地区,且货真质优、疗效显著的药材,最终形成了道地药材的概念。中药的道地性是中医发展过程辩证认识中药质量的集中体现,是古代中医选用药材、评价药材质量的标准。中医药讲究中药的道地性,道地药材是近代中药研究的重点和中药产业现代化关注的热点。中药材道地性理论是中医药理论的重要组成部分。

第一节　道地药材的概念与特征

一、道地药材的概念及性质

    道地药材是指经过中医临床长期应用优选出来的,产在特定地域,与其他地区所产同种中药材相比,品质和疗效更好,且质量稳定,具有较高知名度的药材。其核心要素包括 2 个方面:一是经过医疗临床长期应用的检验优选,在中医药界得到肯定;二是特定产地出产,也就是在特定的生态环境条件中生长或生产的,离开其适宜的生态环境生产出的药材质量会发生改变。道地性是对道地药材所具有的各种优良性状的总称,我国常用的 500 余味中药材中,道地药材不足 200 味,但其用量约占总用量的 80%。

🔍 知识链接

道　　地

    《词源》对"道地"有两种解释:①代人疏通,以留余地。如《汉书·酷吏传·田延年》:"丞相议奏延年'主守盗三千万,不道。'霍将军(光)召问延年,欲为道地。"②真实,真正;多指产品。如宋代严羽《沧浪诗话·附答吴景仙书》:"世之技艺,犹各有家数;市缣帛者,必分道地。"明代汤显祖《牡丹亭·诇药》:"好道地药材。"这里主要指药材的产地有名、质量真实可靠。

目前人们对药材道地性的内涵大体有三种认识：第一，"道地药材"指各地的特产药材，后演变成货真价实、质优可靠的代名词；第二，"道"是古代地理区域划分的称谓，即产于特定地理、地形、地带、地貌条件下的药材；第三，现代生物学认为，"道地药材"是指某一物种的特定居群，即某一物种因其具有一定的空间结构，能在不同的地点形成不同的群体单元，如果其中一群体产出的药材质优效佳即为道地药材。

道地药材这一概念可追溯到我国已知最早本草《神农本草经》，书中记载"土地所出，真伪新陈，并各有法"，强调了药材产地的重要性。在唐代孙思邈的《千金翼方》中，首次采用当时的行政区划"道"来归纳药材产地，并强调"用药必依土地"之概念。类似道地药材含义的"道地"一词始见于南宋诸文献，至明代则大量见于本草。近年来人们认识到道地药材是一类典型的地理标志产品，是天、地、人结合的产物，道地药材的理念受到全世界的关注和认可。

二、道地药材的特征

道地药材具有以下公认的特征属性：具有特定的质量标准及优良的临床疗效，具有明确的地域性和丰富的文化内涵，具有较高的经济价值。其中特定的质量标准和优良的临床疗效，体现了道地药材最重要的价值。

（一）明确的地域性

诸药所生，皆有境界。道地药材一般特指原产或栽培于某一地区的某种优质正品药材，具有明显的地理性。道地药材在其道地产区往往有一定集中生产的规模，在中药材流通的领域中享有极好声誉，如《本草图经》云附子"绵州彰明县（今四川江油）多种之，惟赤水一乡者最佳"。因此，许多道地药材在药名前冠以地名，以示其道地产区，如宁夏枸杞、川贝母、辽细辛、怀山药、宣木瓜、浙玄参、杭白芷、苏薄荷、建泽泻、广陈皮等。但是也有少数道地药材名前面的地名，是指该药材传统的或主要的集散地或进口地，而不是指产地，如藏红花，并非西藏所产，而是最早由西藏进入我国；广木香原产印度，因由广州进口，故名，现我国云南已有大面积引种栽培，逐渐成为主要商品来源，所以广木香名已渐被云木香取代。

（二）特定的质量标准和优良的临床疗效

道地药材在道地产区生产历史悠久，长期适应当地独特的生境，并经过特定的栽培、加工和贮藏，通常在药材的外观、质地和化学成分等方面表现出一定的特异性。例如，主产于甘肃、宁夏的宁夏枸杞以粒大饱满、色红、肉厚、质润、籽少、味甜微苦的性状特征，使其有别于非道地枸杞；野生地黄植株瘦小、根细如手指，而河南省栽培的"怀地黄"，不仅植株粗壮、块茎肥厚、油性大、味微甜、断面呈菊花心状、产量大，而且梓醇含量高，质量上乘；安徽铜陵等地生产的"凤丹皮"，其加工品牡丹皮切口紧闭、肉厚粉足、亮星多、香气浓、久贮不变色、久煎不发烂，且丹皮酚的含量高达4.1%（《中国药典》规定不少于1.2%），为药材牡丹皮之珍品。

（三）丰富的文化内涵

道地药材是自然与人文相结合的产物。道地药材的优良品质不仅受其遗传特征和生长环境的影响，也受到产区的生产加工技术、贮藏运输方式、中医临床选择、文化传播、社会政治等人文因素的影响。同时，道地药材由于品质优良而广受外界赞誉，提高了当地人民的自信心和自豪感，促进了传统文化的发展。近年来一些道地产区将道地药材作为地理标志产品进行宣传，也出现了以道地药材命名的各种节庆形式，极大丰富了道地药材的文化内涵。许多道地药材长期大量出口，促进了当地文化的对外交流。例如新会是中国著名的陈皮之乡，已有近千年的陈皮生产历史。新会陈皮是新会所产茶枝柑（大红柑）的干果皮，是"广东三宝"之首和"广东十大中药材"之一,性味平和,和胃理气。中国新会陈皮文化节系列活动,即弘扬了"和药""陈藏""养生"和"茶道"四大文化精髓,围绕"文化·产业·健康·互联网 +"主题,展示了陈皮的文化底蕴和产业前景。

（四）较高的经济价值

道地药材是主产地经济的重要组成部分。"民以药为生,地以药为显,药以地为贵",是道地药材经济的集中刻画。由于种植规模大,栽培加工技术娴熟,加之质量上乘,市场信誉高,道地药材具有良好的竞争优势,市场价格较非道地药材高,带来较高的经济效益,加速了当地经济的良性循环。例如道地产区贵州赤水的金钗石斛的收购价格为其他地区所产者的 2 倍;福建、广东、广西等地的广藿香价格高出其他地区所产者近 50%。不少道地药材不仅是当地重要的经济支柱,在一定程度上也带动了当地的工业、旅游、出口创汇等行业的发展。

第二节　道地药材形成的因素

道地药材作为我国传统药用中药材的代名词,是千百年来医药学者实践经验的总结和凝练,其内涵丰富而科学。道地药材资源是中药资源中具有特定地域、优异品质、显著疗效、较高知名度的重要资源,对道地药材形成因素的探讨,合理开发利用我国不同地区的道地药材资源,保证中药材质量,提高中医药临床疗效都具有重要的意义。

道地药材形成机制复杂,与系统的中医药学理论、优良的物种遗传基因、特有的自然生态环境和成熟的生产技术等因素密切相关。在长期的临床实践中,古代医药学者,找到了"种质 - 产地 - 生态 - 采收 - 加工 - 疗效"之间的关联,是同一种质以"产地"统领影响质量的各相关因素,将深邃的道地药材内涵化繁为简,彰显出古代医药学家对高品质中药质量综合性评价的智慧。

一、道地药材形成的自然因素

道地药材的优良品质是优良的物种遗传基因与特定的自然环境长期作用的结果。从生物学上说,道地药材的形成是基因与生境之间相互作用的产物。特定的物种遗传基因是药材道地性形成的内在因素;而地理条件以及土壤、气候等生态环境因子在道地药材的形成过程中是极为重要的外在因素。

（一）优良的物种遗传基因是道地药材形成的内在因素

种质一词,源于 1892 年德国著名遗传学家 Weismann 所提出的"种质论"。种质是指决定生物性状遗传（种性）性,并将其遗传信息从亲代传递给后代的遗传物质,也称为物种遗传基因。生物的基因对药材质量的形成具有重要影响,无论是物种之间还是物种内不同品种之间,均可能因种质的不同对药材质量的形成产生影响,优良的物种遗传基因是决定道地药材品质的内在因素。

生物的形态结构及化学物质的形成和积累都会受到生物遗传基因的控制,不同物种的基因不同,所形成的药材化学成分也不同,反映在临床疗效上就会呈现出一定的差异。道地药材的形成,首先取决于种质,药材种质不同,其质量差异很大。例如《中国药典》2020 年版中收载中药大黄来源于蓼科 Polygonaceae 大黄属 *Rheum* L. 掌叶组 Sect. Palmata A. Los. 植物的掌叶大黄 *Rh. palmatum*、唐古特大黄 *Rh. tanguticum* 或药用大黄 *Rh. officinale* 的干燥根和根茎,前两种常分布于甘肃、青海、西藏等地,习称"北大黄",后一种常分布于四川、湖北、贵州、云南、河南等地,习称"南大黄"。这三种大黄所含化学成分基本相似,均含有蒽醌衍生物,其中以唐古特大黄泻下活性最强,可视为道地药材的优良品种。我国大黄属共有 39 个种和 2 个变种,但载入《中国药典》可供入药的只有 3 种。非正品大黄,如藏边大黄 *Rh. australe*、河套大黄 *Rh. hotaoense*、华北大黄 *Rh. franzenbachii*、天山大黄 *Rh. wittrockii* 等,其蒽醌类成分含量较低,泻下作用弱,故不能作为药用大黄使用。

对于栽培药材,即使是同种植物,因基因差异会形成不同的栽培品种。如药用菊花 *Chrysanthemum morifolium* Ramat. 在长期的栽培选育生产过程中形成了各具特色的亳菊、滁菊、贡菊、杭菊、怀菊等道地药材;又如北沙参(珊瑚菜 *Glehnia littoralis* Fr. Schmidt ex Miq.)的栽培品种根据叶柄色泽,分为大红袍(紫叶柄)、白条参(绿叶柄)、红条参(粉红色叶柄),其中,大红袍根粗大、粉性足、耐干旱、产量高,常作为主要栽培品种。

（二）独特的自然生态环境是道地药材形成的外在条件

生态一词,源于古希腊文字,通常指生物的生活状态。环境是指生命系统周围的一切事物的总和,它包括空间以及其中可以直接或间接影响生命系统生存和发展的各种因素。生态环境是指影响生物生存和发展的一切外界条件的总和,包括影响生物生存与发展的气候资源、土地资源、水资源、生物资源的数量与质量等。

植物的生长、发育和繁殖,与其环境条件息息相关。道地药材的形成与中国得天独厚的自然地理条件有关。中国的土地面积位于世界第三,地跨寒温带、温带、亚热带和热带,拥有复杂的气候和地理条件,由于受第四纪冰川的侵蚀较轻,生物具有丰富的多样性,使中国拥有天时地利的自然生态环境。地区性特有的自然环境条件是形成道地药材重要的外在因素,各种植物对其生长发育所需要的环境条件是不同的,有的甚至十分严格,因而形成了一些特定地区特产的道地药材。如三七只在我国云南的文山州和广西西南部的狭窄区域内可以栽培,川芎主产于四川彭州、都江堰等地。我国古代医家对此也早有深刻认识,"凡用药必须择土地所宜者,则药力具用之有据",可见特定的地域是道地药材产生的必要条件。

药用植物的形态结构及其活性成分的合成积累,是植物长期适应外界环境的结果,当外界生态环境因素发生变化时,药用生物体的外部形态及活性成分均会因代谢的变化而发生变化,进而影响中药的质量与产量。因此,针对不同的外部环境,不同生境的道地药材的化学组成呈现出其独特的自适应特征。"离其本土,则效异"中的"本土"即包括土壤、水分、光照、温度、地形等环境因子,这些因子之间相互联系、相互作用、相互影响,其综合作用维系着道地药材的生存与发展。其中,土壤和气候对道地药材形成的影响最显著。

土壤是生物与非生物之间进行物质与能量移动和转化的基本介质,更是形成道地药材的天然基础。品质优良的道地药材通常需要特有的土壤类型。有的道地药材对土壤的选择性很强,因而最佳的栽培地区更为集中。如白术为我国著名的"浙八味"之一,适宜在自然植被好,雨量充沛,保水保肥能力强,排水性能良好,有机质、氮、磷、钾及微量元素含量较多的中性偏酸土壤中生长发育,而浙江磐安、新昌、天台一带,群山连绵,素有"群山之祖,诸水之源"之称,最适宜白术生长。因此,道地药材作为一类典型的地理标识产品,特定的地理环境是其形成的必要条件。

气候与道地药材质量的形成也具有密切的相关性。大多数道地药材对温度的需求有一定的范围,当温度达到或接近药材耐受极限时,药材的生长、产量和质量即受到限制。如益智在花期对温度敏感,适宜温度为 24~26℃,22℃以下开花少,低于 10℃时不开花;颠茄喜温暖、湿润气候,怕寒冷,忌高温,在 20~25℃的温度时生长快,超过 30℃生长缓慢。

环境因素对道地药材形成的影响是综合性的,并非所有的环境因素在任何时间都同等重要,某种因素在某段时间或对某种植物会表现出特有的影响强度。如果环境条件发生变化,将会改变药材的道地性特征,甚至使其品质和药效降低。例如青蒿由于产地不同,环境条件有异,青蒿素的含量差异很大,生长在南方,如重庆、四川、广东、海南、广西等地的青蒿,青蒿素的含量较生长于北方地区者高很多;甘肃岷县、武都、文县等地自古为当归的道地产区,其中以岷县所产的"岷归"产量最大、质量最佳,甘肃岷山山脉,因山前、山后的地理位置、生态环境的不同区别很大,产在山脉后的岷县当归主根肥大而长,支根少而粗壮,内外质地油润,气清香,确为当归中的佳品,产于山脉前的武都、文县一带的当归,因土层较薄,腐质土少,气温较高,所产当归主根较短,支根多而细,油性较差,故当地有"前山腿子后山王"之说。目前,有学者明确提出了道地药材的逆境效应,揭示了逆境影响植物次生代谢产物形成和积累的机制,对指导道地药材的种植生产具有积极意义。

道地药材的生长环境不仅仅包括外部环境,也包括植物本身的体内环境。近年来,生物(特别是微生物)与环境的相互作用对道地药材形成的影响引起人们的重视。植物内生菌侵入寄主植物后,在特定的环境和生理条件下,能胁迫寄主,不仅能促进寄主体内次生代谢产物的形成和积累,而且也能将植物体内和外源化学物质转化为另一类化合物,产生在正常情况下不能发现的小分子抗菌物质——"植物保卫素"。因此,从植物内生菌入手来研究道地药材的形成成为新的研究方向。

二、道地药材形成的人文因素

传统中医药理论体系是中华民族灿烂文化的重要组成部分,为道地药材的形成与发展奠定了坚实的思想和人文基础。同时,伴随着中药材需求量的增加以及人们资源保护意识的提高,除少数道地药材是来自野生资源外,大多数均来源于栽培或驯养,其中栽培品所占比例较大,如黄连、板蓝根、天麻、三七、地黄、麦冬、连翘等。这些道地药材的栽培历史悠久,有的已经形成优良的栽培品种,具有完备的栽培技术和采收加工技术,形成了成熟的生产技术,为道地药材的形成提供了可靠保证。

(一) 中医药理论和实践是道地药材形成的思想基础

中医与中药相辅相成,系统的中医药理论与长期的临床实践是道地药材形成的思想基础。仅有资源,没有医术,难以成药。中药离开中医理论的指导则不是中药,更谈不上是道地药材。从古到今,中医名家均以货真质优的药材作为提高临床疗效、提升健康服务水平的物质基础。在中国古代大量的医书医案中记载了医家对道地药材的精辟论述和赞誉,中国历代本草著作更以道地药材为特色。

我国现存最早的药物专著《神农本草经》序例中谓"药有……采治时月、生熟、土地所出",表明药物的采收时间及所出土地的重要性,在其收载的药物名称中,亦出现巴豆、蜀椒、秦椒、阿胶等带有道地色彩的一些药名,巴、蜀、秦、东阿等均是西周前后的古国名或古地名。《黄帝内经》明确指出"岁物者,天地之专精也。非司岁物则气散,质同而异等也"。《伤寒论》方中也应用道地药材,其112首方剂涉及80余种中药,其中道地药材阿胶、赭石、巴豆等广泛用于临床。梁代陶弘景所著《本草经集注》则进一步论述:"案诸药所生,皆有境界……自江东以来,小小杂药,多出近道,气力性理,不及本邦。假令荆、益不通,则全用历阳当归,钱塘三建,岂得相似? 所以疗病不及往人,亦当缘此故也。"该书对40多种常用药材明确以何处所产为"第一""最胜""为佳""为良"等记述,明确记载了当时的道地药材,也是现今确定道地药材的最原始依据之一。唐代《新修本草》对药材道地性概括为"窃以动植形生,因方舛性……离其本土,则质同而效异"。宋代《本草图经》附图常以产地冠名,如"齐州半夏""银州柴胡"等,共144处,约250种药材。《本草衍义》中有"凡诸草本昆虫,产之有地……失其地,则性味少异"等论述。明代《本草品汇精要》明确标注道地项,以突出道地药材。《本草纲目》中记载薄荷"今人药用,多以苏州为胜",麦冬"浙中来者甚良",这些对药材认识的论述,均是对道地药材临床实践的概括,为道地药材概念的形成奠定了极为重要的思想基础。

正是中医药学家长期的临床实践推动了道地药材的发展。近代涌现了一大批经营道地药材的百年老号,如北京同仁堂、杭州胡庆余堂等。道地药材逐渐走向民间,成为家喻户晓的中医药文化元素之一,为道地药材的发展提供了强大的社会、经济、文化基础。

(二)完善的栽培加工技术是道地药材形成的可靠保证

我国道地药材具有一个共同特点,除了少数品种直接来源于野生资源外,大多数均来源于人工栽培。在长期栽培过程中,人们不断总结经验,在良种选育、规范种植、适时采收和精细加工等方面,逐步形成了一整套道地药材的栽培和加工方法,为道地药材的形成提供了可靠保证。

种子和种苗的质量好坏,直接关系到药材的产量和质量。多数道地药材的栽培对种子和种苗的采收、保存、处理都有特定的要求。例如,过去浙江地区留种的白术种子,多于初冬采收,晴天整体挖出留种植株,连同果序的茎秆扎成小把,于阴凉通风处放置 20~30 天,使种子充分后熟,当果序露出白色茸毛时再晒 1~2 天,轻击果序震落白术籽。近年来,各道地药材产区都加强了种子的提纯、复壮技术的研究,建立了药用植物种子规范化生产操作规程,从源头上把好道地药材种子种苗的质量关。

系统而成熟的栽培管理和病虫害防治技术,保证了道地药材正常的生长发育和优良的品质,大多数道地药材都具有独到的种植技术。如四川江油附子,其特有的栽培要点是在温暖湿润的平坝上种植,冬至前 1 周栽种,年年换种,栽培过程中"打尖""拔芽""修根"等技术促进了营养物质的积累,使该地的附子得以高产优质,故有"江油附子青川苗"一说;又如在伊贝母栽培生产中,采用适当降低土壤含水量,增施氮、磷肥料以及降低光照强度等技术措施,均可不同程度地提高其鳞茎中的生物碱含量。在病虫害防治方面,千百年来,道地药材产区药农在与病虫害作斗争的过程中,积累了大量的经验。实践发现,白术采取间隔 3 年以上的轮作,可以有较减少病害的发生;麦冬与水稻轮作,经水田淹水,可减少病虫害对块根的危害;四川川芎主产区一直采用"平坝栽种,高山育苓"的方式,能有效减少病虫害。

采收季节和加工方法也影响着道地药材的品质与产量,经过长期实践和经验总结,道地产区药农大多摸索出了最佳采收季节和最适宜的加工方法,保证了道地药材的最大产量和最佳质量。如杭菊花的主产地浙江桐乡一带,于 11 月分 3 批采摘花色洁白、花瓣平直、花心散开 60%~70% 者,晴天下午采收,不采露水花,以免引起腐烂;采用蒸法加工时,水要分次少加,以免水沸腾而影响质量,蒸花时间约 4~4.5 分钟,久蒸不易晒干,过快易致生花变质;晒干时强调未干不翻动,晚收不叠压,晒 3 天翻动一次,6~7 天后贮藏数天再晒 1~2 天,至花心变硬即可,这种特有的采收加工技术,有效地保证了杭菊花朵大、瓣阔、色白芯黄、清香甘醇的道地性状。不同品种的芍药由于加工方法不同,表现出不同的药材性状,杭芍是先撞去外皮再置于水中煮透,然后捆在竹片上晒干,所以其药材根直、表面棕红色;川芎先刮去外皮,立即放入"种子水"(白芍须根捣碎加入玉米粉和豌豆粉的混合液)中浸泡,再煮透,所以药材较细短,表面粉白色,质坚明亮。

道地药材的形成是一个复杂的过程,是在长期的物种进化和生态适应过程中,不断分化、演变,适应于特定的生态地理环境条件所形成的。适宜的生态环境、优良的种质资源、传统中医药理论、合理的栽培技术、科学的采集加工技术与道地药材的演变紧密相关。

第三节　道地药材的变迁与发展

随着时间的推移,时代的进步,科学技术以及中医事业的不断发展,人们对道地药材的研究也在不断深入,从而使人们对道地药材在品种来源、道地产区、栽培加工等方面的认识得以不断更新和完善。千百年来"优胜劣汰、择优而立"使得道地药材群体不断优化和发展,其"货真质优、疗效显著"的入选标准使得道地药材虽历经沧桑,却经久不衰。

一、道地药材的变迁概况

道地药材的形成包含了诸多要素,包括种质、自然生态环境等自然要素和采集加工、经验鉴别、质量评价等人文要素。有的道地药材品种不变,一直延续至今,而有的道地药材的形成则经历了变迁。谢宗万等由此提出了"药材品种延续论"和"药材品种变迁论"。有的道地药材仅其中一个形成要素发生了变迁,如枳实、乌药、阿胶等;但有的多个形成要素发生了改变,如延胡索,其种质和道地产区均发生了变化,正如李时珍所说"古今药物兴废不同"。

(一)道地药材种质的变迁

道地药材的种质与众多药材种质一样,有的品种代代相传,如岷当归、怀地黄、云三七、宣木瓜、台乌药等。而有的道地药材种质则发生变迁,如古代早期使用的枳实基源为芸香科植物枳 *Poncirus trifoliata* (L.) Raf.,宋代以后的枳壳、枳实就改以酸橙 *Citrus aurantium* L. 及其栽培变种或甜橙 *C. sinensis* Osbeck 的干燥幼果为主。又如紫草,古本草收载的均为硬紫草,来源于紫草科植物紫草 *Lithospermum erythrorhizon* Sieb. et Zucc.,而现代普遍使用的为软紫草,来源于新疆紫草 *Arnebia euchroma* (Royle) Johnst.,扩大了药用范围。再如古代将银柴胡列入柴胡项下;《雷公炮炙论》《本草图经》等古籍记载的银州柴胡的基源为伞形科植物红柴胡 *Bupleurum scorzonerifolium* Willd.;而从《本草纲目》《本草原始》等书开始记载的银州柴胡来源于石竹科植物银柴胡 *Stellaria dichotoma* L. var. *lanceolata* Bge.;《神农本草经疏》记载银柴胡专治劳热骨蒸,与伞形科柴胡解表发散之功有别;清代《本草纲目拾遗》则将柴胡与银柴胡分条并列;现今银柴胡与古代的银州柴胡,虽然产区相同,但是已经由伞形科柴胡属植物演变为石竹科银柴胡了。

(二)道地药材产区的形成与变迁

道地药材的产区,即道地产区,也存在延续与变迁两种情况。有的道地药材的道地产区在历史发展中一直延续至今,如木瓜,《本草图经》记载"木瓜处处有之,而宣城者为佳",此后历代本草均以安徽宣州为道地。

但是道地药材的产地并不是一成不变的,很多道地药材的道地产区在历史上甚至几度变迁。有些产地增多,有些减少,如地黄,《名医别录》记载"生咸阳川泽黄土地者佳",《本草经集注》言"今以彭城干地黄最好,次历阳,今用江宁板桥者为胜",宋《本草图经》言"今处处有之,以同州者为上",明代《本草蒙筌》云"江浙壤地种者,受南方阳气,质虽光润而力为微;怀庆山产者,禀北方纯阴,皮有疙瘩而力大",《本草纲目》云"今人惟以怀庆地黄为上,亦各处随时兴废不同尔",自此,地黄以河南怀庆为道地,习称"怀地黄"。

还有一些道地药材常因产区变迁,种质发生相应改变。如延胡索,始载于唐代《本草拾遗》,据本草考证,唐宋时期延胡索以东北野生品为道地,经考证应为齿瓣延胡索 *Corydalis turtschaninovii* Bess.;明代《本草品汇精要》在"道地"项下注明以江苏镇江产者为佳;明代

《本草纲目》记载江苏茅山有延胡索栽培,根据其附图和文字描述,应为延胡索 *C. yanhusuo* W. T. Wang;明代《本草原始》认为茅山延胡索为道地;明代《本草乘雅半偈》中记载浙江杭州也产延胡索。近代以来,延胡索道地产区进一步南移,以浙江为道地。自唐以来,延胡索从东北迁往江苏,再南移至浙江,种质也由齿瓣延胡索变为延胡索,并由野生品改为栽培品。

现在一些药材产地正在发生变化,很多新的优质产区逐渐被人们发现,同时中药材种植也在寻找一些适合发展 GAP 规范化种植的新地区。如在贵州赤水建立了金钗石斛的 GAP 生产基地,并于 2006 年经国家质量监督总局批准注册了地理标志保护产品"赤水金钗石斛"。类似的道地药材还有"商洛丹参""平利绞股蓝"等;而上海的西红花 GAP 基地,也使西红花成为上海的道地药材。由此可见,因为不同的原因,药材的道地产地一直存在着变迁,有的道地产区逐渐消失,而新的道地产区渐渐发展,有时还会出现一个药材多个道地产区的多道地性。

（三）道地药材药用部位的形成与变迁

古今道地药材的药用部位也时有变迁。如忍冬,始载于《名医别录》"忍冬,十二月采,阴干",考虑到忍冬花期在 5—6 月,因此当时忍冬的药用部位应为藤茎;《证类本草》引《肘后方》"忍冬茎、叶,锉数斛",这表明宋以前忍冬植物的药用部位为茎和叶;至明代,《本草品汇精要》在忍冬"用"项下注为茎、叶、花,说明忍冬已发展为茎叶及花均可入药,《本草纲目》也记载"茎叶及花,功用皆同",《得配本草》则强调"藤、叶皆可用,花尤佳";现行版《中国药典》以花入药。又如香附,以"莎草"之名始载于《名医别录》,《本草图经》记载"采苗及花与根疗病",《本草衍义》载"其根上如枣核者,又谓之香附子,今人多用",现多以根状茎入药。

（四）道地药材采收时间与加工方法的形成与变迁

道地药材非常重视采收时间。如艾,《本草图经》记载"三月三,五月五采叶,暴干,经陈久方可用",《本草纲目》云"艾叶采以端午,治病灸疾,功非小补"。产于蕲州的道地药材蕲艾产区延续了端午采艾的传统,为了增加蕲艾资源,道地产区除端午以外,一年还采 2~3 次。

有的道地药材加工方法古今也有变迁,如附子,《伤寒论》中以整枚入药,有时需"炮,去皮,破八片";晋代《肘后备急方》载"去皮、脐";当前道地产区四川江油则形成了"胆巴浸泡 - 煮制 - 剥皮(白附片) - 切片 - 漂洗 - 蒸制 - 干燥"多道产地加工工序。有的道地药材自古以来加工的主要原料时有变迁,如阿胶,《名医别录》载"煮牛皮作之";《齐民要术》则言"水牛皮、猪皮为上,驴、马驼、骡皮为次";唐宋时期,阿胶原料由以牛皮为主转变为驴皮;宋代以后阿胶全用驴皮煎煮,牛皮胶则称为黄明胶;现行版《中国药典》规定阿胶为驴的干燥皮或鲜皮经煎煮、浓缩制成的固体胶。

二、道地药材的变迁原因

造成道地药材变迁的原因有很多,历史发展过程中地域、交通因素变化可以导致道地药材的产地变迁,而其他如气候、资源过度利用、引种、品种分化等因素也对一些道地药材的变迁产生了影响。整理道地药材变迁的资料,分析变迁原因,对继承和发展道地药材,保证和提高药材质量具有十分重要的现实意义。

（一）地域、交通因素的变化

道地药材从严格意义上说属于汉民族医药文化,与中原汉文化密切相关。古代中原王朝势力圈决定了道地药材的地域分布空间。与中原汉文化密切联系的区域,道地药材记载时间相对较早,如广西的道地药材肉桂、滑石等在南北朝已经为道地药材,宋代增加珍珠、蛤蚧、山豆根等。受中原汉文化影响较弱或较晚的区域,道地药材记载时间相对较晚,内蒙古的道地药材在古代多限于中南部地区;云南的道地药材则主要在明清本草中才开始出现,如云黄连、云茯苓等;新疆的道地药材主要在20世纪50年代才逐渐发现而利用,如阿魏、软紫草等。

古代诸侯割据、民族纷扰、连年征战导致正常的贸易受阻,使道地药材资源不能流通,导致道地药材变迁。如雄黄,汉魏六朝炼丹术士用的雄黄以武都(今甘肃西和)为佳,晋末武都少数民族地区发生纷扰,阻隔了武都雄黄进入中原,以致"时有三五两,其价如金。合丸皆用石门(今湖南)、始兴(今广东)石黄之好者尔"。而现在人口聚集、经济发展、工业化使得道地药材资源生存环境发生改变,质量与产量下降,从而导致产区变迁。如四川崇州是川郁金的传统道地产区,但是随着崇州城市化建设速度的加快,川郁金的主产区逐渐被广西代替。

(二)生产加工、栽培习惯的改变

生产、栽培习惯的改变也是道地药材产地发生变化的重要原因。如河南四大怀药之一的怀地黄因其加工繁琐,年轻一代的药农不愿生产,而造成种植面积锐减。如果不改进道地药材的加工方法,有些传统道地药材有可能会迁移他地。另外,随着中医药产业的发展,有些道地药材因为利润低,生产过程繁琐,药农已经不愿意栽种。如重庆江津是枳壳和枳实的传统道地产区之一,枳壳和枳实的原植物酸橙 *Citrus aurantium* L. 就是因其产量低,药材加工较鲜品复杂,价格低廉,药农不愿意种植酸橙;而在当地推广应用的脐橙,鲜果产量大,价格是药材的数倍,因此,江津产枳壳、枳实明显减少。

(三)资源过度利用导致濒危

资源过度利用导致濒危也是道地产区变迁的重要原因。最典型的例子就是人参,《名医别录》中就有人参"生上党山谷及辽东"之说,古代多部本草的描述均可说明古代人参的产地为上党、辽东并存。据史料记载,唐代即有当时的潞州上党郡、泽州高干郡、幽州港阳郡、平州北平郡、辽州乐于郡、营州柳城郡等向朝廷进贡人参,由于当时的贡品中通常不会出现掺假,因此可以证明当时晋冀一带为人参药材产区之一,而且原有"上党人参"一说,经多方考证确有此种情况。但是清代开始,山西上党人参逐渐消失,究其原因,森林被大量砍伐导致人参生长环境被极大破坏,有可能是人参在上党等地绝迹的重要原因之一,原有的道地产区随之不复存在。与上党人参类似的还有舒州(今安徽省安庆市)白术,白术在宋代备受医家推崇,《本草图经》记载"凡古方云术者,乃白术也",并附有舒州白术等图,《苏沈良方》记载"黄州山中,苍术至多,就野人买之,一斤数钱耳……舒州白术,茎叶亦皆相似,特花紫耳,然至难得,三百一两",可见当时舒州白术资源何其濒危,明清本草再无舒州白术记载。

道地药材因野生资源濒危,种质与产区被迫变迁。如黄连,古代长期以"宣黄连"为道地,宣黄连特指分布于安徽宣城相邻的部分皖南山区和毗邻的浙江西北山区的短萼黄连 *Coptis chinensis* var. *brevisepala* W. T. Wang et Hsiao,该地区的短萼黄连品质优异,作为道地药材使用的历史可以追溯至南北朝时期《本草经集注》,唐代《新修本草》载"江东者节如连珠,疗痢大善",《本草图经》载"今江、湖、荆、夔州郡亦有,而以宣城者为胜",至清代《本草纲目拾遗》仍有记载。但是长期对道地药材宣黄连的需求,一直依靠对野生资源的采挖,导致资源渐渐枯竭,致使黄连道地药材在明清时期开始以四川为道地,种质也由短萼黄连改为黄连 *C. chinensis* Franch.。

(四)引种栽培

由于地区之间交流的增多,很多我国本来不产的药材也开始栽培并形成道地药材,同时一些我国原本不用的药材,也开始栽培使用。如砂仁,原名缩砂蜜,唐代主要依靠进口,宋代广东开始引种,《本草图经》记载"出南地,今惟岭南山泽间有之",近代以阳春为道地,《药物出产辨》记载"产广东阳春县为最,以蟠龙山为第一"。西红花过去靠从国外进口,由于现代栽培技术的进步,在上海已经大量进行室内种植,形成了上海的优质药材。另外,红景天等药材,本来是少数民族的习用药材,传统中医并不使用,但是由于现代的研究开发,使红景天成为了西藏等地的道地药材。还有一些国外的药用植物,被引进国内并逐步形成规模,如广西引种的玫瑰茄 *Hibiscus sabdariffa* L.,东北引种的紫锥菊 *Echinacea purpurea* L. 等,也成为优质药材。

（五）品种分化

有些道地药材最初仅有一大品种名称,而后伴随时代的变迁,也会发生品种的分化。如药材贝母,在明代以前无川、浙之分,明代张景岳《本草正》首先将川贝母与浙贝母(土贝母)分条论述,《本草纲目拾遗》也将浙贝母单列为一条,与现今所用一致,目前川贝母、浙贝母为两味功效有别的药材。又如芍药,始载于《神农本草经》:"味苦,平。主邪气腹痛,出血痹,破坚积,寒热,疝瘕,止痛,益气";《名医别录》言 "芍药,微酸,微寒,有小毒。通顺血脉,缓中,散恶血,逐贼血,去水气,利膀胱、大小肠,消痈肿";至南北朝的《本草经集注》则开始有赤、白之分,"芍药今出白山、蒋山、茅山最好,白而长大,余处亦有而多赤,赤者小利";《备急千金要方》载 "凡茯苓、芍药,补药须白者,泻药须赤者"。又如山药自宋代始有栽培,明清以后药用山药主要来源于栽培品,河南怀庆地区山药栽培出现品种分化,道地药材 "怀山药" 不是泛指所有的山药农家品种,而是特定的农家品种铁棍山药。再如金银花为大宗常用中药材,2000 年版《中国药典》收载的基源为忍冬科植物忍冬 *Lonicera japonica* Thunb.、红腺忍冬 *L. hypoglauca* Miq.、山银花 *L. confusa* DC. 或毛花柱忍冬 *L. dasystyla* Rehd. 的干燥花蕾或带初开的花;《中国药典》2005 年版将其分为金银花和山银花 2 个药材收载,金银花来源和《中国药典》1963 年版一致,即忍冬科植物忍冬一个品种,而山银花基源为忍冬科灰毡毛忍冬 *L. japonica* Hand. -Mazz.、红腺忍冬 *L. hypoglauca* Miq.、华南忍冬 *L. confusa* DC;《中国药典》2010 年版山银花来源又新增了黄褐毛忍冬 *L. fulvotomentosa* Hsu et S. C. Cheng,总共 4 个品种,山银花被划为另一个药材,其中山银花的基源灰毡毛忍冬在湖南、四川等地均有大量栽培,全国种植面积接近几百平方千米,为西南地区银花药材主流商品之一。类似的还有独活与羌活、南沙参与北沙参、怀牛膝与川牛膝、白术和苍术,以及近代才出现的品种分化如黄檗与川黄柏、葛根与粉葛等。

三、道地药材的发展

道地药材是中医防病治病的物质基础,在"回归自然"的国际传统医药热中备受青睐,同时道地药材的发展也面临前所未有的挑战与机遇。发展道地药材既是提高中药质量的重要手段,又是解决伪劣混乱品种的根本措施。

（一）保护原产区并适当扩大新产区

中药材生产往往具有强烈的区域性,特定的生态环境是道地药材的天然孕床。因此,应尽可能在特定区域大力发展其道地药材,并注意维护道地药材的生态系统,否则将破坏其生态环境,最终影响人类自身的生存。道地产区在历史上与现实中存在一定的变迁,如果发现新的疗效更佳的道地药材资源产地,则可适当扩大道地产区的范围或形成新的道地产区。如在新疆发现软紫草后,经研究发现,新疆紫草抑菌谱广、强度大,内蒙紫草次之,因此紫草药材的道地产区逐渐转向新疆。此外,部分药材因在某地产量最大而闻名全国,如商洛丹参、菏泽牡丹皮等,它们虽然不是目前认定的道地药材,但是为了满足日益增加的临床需求,人们也会选用非道地产区的药材,这实际上就产生了药材的新的最佳产地。

（二）规范道地药材的生产

中药材讲究 "道地" 性,提高中药的疗效,保证中药质量,维护道地药材的生存与促使其可持续发展是当前中药现代化的重大课题。中药材的规范化种植,可以提高中药材的质量,

笔记栏

而使中药饮片和中成药的质量及其安全性、有效性和稳定性得以保证。建立规范化种植基地是保证中药原料的"道地"要求，达到中药标准现代化的主要途径之一。因此，为了保证中药材的道地性，有必要规范中药材的种植，同时遵循"道地药材之乡"的客观规律，统一规划，保障"道地"药材的优势发展。

（三）道地药材的引种

恰当地引种道地药材，成功的经验在于引种时要因地制宜，要考虑到全部环境因子。不同的光照、水分、土壤等因素均能影响药材品质。如膜荚黄芪 *Astragalus membranaceus* (Fisch.) Bge. 自原产地引种到其他一些地区后，植株显著增高，根部分枝增多，质硬而有柴性，味不甜而微苦，质量显然低劣；又如在广西不同海拔高度进行三七 *Panax notoginseng* (Burkill) F. H. Chen ex C. H. 的栽培，结果表明，不同海拔高度对三七的生长影响很大，在一定的范围内，随着海拔高度的逐渐降低，植株变得矮小，三七产量和加工率也相对减少。

（四）加强道地药材的质量控制

道地药材堪称是正品优质药材的同义词。品质优良必然有其独特的外部特征，古人早有"存之于内形于外"的观点，说明了药材品质的内在和外在关系。传统中药材的"辨状论质"是古代医药学家对中药真伪优劣鉴别实践的高度概括和总结，是传统中医药文化的重要组成部分。《本草图经》称川芎"以蜀川者为胜……形块重实，作雀脑状者，谓之雀脑芎，此最有力也"。《本草纲目》载佛手"产闽广间……其实状如人手，有指，俗呼为佛手柑"。《本草纲目》载秦艽"出秦中，以根作罗纹交纠者佳，故名秦艽"。

然而，中药材传统鉴别经验也不是万能的，还有自身的局限性。这主要是因为中药品种的复杂性和多样性，单纯凭借感官很难窥察出药材的内在品质。目前，以植物化学和现代药理实验为基础的质量评价和控制模式仍然是国家制定标准的依据，如多指标成分测定建立，对照药材的大量使用，安全性控制指标增加（重金属、有害元素测定）等。

第四节　道地药材的现代研究与应用价值

一、道地药材的现代研究

近年来，现代科学技术的发展为研究道地药材提供了丰富的理论和方法。随着对道地药材的研究越来越深入，在对道地药材的资源特征、生产加工及质量研究方面，较过去有了很大的进展。

（一）道地药材资源研究

道地药材资源研究内容主要包括道地药材种质资源的调查、整理与评价、遗传变异规律、保存、改良与创新等。其中道地药材种质资源十分重要，尤其是野生亲缘植物和古老地方种质资源是长期自然选择和人工选择的产物，具有独特的优良性状和抵御自然灾害的特性，是人类的宝贵财富和品种改良的源泉。道地药材种质资源的研究是中药材质量保障的手段，也是中医药持续健康发展的重要方面。当代药学工作者通过研究，发掘和整理了道地药材资源，初步理清了道地药材形成的历史原因和规律。

（二）道地药材生产技术研究

我国道地药材种植历史悠久，在我国古籍中有关药用植物及其栽培的记载可追溯至公元前11~前6世纪，《诗经》记载了蒿、芩、葛、芍药等多种药用植物的栽培习性，唐代太医署下设药用植物引种园，《本草纲目》中仅"草部"就详细记述了荆芥、麦冬等60种药用植物栽培技术,为世界各国研究药用植物栽培提供了宝贵的资料。

我国道地药材种植技术研究工作起步较晚。随着社会科技进步和中医药发展需要,20世纪90年代以来我国积极开展道地药材生产技术研究,道地药材栽培发展迅速,对中药野生变家种、品种选育、种植区划、病虫害防治、连作障碍等方面的研究进入了全新的发展时期,道地药材种植品种及规模都达到了历史上前所未有的水平。运用栽培学原理与方法,并与中药学、药用植物学、遗传学、微生物学、生态学、植物保护等相关学科紧密配合,开展综合研究,已初步建立常用道地药材规范化栽培体系。随着道地药材栽培理论和方法的不断完善,《中药材生产质量管理规范(GAP)实施指南》《中药材 GAP 概论》《中药材 GAP 技术》《中药材规范化生产与管理(GAP)方法及技术》《药用植物栽培学》《中药栽培学》《中药现代化生产关键技术》等著作相继出版,积累了丰富实用的道地药材农业生产技术。

道地药材野生变家种、家养和引种取得巨大进展,中药材种植面积达到历史最高,全国中药材种植面积超过 6 000 万亩。在 500 多种常用药材中,200 多种已开展人工种植或养殖,其中大部分是道地药材。当归、甘草、大黄、金银花等一些中药材连片种植面积达到 10万亩以上,栽培中药材所占比例不断扩大,常用大宗道地中药材多数有栽培,其中三七、党参、人参、西洋参、丹参、地黄、白芷、牛膝、山药、山茱萸、黄连、当归、白术、白芍、瓜蒌等大宗常用中药材商品几乎全部来源于栽培。

在进行道地药材家种研究的同时,在引种国外药用植物方面也取得一定的进展,过去依靠进口不能满足我国人民用药需求的品种,现在很多已引种成功,逐步实现自给,例如西洋参、白豆蔻、丁香、西红花、胖大海等,其中不少已经形成规模化生产。目前,我国的药用植物栽培无论是品种数量还是种植规模均处于世界领先地位。

(三)道地药材质量研究

古代本草以“优劣”“善恶”论药材质量等级,所据标准,一是形色气味,二是纯度,实践中多采用感官评价,即观其形、视其色、闻其气、尝其味、触其质、听其声,一般由经验丰富的人员作出正确的评价。目前,传统的经验鉴别方法依然具有不可替代的作用,广泛应用于中药的质量评价中。

现代中药基源鉴定、性状鉴定、显微鉴定和理化鉴定的研究方法既包含传统的眼观、手摸、鼻闻、口尝、水试、火试等手段,又引入显微镜、电子鼻、色度仪、组织三维定量分析等现代技术手段,弥补了古代质量评价的不足。近年来,国内外学者在四大经典鉴定方法的基础上,又增加了一系列新方法作为客观辅助手段,如分子鉴定、指纹图谱、生物效价检测、近红外光谱技术等,赋予了道地药材现代科学内涵。

1. DNA 分子标记鉴定　影响道地药材品质的内部因素主要体现在遗传信息方面。特定的遗传背景是道地药材形成的遗传学基础,特定的基因产生特定的酶,进而能够调控药用植物次生代谢产物的产生。因此,特定的基因是药材品质和道地性形成的关键因素之一。道地性越明显,其基因特化越显著。作为现代分子生物学技术的重要手段,DNA 分子遗传标记方法从居群和分子水平上揭示了中药材道地性的生物学实质。该技术具有快速、微量、特异性强的特点,且不受生长发育阶段、供试部位、环境条件的影响,从品种的遗传组成入手,对药材品种进行准确鉴别。

2. 指纹图谱技术　中药所含的化学成分是其产生临床疗效的物质基础。中药品质评价一般采用化学成分含量测定,其结果精确可靠。但相当一部分中药化学成分复杂,或药效与成分间的关系不明确,或不易建立相应的定量分析方法,如果仅对中药中的一个或几个化学成分进行定量检测,势必缺乏对中药质量的整体性评价,不能完全反映中药的质量。中药指纹图谱是指中药材或中成药经适当处理后,采用一定的分析手段,得到的能够标识该中药特性的共有峰的图谱。整体性和模糊性是其基本属性。近年来,中药指纹图谱已广泛应用于中药质量标准与生产全程控制研究,目前已成为鉴定和分析道地药材内在质量的重要手段。

3. 生物效价检测　有学者通过分析现行中药质量模式的局限性,提出了生物效价检测法和中医药热力学进行中药质量控制与评价的观点,并将这种观点和方法应用于板蓝根、金银花、黄连等道地药材的品质评价。生物效价检测用于道地药材的品质评价,不仅可以鉴定道地药材的品种,还可以评价药效和毒性,对成分复杂甚至是成分不明确的中药更为适用。生物效价检测补充和完善了"唯成分论"的药材质量控制和评价方法。

二、道地药材的应用价值

(一)道地药材的临床价值

中医临床疗效如何,与药材质量有直接关系。千百年来,道地药材一直是中医防病治病最有效的武器之一,代表着中药最高质量和中医传统精神。与非道地药材相比,道地药材疗效更好。如自古医家就认同吉林长白山的人参补气效果好;山东东阿的阿胶补血疗效好;据文献记载,主治肾阴不足、阴虚火旺所致的骨蒸劳热、虚烦盗汗等症的知柏地黄丸原方所用的山药就是道地药材怀山药。

药材的品种差异、产地差异、种植方法不同、伪劣现象是影响药材临床疗效的主要原因。道地药材具有品种固定、产地固定、种植规范、加工规范等特点,临床使用可以保证疗效。经过漫长的历史考验,道地药材临床用药规范,有据可依,常常被医家选用。

每一种道地药材,都有它特定的品种、品质和特有的药效作用。现代研究表明,道地药材如果品种相同,但产地不同,则药材品质有别、药效相异。替代品的使用会导致中药临床疗效下降,这也说明了道地药材在保证临床疗效方面的重要性。如以水牛角代替犀牛角,人工牛黄代替天然牛黄等,都会使这些中药的疗效大大降低。道地药材的采集和加工十分规范,这也是决定其临床疗效的重要因素之一。各种植物药材在其生长发育的不同时期,由于所含有效成分的含量差异,药性强弱也表现出较大的差别。每种药材都有自己的特性和功能,即使某些药材的外观形状、化学成分、性味、功效、主治等方面有类似之处,但也不完全相同,如若混用,势必影响药材的临床疗效。

(二)道地药材的生产与商贸价值

道地药材不仅是自然的产物,也是社会生产力发展的产物。不少道地产区的农民都以种植、加工、销售药材为主要经济来源。道地药材的生产往往有着地域传统性,如在江油道地药材附子的产区,家家都种附子,并熟练掌握其加工方法。在东北,很早就有以采挖人参为生的"放山客"和以种植人参为业的"参农"。生产加工技术是影响道地药材品质形成的决定性因素之一。道地药材由于在生产中有着规范完善的程序和方法,在商贸流通中拥有品牌效应,所以自古就是其产地的重要贸易项目。

为了增加道地药材的生产优势,应在绿色农业的基础上规范药材的生产质量。例如江西省重点建设延胡索人工栽培中药材基地,向规范化、无污染、无公害等方面发展,以质量和产量取胜,创立品牌药材,同时建立药材标准化种植操作规程(SOP),这些都对提高该地区药材质量、增加经济收入、提升该地区道地药材的竞争力具有十分重要的意义。但是,道地药材在生产上还存在品种退化、有害物质超标、传统加工技术落后、产销脱节等问题,严重影响了道地药材的生产规模和质量。因此,科学、规范、合理地进行道地药材的生产非常重要。

中药商贸源远流长,我国自从出现道地药材的萌芽之时起,就有中药商贸。伴随着中药商贸,形成了用药首推道地药材的观念,甚至出现了经营单一道地药材的组织。道地药材的优良品质,使其成为中药材商贸的佼佼者。四川的麦冬、附子、川芎,东北的人参、北五味子,云南的三七、木香等,均占据了各大药材市场的绝大部分份额。

（三）用道地药材理论来控制中药材质量

中药材不仅成分种类多,成分的含量和活性差异很大,在不同来源药材中的比例也不尽相同,而且相互作用,共同发挥疗效,从而导致质量评价的复杂性。以一种或几种药材的标志性成分或主要成分难以科学地评价药材的质量,这就需要从道地药材的角度进行补充完善。道地药材的优质性是中药材在长期临床应用中的经验总结,经医疗实践证明,具有可靠性。以其为依据,可为药材各物质之间的作用关系的阐明提供研究方向,明确药材质量形成机制,无论对科学评价药材质量还是指导临床用药均具有重要意义。当前,我国道地药材研究在理论、概念、特征、成因、品质评价、种植栽培、采收加工等方面取得了重大进展,充分利用这些理论来控制中药材质量具有重要的指导意义。

许多道地药材都是由野生变家种(家养)后形成的,这种道地性的形成与产区悠久的栽培历史和科学的种植技术是分不开的。在道地药材产区形成过程中,产区药农在综合利用当地生态条件的同时,还不断利用先进的科学技术完善自身的种植加工技术,积累了大量的技术和经验。这些技术和经验使药材的品种不断优化,品质不断提高,保证了道地药材与非道地药材的品质差异,形成了自身独有的道地性优势。

现代中药材栽培应以"道地"为基础进行定向栽培,利用道地药材资源优势,以主产区道地药材为依托,因地制宜,合理布局,规范化生产,促进中药材生产标准化、集约化、现代化发展,促进现有农业生产结构调整及中药材生产合理布局,制定符合市场需求的中药材商品标准,包括中药材商品等级标准、道地药材标准、绿色中药材标准、种子种苗标准、产地环境标准、规范化种植规范、安全生产技术规程、采收加工规范、贮藏和包装运输质量规范等,建立健全中药材标准体系,推动中药材质量管理的全面升级。

第五节　我国主要道地药材

我国地域辽阔,不同地区环境条件变化大,经过长期的生产实践,各个地区都形成了一批适合本地条件的道地药材。道地药材与地域是不可分割的,根据我国中药资源的分布区域,将我国主要药材生产分为以下道地产区:

一、关药

"关药"是指山海关以北,东北三省和内蒙古自治区东北部出产的道地药材。其地理分布包括大小兴安岭及长白山区、东北平原,海拔绝大多数在 1 000m 以下。气候冬夏温差大,冬季严寒,夏秋多雨。关药的药名常带有"关"或"辽"字,非常有地域特色。著名的关药有人参、辽细辛、关龙胆、刺五加、薤白、关黄柏、关木通、知母、五味子、牛蒡子、鹿茸、哈蟆油等。其中较为著名的有吉林、黑龙江的人参、鹿茸,辽宁、吉林的北五味子、辽细辛、关黄柏。该区域所产人参占全国人参产量的 99%,其中边条红参体长、芦长、形体优美;辽细辛气味浓烈、辛香;北五味子肉厚、色鲜红、质柔润;关龙胆根条粗长、色黄淡;防风主根发达,色棕黄,被誉为"红条防风";梅花鹿茸粗大、肥、壮、嫩、茸形美、色泽好;哈蟆油野生蕴藏量占全国99%。

二、西药

"西药"是我国西北部地区所产的道地药材,包括陕西、甘肃、宁夏、青海、新疆及内蒙古西部所产的道地药材。本区地域辽阔,气候条件较差,是典型的干旱区。

除了著名的"秦药"(秦皮、秦归、秦芃等)外,陕西平利绞股蓝、商洛丹参、子洲黄芪、汉中附子获得国家地理标志产品保护。甘肃主产当归、大黄、党参,甘肃大黄以凉州大黄和铨水大黄为优,甘肃已成为国内大黄规范化生产的主产区。陕西也是当归、党参的重要产地。宁夏枸杞驰名中外,目前培育出的新品种有10个,如宁杞系列、扁果枸杞、先锋1号、0901等。青海盛产西宁大黄,质地优良、色泽鲜亮、油性大;麝香饱满、皮薄、香气浓郁;马鹿茸茸形粗壮、饱满、质嫩、油润;冬虫夏草虫体肥大、色黄,气微腥;肉苁蓉条粗壮、体重、色棕褐、质柔润。新疆盛产新疆紫草、甘草、伊贝母、阿魏、麻黄、肉苁蓉、马鹿茸等道地药材。内蒙古中西部是黄芪的商品基地,黄芪身干、条粗长,表面皱纹少,质坚而绵,粉足味甜,年收购量占全国80%以上;多伦赤芍条粗长,糟皮粉渣;呼伦贝尔草原的防风密集,为草原优势种,称"关防风"和"小蒿子防风"。甘草、麻黄、肉苁蓉、锁阳、新疆紫草、伊贝母等为本产区大宗道地药材,其中甘草年收购量占全国90%,麻黄年收购量占全国第二位。

三、北药

"北药"指河北、北京、天津、山东、山西、内蒙古东部和中部地区所产药材。本区气候属于暖温带大陆性季风气候,春季干旱多风,夏季炎热多雨,秋季天高气爽,冬季干燥寒冷,为半湿润半干旱地区。主要道地药材有黄芪、党参、远志、黄芩、白头翁、香附、北沙参、柴胡、银柴胡、白芷、板蓝根、大青叶、青黛、知母、酸枣仁、大枣、蔓荆子、山楂、连翘、苦杏仁、桃仁、小茴香、阿胶、全蝎、土鳖虫、滑石、赭石等。产于河北的酸枣仁粒大、饱满、油润有光泽、外皮深红色;河北连翘色黄、瓣大、壳厚、身干纯净;河北易县、涞源县的知母肥大、柔润、质坚、色白、嚼之发黏,称"西陵知母";栽培于山西平顺、长治、壶关一带的党参味甜、个大、粗肥长、皮纹直、质坚韧,称"潞党";内蒙古野生及栽培的黄芪年产量约1.2万吨,占全国黄芪总产量的60%左右;山东东阿阿胶驰名中外。

四、怀药

"怀药"指古代盛产于河南省怀庆府一带的道地药材。现泛指河南省所产的道地药材。古怀庆府所辖焦作、温县等地具有"春不过旱,夏不过热,秋不过涝,冬不过冷"的气候环境,孕育了享誉国内外的"四大怀药",即怀地黄、怀山药、怀牛膝、怀菊花。广义的怀药即河南省所产的30多种道地药材,如白附子(禹白附)、瓜蒌、丹参、白芷、土鳖虫、斑蝥、全蝎等。禹州漏芦根条圆粗,色棕黄;密银花色泽纯净,清香味浓;茯苓断面粉白,外面黑褐,药效广泛,不分四季,古人称其为"四时神药"。

五、川药

"川药"泛指四川省及重庆市所产药材,中药名前常冠以"川"字。该地区气候复杂多样,秦岭大巴山脉阻挡了寒流,冬暖夏热,霜日极少,几乎全年皆为植物生长期。该区为我国重要中药材生产区,所产中药材种类最多,居全国第一位,常用药物有500余种,如川芎、川贝母、附子、乌头、黄连、川牛膝、丹参、白芍、麦冬、石菖蒲、姜、天麻、杜仲、黄柏、厚朴、青皮、陈皮、补骨脂、使君子、巴豆、花椒、川楝子、冬虫夏草、银耳、麝香等。四川的著名道地药材具有明显的区域性分布,高海拔地区特有品种有冬虫夏草、川贝母、麝香;岷江流域的郁金个大、皮细、体重、色鲜黄;江油的附子加工成的附片,片大均匀,油润有光泽;绵阳的麦冬皮细、色白、油润;都江堰的川芎饱满坚实、油性足、香气浓烈;遂宁的白芷富粉质,断面有菊花心;中江的丹参表皮红棕色,肉质呈紫褐色,木心细微,味浓。重庆地区的道地药材,如石柱的黄连粗壮坚实、形如鸡爪、味极苦;秀山的青蒿色绿、叶多、香气浓郁;巫山的淫羊藿色绿、叶整齐、质脆易折、断面黄白色。

六、江南药

"江南药"地理范围含湖南、湖北、江苏、江西、安徽等省区。该区地貌类型多样,山地、丘陵、岗地和平原兼备,为大陆性特征明显的亚热带季风湿润气候,气候温和,四季分明;春温多变,夏秋多旱;严寒期短,暑热期长。该区出产的著名药材有安徽亳州亳菊、滁州滁菊、歙县贡菊、铜陵牡丹皮、霍山石斛、宣木瓜;江苏的苏薄荷、茅苍术、石斛、太子参、蟾酥等;江西的清江枳壳、宜春香薷、丰城鸡血藤、泰和乌鸡;湖北大别山的茯苓,鄂北的蜈蚣,江汉平原的龟甲和鳖甲,襄阳的山麦冬、板桥党参、鄂西味连和紫油厚朴,长阳资丘木瓜和独活,京山半夏;湖南平江白术、沅江枳壳、湘乡木瓜、邵东湘玉竹、零陵薄荷、零陵香、湘红莲、汝升麻等。

七、浙药

"浙药"主要指浙江省所产的道地药材。浙江地处亚热带,生态条件适宜,既有天目山、雁荡山、四名山等山地,又有浙北平原和浙东低山丘陵,土壤肥沃。"浙八味"浙贝母、浙玄参、杭麦冬、浙白术、杭白芍、杭菊花、延胡索、温郁金久负盛名,基本分布在宁(波)绍(兴)平原和北部太湖流域,尤以鄞州、磐安、嵊州、杭州、金华、东阳等处为著名产地。产于浙北平原桐兴的杭白菊"心黄边白,点茶绝佳",除药用外,还用于茶饮,出口东南亚一带,享有盛名。临安的山茱萸肉厚、柔软、色紫红,目前以栽培品为主,且栽培面积大。产于浙东丘陵磐安的杭白芍根粗长、匀直、质坚实、粉性足、表面洁净。产于浙西山地桐庐的玄参条粗壮、质坚实、断面乌黑,资源丰富。延胡索、玉竹、桔梗、太子参、栀子、乌梅、乌梢蛇等浙药产量大、品质佳。

八、云药

"云药"指云南省所产的道地药材。云南省地处云贵高原西南部,"十里不同天"的气候类型和复杂的"立体气候"的特殊环境是云药形成的摇篮,孕育了种类繁多、品质优良的药用植物和药用动物。滇西北高山峡谷、滇南山间河谷的野生药材资源最具特色,也最为丰富。该区名贵道地药材种类多,历史上有著名的"云贵川广,道地药材"之说。滇南属于赤道季风气候,夏热多雨,冬暖干旱,终年静风。砂仁、肉豆蔻、儿茶、诃子、马钱子、血竭等云药资源丰富,品质好。西双版纳已成为全国阳春砂仁的主产地,占全国总产量的70%;滇西南文山三七种植面积已占全国三七种植面积的90%以上。滇西北横断山区地形环境复杂多变,道地药材云茯苓、云当归、云木香、云黄连、重楼、灯盏花、天麻等久负盛名。

九、贵药

"贵药"指贵州省所产道地药材,又称"黔药"。贵州省地处云贵高原,气候温暖湿润,全省地貌以高原山地、丘陵为主,独特的地理条件和湿润温暖的气候,孕育了种类丰富的中药资源,有"黔地无闲草,处处皆灵药"的美誉,是我国重要的中药材产地之一。该区主要的道地药材有天麻、石斛、杜仲、半夏、吴茱萸、白及、何首乌、厚朴、黄柏、五倍子、朱砂、雄黄等。其中,以贵州大方、德江、雷山等地区栽培的天麻为代表,个大、肥厚、质坚,有"天麻佳品出贵州"之说;杜仲皮厚且大,断面银白色橡胶丝多而长,早在《药物出产辨》中就有"杜仲产四川、贵州者最佳"的记载。天麻、杜仲、灵芝被称为"贵州三宝"。

十、广药

"广药"指产于广东、广西南部,福建南部,海南,香港,澳门,台湾的道地药材。该区域

笔记栏

位于我国最南端,基本上沿海呈狭长带状,北部与华东药材产区和西南药材产区相邻,西部在云南境内,东南两面临海。该区域的特点是水、热资源丰富,土壤强酸性,适于热带、亚热带动植物生长,年降水量1 800mm以上,年均温度在20℃以上,植物种类极为丰富,是我国热带药物的主产区。该区域产的槟榔、益智、砂仁和巴戟天是我国历史上著名的"四大南药"。该区域著名的道地药材有广东的广藿香、砂仁、高良姜、巴戟天、广陈皮、广防己、化橘红等,其中广东阳江阳春砂,化州橘红皮薄均匀、气味浓郁、量大质优,广东石牌藿香主茎粗且结实、叶大柔软、香气浓郁、药效佳,驰名中外;广西的蛤蚧、肉桂、罗汉果、石斛,其中广西防城的肉桂以其皮厚、色泽光润、含油率高、味辛香偏辣的特点深受市场欢迎。此外,海南主产胡椒等,福建主产枇杷叶、青黛、太子参等,台湾的樟脑产量居世界首位。

十一、海药

"海药"是指沿海大陆架、中国海岛(不包括中国台湾省、海南省)及河湖水网所产的道地药材。海药中很多都是功效独特的传统中药,为海洋所特有。道地动物药主要有牡蛎、海龙、海马、珍珠、珍珠母、石决明、海螵蛸等,还有海藻、昆布等少量道地藻类药材。

学习小结

1. 学习内容

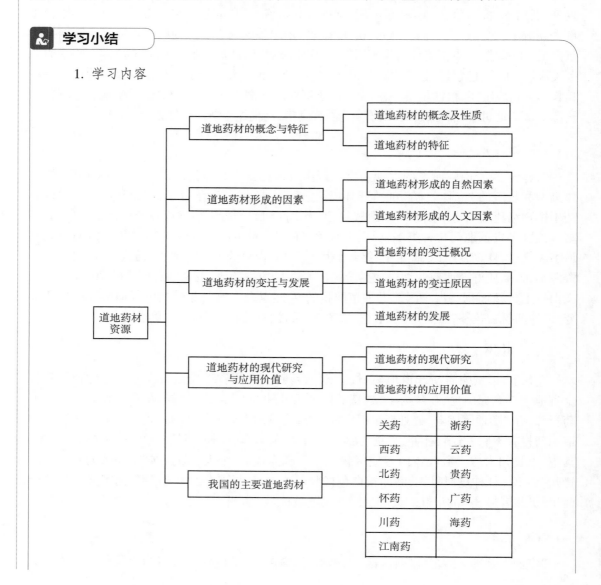

笔记栏

2. 学习方法　道地药材是中医药文化的瑰宝,是临床用药的可靠保障,为了更好地掌握道地药材的分布及发展,可通过理论学习、知识链接、案例分析及参阅相关文件理解道地药材的概念及基本属性和道地药材的形成及发展变迁,并了解道地药材研究的内容及应用价值,掌握道地药材的分布概况。

（周　涛　程铭恩　包华音）

复习思考题

1. 简述道地药材的概念和基本特征。
2. 简述道地药材的形成机制及发展变迁。
3. 论述道地药材的应用价值。
4. 论述各省的主要道地药材资源。

扫一扫
测一测

第三章
模拟试卷

第四章

中药资源调查

学习目标

1. 掌握中药资源调查的方法和调查内容。
2. 熟悉动态测定的指标与采集方法。
3. 了解中药资源动态监测的原理与体系构成。

中药资源调查（survey of Chinese medicinal material resources）是指对国家或区域的野生、栽培或养殖的药用动植物以及药用矿物资源的种类构成、数量、质量、分布格局和开发条件等进行的考察研究工作，它是进行中药资源开发利用、保护更新和经营管理等工作的前提和基础。

第一节 中药资源调查概述

中药资源是国家的战略性资源，是祖国医药学宝库的重要组成部分。千百年来，中药资源为中华民族的生存繁衍、兴旺发达做了巨大贡献，它是促进人民健康生活与中医药产业发展的源头，也是经济发展、文化传承、社会稳定及国际贸易的重要载体和物质基础。为了更好地开发利用中药资源，必须通过调查以掌握中药资源的现状、动态和发展趋势。中药资源调查范围有全国性的，也有区域性的。我国曾于20世纪对中药资源进行过3次全国性普查，对当时的中药资源家底进行了摸底调查，其成果为后续的中药资源综合开发利用奠定了基础。2011年，在国家中医药管理局组织下，第四次全国中药资源普查顺利开展，旨在摸清全国中药资源家底情况，形成中药资源调查、研究、监测和服务体系，为中药资源保护、利用、中药产业发展规划制定提供科学依据。

一、中药资源调查的目的和任务

中药资源调查的目的一是通过调查了解和掌握所调查地区中药资源的现状、动态及发展趋势，为更加有效保护和合理开发利用这些资源提供科学依据，实现中药资源的可持续利用；二是通过调查有可能寻找到新药源，从而进一步丰富中药资源。

中药资源调查的任务主要是通过中药资源调查研究，掌握调查地区中药资源的种类、蕴藏量和生态地理分布规律，了解当地中药资源利用的历史、现状和发展趋势，并在调查研究的基础上，对区域中药资源开发利用和保护管理现状做出科学评价，进而在市场需求和资源生态规律之间找到平衡点，为国家或地区相关部门制定中医药产业发展规划和战略、为中药相关企事业单位制订中药资源的总体生产计划提供依据。

中药资源调查对于摸清区域内中药资源的家底,有计划地对中药资源进行开发利用及保护,进而为医药、食品及其他工业生产部门提供持续稳定的原料来源,对于发展地方经济、提高当地人民的经济收入、增加就业等均具有重要的现实意义。

二、中药资源调查的目标和类型

中药资源调查的目标是通过调查详细掌握调查区域内中药资源情况。中药资源调查的目标非常重要,整个调查工作的规模、内容和程序都取决于要达到什么样的目标。只有明确了目标,才能相应地制订出调查的各项计划。

中药资源调查工作的目标主要有 3 个层次,因此,将中药资源的调查工作划分为以下 3 种类型:

1. 全面的综合性中药资源调查 其目标为查明所调查地区内全部中药资源的种类、分布、蕴藏量和利用情况,绘制资源分布图,并做出该地区中药资源的区划和合理开发利用与保护的规划等。

全面的综合性中药资源调查是最复杂的,它不仅需要有经验丰富、人数足够的专家参加,同时也必须首先掌握有关调查地区的资料,并为整个调查工作制订详细的工作计划。此外,还要有足够的时间和经费。全面综合性调查一般是由政府部门组织开展,其目的不局限于某种生产或研究目的,而是服务于整个中医药产业的发展,调查的内容也是最为系统和广泛的。第四次全国中药资源普查就属于此种类型。

2. 探查性的野外中药资源考察 其目标在于对调查地区中药资源的大致情况或对其中某些资源种类的大致分布和贮藏情况进行粗略的调查。

探查性的野外考察与全面的综合性资源调查相比,不仅工作易于开展,而且所需时间和经费也少。但这种调查不能提供详细和准确的资源数据,而只能提供有关中药资源的大致情况。它的调查方法是在调查地区设置一些必要的考察路线,由中药资源专业人员沿各线路对资源情况进行踏查,以获取有关中药资源情况的信息。

3. 具有特殊目标的中药资源调查 其目标是对调查地区内某个或某类中药资源的有无、分布、蕴藏量、种质资源、资源更新和开发利用情况的详细调查。就针对的调查目标资源而言,此类调查获得的数据是最有价值的,达到的效果也是最好的。因为这些资料数据仅针对某种或某类中药资源的单一目标,不受其他种类资源情况的干扰,也不至于分散调查工作者的注意力。这种调查所需专家、工作人员数量和经费均小于综合调查,所获得的数据资料质量高于综合调查。

虽然目前在全面综合性调查时,也设置一些特殊种类资源的调查项目,但由于所需调查的项目太多,项目内容之间有一定的干扰,从而使所获得的资料不如单目标调查准确和实用。

如果经济条件允许,在探查性的资源考察基础上,进行综合性资源调查,并同时进行单项目标的详细调查,是最完美的资源调查计划。目前的综合性资源调查,在对所调查地区有关材料掌握不够完全的情况下,也都需要首先进行踏查工作,并在全面调查时,事先确定一些较为重要的种类进行专项调查。

三、中药资源调查的方法

因调查目的、任务和调查对象的不同,中药资源调查的内容会有较大差别,调查方法和形式各异。中药资源中,植物药占了绝大多数。在进行药用植物资源调查时,根据调查的详细程度,可将中药资源调查方法分为线路调查和详查及样地调查两类。其中详查及样地调查法既可以准确调查资源的种类和分布,又可以精确推算资源的数量,是中药资源调查中大量使用的方法。药用动物可移动,难捕获,药用矿物分布极不均匀,这两类资源调查时多采用走访调查、资料查阅、动物活动踪迹统计等间接调查的方法获得信息。对于人工种养殖的中药资源调查,可采用统计报表调查方法。

（一）线路调查

线路调查是指在调查区域内设计数条具有代表性的调查线路,沿着线路调查,记载药用植（动）物种类、采集标本、观察生境、目测多度等。这种方法虽然比较粗糙,但可以窥其全貌,可用于精确度要求不高的区域性资源种类及分布情况的调查,特别是在药用植（动）物数量种类较少,分布又不均匀的地区。以了解某个调查区域内资源分布概况为目的,为进一步开展精确调查而进行的线路调查,常称为踏查。

（二）详查及样地调查

详查又称全面调查或详细调查,是在线路调查的基础上,详细记录调查区内所有中药资源的种类、数量、高度、频度、盖度、利用部位的单株重量等情况的过程,是完成中药资源种类和蕴藏量调查的最终步骤。实际工作中详查多采用样地调查法,即在调查区域内设置若干个一定面积的能代表调查区域生态特点的样地,再在样地内选取一定数量的样方,然后对样地及样方内的中药资源进行调查,利用样方数据统计药用资源的种类、数量和重量,从而推断出整个调查区域的中药资源种类、数量、分布和蕴藏量。

1. 概念

（1）抽样调查:在野外调查中,大多数情况下不可能对调查群体的个体逐一测定,只能抽取其中一部分样本,用被抽取部分的样本对整体进行估计,这种方法被称为抽样调查,被调查的群体称为总体,被抽取的部分称为样本,抽取样本的过程称为抽样。抽样调查的基本原则是样本对总体应具有代表性,并能通过尽可能少的样本获得对总体的准确估计。抽样调查的方法有样地法、样线法、点样法、距离抽样法等。其中样地法是基本方法。样地法所获得的资料比较详细可靠,并可作为其他考察方法精确程度的对照依据。

（2）样地:又称标准地,是指在进行中药资源调查时选择的标准地段。样地是抽样调查方法所抽取样本的实体。在对密集分布的草本植物进行种类调查或药材实施采收时,受工作量限制,一般将区域范围较大的样地再划分成若干小的单元,只对其中部分单元做详细观测,称为样方。

（3）样方:是指在样地内进行蕴藏量或更新调查时设置的地块,它是代表样地信息特征的基本采样单元,一般为正方形或长方形。样方的种类很多,在中药资源调查中,常用以下两种:①记名样方,用于统计样方中某种药用植物株数,在用样株法调查蕴藏量时使用;②面积样方,用于测定样方中某种药用植物所占样方面积的大小,在用投影盖度法调查蕴藏量时使用。对于木本、草本植物混生的群落,可采用样方套进行调查（图4-1）。

2. 样地的形状　小面积样地有时采用圆形,称为样圆。长方形样地的长轴应平行于等高线,否则高差过大,样地内可能出现生境的变化,不利于观察群落特征。调查草本群落或林下草本植物层常用小型样方,森林群落或荒漠中的群落调查常用大型样方。

3. 样方面积　样方的大小根据研究的目的、生态系统的类型、优势种的生活型、植被和环境的均匀

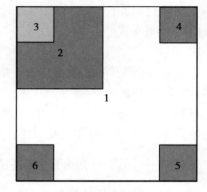

图4-1　样方套

1. 10cm×10cm 乔木调查;2. 5cm×5cm 灌木调查;3.~6. 2cm×2cm 草本调查。

性等因素确定。用样地法考察群落时,一般用群落的最小面积作为样方的大小。群落最小面积的定义为群落中大多数种类都能出现的最小样方面积,即群落最小面积应能包含组成群落的大多数植物种类,并表现出群落的各项特征。群落的最小面积可采用"种 - 面积曲线法"来确定,即从很小的面积统计植物种类数目,然后逐次向外扩大面积,同时登记新发现的植物种类,直到基本不再增加新种类为止。最后以面积大小为横轴,以种数为纵轴,填入逐次调查的数值,并连成平滑曲线,在曲线由陡变缓处相对应的面积,就是群落最小面积。在实际药用植物资源调查中,可以参考不同群落类型群落最小面积的经验值作为样方面积:草本为 1~10m²,灌木为 16~100m²,单纯针叶林 100m²;夏绿阔叶林 400~500m²,亚热带常绿阔叶林为 1 000m²,热带雨林为 2 500m²。

4. 样地数目　样地数目的多少,取决于所调查区域的群落结构复杂程度。样方数目越多,代表性越好,但费时费工;样方太少,代表性较差,会导致调查结果过分偏离真实情况。

生态学上常用的确定样方数量的方法有以下几种:

(1)样方数 - 平均数曲线法:从统计学角度,每个样方中的平均个体数的变化幅度随样方数目而变化:当样方数较少时,个体平均数变化幅度较大;随着样方数目的增加,它的变化幅度逐渐减少;当达到某一样方数目时,它的变化幅度小于允许的范围(比如说 5%),此时样方的代表性较好,可被视为合理的样方数。

(2)方差法:根据所研究的总体的方差来决定取样数目,一般方差大,样方数目就要多;若方差小,样方数目可以少。在随机分布的情况下,取样数目(N)与总体方差(S)成正比,结果才与允许误差的平方成反比。根据统计检验理论,方差法要求取样多于 30 个样地的数值,结果才比较可靠。

(3)面积比法:是在知道所研究中药资源分布总面积的情况下,根据研究目的,事先决定要选择研究面积的百分之几或千分之几作为样地。在样地的大小已经确定的情况下,采用面积比法计算样方数目较容易。

以上方法在实际应用中都会有所变通,在决定样方数时,研究者的经验往往起重要作用。

5. 样地的设置方式　由于调查取样样地面积通常仅占该中药资源分布总面积的很小部分,样地布局对考察结果的准确性影响很大。常用的调查取样方法包括以下几种:

(1)主观取样(subjective sampling):从一个地区的群落中,主观地选择被认为有代表性的地块作为调查样地,称为主观取样。在线路调查中常常采用这种方法。主观取样法容易使调查结果发生偏差,因此所取得的数量资料不能用于统计分析。

(2)随机抽样(random sampling):将要调查的地段分成大小均匀的若干部分,每部分都编号或确定坐标位置,利用抽签、转盘等方式随机抽取出一定数量的样地。这种方法可使群落各部分都有同等机会被抽出作为样地,因此所调查的数据可以用于各种统计处理,进行可靠性检验。但是需要较多样地,工作量较大。

(3)系统取样(systematic sampling):是根据某一规则,系统地设置样方,也叫规则取样(regular sampling)。系统取样操作简单,代表性强,在调查区域生态要素变化较小的情况下使用效果很好。

(4)分层取样(stratified sampling):是将研究地段人为地根据自然界限或生态学的标准,分成一些小的地段,再在小地段内进行随机或规则取样的方法。比如,在植被垂直分布非常明显的山地,可将不同的植被带作为地段,再对同一植被带进行随机取样。因分层取样简单易行,在中药资源调查时应用较多。

(三)药用动物调查方法

药用动物的种类较多,流动性较大,而且不易捕捉,常用的药用动物调查方法有:路线调查法(也叫条带统计法)、样地数量调查法、活动踪迹统计法等。同时,还可利用捕猎产品或动物药材收购资料进行推算,以及走访猎人进行综合分析。以下为一些常用药用动物种类和蕴藏量调查方法:

1. 样地调查法　用样地内调查所得的数据,来推算调查地区的种群总数。

2. 标志重捕法　在调查地段内,捕获一定数量的调查动物,经过着色或挂环等处理,然后放回自然界,经过一段时间再行重捕,根据重捕中标志的比例,推算调查地段的调查动物总数。

推算公式: $$N = M \times n/m$$

式中:N 为调查地段个体总数;M 为标志个体数;n 为再捕个体数;m 为再捕个体数中有标志的个体数。

3. 驱赶调查法　是以驱赶的方式进行的动物数量的直接计数调查。调查人员以一定路线通过一个区域并驱赶出所要调查的动物,记录人员位于测定区域对面边界,并沿测定区域边缘统计被驱赶出来的动物。该方法仅适用于容易步行和有良好可见度的平坦开阔地带。

4. 粪堆计数法　用于一些大型动物调查,以计算样方或线路上粪堆数目估算动物数量。如采用此法估计种群数量,还应了解动物的排粪频率。根据调查结果将每单位面积中某时间内新增加粪堆数除以排便频率,再除以时间(天数),即可估算出每单位面积内该动物的数量。

5. 活动踪迹统计法　通过统计动物的洞穴、土穴、鸟鸣的叫声、某些动物的足迹、巢蛹等数量等估算一定区域内的动物数量。

（四）药用矿物调查方法

由于矿物资源在全国各地分布极不均匀,目前主要根据各地矿产局历年所掌握的有关资料,结合矿物药的药用特点来估算其蕴藏量。

（五）其他方法

在中药资源调查过程中,除使用上述几种基本调查方法外,还可结合其他方法,以便更好地展开调查工作。

1. 访问调查　就是向调查地区有经验的药农、收购员、民间医生等进行书面或口头调查。这种方法是调查工作中不可忽视的重要手段,虽然不够精确,但具有很好的参考价值,是一种重要的辅助调查方法。

2. 统计报表调查　是以统计表格形式和行政手段自上而下布置,而后逐级汇总上报提供基本统计数据的一种调查方式,特别适用于对种养植(殖)中药资源的调查。如对栽培中药材的调查,在种植时以行政区划为单位,记录种植的面积情况,逐级汇总,得到种植的总面积,根据农户上报的实际采收面积和产量,结合历史资料及气候因素,估计可能产量,得到较为"准确"的数据。这种方法对于生长区域狭小且大面积栽培的药材统计是可行的,1983年全国中药资源普查时也多采用这种方法。

3. 3S 集成技术　"3S"技术是遥感(RS)、地理信息系统(GIS)和全球定位系统(GPS)三种技术的简称,遥感是指不直接接触物体本身,从远处通过传感器探测和接收来自目标物体的信息(如电场、磁场、电磁波、地震波等),经过信息的传输及处理分析,识别物体的属性及分布等特征的技术。全球定位系统可在无需任何地面参照物的情况下精确测出地面上任何一点的三维坐标,具有全天候、全球化、自动定位、速度快、精度高的特点,目前已经成为最具优势的空间定位导航系统。地理信息系统可以对空间数据按地理坐标或空间位置进行各种分析处理,以及在空间要素的叠置过程中能够产生与这些要素相关的综合新信息,可以迅速地获取满足应用需要的信息,并能以地图、图形或数据的形式表达处理结果。3S 集成技术可以对空间数据实时进行采集、更新、处理、分析,是为各领域研究提供科学决策的强大技术平台。利用数字化平台,地球上每一个点都有其一定的空间信息和自然因子信息,而自然条件和地理环境是道地药材形成的必要条件,所以 3S 技术是中药资源调查、蕴藏量估算所要获取地理环境、批量处理、综合分析的重要手段。

🔍 知识链接

应用 3S 技术进行中药资源调查的主要技术路线

确定目标:包括调查目的、目标地物(药用植物)、调查地区范围等。

相关背景资料的收集整理:包括地理描述资料、地形图、调查植物的资料等。

遥感信息源的获取与处理:主要是卫星遥感图像数据以及航空遥感的低空遥感图像和数据。

遥感判读与制图:这是采用 3S 技术进行中药资源调查的中心环节,通过判读和制图可以全面绘制出调查植物的实地分布情况,为制作专门地图提供基础资料。

面积测算与汇总:利用 GPS 软件系统,对获得的植物图斑进行测算,并完成数据汇总。

产量测算:在完成面积测算后,根据实地进行调查的结果(采用样方调查),计算出该地区某种药用植物的总蕴藏量。

结果分析:根据 3S 技术调查的结果,针对调查目的进行多重分析,最后得到调查结论。

第二节 中药资源调查的基本内容

中药资源调查的基本内容主要包括中药资源调查的组织与准备工作、自然环境与社会人文经济条件调查、中药资源种类与分布调查、中药资源数量及潜力调查、中药资源的开发利用调查、内业整理工作等。

一、中药资源调查的组织与准备工作

为确保中药资源调查工作顺利、有效地进行,达到调查的目的,在调查开始前,必须做好相关准备工作,主要包括组织准备、资料准备、物质准备和技术准备 4 个方面。

(一) 组织准备

中药资源调查的规模不同,涉及的部门、人员等也不同。对于大规模的调查如全国范围内的资源调查,范围较大,涉及政府、科研院所、企业等不同单位,调查前的组织准备工作极为重要,应着重注意以下几个方面:

1. **任务申请及经费落实** 根据调查目的或范围不同,在调查开展之前应按有关规定向上级主管部门或任务下达部门提出申请,提交切实可行的调查实施方案和详细的经费预算等。

2. **组建调查组织机构** 根据调查范围或目的不同,应组织召开由调查单位和调查区域有关部门参加的准备会议,建立组织机构,包括行政协调、野外调查、内业整理、后勤保障和

技术支持等多方面的组织机构。

3. 开展技术培训 调查人员应具备一定水平的专业知识,在此基础上进行技术培训,培训的重点为生态学知识、药用植物和药用动物方面的相关知识,调查方案中外业调查及内业整理的要求,以及仪器、数据库、相关软件的使用方法等。培训的目的是使调查人员熟悉调查方法和技术标准,提高实测、目测和使用仪器的能力,掌握地形图、遥感图像资料和数据库及相关软件的使用方法。

(二) 资料准备

1. 自然环境资料的准备 主要是查阅和收集调查地区的地图资料,包括地形图、植被图、土壤图、农业和林业部门的区划图。如为大范围的区域性资源调查,还应收集航空照片、卫星照片等遥感资料。

2. 中药材生产和利用资料的准备 收集调查地区药材生产和收购部门的有关经营资料,如历年收购和销售的中药材品种、数量、分布、产地等资料。收集中药材生产方面的文件和统计资料、地方病的资料、当地民间实用的中草药品种等资料。还应查阅当地的地方志及早期资源调查相关的资料,包括当地传统道地药材品种、当地特色中药资源、当地农业或林业科考报告、历次中药资源普查资料及与当地资源有关的专题调查或科学研究报告等。

3. 社会经济状况及其他资料的准备 包括调查地区的人口、民族或民间风俗、社会发展或历史传承、交通运输条件等方面的资料。此外,还应以访问、召开座谈会等形式,向农、林、旅游、科技等相关部门了解当地中药产业发展及中药资源栽培利用等情况,向熟悉地方中药资源的相关人员了解当地中药资源的分布概况,向熟悉野外工作的人员了解当地外业调查线路设置或物种多样性分布的概况等,为野外调查工作提供有价值的信息。

(三) 物质准备

中药资源调查中的物质准备主要包括调查工具准备与其他准备。

1. 调查工具准备 根据调查研究的主要内容进行工具、仪器设备的准备和调试工作,并进行相应的质量检查,如照相机、GPS、海拔仪、野外成分分析箱、安全绳、测绳、钢卷尺、高枝剪、枝剪、铲子、标本夹、吸水纸、标签、放大镜、手电筒、绘图板、铅笔、彩色笔、药用植物标本采集记录表、植物资源调查样地记录表、植物资源天然更新野外记录表、药用植物栽培技术和抚育管理措施调查记录表等(表4-1~表4-3)。

2. 其他准备 根据野外调查工作的需要,做好生活物资和安全保障方面的准备工作。需提前与当地卫生部门或医院救援等部门沟通,准备适量的应急药品及绷带等。在有毒蛇分布地区进行调查时,应做好毒蛇防范方面的准备工作,在高原地区调查时做好高原反应急救方面的准备,夏天高温天气外业调查时要做好防暑等方面的工作准备。

表4-1 药用植物标本采集记录表

采集号_____	采集者_____	采集时间_____
采集地点_____省_____市(县)_____乡(镇)_____村		
生长环境_____ 多度_____ 海拔_____ 土壤_____		
植被类型_____ 主要伴生植物_____		
高度_____ 胸径_____		
名称_____ 地方名_____ 科名_____		
学名_____		
用途_____		

表 4-2　植物资源天然更新野外样地记录表

群落名称：＿＿＿＿＿＿＿＿＿　　　样地调查面积：＿＿＿＿＿＿＿　　　野外编号：＿＿＿＿＿＿＿

第＿＿＿页　　　　　　　　　　　记录日期：＿＿＿＿＿＿＿＿　　　　记录者：＿＿＿＿＿＿＿＿

样地编号	植物名称	种子		幼苗			幼树			大幼树			枯落层			分布情况
		数量	质量	高度	株数	活力	高度	株数	活力	高度	株数	活力	盖度	厚度	重量	
1																
2																
3																

表 4-3　植物资源调查样地记录表（资源蕴藏量）

群落名称：＿＿＿＿＿＿＿＿＿　　　样方面积：＿＿＿＿＿＿＿＿＿　　　野外编号：＿＿＿＿＿＿＿

第＿＿＿页　　　　　　　　　　　记录日期：＿＿＿＿＿＿＿＿　　　　记录者：＿＿＿＿＿＿＿＿

样地序号	植物名称	用途	利用部位	株数		利用部位重量		单位面积贮量 /(kg/km²)
				样地株数	每平方千米株数	样地总量鲜/干	单株平均鲜/干	
1								
2								
3								
...								

（四）技术准备

明确调查技术方案与制定内、外业调查标准是技术准备中较为重要的工作。

1. 明确调查方案及工作计划　明确调查目的、对象、方法、范围、路线、工作时间、参加人员、预期的成果，确定各单位和部门的职责。

2. 制定外业调查标准　根据前期制订的中药资源调查实施方案，根据调查目的，细化实施方案中的外业调查技术流程和操作标准，确保整个外业调查成果规范统一。

（1）数据调查采集标准：即有统一的数据采集填写表格与数据格式。根据制定的《中药资源分类与代码》标准，为中药资源相关数据提供一套通用的描述方式及规范，为中药资源普查数据库建设和网络共享提供标准化支持。

（2）标本采集规程：即药用生物标本的采集、制作、运输和保管规程。

（3）资源调查的照片拍摄规定：包括照片格式、要求（如群落照、生境照、个体照、鉴别特征特写及工作照等均应考虑到）、像素、数据量等。

（4）外业数据整理规定：对外业调查的原始数据如何做出初步整理，数据的保存、备份方式，数据提交的数据格式等做出详细规定。

3. 制定内业整理标准　围绕调查目的制定和细化内业整理的要求及标准。

（1）标本制作要求：结合前期外业标本的采集，制定标本制作的要求。如是否仅制作腊叶标本，腊叶标本制作过程中是否要有药用部位，是否一定要带繁殖器官，花、果或种子是否另行装袋，是按种装订整理还是按采集号装订整理，标本鉴定是签字还是盖章，是否需要双重复核等。

（2）物种数据整理要求：根据外业调查情况记录的地点及 GPS，结合调查目的整理物种数据,完成药用功效等的调查与补充,形成药用资源名录或志要,制作分布地图等。

(3)蕴藏量统计要求:根据调查目的,确定需要落实蕴藏量的品种或区域,以及不同类型资源的蕴藏量统计方法,明确统计到哪个级别,是否需要完成生物量、经济量和年允采量等方面的统计,是否需要进一步实地复核或后期动态监测等。

(4)调查报告要求:根据调查目的,明确调查报告中是否要有工作报告,是否要有中药资源区划或规划的内容等。

二、自然环境与社会人文经济条件调查

(一)自然环境条件调查

自然条件与中药资源关系密切,自然条件对中药资源的形成、演替、生长、数量等都有决定性的作用,而中药资源尤其是药用植物的生长又影响着自然环境。进行中药资源调查时,对自然条件的调查主要包括以下内容:

1. 地理环境 即调查地区所在行政区划、经纬度、地形地貌条件(包括山脉、河流、湖泊情况)、交通路线等。需要调查记载的地形地貌主要包括地貌部位、地形地势、坡向、坡度、海拔高度、地下水深度等。此项调查一般以样地或标准地为单位设计表格进行观测、记载。

2. 气候条件 可参照当地气象站的记录资料,还应访问群众,了解当地重要作物的播种、定植、收获情况,以及常见树木的发芽、展叶、开花、结实和常见动物的活动、生殖及迁徙物候期的情况。气候记载应包括以下几项内容:

(1)温度:包括年平均温度、最低月平均温度、最高月平均温度、绝对最高温度、绝对最低温度,还包括初霜期及终霜期或平均无霜期温度。

(2)降水量:包括年平均降水量、最低月平均降水量、最高月平均降水量、旱涝灾害发生的概率、冬季积雪时间及厚度等。

(3)湿度(相对湿度):包括年平均相对湿度、最低月平均相对湿度、最高月平均相对湿度。

(4)风:包括常风情况、季风情况及风力,沿海地区还应记录台风等。

3. 土壤条件 土壤调查的主要内容包括土壤类型、土壤剖面的形态特征、土壤理化性质和肥力特征、土地利用现状、药用植物和其他植物根系分布状况等。对岩石土壤母质情况只作一般了解。土壤形态特征主要通过土壤剖面调查获得,土壤理化性质主要通过取样分析获得。

4. 植被条件 植被是一个地区植物区系、地形、气候、土壤和其他生态因子的综合反映。在调查范围内,对植被类型如森林、草原、沙漠、湿地等分别记载其分布、面积和特点。对于主要植物群落,特别是拟调查药用植物种类的植物群落,应进行系统调查,调查内容包括植物种类组成、优势植物种群及其多度、郁闭度、盖度、频度等,野生单品种调查时还应注意伴生物种调查等。

(二)社会经济条件调查

中药产业是地区经济发展的重要组成部分,它与区域社会的其他部门有着密切联系。一般情况下,区域社会整体发展水平较高时,中药资源的保护、经营和开发水平也相应较高,中药资源对地方经济的作用也就越重要。因此,在进行中药资源调查时,有必要进行社会经济条件和历史经营状态的调查。

其调查内容主要包括:①调查中药产业与区域社会其他部门之前的联系,中药产业产值占区域总产值的比例,中药产业发展趋势及定位;②调查中药产品市场状况,包括中药产

品的种类、历年中药野生药材的收购量、栽培或养殖药材产量、市场需求量等;③调查中药资源的保护和管理情况,包括历年中药的采收情况、采收方式与数量变化以及是否有利于中药资源的可持续经营;④调查除中药资源外的其他相关资源利用状况对中药资源的影响,如森林资源、水资源、动物资源、植物加工利用、旅游资源等对中药资源的影响。

三、中药资源种类与分布调查

中药资源种类与分布调查是中药资源调查最主要的内容,一般采用线路调查与样方调查相结合的方法进行,也称为普遍调查或踏查。通过调查,确定调查区域内中药资源种类(品种)数量、分布及用途等情况。调查过程中应以采集标本、拍摄影像资料、记录 GPS 数据等作为凭证,在动物类资源的调查中,有时毛发或印迹等照片亦可作为凭证用。通常某一区域内重点调查的中药资源主要有道地药材、珍稀名贵药用动植物、特有药用动植物、药用新资源、栽培药材、大宗药材等。

四、中药资源数量及潜力调查

(一)中药资源数量(蕴藏量)调查

中药资源数量(蕴藏量)调查是中药资源调查的重要内容,是中药资源开发利用的基础,也是指导中药栽培及出口贸易等的重要依据。数量调查一般采用样带、样地、样方的方法进行,在平原或生态环境较单纯的地区可以较好地利用 "3S" 技术进行。

根据调查目的不同,一般分为局部地区所有重点中药品种调查和较大范围内的单品种调查等。其中区域内所有重点品种一起调查,以设置样地的方式进行较好,通过统计样地内的中药品种及数量,进而得出各品种的数量(蕴藏量),如第四次全国中药资源普查即采用了这种方法。而单品种的调查通常采用样方或样带的方式进行,根据前期访查的结果初步确定设置的样方数及样带数,确定分布范围,计算样方内蓄积量,最终得出资源的储量。

1. 药用植物资源蕴藏量的相关概念

(1)药用植物的生物量(biomass):是指某一地区某种药用植物的总量,包括药用部分和非药用部分。

(2)药材蓄积量(stock volume):是指一个地区某种药用植物的可入药部位的总量。

(3)药材蕴藏量(stock):是指一个地区某一时期内某种中药资源的总蓄积量。

(4)经济量(exploitative stock):是指一个地区某一时期内某种中药资源有经济效益部分的蕴藏量,即只包括达到标准和质量规格要求的那部分量,不包括幼年的、病株或达不到采收标准和质量规格的那部分量。

(5)年允收量(annual possible gathering volume):是指平均每年可允许采收药材的经济量,即不影响其自然更新和保证可持续利用的采收量。

2. 药用植物资源的蕴藏量计算

(1)单位面积(或样方)中药用植物蓄积量的计算方法

1)投影盖度法估算蓄积量:投影盖度是指某一种植物在一定的土壤表面所形成的覆盖面积的比例,它不取决于植株数目和分布状况,而是由植株的生物学特性决定。根据拟调查药用植物种群在该地区的分布情况,设置标准样方,然后计算某种药用植物在样方上的投影盖度,挖取一定面积上的全部药材并计算在 1% 盖度上药材的重量,最后求出所有样方的投影盖度和 1% 盖度药材重量的均值,其乘积则是单位面积上某种药材的蓄积量。其计算公式为:

$$U = X \cdot Y$$

式中,U 为样方上药材平均蓄积量,单位:g/m^2;X 为样方上某种植物的平均投影盖度;Y 为 1% 投影盖度药材平均重量,单位:g。

采用投影盖度法计算蓄积量的方法,适用于很难分出单株个体的药用植物。一般在群落中占优势且呈丛状生长的灌木或草本植物可采用该方法。

2)样株法估算蓄积量:在设置的标准样方内,统计药用植物的株数,按单株采集药材,统计单株药材的平均重量,估算单位面积上药材的蓄积量。其计算公式为:

$$W = X \cdot Y$$

式中,W 为样方面积药材平均蓄积量,单位:g/m^2;X 为样方内平均株数,单位:n/m^2;Y 为单株药材的平均重量,单位:g。

样株法适用于木本植物、单株生长的灌丛和大的或稀疏生长的草本植物。但对于根茎类和根蘖性植物,由于个体界限不清,计算起来比较困难,此时的计算单位常常以一个枝条或一个直立植株为单位。同时由于单株大小可能存在较大差异,所以采用样株法测算时,选取的样株要具有一定的代表性,必要时可多选一些样株测重,样地内植株不足时,可在样地外选取部分植株进行测算。

(2)药用植物资源的蕴藏量计算方法:某种药用植物资源的蕴藏量与该种植物在某地区占有的总面积及单位面积的产量有关。一般是采用估算法,首先要了解所调查的药用植物在哪些群落中分布,然后计算这些群落的总面积。药用植物资源的蕴藏量就可按下式计算:

$$蕴藏量 = 单位面积蓄积量(或产量) \times 总面积$$

年允收量是指平均每年可采收药材的经济量。其计算的关键是药材的更新周期,只有了解更新周期才能准确地计算年允收量。波里索娃提出了下列年允收量公式:

$$R = P\frac{T_1}{T_1 + T_2}$$

式中,R 为年允收量;P 为经济量;T_1 为可采收年限,T_2 为该植物的更新周期,$(T_1 + T_2)$ 为采收周期。

(二)中药资源的潜力调查

中药资源的潜力调查主要是再生能力的调查,即中药资源可持续利用情况的调查,同时包括中药资源的丰富度及可开发利用度调查等,主用在多年生中药资源的调查时需考虑。调查时应注意资源总量、可采收量、市场需求量及资源更新时间之间的关系。如中药厚朴,全国范围内资源的储量(蕴藏量)在 60 万吨以上,可采收量约 20 万吨,每年市场的需求量不足 5 000 吨,主要用于临床配方及中成药生产,厚朴的采收周期为 12~16 年。由此可见,厚朴资源极为丰富,仅限于临床使用,用于保健品等方面具有巨大的开发潜力。

五、中药资源的开发利用调查

(一)相关企业现状调查

对调查区域内的相关企业进行全面调查,包括企业的类型、规模、经营情况、经营品种、原料来源、销售去向、员工素质、科研能力等。根据调查目的不同,侧重点也不同,如种植加工型企业应侧重于品种、质量、原料来源及去向等,研究开发型企业侧重于调查规模、原料来源、员工素质及科研能力等,而经营销售型企业则侧重经营的规模、品种、原料来源及销售去向等。

(二)中药资源产品情况调查

中药资源产品的调查主要包括调查地区本地产品及外来产品调查。本地区中药资源产品的调查包括资源品种、利用量、开发价值及市场等,外来资源产品调查主要为来源地、资源种类、市场情况等。

(三)中药资源保护情况调查

中药资源保护情况调查主要包括调查区域内生态环境的保护调查、珍稀濒危药用植物资源调查、旅游开发情况调查等。通过调查了解当地生态环境的保护现状,珍稀濒危品种、分布及保护现状,旅游开发对当地资源的影响等。

六、内业整理工作

外业调查结束后,需要及时整理调查资料,将核对后的数据进行统计分析,绘制中药资源地图,同时对药用资源进行评价,最后根据调查分析结果撰写调查报告。内业工作是分析中药资源调查质量、形成调查成果的重要部分,必须高度重视。

(一)调查资料的整理、分析

1. 自然环境与社会经济相关资料的整理　对区域性调查收集到的自然条件和社会经济状况进行分类整理,按地区分专题进行汇总编表。

2. 样方测定数据的整理　对标准样方的测定数据进行整理,并将同一个地区的样方按生境类型进行分类统计,计算出测定数据的统计参数,最后按生境类型将统计结果填写到专门设计的汇总表中。

3. 药材标本的鉴定与质量分析　对采集的动、植物标本进行实验室鉴定和专家鉴定,并对采集的药材样品进行药材质量分析。根据调查鉴定结果,应着手编写中药资源物种名录。每种物种应包括中文名称、俗名、拉丁学名、生境、分布、花果期、功效等几部分。

4. 原始数据的统计分析　在野外资源调查中,对获取的大量原始数据资料进行整理汇总后,以数理统计的方法分析样本数据资料并推断总体情况。通过统计分析,可以获知调查地区中药资源的特征和分布规律,掌握调查区域资源的贮量和资源更新规律,评价资源的状况,根据社会需要,制定具体的开发利用规划及保护管理措施。

(二)中药资源地图的绘制

中药资源地图是将中药资源的种类、分布或蕴藏量等通过地图的形式反映出来。

1. 中药资源地图的类型

(1)中药资源分布图:主要反映中药资源种类(或物种)的分布。这类分布图又分为地区性资源地图和单品种中药资源地图。地区性资源地图综合反映某地区中药资源情况,它对了解当地中药资源相关情况比较便利,同时也适用于研究各种药用植物混合分布与单独分布的规律。单品种中药资源地图只反映一种中药资源的分布,但这种地图对充分利用和开发某种中药资源的实用价值较大。

(2)群落分布图:是在原有植被图的基础上结合广泛的中药资源调查而绘制的某种药用植物的群落图。根据这类图提供的信息,可减少资源调查的范围,并能计算出某种药用植物所占有的面积,还可为蕴藏量的计算提供参考。

(3)中药资源蕴藏量图:主要反映某种资源的蕴藏量及其在不同地区的分布。它是在进行广泛的蕴藏量调查基础上绘制的。

(4)中药资源区划图:是在气候区划、植被区划等自然区划的基础上,参考农业区划、林业区划等资料,依据中药资源的分布特点和生产情况而制定的专业性区划。常用的主要为适宜性区划和生产区划。适宜性区划主要是在资源的分布特点与自然环境等相结合的基础上完成的,现在经常也加上资源评价结果,在适宜性区划的基础上完成品质区划,主要适合于单品种的区划。生产区划更多是根据区域内的地形地貌及气候特点等,结合区域内中药资源特点和适宜性等选择品种,对该区域内的中药资源生产或开发利用等进行分区布局,既反映当地中药资源的生产特点,又能反映资源合理开发利用的方向。

　　2. 中药资源地图的编绘

　　(1)中药资源分布图的编绘:地区性资源地图的绘制方法是在一定比例尺(一般是1:100万或1:1万)的地图上把该地区所产的主要药用植物或动物用符号表示出来。单种药用植物资源地图是在地图上用小点或符号表示出药用植物的分布,小点的多少也可以表示蕴藏量。还可用特殊颜色或线条来标明分布区的地形、气候或有无开采价值等。调查的路线愈多,范围愈广,所绘制的资源分布图愈详尽。这些地图只能表明所调查植物的大致分布,而不能表明分布的实际面积,也不能表示量的关系。

　　(2)群落分布图的编绘:这种分布图的编绘需借助植被图,根据中药资源调查获得的资料才能完成。编绘群落分布图时所选择的植物群落应是含有较大量的某种植物,且有采收价值,并在图例中标明这些植物群落中所调查种类的多度等级。

　　(3)中药资源蕴藏量图的编绘:这类图的编绘需要准确调查各种群落类型中某种药用植物的蓄积量和某一地区的群落面积,然后计算出总蕴藏量。如果是省级图应以县(或主产乡镇)为单位,县级图至少要以乡镇为单位。蕴藏量大小一般是以圆圈或其他符号来表示。

　　(4)中药资源区划图的编绘:中药资源区划的对象是不同等级的地域系统,又可分为国家、省(区)、地(市)、县等不同的行政区域范围。在编绘中药资源区划图时,要搜集有关本地区自然条件、社会经济条件的相关资料,并结合在中药资源调查中获得的各种资料数据,综合分析单品种资源的水平地带性和垂直地带性,确定不同等级的地域单元。按区内相似性和区际差异性划分不同等级的中药区,根据区划结果绘制区划图。另外,在编绘中药资源区划图时,还应参照区划地区的农业区划图、林业区划图等专业性地图,对于图面的基础性要素和分区边界,要尽可能与其一致。

　　(三) 调查报告的撰写

　　中药资源调查报告是对调查工作进行全面总结的资料,内容包括工作任务,调查组织与调查过程的简述,调查地区地理条件概述,调查地区社会经济条件概述,药用资源调查数据、标本、样品及各种成果图件等。最后对调查地区中药资源开发利用与保护管理工作中存在的问题进行分析评价,并提出科学可行的意见或建议。中药资源调查报告的主要内容及写作格式如下:

　　1. 前言　包括调查的目的和任务、调查范围(地理位置、行政区域、总面积等)、调查工作的组织领导与工作过程、调查方法、调查内容和完成结果的简要概述。

　　2. 调查地区的自然条件

　　(1)气候:包括热量条件、光照、降水和生长期内降水的分布、霜冻特征和越冬条件等。

　　(2)地形:地形变化概况、巨大地形和大地形概况、地形特征与药用植物资源分布的关系,可附地形剖面图加以说明。

　　(3)土壤:包括土壤类型和肥力条件,调查地区土壤侵蚀、盐碱化、沼泽化等生态因素,药用植物资源与土壤条件关系以及在开发利用中对土壤环境的影响等。

　　(4)植被:调查地区植被类型(森林、草地、农田、荒漠等)及其分布以及各种植被条件与药用植物资源的关系等。

　　3. 调查地区的社会经济概况　包括调查地区的人口、劳动力、居民生活水平、中药资源在社会发展中的地位,从事中药栽培养殖的劳动力数量、占总人口的比例以及所受基础及专业教育程度等情况。

　　4. 调查地区中药资源现状分析　主要包括药用植物资源种类、数量、储量、用途、地理分布、开发利用现状、引种栽培生产现状、保护管理现状,并附各种数据表格及分析结果。

5. 调查地区中药资源综合评价　包括种类情况评价(种类数量、利用比率、利用潜力及科学研究等)、质量评价、生产效率评价(经济效益、生态效益和社会效益等)、开发利用潜力(资源的动态变化、受威胁状况、经济价值重要性等)。

6. 中药资源开发利用和保护管理的意见和建议　根据资源评价的分析结果,提出合理开发利用和可持续利用的科学依据、方法、意见和建议。

7. 调查工作总结与展望　对调查结果的准确性、代表性做出分析和结论;指出调查工作存在的问题,以及今后要补充进行的工作。

8. 各种附件资料　是资源调查报告中必不可少的组成部分,是正文报告的补充或更详尽的说明。附件部分可以包括如下内容:数据汇总表(包括各种统计表或图);原始资料和参考资料;调查地区中药资源名录;调查地区中药资源分布图、储量图、利用现状图等成果图。

第三节　中药资源的动态监测

绝大多数的中药资源属于生物类资源,受其物种自身特性、环境生态变化、人类活动及社会经济发展等多方面因素的影响,资源的状况在一定时间、空间范围内会发生变化。为了及时掌握中药资源的动态状况及其规律,更好地实现中药资源的可持续利用,应对中药资源进行动态监测,掌握其"动态性"和"即时性"。

中药资源动态监测也是国家中医药事业发展的需要,《中药材保护和发展规划(2015—2020年)》指出要建立完善的中药材资源保护与监测体系,《中华人民共和国中医药法》明确提出"对药用野生动植物资源实行动态监测和定期普查"。通过第四次全国中药资源普查,我国现已基本建成覆盖全国的中药资源动态监测体系。

一、中药资源动态监测的体系构成与基本原理

中药资源的动态监测(dynamic monitoring)是通过在一定时空范围内,利用各种信息采集和处理方法,对反映或影响中药资源状况的参数进行连续、系统地测定、观察和记录,并对得到的信息进行综合分析,以揭示中药资源动态变化规律,进而对中药资源变化趋势及资源更新能力做出预测和客观评价,为国家或区域中药资源的保护与可持续利用提供决策依据。

（一）中药资源动态监测的体系构成

中药资源动态监测是一个复杂的系统工程,需要有一套成熟有效的监测体系,保证中药资源动态监测信息和服务的时效性、科学性和实用性。中药资源动态监测体系至少包括以下三个系统:管理系统、技术系统和监督系统。

1. 管理系统　资源动态监测是一项长期的工作,需要国家与地方共同参与,建立运转迅速、高效、科学的管理系统十分必要。管理系统包括国家、省、县的三级管理机构,国家级管理机构负责领导全国的中药资源监测工作、组织专家设计实施方案、统一安排工作进度、确定监测指标、管理信息数据,并指导单品种中药资源的监测。省级、县级管理机构负责中药资源动态监测系统维护、数据更新、图像资料管理,监测分析中药资源变化情况,定期发布监测信息,并协助省级、县级监测单位开展工作。

2. 技术系统　资源动态监测的目的是通过对影响资源动态的因子信息的采集和分析以掌握和预测动态变化。因此,信息采集和数据分析的技术尤为重要。如针对野生中药资源种群数量特征和蕴藏量的监测,可以基于地面样地调查、统计抽样和3S技术,加强对中药资源分布面积和单位面积蕴藏量计算方法和估算精度等方面的专题研究,通过现代技术和

传统方法相结合实现对中药资源蕴藏量变化情况的监测。针对中药资源栖息地环境和资源分布的变化,可引入空间信息技术(3S 技术)方法,借鉴土地利用与土地覆被变化监测经验,加强中药资源与生态环境变化关系方面的研究,实现通过对区域内自然生态环境的监测,直接或间接地监测中药资源分布范围变化。针对海量监测数据的存储和分析问题,可采用数据库技术、网络(通信)技术和空间信息技术相结合,研究开发中药资源动态监测数据库和信息管理系统,对中药资源普查和监测站点收集的数据信息进行汇总、存储管理和共享应用。

3. 监督系统　中药资源的动态变化以地面调查的样地基本信息为基础,信息的准确性是关键。因此需要对原始信息和信息更新进行监督。建立国家级、省级监督机构,除了每年对信息的定期、及时更新进行监督外,还要进行现场核对,采用质量抽查的方法,抽取部分样地的检查信息。有条件的地方应在样地监测的同时拍摄航片或低空遥感照片,存入已建立的数据库,定期对遥感影像进行比对,发现不一致时及时找到原因并纠正。

(二)中药资源动态监测的基本原理

中药资源由所有具体的资源物种组成,种群(population)是物种总体资源构成和延续的基本单元,对整体中药资源的动态监测也必须建立在对资源各具体物种及其种群的动态监测基础之上。种群动态监测是中药资源动态监测的核心内容。种群动态信息可通过对固定样地调查的数据进行分析而获得。被监测的种群包括自然种群与人工种养植(殖)种群。

生态环境的变化可对中药资源的生长、分布、质量、栖息地面积等产生直接影响,进而影响中药资源的蕴藏量和资源更新能力,因此要对生态环境方面指标进行监测,并通过分析生态因子与种群动态之间的内在关系,揭示影响种群动态的关键因子及其规律,探究资源物种的生态适宜性,从而服务于中药资源生产。生态环境指标信息可通过样地调查结合 3S 技术的宏观监测而获得。

一些社会经济因素可影响中药资源的开发利用水平,进而影响资源的消耗量,因此也要对相关社会经济指标进行监测。

通过对上述三种指标的监测,并对获得的指标信息进行综合分析,即可基本掌握整体中药资源的动态情况,从而为国家或区域中药资源的保护与可持续利用提供决策依据(图 4-2)。

📖 知识链接

宏观监测

宏观层面的监测是以资源物种总体(或区域性全部资源物种)为监测对象(单元),主要采用 3S 技术(RS、GIS、GPS)等,获取反映该物种全部分布区域的面积及地理、土壤、植被、气候等生态特征的"宏观信息",并结合地面样方调查数据进行信息的综合处理,以全面掌握该资源物种的总体动态、生态适宜性、分布区域生境特征及其影响因素与演变规律等。宏观监测结果主要为国家对资源的管理与应用、生态环境保护、中药生产区划等的决策提供依据。

二、中药资源动态监测的信息采集与分析

中药资源动态监测的核心是资源物种的种群特征变化,居群/种群为动态监测基本研究对象,因此,传统样地调查仍然是资源物种动态监测的基本方法。与中药资源调查不同的是,动态监测要掌握和预测资源动态变化,动态是"数量随时间的变化"的过程,故指标信息

的采集应当是"在一定时期内的脉冲式的连续采集",且在调查的指标信息的采集和分析方法上,与传统的中药资源调查方法都有所不同。

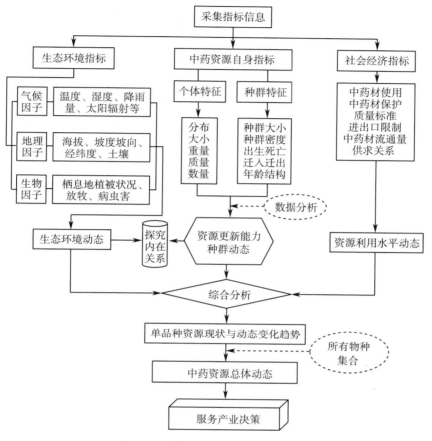

图 4-2　中药资源动态监测基本原理

（一）监测样地的设置

单品种资源物种的动态监测以固定样地为基础,结合临时样地来实现。监测样地选择与中药资源调查中样地的选择类似,但由于动态监测需对监测对象的相关信息进行"脉冲式的连续采集",同一物种的不同种群间所表现出的结构往往与其生境密切相关,所以在选择监测样地时,不仅应注意避免生物因素（人为、放牧等）对样地的影响,采取一定的保护措施,以保证样地可供持续采集信息;同时应在物种分布区域内具有不同生态环境类型的地区设立样地,以保证样地在反映监测目标物种动态水平上的代表性和全面性。鉴于人力、物力因素,样方数量不一定过多,因数据统计的需要,样方面积应比一般的中药资源调查样方大1~2 倍。

（二）监测指标体系

能引起中药资源时空分异和变化的因素均可作为监测指标,根据影响中药资源变化的因素,监测指标可从中药资源自身、自然生态环境和社会经济环境 3 个方面选取。

1. 中药资源自身方面的指标　直接反映中药资源状况的指标,如分布、大小、重量、质量、数量等;反映中药资源的自然更新能力的种群特征指标,如种群大小、密度、出生死亡、迁入迁出、年龄结构等。

2. 生态环境方面的指标　对中药资源生长、分布、质量、产量有影响的如温度、湿度、降雨量和太阳辐射等气候因子；海拔、坡度坡向、经纬度、土壤等地理因子；中药资源栖息地群落植被状况变化、放牧、病虫害等生物因子。

3. 社会经济方面的指标　对中药资源开发利用水平和能力有影响的因素，如中药材使用、保护、质量标准、进出口限制等政策法规，中药材流通量、对价格有影响的供求关系等。

（三）监测指标信息采集时间

动态监测需在监测对象生命期内连续多次采集数据，对于多年生物种，采集时间可以年为单位作 1 个周期进行信息采集和分析；对于一年生物种，则应以 1 个生命周期为单位采集和分析信息。在采集周期中需根据物种的物候期和药用特点（部位、采集期等），在不同生长阶段进行采集，如花期、果期、营养生长期、药用部位等均需进行信息采集。

（四）综合分析评价中药资源动态

首先要比较、分析和评价各指标对种群动态影响，在此基础上，对所采集的信息进行综合分析，便可进一步对种群、物种动态做出分析评价。根据中药资源动态监测的目的，对物种总体资源的分析评价应着重围绕 5 个方面进行：①资源的数量动态，包括个体数量、生物产量及药用部位产量等指标；②自然更新能力，包括个体数量、生物产量及药用部位的年增长量等指标；③影响资源动态的因子；④环境适应性和适生环境特征分析；⑤资源动态发展趋势的预测等。

种群及物种总体资源动态是各因子综合影响的结果，在综合分析评价时，应特别注意各因子对动态的交叉影响及其影响角度和大小。如在分析评价种群个体数量变化的影响因素时，除通过种群动态模型分析获得总体评价外，还需考虑年龄结构中成年个体（已进入生殖期的个体）和幼年个体（处于营养生长期的个体）的比例、种群密度（自疏效应、植株生长状况与密度的关系）等影响。

如果种群动态处于稳定或增长状态、自然更新率高、各生长发育阶段间转移率高，表明物种对所在生态环境有着较好的适应性，并可通过比较不同种群的动态状况和生态环境差异，判断其适宜的生态特征。同样，在分析评价物种总体资源动态时，"宏观"层面监测的分布区域、生态环境特征等信息以及社会经济调查的信息都有着重要的参考价值。固定样地调查获得的"微观"层面的动态监测结果，进一步结合 3S 技术对物种资源动态的宏观分析，即能较为全面地掌握资源物种的整体动态。

三、资源动态信息的评价利用

中药资源动态监测的最终目的是为中药资源的科学有效保护与可持续合理利用提供依据。通过对监测样地的信息采集、数据处理和综合分析，获得有关资源的数量动态、自然更新能力、影响因子、适生环境及动态发展趋势等资源动态信息后，还应组织有关专家，收集参考有关监测对象物种的生产、质量、利用、市场需求等方面的资料，结合具体目的，从该资源的保护、利用、生产等方面做出评价，促进成果的利用。动态监测结果主要应用于以下这些方面：

（1）为政府制定有关中药资源保护的政策法规、发展规划提供决策依据。如根据数量动态和趋势预测，可确定该物种的保护程度；根据适生环境等特征，指导建立珍稀濒危物种保护区。

（2）指导制订合理的中药区划及药材生产计划。如根据物种的适生环境特征确定中药材生产区划；参考其动态影响因子（如年龄结构、大小结构）和生态适宜性，指导制订和实行区域布局合理的轮采、休养等保护性生产计划和措施等。

（3）为企业的中药资源开发利用提供决策咨询。如根据资源的蕴藏量及其动态、自然更新能力等,指导该资源是否应当禁止或限量使用。

(4)增强全社会公众的资源与生态环境保护意识。通过政府有关媒体向社会发布中药资源动态监测结果,将有利于增强和提高社会公众对资源与环境的保护意识和参与程度,促进资源开发利用与保护的良性循环。

案例

3S 技术在第四次全国中药资源普查中的应用

2011 年由国家中医药管理局牵头开展了第四次全国中药资源普查,现已在我国中西部的 22 个省份 655 个县完成了中药资源普查试点工作。本次普查应用了 3S 技术、计算机数据库和网络技术、现代仪器分析技术、群落学、统计学等综合技术。多学科组合技术在中药资源调查中的应用,给中药资源调查方法带来质的飞跃,卫星遥感技术的发展和计算机技术的进步使中药资源调查容易操作,可重复,花费少,提供信息及时。

第四次全国中药资源普查注重定量方法及现代技术(如样方、GPS 定位、GIS 成图、RS 遥感解译、计算机数据库和网络技术、现代仪器分析技术等)的结合应用,确定中药资源的蕴藏量、产量、主产区分布、需求量等。在 3S 技术中,GPS 用于实时、快速地提供目标的定位定向信息;RS 用于实时、准确地提供目标环境的语义或非语义信息,发现地球表面的各种变化,及时对 GIS 数据进行更新,具有视野宏观、动态监测等特点;GIS 作为集成系统的基础平台,可对源时空数据进行综合处理、集成管理、动态存取、及时分析决策,形成一个完整的闭环控制系统。

1. 电磁波波谱曲线法在中药资源监控和调查中的应用　利用低空地面构架平台,进行栽培种群和野生种群的样方调查。通过对目标药材进行电磁波波谱曲线的测定,找出探测具体目标药材的依据及具体药材的生长状况和病虫害危害情况的信息依据;利用低空遥感的微距平台,检测中药材微观信息与药材品质的关系。

2. 遥感技术——航天遥感(卫星)及航空遥感结合确定中药生态环境、种群分布及生物量　利用卫星遥感平台寻找目标药材的生态环境条件,利用高分辨率卫星数据或航空遥感影像调查分析药用植物种群的分布及不同时间的生物量。

此外,遥感技术也可应用在种群调查、资源分布、生存状况及生物量变化等方面,如研究不同海拔高度、不同地貌条件下(如坡向、坡度)中药资源的分布状况;不同土壤质地和地球化学特征区域与中药资源分布特征之间的关系;不同荫蔽度下的中药资源的生存状况与生物量的变化关系;不同生态条件与中药资源物候表现的关系等。

卫星定位系统与遥感技术结合可用于中药资源的定点动态监测,以判断药材的生长期,从而推测该药材的生物量等等资源信息。

3. 计算机数据库及网络技术在中药资源监控系统中的应用　研究计算机数据库及网络技术在中药资源监测中的应用,包括建立中药综合数据库、数据分析、数据的应用、数据的发布与更新、信息资源共享、分析中药资源动态变化及市场变化预测。

笔记栏

学习小结

1. 学习内容

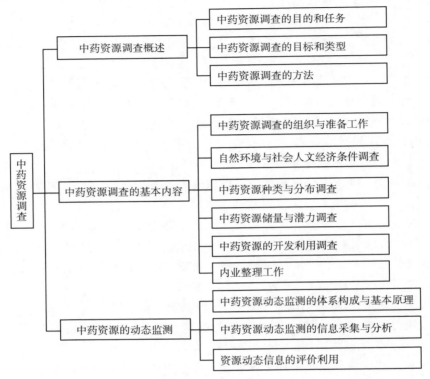

2. 学习方法 通过结合文献阅读来掌握中药资源调查的内容、方法及动态监测方法,熟悉中药资源调查的准备工作、中药资源图的绘制及调查报告的编写,同时通过相关实例了解空间信息技术在中药资源调查中的应用。

(郭盛磊 杨成梓)

复习思考题

1. 中药资源调查的目的和任务是什么?
2. 中药资源调查样点如何设置?
3. 中药资源调查的内容有哪些?
4. 中药资源动态监测体系的构成有哪些?

扫一扫
测一测

第四章
模拟试卷

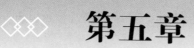

第五章

中药资源评价

学习目标

1. 掌握中药资源评价方法并结合案例了解其实际运用。
2. 熟悉中药资源评价原则。
3. 了解中药资源评价的目的意义。

我国是世界上药用自然资源最丰富的国家之一,然而,长期以来,由于人们缺乏对中药资源的正确认识与合理利用,许多中药资源已经或正面临灭绝。因而,针对中药资源的特点对其进行客观全面地评价,并在此基础上实施有效管理,是实现中药资源可持续发展和促进中医药走向世界的必然举措。

第一节　中药资源评价的目的与原则

中药资源评价(evaluation of Chinese medicinal material resources),是基于一定的科学理论、技术和方法,按照一定的评价原则或依据,对特定区域内中药资源的数量、质量、分布特征、地域组合、开发利用、治理保护及其经济、生态价值等方面进行定量或定性的分析与评估。中药资源评价必须在全面深入地调查并掌握资源种类、数量及动态变化的基础上进行。

一、中药资源评价的目的

中药资源评价的目的是从整体上揭示中药资源的优势与劣势、开发利用潜力大小、限制性及其限制强度,并提出开发利用和治理保护的建议,为实现资源的开发、利用、保护和经济、生态等综合效益提供科学依据。

在进行中药资源的评价时应注意从以下几个方面考虑:首先,从国民经济和社会发展的宏观角度论证资源项目建设的必要性并分析项目是否符合国家规定的投资方向、产业政策、行业规划及地区规划等;其次,从微观角度分析资源项目所提供的产品性能、数量、质量等是否符合市场调节的需要,有无竞争能力,是否属于升级换代产品,以判断资源产品的市场地位及其生命力;最后,对资源项目的供求状况做出全面的综合分析,判断项目有无必要建设,并给出明确结论。

合理的中药资源评价不仅可以为地区中药资源的合理开发利用提供科学的量化指标,也可在各省乃至全国范围内的中药产业规划、建设与管理中起到总体引导和控制作用。如沙棘生长在贫瘠地区,再生能力强,根系可防止水土流失,且有固氮作用,有很好的生态效益;同时,其果和叶不仅可药用,又可食用,有很高的经济效益;对其进行正确的资源评价不仅有益于实现本地区经济的快速发展和生态系统的良好运行,同时也可为我国整体经济和生态建设等工作提供思路。

二、中药资源评价的原则

作为自然资源的一部分,中药资源不仅具有名称、分类地位、性状特征、内在化学成分等物种一般特性,还具有区域性、群体性、动态性等特征。因此,对中药资源进行评价时应结合其特点,选用的指标既要体现中药资源本身特点,又要体现其与生态、经济和社会环境之间的相互影响。在中药资源评价过程中应注意遵循以下原则:

(一) 科学性与可操作性相结合的原则

中药资源的评价指标体系必须建立在遵循资源利用的自然规律、生态规律和经济规律等科学规律的基础之上,做到客观全面地反映中药资源在系统内部运动及外部影响状况。此外,只有可操作、可应用于实践的科学才能使科学性得以实现,因而,其指标体系的建立要兼顾数据搜集处理及分析的可操作性。

(二) 综合分析与主导因子相结合的原则

以中药资源的可持续利用为目标的评价涉及自然、经济、社会等多方面因素,因此,选取多用途性和可量化的指标对各影响因素进行综合分析,才能全面、科学地对开发利用前景进行准确评估。同时,在各种影响因素中,又总有一个或几个因素尤为重要,因而,应充分注意起关键作用的主导因子及其特点,选取富有代表性的指标,才能找出需要调控的关键因子,实现中药资源的有效开发利用。

(三) 适应性与稳定性相结合的原则

中药资源的评价是综合所调查地区的中药资源种类现状、药材产量和质量及其开发利用价值等方面情况得到的各药材种类开发利用前景的等级系统。由于中药资源种类等各方面情况会随时间、自然条件、科技水平等发生变化,因而要求评价指标体系的确定要充分考虑资源动态发展和变化的特点,且每经一定时期,需对评价指标体系进行调整,以满足现实统计分析和预测决策的需要。此外,评价指标体系还应能反映一定时期内一定区域范围内中药资源开发利用状况和相应经济社会的发展程度。由于中药资源评价指标体系的建立是一个专业化的工作过程,不仅需要时间、人力、物力等成本性投入,还需要时间去验证和改进,因而评价指标体系不宜频繁变动,在一定时期内应保持相对的稳定性。

(四) 系统性与层序性相结合的原则

中药资源是一个基于自然生态的有机系统,各种资源在中药生产中体现出相互联系、彼此依存的耦合性,同时地理区域是一个由不同层次、不同要素构成的复杂系统。面对这样一个复杂的有机系统,一方面,应使指标体系能够从时间和空间上综合地反映和标准化地衡量中药资源可持续利用的各环节和因素,较为广泛地覆盖评价项目;另一方面,要考虑到中药资源对区域发展的影响,对相关的联系点进行相应的指标覆盖,使指标体系更具有层次性和逻辑性。

(五) 国际经验与中国需要相兼顾的原则

中药资源的评价一方面要广泛参照和积极借鉴国际先进的资源评价理论和操作经验,不断改进自己的评价方法;另一方面要结合中国现实,依托中国资源评价已取得的实际经验,在逐步实现与国际接轨的同时,积极研究本国资源特色,最终构建既符合本土文化又符合国际化要求的综合性中药资源评价体系。

(六) 定性指标与定量指标相结合的原则

在实际工作中,资源、生态、环境方面有许多对整个系统非常重要的评价指标不能或难以被量化,此时,对这些指标所涉及的范畴应先进行定性描述,在经过评价分析后,将定性指标进行适当的量化处理,找到近似值,以反映实际情况。这样,既能满足综合评价需要,又能满足评价指标体系尽量采用定量指标的要求。

第二节　中药资源评价的主要内容和方法

中药资源的评价工作,一般都需要对调查区域的资源状况进行较为系统的综合性评价。根据评价对象、任务和目的不同,中药资源评价可分为以下几类:一是根据评价区域范围,可以分为全国性和地区性资源(调查)评价,或为特定区域开发利用、生物保护等工作而开展的区域性资源评价;二是根据评价对象,可以分为单种资源(药材)的专项评价与多种资源同时进行的综合评价;三是根据评价目的,可以分为以资源开发利用为目的的资源经济性及可持续利用度等生产性评价,或为珍稀濒危生物资源保护区建设及相关保护政策的制定等开展的种群濒危程度及生存状况等方面的专业性评价。例如,第四次全国中药资源普查,需各地区配合开展区域性普查,且此次普查除依据《中国药典》《中国中药资源》《中国道地药材》等对常用重点中药品种及其生态系统进行调查外,还参考珍稀濒危植物名录确定了重点调查资源(中药材)目录,以期为进一步的全国性和区域性中药资源评价、开发利用和生物保护等提供资料。

可见,中药资源的评价是对中药资源进行定性或定量的分析评估,其内容主要包括资源蓄积的数量、资源产品的质与量、资源的可利用性和资源的可持续发展等方面,其需要的知识和方法涉及中药学、生态学、生物学、农学、统计学、社会经济学等众多学科。

一、中药资源评价的内容

中药资源评价主要包括预计消耗量、潜在风险和可持续利用措施 3 个方面,对于复方中成药,其处方中所含的每一味药均应当单独进行资源评估。比如,药品上市许可持有人或中药生产企业需对未来 5 年内中药资源的预计消耗量与预计可获得量之间进行比较,包括中药产品生产对中药资源可持续利用可能造成的影响均需进行科学的评估。

(一)背景资料

用于中药资源评价的背景资料包括以下内容:

1. 市场规模分析　中成药从产品适应证定位、目标人群、所治疗疾病的发病率、达到治疗效果的每个患者平均所需药品量和生物量、产品潜在的市场规模等方面论述。中药饮片从销售目标市场覆盖范围论述。

2. 处方及实际投料　列出每一味药的名称及其处方量;明确每一味药的实际投料量。

3. 中药资源基本信息　明确药品上市许可持有人或生产企业所用中药资源基源物种及其生物学特性,所使用中药资源的药用部位和产地初加工信息,野生或种植养殖的来源情况。

4. 产地基本信息　中药材产地地理位置(野生提供来源区域)、种植养殖基地面积、生产和组织方式。进口中药材应当提供原产地证明及进口商相关信息。

5. 中药材质量信息　选择中药资源物种、基地位置或来源区域的主要依据;对中药材质量进行的相关研究。

(二)预计消耗量

中药资源预计消耗量是指在评估年限内产品预计消耗掉的中药材总数量。

1. 中成药 中成药根据处方和预计年销售量计算被评估产品预计消耗量,计算公式为:

预计消耗量(t)= 每个最小包装单位消耗中药材量(g) × 预计年销售最小包装总数 × 百万分之一

其中:①每个最小包装单位消耗中药材量,以背景资料2提供的资料为依据计算。②预计年销售最小包装总数可以参考同类上市产品近5年的年销售量,或根据产品自身既往销售情况估算,此部分资料主要从背景资料1获得。

2. 中药饮片 每个产品可根据其每年所有销售终端(医院、药房等)的累计销售量或参考同类产品市场销售量估算。此部分资料主要从背景资料1和2获得。

(三) 预计可获得量

重点描述中药生产企业能够获得特定药材资源的途径及可获得量。

对来源于人工种植养殖的中药材品种,应当说明基地的范围、基地年产量;对来源于野生的中药材品种,应当说明野生中药材的来源区域范围、可获得量等。

(四) 潜在风险

中药资源潜在风险可从中药材再生能力、中药材成药周期、分布区域、濒危等级、特殊价值等方面分析,相关内容可来源于背景资料3、4。

1. 再生能力 应当说明所使用中药材是否为可再生资源以及再生的限制条件,包括人工繁殖是否存在障碍、特殊生境需求等。

2. 中药材成药周期 应当说明中药资源从幼苗生长到繁殖器官成熟所需要的时间和生产符合药品标准的中药材所需要的时间,可以引用文献数据或实测数据。

3. 分布区域 应当说明所使用中药资源分布范围,重点从中药资源道地性和品质变异的角度说明,可以引用文献数据或实测数据。

4. 濒危等级 应当关注国家、地方或国际珍稀濒危保护名录的更新情况,并说明所使用中药资源是否被列为保护对象,以及是否收录在相关保护名录中。

5. 特殊价值 应当说明所使用中药资源在生态系统和生物多样性中的特殊作用和价值。例如,甘草、麻黄对防风固沙具有重要生态价值,过度采挖可能导致土壤沙化。

6. 风险特别提示 所使用中药资源含有以下任何一种情形时,需要在中药资源评估报告结论部分对该资源含有的风险进行特别提示:

(1)不可进行人工繁育:该类中药材生长条件或繁育机制尚不清楚,不能进行人工种植养殖,中药材可持续供给存在障碍。

(2)中药材成药周期在5年以上(含5年):该类中药材从繁殖体种植养殖开始计算,生长成为达到药用标准中药材的时间超过5年,生产周期长导致产量波动大,供需动态匹配困难。

(3)对生境有特殊需求,分布较窄:该类中药材仅分布在特定区域,产量难以扩大,过度采挖极易导致物种濒危。

(4)为野生珍稀濒危资源:该类药材已经出现资源问题,已收入野生珍稀濒危资源名录,国内外法律法规对该种资源的使用具有限制措施。

(5)质量不稳定:该类中药材不同区域质量变异较大或品种容易混杂,容易出现质量问题。

(6)存在严重连作障碍:该类中药材由于病虫害、营养等因素,无法在同一地块反复种植,需要不断更换种植地,质量管理有难度。

(7)其他可能造成资源量或质量问题的风险:如进口药材、产地变迁、气候变化、环境污染等。

（五）可持续利用和稳定质量措施

中药资源可持续利用措施的评估需着重说明以下情形：

1. 可持续获得性　对来源于人工种植养殖的中药材品种，应当提供基地发展 5 年规划；对来源于野生的中药材品种，应当明确年产量，说明 5 年自然更新、野生抚育和野生变家种家养等情况。

2. 稳定质量措施　应当明确并固定中药材基源、来源区域、采收时间、产地初加工方法等。来源于人工种植养殖的，还应当说明种植养殖符合中药材生产质量管理规范要求的措施。

（六）中药资源评估决策和动态调整

分析可持续利用措施是否能够有效防范潜在风险，根据预计消耗量与预计可获得量的匹配情况，可做出中药资源评估决策。

可持续利用措施能够有效防范潜在风险，预计消耗量与预计可获得量相匹配的，说明中药产品对中药资源可持续利用带来的风险较低。

可持续利用措施无法有效防范潜在风险，预计消耗量与预计可获得量不相匹配的，说明中药产品对中药资源可持续利用带来的风险较高，则应慎重考虑产品的研发或上市，并需要调整预计消耗量或可持续利用措施。

经过调整，仍无法有效防范潜在风险，预计消耗量与预计可获得量不相匹配的，说明中药产品的生产有可能导致相关中药资源的枯竭。

二、中药资源评价的方法

目前，中药资源评价多借鉴森林、土地、农业、旅游等行业建立的自然资源评价方法。常见的自然资源评价方法主要有市场价值法、替代市场法、机会成本法、恢复和防护费用法、影子工程法等。

（一）市场价值法

市场价值法又称直接市场价格法，是将自然资源质量看作一种生产要素，资源质量的变化会引起生产成本及生产率的变化，从而导致产品价格和产出水平的变化，这种变化可观察，并可用货币测量。例如，用污染水源灌溉田地引起的经济损失，可按照作物产量减少的多少计算。此方法是经济学中较为成熟的评价方法，但由于资源的地域差异性、资源质量的非完全均等性、市场价格形成时间和评价时间不同性等，通常需要对资源的市场价格进行质量修正、时间修正、地域修正等；此外，资源的稀缺性、所有权的垄断性等使得价格围绕价值上下波动的价值规律在自然资源市场中大打折扣。因此，此方法难以保证结果的准确性，这也是其运用于自然资源评价时的最大缺陷。

（二）替代市场法

该法是市场价值法的延伸。当所评价的对象（如空气、环境、景观等）本身没有市场价格可用于直接度量时，可以寻求替代物来间接度量。例如，当在进行水力发电利用的水资源价值评价时，水资源的价值可根据相同发电量所消耗的煤炭资源价格估算。替代市场法简便易行，目前较为行之有效，但此种方法要求必须有可替代性的资源且忽视了资源的价值本质，缺乏充分的理论基础。

（三）机会成本法

资源的机会成本是指把该资本投入某一种特定用途后所放弃的在其他用途中所能获得的最大利益。机会成本法是用收入或收入损失评价无价格的自然资源，可以用该资源作为其他用途时可能获得的收益来表征，特别适用于对自然保护区或具有唯一性特征的开发项目的评估。例如对防护林进行价值评价时,禁止砍伐树木的价值可以用防护区不砍伐树木造成的收入损失来计算。

(四)恢复和防护费用法

当资源质量下降时,人们会采取相应措施预防和治理,该方法即是用采取上述措施所需的支出来评价资源的价值。例如,计算土壤的经济损失就是以使土壤肥力恢复到原来水平所需的施肥、灌溉、保养等费用表示。

(五)影子工程法

该方法是恢复费用法的一种特殊形式,是在自然资源被过度利用或退化后,用人工方法建筑新工程来替代原来生态环境下资源的功能,然后用建筑新工程的费用来估计环境资源不合理利用造成的经济损失的一种计量方法。例如,森林涵养水分所带来的效益难以直接计算,可通过能蓄积同样水量的水库来计算,水库的建设投资、运行与管理费用就成为森林涵养水分的收益。

知识连接

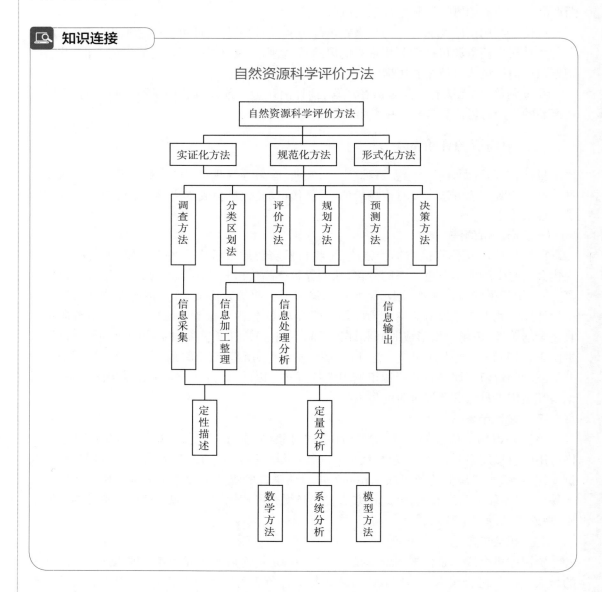

自然资源科学评价方法

此外,尚有收益还原法、净价格法、功能效益评估法、资源质量成本法、资源功能成本法、资源能量成本法、人力资本法、假设市场法等自然资源评价方法。自然资源评估方法的研究国外起步较早,如美国 Marion Clawson 等人早在 20 世纪 50 年代末就提出采用"旅行费用法"评估与自然资源增长相关的效益变化情况等;我国在此方面的研究较晚,但近年来自然资源评价开始受到重视并得到一定程度的发展,然而适宜中药资源特点的评价方法和指标体系仍待发展和完善。

三、中药资源的数量和品质评价

(一)中药资源的数量评价

中药资源的数量,系指在一定社会经济技术条件下,能够被人类开发利用的各种中药资源的多少,其数量特征是表征中药资源丰富程度的量化指标,可以反映中药资源的有限性、稀缺性和时间性,是正确评价中药资源开发价值的重要依据。中药资源的数量评价主要是对药用生物资源的数量、分布面积、分布密度、种群的年龄和性别结构及药用部分的蕴藏量、药材产量等进行评价;此外,还对药用矿物资源的探明储量、可采储量和远景储量等进行数量评价。

用于中药生物资源数量评价的指标主要有 4 类,即生物种类数量、生物个体数量、资源蕴藏量和药材产量。其中,生物种类数量,系指某地区拥有多少种药用生物,是中药资源丰富程度的体现;生物个体数量,系指某地区某种药用生物个体数量的总和(也可用某地区所有药用生物种类个体总数量表示);资源蕴藏量,系指区域内某种中药资源自然蓄积下来的生物物质总量;药材产量,系指某地区某种药材单位面积可获得的数量,一般用单位面积可获得的合格药材的重量来表示(也可用某地区所有药用种类单位面积产量表示)。由定义可知,资源蕴藏量并不等同于药材产量,药材产量是可获得的那部分资源蕴藏量。

此外,与资源蕴藏量和药材产量等中药资源数量紧密相关的生物年龄及性别结构等种群特征,可在一定程度上反映中药资源的生产潜力和可持续性,亦可作为中药资源数量评价的指标。例如,银环蛇(幼蛇入药)、酸橙及其栽培变种(未成熟果实入药)、丁香(花蕾入药)等药用生物只有在特定年龄阶段才具有药材生产的能力,地鳖或冀地鳖(雌虫入药)、中国林蛙(雌蛙输卵管入药)、梅花鹿或马鹿(均为雄鹿未骨化密生茸毛的幼角入药)等药用动物只有特定性别个体才能生产某种药材。利用种群的年龄结构可评判种群发展动向,判定稀有濒危资源状况及评价地区资源的未来可利用量等;而种群个体的性别比例关系,不仅可以反映出种群的繁殖能力,还可推断资源数量的动态变化、评价资源的可利用量等。

(二)中药资源的品质评价

中药资源评价不仅要关注其数量,更要关注其品质。中药资源品质评价一般将性状、理化特征作为最基本指标进行评价。此外,分子生物技术和临床疗效也是进行中药资源品质评价的有力依据,但目前其评价方法还不够系统全面,有待进一步完善。另外,因产地环境对药材质量形成具有重要作用,药材的道地性也可作为中药资源品质评价的间接指标。

1. 性状评价　性状评价主要是指通过所产药材的外观形状、颜色、断面以及外形尺寸大小等,判断其真伪优劣。自古以来历代医药学家非常重视利用"看、闻、摸、尝"等传统经验鉴别药材品质。传统的经验鉴别是我国医药学家长期的实践经验积累,是具有中医药特色的品质评价体系。著名的生药学家谢宗万先生将其概括为"辨状论质",并认为其是中药传统的品质评价的精髓,可以与中医临床的"辨证论治"相媲美。"辨状论质"在当前药材质量评价方面依然是不可或缺的重要手段,如"芦长碗密枣核节,紧皮细纹珍珠须"是野山参的重要评价依据,"马头蛇尾瓦楞身"是鉴别海马的重要依据,"铜皮铁骨狮子头"是三七的重要评价依据等。同时,"辨状论质"也是当前区分中药材商品规格等级和药材道地性的重要依据,如味连(四川)、雅连(四川)、云连(云南)是黄连的三种商品规格,其中,味连多分枝、集聚成簇、形如鸡爪,雅连多为单枝、"过桥"(对表面平滑如茎秆的节间的习称)较长,云连亦多为单枝、"过桥"较短。此外,通过对药材的组织结构、细胞形状及内含物等较为稳定的显微特征进行评价,弥补了性状评价的不足,尤其是在对破碎或粉碎后的药材评价中发挥着重要作用。

2. 理化评价 药材内在活性成分含量的高低在很大程度上可以代表中药资源品质的优劣,可作为资源品质评价的重要标准;依据药材化学成分种类组成及其含量高低对药材质量进行的定性和定量评价,已经成为药材品质评价的常规方法。此外,采用生物学和药效学等方法对药材质量进行评价的研究成果,也可用来作为中药资源质量评价的新方法,如《中国药典》中采用生物效价法控制水蛭的质量。此外,朱砂、赭石、胆矾等矿物药的质量不仅与其所含的化学成分有关,还与其颜色、比重、晶体结构等物理性质密切相关。药材常用的理化评价检测方法,可参见《中国药典》及相关书籍。

3. 道地性评价 道地药材是指历史悠久,品种优良,产量宏丰,疗效显著,具有明显地域特色的中药材。如川芎以四川所产个大、质坚实、断面黄白、油性大、香气浓者为佳;当归以甘肃所产主根粗长、油润、外皮色黄棕、断面黄白、气味浓郁者为佳;牛膝以河南所产根长、肉肥、皮细、黄白色者为佳。如果说常用中药材是中药资源的精华,道地药材则是常用中药材的精华,是中药材"品、质、性、效、用"的集中体现,融入和反映了中医药思维。因此是否为道地药材,是中药资源品质评价的重要内容之一,而与药材道地性形成关系较为密切的遗传特性和产地环境状况等可作为中药资源品质评价的指标,通过分子生物学等现代技术结合资源评价一般方法进行评价。

四、中药资源的经济价值和生态价值评价

(一)中药资源的经济价值评价

中药资源的经济价值评价,是指借助经济学原理和方法,全面分析和评价中药资源所能产生的经济价值。

中药资源的蕴藏量是评价中药资源经济价值的最重要指标,但有些中药资源由于条件所限不能被充分利用。例如,野生药材常常挖大留小,采密留疏以保持药用生物资源的更新能力,维持其可持续利用;杜仲等只有生长到一定年龄才有采收价值,其蓄积的药材资源才能利用;石耳(生于悬崖峭壁阴湿石缝中)等资源分布特殊,正常条件下难以采收;天山雪莲等分布零散、数量较少,且为国家二级保护植物,已明令禁止采挖其野生资源;甘草等资源采收后易引发生态灾害等。实际上,只有可利用的资源蕴藏量才有可能变为商品产生经济效益,因而,中药资源的"年允收量""经济量"等指标均可用于中药资源的经济价值评价。

中药资源经济价值评价方法通常采用收益 - 成本法,在通用的经济评价领域被称为效益 - 费用比指标。它是衡量投资效益最直观易懂的指标,属于比率性指标。该分析要求成本、收益均以货币形态计量,常用指标为收益 / 成本(B/C)。如果 B/C>1,则方案经济,可考虑使用;反之,则不考虑。

一般而言,同一种中药资源往往具有多种开发利用的可能性,同种资源的各种可能开发利用方式的经济合理性也会存在一定差异,资源开发所取得的经济效益亦会不同,因此,在评价中药资源的经济价值时,亦需兼顾。另外,社会生产力发展水平,国家资源开发政策,以及资源分布区域的地理环境等条件,往往也会直接或间接影响到资源利用的经济价值,也应列入资源评价时的考虑因素。

（二）中药资源的生态价值评价

中药资源的生态价值是指人们在生产中依据生态平衡规律,使自然界的生物系统对人类的生产方式、生活水平和环境条件产生的有益影响和有利结果,主要体现在以下方面:①防风固沙,保持水土。如甘草、麻黄、肉苁蓉等药用植物生长在温带草原和荒漠地区,具有重要的防风固沙作用,这些资源一旦被过度开发会引起环境恶化,甚至造成难以逆转的生态灾害。②减少污染,净化环境。药用植物可不同程度地拦截、吸收、富集大气中的灰尘、污染物及有毒物质,并使有毒物质在体内自行降解或转化为无毒物质,在净化大气、水质和消除噪声等方面作用显著。此外,许多药用植物还能挥发、分泌多种杀菌素,阻止病菌等的繁殖和传播,如地榆根的水浸液能在一分钟内杀死伤寒、副伤寒的病原物和痢疾杆菌的各菌系。③改善群落生态,保护生物多样性。药用植物中的桑树、青麸杨、槐树等乔木冠层密集,可增加林内空气湿度并减小温差,进而保持较多的林木蒸腾和地面蒸发的水汽;三颗针、十大功劳、黄荆等灌木层和仙鹤草、夏枯草、车前草等草本层则充分利用林内的光、水、热等,更好地参与改善栽培地的群落结构和维护生物多样性。中药资源的生态价值评价则是指对包含有药用生物的自然资源整体所产生的生态价值予以评价,包括生物多样性评价、药用生物的初级生产评价等。

1. 生物多样性评价　我国地跨热带、亚热带、温带、寒温带,是世界上生物多样性最丰富的国家之一。生物多样性是指生物及其与环境形成的生态复合体以及与此相关的各种生态过程的总和,包括数以百万计的动植物、微生物和它们所拥有的基因,以及与生存环境形成的复杂的生态系统。生物多样性不仅为人类生存提供了所需的食品、药物和工业原料等物质基础,还提供了精神和美学享受,同时在维持生态平衡和稳定环境上也发挥着重要作用。生物多样性作为一个内涵十分广泛的重要概念,包括遗传多样性、物种多样性、生态多样性、景观多样性等多个层次和水平,中药资源的生物多样性评价则主要基于对其群落物种多样性的评价,常用评价指标有:

（1）物种丰富度指数（D）

$$D_{gl}=S/\ln A \qquad （\text{Gleason}, 1992）$$
$$D_{ma}=(S-1)/\ln N \qquad （\text{Margalef}, 1958）$$
$$D_{me}=S/N^{1/N} \qquad （\text{Menhiniek}, 1964）$$
$$D_{mo}=S/N \qquad （\text{Monk}, 1956）$$

式中,D指物种数目随样方增大而增大的速率;S为物种数目;N为所有物种的个体数之和;A为样方面积。

（2）Simpson 指数（D）: 又称优势度指数。

$$D = 1 - \sum_{i=1}^{s} P_i$$

式中,P_i为种i的个体在全部个体中的比例;S为种数。

（3）Shannon-Wiener 指数（H）

$$H = -\sum_{i=1}^{s} P_i \log_2 P_i$$

式中,P_i为种i的个体在全部个体中的比例;S为种数;对数的底可取 2、e、10,单位分别为 nit、bit 和 dit。

2. 药用生物的初级生产评价　初级生产是指植物光合作用积累物质和能量的过程,是反映生态系统内物质循环和能量流动的一个综合指标。在初级生产过程中,用于植物生长和生殖的那部分能量称为净初生产量(或第一性生产量)。净初生产量通常用每年每平方米所固定的能量值表示,初级生产积累能量或有机物质的速率,称为初级生产力。初级生产力是对生态系统进行生态学评价的重要指标之一。初级生产力不仅受地球生态环境、生态系统的发育年龄和群落演替等制约,还受动物的捕食作用影响。陆地生态系统净初生产量的测定方法通常采用收获量测定法,即定期收获植被,干燥至恒重,再以每年每平方米所生产的有机物质干重表示。

案例

例1　中药资源价值评估体系研究——基于价值链视角的分析

目前中药资源评估方法如直接市场定价法、影子价格法、支付意愿法等,往往将中药资源当作一个整体而忽略了其在各个战略环节上的价值增值,价值链的出现可对中药资源价值进行全面评估和有效管理。

1. 基于价值链理论的中药资源价值评估方法与指标选择　中药资源价值评估必须把握产业化过程中的关键环节,其评估方法需将基本价值与修正价值结合,即:

$$中药资源价值 = 中药资源基本价值 + 中药资源修正价值$$

基本价值和修正价值评价指标的建立应依据以下原则:充分、全面、有代表性,指标可获得,每个指标的内涵清楚且相对独立,指标具有针对性等。

2. 中药资源的基本价值测算　选择中药资源收益还原法对中药资源的基本价值进行测算。中药资源收益还原法是将中药资源作为一种以获取利润为目的的投资,并以平均利润为基准,将中药资源收益以平均利润的商作为资源价格。即:

$$V = \frac{a}{1+r} + \frac{a}{(1+r)^2} + \frac{a}{(1+r)^3} + \cdots + \frac{a}{(1+r)^n} = \frac{a}{r}(\forall n \to \infty)$$

式中,V为自然资源价格;n为自然资源使用期限;a为平均期望年或自然资源净收益估算值;r为收益还原率,一般采用扣除通货膨胀后的银行存款利率或社会投资的平均回报率。

3. 中药资源修正价值核算　中药资源包括中药材种质资源、种植业(养殖业)、饮片加工等增值环节,基于价值链整体价值评估体系的特点,运用德尔菲法和层次分析法相结合的方法确定加权系数。具体步骤是:专家根据因素评分表中的指标结合中药资源增值实际情况对各环节进行打分,然后汇总打分,再将各专家的打分进行加权平均并计算总体得分,最后按层次分析法计算。即:

$$中药资源价值 = 因素1评分值 \times 加权系数1 + 因素2评分值 \times 加权系数2 + \cdots +$$

$$因素n评分值 \times 加权系数n = \sum_{i=1}^{s} x_i \times p_i$$

式中,x_i为所选择的为中药资源价值增值做出贡献的第i个因素的评估分值;p_i为根据第i个因素在所有因素中的重要性程度确定的权数。

根据专家评价情况,考虑实际效果和可操作性,主要从产区、性状、生长年限、杂质含量及其他等方面确定中药资源价值评价等级及相应分值。产区、性状和生长年限是正相关因素,杂质和其他是负相关因素。以三七为例,根据评分标准:正相关因素总分100分,负相关因素总分30分。道地产区权重占45%,性状权重占30%,生长年限权重占25%。符合性状要求的性状评分占性状总分的80%~100%;基本符合性状要求的性状给分占性状总分的60%~80%;生长年限1~2年的评分5~10分;2~3年的评分10~15

分；3~5 年的评分 15~20 分；5 年以上的评分 20~25 分。无杂质评分 0；所含杂质与药典标准要求杂质限量比值的范围在 20% 以内评分 5 分；20%~60% 以内评分 12 分；60%~100% 以内评分 15 分。综合分数 ≥ 95 分，一等；95 分 > 综合分数 ≥ 80 分，二等；80 分 > 综合分数，三等（表 5-1）。

表 5-1　三七药材治疗分级示例表

三七药材	产地(C)	性状(X)	生长年限(S)	杂质(Z)	其他(Q)	综合分数(F)	等级
10 头	云南	表面灰褐或灰黄色,体重,质坚实,断面灰绿色,味苦回甜	3 年以上			45+30+25-0-0=100	一等
20 头	云南	表面灰褐或灰黄色,体重,质坚实,断面灰绿色,味苦回甜	3 年以上			45+30+25-0-0=100	
30 头	云南	表面灰褐或灰黄色,体重,质坚实,断面灰绿色,味苦回甜	3 年以上			45+30+20-0-0=95	
40 头	云南	表面灰褐或灰黄色,体重,质坚实,断面灰绿色,味苦回甜	3 年以上			45+30+20-0-0=95	
60 头	云南	表面灰褐或灰黄色,体重,质坚实,断面灰绿色,味苦回甜	2~3 年			45+30+10-0-0=85	二等
80 头	云南	表面灰褐或灰黄色,体重,质坚实,断面灰绿色,味苦回甜	1~2 年			45+30+5-0-0=80	
120 头	云南	表面灰褐或灰黄色,体重,质坚实,断面灰绿色,味苦回甜	1~2 年			45+30+5-0-0=80	
无数头	云南	表面灰褐或灰黄色,体重,质坚实,断面灰绿色,味苦回甜	1 年			45+30+0-0-0=75	三等

例 2　基于层次分析法的秦岭重要药用植物资源评价研究

秦岭是我国南北方气候的天然分界线，也是我国暖温带和亚热带的过渡地带，其特殊的地理位置使得该地区生态环境复杂、药用植物资源丰富，但人们对资源现状的认识不够，影响了其合理开发利用。因此，周亚福等以秦岭地区 150 种主要药用植物资源为研究对象，综合线路调查、走访调查所得信息及相关研究成果，采用层次分析法（AHP）对其可持续开发利用潜力进行了评价（图 5-1，表 5-2）。

1. 评价指标体系

（1）权重确定及计算：权重的大小对评估结果十分重要，体现了单项指标的重要性，反映了评价者对不同指标价值的认识程度。本研究通过 AHP 构建评价体系，利用 Yaahp 0.6.0 软件并结合德尔菲法、模糊评判法来确定、计算指标的权重和判断矩阵一致性比例。约束层权重（W_{B_i}）、标准层权重（W_{C_i}）、综合评价指标权重（W_i）之间的关

系为 $W_i = W_{B_i} \times W_{C_i}$。综合评价指标的判断矩阵一致性比例 CR=0.051 6，CR_1=0.027 7，CR_2=0.091 4，CR_3=0.049 4 均小于 0.1，表明判断矩阵的一致性比例较为满意。

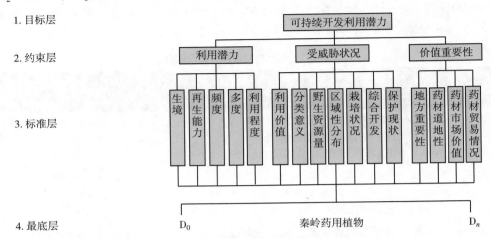

图 5-1　秦岭药用植物资源可持续开发利用潜力评价模型

表 5-2　秦岭药用植物资源评价指标权重及判断矩阵一致性比例

约束层（B_i）	约束层权重	标准层（C_i）	标准层权重	判断矩阵一致性比例	综合评价指标权重
利用潜力子系统（B_1）	0.332 5	生境（C_1）	0.293 8	CR_1=0.027 7<0.1	0.097 7
		再生能力（C_2）	0.164 8		0.054 8
		频度（C_3）	0.087 3		0.029 0
		多度（C_4）	0.318 6		0.105 9
		利用程度（C_5）	0.135 5		0.045 0
受威胁状况子系统（B_2）	0.527 8	利用价值（C_6）	0.085 7	CR_2=0.091 4<0.1	0.045 2
		分类意义（C_7）	0.050 6		0.026 7
		野生资源量（C_8）	0.328 9		0.173 6
		区域性分布（C_9）	0.072 0		0.038 0
		栽培状况（C_{10}）	0.238 1		0.125 7
		综合开发（C_{11}）	0.073 2		0.038 7
		保护现状（C_{12}）	0.151 5		0.080 0
价值重要性子系统（B_3）	0.139 6	地方重要性（C_{13}）	0.101 3	CR_3=0.049 4<0.1	0.014 1
		药材市场价值（C_{14}）	0.461 7		0.064 5
		药材道地性（C_{15}）	0.133 3		0.018 6
		商品贸易情况（C_{16}）	0.303 8		0.042 4

　　（2）综合评价得分计算：相关专家依据各个指标的打分标准进行打分，指标的实际得分就是专家组的加权平均值，用 C_i 表示。约束层中的各子系统的得分（B_i），用公式

表示为 $B_i = W_{C_i} C_i$，其中 W_{C_i} 为相应子系统中第 i 项指标的权重值；最后的综合得分 (A) 用公式表示为：$A = W_{B_i} B_i$，其中 W_{B_i} 为第 i 项子系统的权重值。

2．评价结果与讨论

（1）权重分配：本研究中的层次分析法兼有定性和定量分析特性，能处理许多传统方法无法处理的实际问题。表 5-2 中约束层权重大小为受威胁状况 (B_2) ＞利用潜力 (B_1) ＞价值重要性 (B_3)，表明药用植物资源的可持续开发利用与其受威胁状况关系最为密切，即越濒危的药用植物，可持续开发利用潜力越低；相对于 B_3、B_1 在药用植物可持续开发利用中的制约作用较大，而价值重要性在可持续开发利用潜力中的制约作用较弱。综合评价指标权重大小排序为 $C_8 > C_{10} > C_4 > C_1 > C_{12} > C_{14} > C_2 > C_6 > C_5 > C_{16} > C_{11} > C_9 > C_3 > C_7 > C_{15} > C_{13}$，表明在药用植物可持续开发利用过程中，应把野生资源量、栽培状况、多度、生境、保护现状及药材市场价值等作为首要考虑因素，同时兼顾药用植物资源再生能力及潜在利用价值等。

（2）子系统评价及可持续开发利用潜力综合评价：研究中依各指标相对重要程度确定权重分配，权重分配与评价指标分值乘积作为最终分值将秦岭地区 150 种重要药用植物的利用潜力、受威胁状况、价值重要性分为 3 级。利用潜力子系统评价结果表明药用植物可持续开发利用潜力与个体数量多少（多度）关系最为密切，个体数量越多，利用潜力越大。受威胁状况子系统中，标准层权重大小排序为 $C_8 > C_{10} > C_{12} > C_6 > C_{11} > C_9 > C_7$，表明药用植物受威胁状况与药用植物野生资源蕴藏量关系密切，野生资源量少，物种濒危程度高，不利于开发利用。价值重要性结果表明药用植物的价值重要性与药材市场价值及商业贸易关系最为密切，道地性在价值重要性层面较地方重要性更重要。

植物资源的可持续开发利用潜力综合评价，涉及社会、经济、资源、环境子系统，本研究综合利用潜力、受威胁状况以及价值重要性 3 个子系统的评分，采用累加体系的指数和法对药用植物可持续开发利用潜力进行综合评价，依其最终分值将可持续开发利用潜力分为 3 级。

学习小结

1．学习内容

```
                          ┌─ 中药资源评价的目的
      ┌─ 中药资源评价的 ──┤
      │   目的与原则       └─ 中药资源评价的原则
      │
中药  │                    ┌─ 中药资源评价的内容
资源 ─┤                    │
评价  │                    ├─ 中药资源评价的方法
      │   中药资源评价的   │
      └─ 主要内容和方法 ──┤─ 中药资源的数量和品质评价
                          │
                          └─ 中药资源的经济价值和生态
                              价值评价
```

2.学习方法 本章要结合中药资源评价的目的、原则及中药资源实际发展的特点和现状,重点理解和掌握中药资源的数量、品质、经济价值及生态价值评价的内容和方法,为后续的学习及工作生涯打好基础。

（纪宝玉 付利娟）

扫一扫
测一测

第五章
模拟试卷

复习思考题

1. 简述中药资源评价内容。
2. 简述中药资源评价方法。
3. 试论中药资源数量评价指标和品质评价内容。
4. 简述中药资源经济价值及生态价值评价方法。

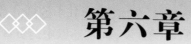

第六章

中药资源的开发与利用

社会需求的增加使得中药资源的供需矛盾日渐突出。因此,如何合理地开发、利用中药资源,以实现资源的可持续利用,是中药资源学的中心任务之一。

中药资源的开发是指人们对中药资源进行劳动(调查、经营等),达到开采和形成产品的措施和过程;中药资源的利用是指人们对已开发的资源进行一定目的的使用。中药资源开发与利用的途径越来越广泛,已经涵盖药材初级生产、中药新药开发、健康新资源开发、传统中药的再开发及中药资源综合开发利用等多方面。

第一节　人类对中药资源需求的演进

中华民族发掘利用中药资源历史悠久,源远流长。从"神农尝百草,一日而遇七十毒"到新型抗疟药——青蒿素和双氢青蒿素的发现获得诺贝尔奖,无不体现了人类对中药资源的发现、探索、开发与利用。人类对中药资源的需求伴随着人类社会与文明的进步而不断扩大和深入。

一、人类需求与中药资源

(一)人口增长导致资源需求量增加

中药资源是人类防治疾病的重要物质条件,在一定的医疗水平和社会条件下,中药资源的需求量随人口的增长而增加。根据我国历代人口普查资料记载,公元前 2200 多年,大禹治水时期的人口约为 1 000 万人;唐朝全国人口增加到 5 000 余万人;清乾隆六年中国人口第一次突破 1 亿。中华人民共和国成立以来先后进行了 7 次人口普查,1953 年全国人口约为 6 亿,到 1982 年突破 10 亿,到 2020 年中国总人口(不包括香港、澳门和台湾)为 14.12 亿人。人口的快速增长必然导致药物的需求量增加,进而引起中药资源消耗量的增加。

(二)人类医疗保健意识的增强促进中药资源的开发与利用

随着生活水平的提高,人类的医疗保健意识不断提升,对药物的疗效和保健作用有了更高的要求,使得中药资源的综合开发越来越深入,呈现出多用途、多层次的综合利用。人类不但将中药资源作为疾病治疗的物质材料,分离、提纯其中的药效成分,进一步分析研究活性物质的药理作用,从而促进了中药资源的开发;而且还以中药资源为原料开发出一系列保健食品和饮料,例如用人参、鹿茸、灵芝等名贵中药材生产的系列保健食品,以及苁蓉酒、杏仁露、酸枣汁等饮品。近年来,保健品在一些发达国家的销售额呈现迅速增长的趋势,这势必带动中药资源的大量消耗,并且促进中药资源的开发与利用越来越广泛与深入。

（三）中药资源的应用提高了人类的生活水平与生活质量

随着科技的进步,新的分离、分析手段的发明与应用,中药资源的开发与利用更加深入、全面、有针对性,并且具有较高的应用价值。中药资源高效的开发与利用不但实现了资源的节约与保护,还能针对特定疾病进行中药的开发与研制,从而提高人类抵抗特定疾病的能力,延长寿命,提高生活水平与生活质量。比如,我国科研人员为了研发抗疟疾新药,从大量的中药资源中筛选出了青蒿,并经过多次的分离、提纯与分析,最终得到具有抗疟疾疗效的青蒿素;经过进一步的改良,青蒿素最终被广泛应用到治疗疟疾的过程中,并且具有较高的治愈率,从而挽救了无数人的生命。

二、社会发展与中药资源演进

从资源科学研究角度分析,人类社会的发展过程,就是人类对自然资源的认知与开发利用的过程。在社会生产力水平较低的情况下,中药资源的开发利用程度较低,其资源相对丰富;随着生产力水平的提高,社会对中药资源的需求逐步增长,其开发利用的方法和途径得到明显改进。

（一）科学技术的进步拓宽了中药资源开发利用的途径

科学技术的进步不仅改进了药品的生产工艺和生产方式,还改变了药品的利用形式,使之更适合于人类的使用。早期人类对于中药资源的利用方式主要为采后直接利用,经过漫长的经验积累和知识探索,逐步形成了一整套中药炮制和加工的方法,从而出现了饮片、丸、散、膏、丹等多种传统剂型,使中药的加工和利用逐步得到完善。

随着科技的不断发展,先进的科学技术和生产工艺不断应用于中药制药生产过程,栓剂、滴丸、贴膜剂、气雾剂、长效制剂、速效制剂、靶向制剂等多种疗效快速、质量稳定、使用便捷的现代剂型相继出现,大大方便了人们的生活用药,刺激了人类对中药资源的需求,增加了资源的用量。如中药滴丸是在传统丸剂基础上制成的,不仅改变了传统剂型"粗、大、黑"的面貌,而且显著提高了中药有效成分的溶解度和溶出速率,胃肠刺激作用小,显效快,生物利用度高,服用方便;复方丹参滴丸由于减少了冰片用量而减少了胃肠刺激作用,提高了药物的生物利用度,临床已广泛应用于心绞痛和冠心病的预防、治疗、急救,疗效显著且不良反应小;传统苏合香丸精制成苏冰滴丸后,与原药相比,具有溶出快、耐缺氧性能好等优点,同时处方中名贵药材量减少了 1/2,节约了药材资源;还可采用难溶性载体材料将滴丸制成固体分散体,从而使制剂具有缓释作用。

科学技术的发展拓宽了中药新资源利用的途径。在科学技术不发达的古代,中药新资源的开发利用往往是依靠医药学家的感官,如"神农尝百草"。近代科学技术的发展为中药新资源的发掘、鉴定和利用奠定了良好的基础。中药化学、分析化学、药理学、药代动力学等学科的建立与发展,彻底改变了中药新资源开发利用的途径,并加快了新资源利用的速度与精准度。

（二）经济发展为中药资源的开发利用提供有利条件

人类对中药资源的开发利用方式和程度总是与一定的社会经济发展水平相适应。人类对中药资源的早期利用范围主要局限在其自然分布地区内,随着地区间商贸活动的增加,人类社会经济的发展,中药资源的交流和使用地域迅速扩大,从而为中药资源的有效开发与利用提供有利条件。同时,区域间商贸活动的增加,促使中药材贸易集散地、贸易市场、商贸集团等形成,间接地扩大了中药资源的社会需求。

经济发展成为中药资源开发与利用的有力保障。由于加工能力、交通条件、人员素质、科技水平等条件的限制,中药资源的开发以及中药新资源的探索利用往往在经济发展水平较高的地区率先展开,而经济欠发达地区的中药资源加工与利用往往较为落后,从而造成资源浪费。

（三）中医药文化的交流促进了中药资源的开发利用

中医药是中华民族的瑰宝,是中华灿烂文化的重要组成部分;中药资源的开发利用始终伴随着文化的发展与交流。古代文化的发展使得中医药防病治病的经验得到记载和传播,为中药资源的开发利用提供了丰富的历史资料。从最早的本草著作《神农本草经》,到明代李时珍的《本草纲目》,无一不体现着历代医药学家对中药资源利用的完善与发展。中华人民共和国成立后,我国中医药工作者对中药资源的种类、利用等内容进行了系统整理,编写并出版了《中国药典》。我国绝大多数民族都有自己的医药知识体系。随着民族文化交流的不断开展,具有民族特色的药用资源得到深入的开发与利用。除此之外,我国与其他国家之间文化的交流也促进了中药资源在世界各国的流通和利用,中药知识体系在不断地吸纳与融合其他国家和地区的医药理论中获得创新发展。

第二节　中药资源开发利用的目的、原则及内容

目前,中药资源产品在全世界范围内越来越受到人们的重视,人类对其的依赖程度越来越高,消费能力空前增长。对中药资源进行合理而高效地利用与开发,不仅可以满足人类的需求,提高人类的生活质量,还能对自然资源起到节约与保护的作用。我国是中药生产大国,中药资源的开发利用有着广阔的应用前景和发展潜力。

一、中药资源开发的目的和特点

（一）中药资源开发的目的

中药资源开发的主要目的是满足人类对健康的需求,提高人类的生活质量,促进社会经济的发展和科学技术的进步,实现对中药资源的保护。中药资源的开发水平是直接影响我国实现中药现代化和中药进入国际市场的关键因素之一。

1. 保障人类对健康的需求　中药材的主要作用就是治病救人、强体保健,对中药资源进行开发的首要目的就是保障人类对健康的基本需求,开发出新资源或者研究现有药材的药效活性成分,治疗疑难杂症、慢性病等困扰人类生活的疾病,延长寿命;此外,由中药资源开发出的保健产品,对人类健康也起到了保护作用,从而提高生活质量。

2. 中药资源的保护与更新　中药资源的开发与保护是矛盾的对立与统一,保护是开发的基础,开发可促进中药资源的保护与更新。在中药资源调查的基础之上,结合先进的科学技术,对中药资源进行充分、合理地开发,尽量避免浪费与损失,可以保证中药资源的可持续利用和药用动植物的生物多样性,有利于中药资源,尤其是稀有、珍贵资源的保护与更新,挽救珍稀濒危的药用动植物物种。

3. 促进中药现代化和产业化的可持续发展　中药行业是我国的传统行业,许多因素制约其发展,影响其进入国际市场。以现代先进的科学技术为基础,比如将化工、生物制药等

领域的先进技术引入中药资源的开发过程中,对中药资源进行充分而合理地开发,能够促进中药现代化的持续发展。同时,在中药资源的开发过程中,经过跨行业、跨领域的融合与创新,可以激发现有技术和设备的更新,从而进一步促进中药现代化的持续发展。

此外,中药资源也是保健品、食品、化妆品、动物饲料、植物肥料等产品的重要原料。对中药资源进行综合开发,可以提高资源的有效利用率,促进中药产业链的发展与壮大,保证中药产业化的持续发展。

(二)中药资源开发的特点

目前,中药资源一方面被大量开采、挖掘、浪费和破坏,另一方面,又面临严重资源不足的困境。如果限制中药资源的开发,将影响中医药事业的发展,而单纯地保护中药资源又代价太大。因此,只有合理而充分地开发中药资源,实现综合利用,最大限度地提高中药资源的利用率,才能更好地保护中药资源。中药资源的开发有以下几个特点:

1. 鲜明的实用性 中药资源开发的主要目的是开发疗效好、见效快、无毒或低毒的药物,并保证原料的充足供应,以取得显著的社会效益和经济效益。这意味着中药资源开发要具有鲜明的实用性。

2. 高度的系统性 中药资源开发的过程,既要以传统的中医药理论为基础,又要依靠现代先进的科学技术;既凝结了中华民族几千年来的医药精华,又不断引入和融合新理论和新方法,是一个高度系统化的工程。从中药资源调查,到珍贵资源的保护、移栽与培育,再到中药新资源的发现与开发;从中药资源药效物质的提取,到组分分离、分析与结构鉴定,再到新型药物的设计开发;从汤剂,到丸剂、散剂、膏剂,再到滴丸、缓释控释制剂、软胶囊、微囊等,整个中药资源的开发与更新过程是在中医药思维的指导之下,无不体现着高度的系统性。

3. 不断的适应性 如今,环境污染、人类滥用药物导致的病毒抗药性问题日益突出,使得中药资源在开发的过程中要不断适应社会、自然环境的变化。比如雾霾对人体健康的影响已受到广泛关注,中药资源的开发就要适应这种自然环境的变化,有针对性地研发出能够有效抗击雾霾对人体侵害的药物。

4. 全程的创新性 当找到一种疗效确切、具有强烈应用需求的中药材之后,人们可根据该中药资源的情况,利用现代科学技术进行再创造。如改良种质资源,以保证资源供应充足。当阐明其活性成分之后,还可以进行人工合成,或利用生物技术进行生产,甚至借鉴其活性结构扩大疗效或者资源范围。中药资源开发的整个过程都是一个不断创新的过程,在这个过程中,还要不断进行跨学科、跨领域的融合,从而保证中药资源的开发始终站在科技发展的前端。人工麝香就是成功典范,麝香是我国传统名贵中药材,也是香料工业的原料。人们长期猎麝取香,导致麝资源严重不足,麝香可收购量日益减少,且价格昂贵,质量难以保证。研究人员在对天然麝香进行全面系统分析研究的基础上,依据"化学成分和药理活性最大限度地保持与天然品的一致性"及"化学成分类同性、生物活性一致性、理化性质近似性"的设计和配制原则,制订出几种配方方案,经反复药理实验,对配方中各成分的比例进行多次修改补充,成功配制出人工麝香,并全面开展临床试验然后投放市场,造福人类。

5. 广泛的应用性 随着科学技术的进步,中药资源的应用不仅仅局限于中医药行业,还扩展到食品、化妆品、畜牧业、化工、环保电化学等领域。比如,某些药食同源的中药资源可以开发为食品、保健品;在采摘过程中产生的非药用部位可以通过进一步提取制备纤维素类保健品;中药废弃资源可以作为原料制备出具有特定孔道形貌的碳材料,从而应用于化工、环保、电化学等领城。

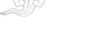

二、中药资源开发利用的原则

随着科学技术的进步以及中药资源调查的逐步完善,中药资源开发与利用的深度和广度明显提高。这使中药资源得到了更加充分的利用,但同时也有可能会造成资源的过度开发与环境污染。因此,中药资源开发利用的原则是科学合理并充分有效地可持续利用已开发资源,即要做到"物尽其用",而非"用尽其物",并不断地开发新资源和新产品。

（一）资源保护与资源利用相结合的原则

过去,由于受到生产力水平的限制,人们开发利用中药资源的广度和深度都有限,而且生物、土地、矿产资源的数量和面积也是有限的。虽然科学技术的落后限制了中药资源的开发与利用,但这也对中药资源起到了保护作用。当今社会,人们采用先进的科技手段,以前所未有的速度和规模对中药资源进行开发和利用,使中药资源的种类和数量越来越少,质量也日趋下降,这终究不利于中药资源利用的长远发展。因此,中药资源开发利用的首要原则就是要加强对资源的保护。只有进行保护与更新,才能实现对资源的永续利用。如红豆杉是第四纪冰川时期遗留下来的古老物种,在地球上已有 250 万年的历史,其树皮中含有昂贵的抗癌物质紫杉醇,紫杉醇在红豆杉树皮中的含量极低,至少 12kg 干树皮才能得到 0.5g 左右的紫杉醇。在自然条件下红豆杉生长缓慢,再生能力较差,使得国内的野生红豆杉资源遭到掠夺式开发,资源存有量锐减。如果不对红豆杉资源进行有效的保护与更新,极有可能会出现枯竭的现象,进而影响资源的可持续利用。

（二）资源的充分利用原则

随着科学技术的进步,人们对资源的利用范围越来越广,程度越来越深,利用效率得到明显提高,先进的分离技术,可以将中药中的药效成分进行充分提纯,便于药理作用的研究;精确的分析技术,可以对活性物质的结构进行详细解析,有利于新药的设计与研发;跨学科、多领域知识的融合与贯通,给中药资源的利用提供了更广阔的空间,促进了药用部位的充分利用,非药用部位的再利用,以及中药废弃药渣的综合利用。采用先进的科学技术,提高对中药资源的利用效率,不仅可以实现对资源的充分利用,达到节约资源的目的,还可以进一步对资源进行保护。

（三）经济、社会和生态效益相结合的原则

中药资源的开发利用是一种社会经济现象,因此,必须考虑经济效益问题,即为达到一定目的,采用某些措施和方法,投入一定的人力、物力和财力之后,所产生的效果和收益。在资源开发利用过程中,要尽量减少劳动和物化劳动的消耗,以最少的成本提供更多的使用价值。同时,各个地区的经济文化基础、交通运输和劳动力状况等社会经济条件不同,均影响和限制着区域性资源的开发与利用。因此,要立足本地资源,选择已有一定开发基础,并有发展潜力的种类进行综合开发与利用。在开发利用过程中,应不断加强开发利用的深度和广度,做到既能充分利用资源,又能取得最佳经济、社会和生态效益。

（四）遵循中药资源区域分布规律的原则

由于地域分布规律的不同,各地区所处的地理位置、地质条件、开发利用历史等在空间分布上的不平衡性,使得每种中药资源的种类、数量、质量等都有明显的地域性。地域分布差异是中药资源中"道地药材"形成的最重要原因,也是导致目前中药质量复杂多变的重要原因之一。因此,在进行中药资源开发利用时,首先要按照本地资源的种类、性质、数量、质量等实际情况,采取最适宜的方式和措施,重点发展与本地区资源优势相适宜的产品,并以此带动地区经济的发展。

三、中药资源开发的内容

中药资源的开发以中药开发为中心,同时也兼顾多层次、多方面的开发。"多层次"是指开发过程中从原料生产到产品生产的不同侧重点或阶段,它包括以发展中药材和制药原料为主的一级开发,也包括以开发中成药及其他保健品的二级开发,以及以开发天然化学药或开发多产品为主的三级开发。"多方面"是指中药资源的应用领域是多方面的,涉及多个学科,包括医药保健、日用化工、园艺、农林畜牧、食品等多个领域,农学、化学、生物学、医学、工程学、食品学等多学科。

（一）中药新药的开发

中药新药的开发,保证中药资源的可持续利用,对中医药的发展起着重要的作用。《药品注册管理办法》明确规定中药注册按照中药创新药、中药改良型新药、古代经典名方中药复方制剂、同名同方药等进行分类。细化分类和相应的申报资料要求,由国家药品监督管理局根据注册药品的产品特性、创新程度和审评管理需要组织制定,并向社会公布。

目前,已知可作为中药资源的动植物、矿物有 12 807 种,而市场上流通的中药材为800~1 200 种,说明新资源的利用空间巨大;不少传统的野生药用资源逐年减少甚至濒临灭绝,严重影响中医药的健康发展。因此,中药新资源的开发也是新药开发的重要内容。

1805 年从阿片中分离出吗啡,标志着以单体化合物作为新药来源时代的开始。近年来,通过分析天然产物中活性成分的结构、药理作用,进而研究新药已成为新药开发的有效途径。在分析药物活性结构的同时,还可充分结合化学方法,利用结构决定性质的特点,寻找具有相似化学结构的新药源。随着化学技术的进步,先进的分离、分析技术的发明与应用为中药药效部位的高效利用提供了有效的途径与方法。

（二）传统中药资源的再开发与综合利用

目前,我国绝大多数中药资源种类的利用仅局限于某一传统药用部位或某类药用活性成分。由于开发的深度和广度不够,造成了严重的资源浪费。因此传统中药的再开发与综合利用变得越来越重要,如药用物种非药用部位的开发,中药食品和保健品的开发,中药化妆品的开发,中药兽药、饲料添加剂和农药的开发,中药药渣资源的开发等。

第三节　中药资源与综合开发利用

随着科学技术发展,学科间的相互渗透,中药资源的开发利用研究不断地扩展和深入。中药资源的开发从单纯的中医用药扩展到以中药资源为原料进行开发,中药资源的再开发利用以中药资源为原料进行多方面、多途径、多产品的开发,开发出天然化学药物、中药保健食品、中药化妆品、中药农药、中药兽药(简称中兽药),以及饲料添加剂、中药天然色素和香料等产品。

一、中药新资源的开发

中药新资源是指新发现来源于植物、动物、矿物的药用物质,是人们通过一定手段获得的,不经过化学修饰而可应用于临床或作为制药原料。为了进一步深入开发中药资源,发掘中药新资源,研究新用途,拓宽应用领域,使其在卫生保健事业和人民生活中发挥更大的作用,必须树立广义的中药资源观,多层次地进行中药新资源的开发研究,以获得更高的经济效益和社会效益。

（一）利用本草与方书文献

文献资源是科学研究工作的重要支撑和保障。数千年来，我国历代医学家在与疾病的斗争中积累了大量宝贵的用药经验和技术，并为后代留下了丰富的文献宝藏。特别是本草经典著作，如《神农本草经》《名医别录》《新修本草》《经史证类备急本草》《本草纲目》等。尽管这些本草在多基源品种的中药方面，如贯众、贝母等，有一定程度的混乱，但不同时期的本草资料，反映了不同历史时期药物品种的变迁情况，以及当时新品种、新资源不断被利用的情况。如古代最初使用的细辛为陕西产的华细辛，到明末的《本草化义》乃有细辛"取辽产者为佳"的记载。但在南北朝时期，陶弘景在《本草经集注》中就指出："今用东阳临海者，形段乃好，而辛烈不及华阴高丽者。"说明当时浙江金华、临海地产细辛虽然质量次劣，但已供药用。

以经典著作结合现代生物分类学的方法进行品种考证、筛选挖掘新药源，是开发新资源的重要手段。如美洲大蠊（*Periplaneta americana* L.）的开发，其作为药用最早记载于《神农本草经》，谓蜚蠊"味咸寒，治血瘀症坚，寒热，破积聚，喉咽痹，内寒无子"。《本草纲目》记载其主治"癖血，症坚，寒热，下气，利血脉"，常用于小儿疳积、疔疮、喉蛾、无名肿毒、臌胀、梅毒、毒蛇咬伤等疾病。其具有抗癌、抗炎、抗病毒、调节免疫功效。

（二）挖掘整理民间民族医药

我国是一个多民族国家，各民族都有其千百年来积累的独特传统医药经验，具有独特的理论体系和浓厚的民族特色，也是寻找中药新资源的有效渠道。如藏族、蒙古族的《四部医典》《蒙医医典》《藏药志》等著作，记载的部分药材如诃子、山楂、余甘子等，与传统中医的用法有明显不同；尚有许多单验方，如用蛋黄油治皮肤病，用禽胆治疗百日咳等。苗族的传统药物灯盏花，来源于菊科的飞蓬属短葶飞蓬（*Erigeron breviscapus* Vant. Hand. -Mazz.），其含有的飞蓬苷、野黄芩苷等成分，具有扩张血管、增加血流量、降低外周血管阻力、改善脑血流循环的药理作用，现已开发成新药灯盏花素注射液和灯盏素片。

各地民间也广泛流传着采用中草药健身防病治病的大量经验方。民间药是以实践所产生的感性认识为基础，缺少比较系统的医药学理论。但是，我国民间药在长期的应用实践中不断发展与完善，随着开发利用，其新疗效、新用途不断被发现，应用范围不断扩大，使用量不断增加，经营销售点不断增多，知名度也随之不断上升，自然而然成为了习用的中药。如：东北长白山区民间使用仙鹤草（*Agrimonia pilosa* Ledeb.）的冬芽驱除绦虫，疗效很好，经系统研究后，挖掘出驱绦虫作用很好的新药鹤草酚（agrimophol），进而又改变结构为鹤草酚精氨酸盐，毒性减半。民间民族药是探索与发现新药源的信息宝库，但目前人们对它们的认识和研究均较肤浅，有待对其进行深入挖掘整理。随着认识的加深和研究的深入，将会不断从民间草药中开发出高效、低毒或无毒的具有治疗或保健作用的中药。

（三）扩大药用部位，充分利用资源

目前我国中药资源的利用往往只是使用动、植物某一部位或某几个部位，如仅用植物的根、根茎、叶、花、果实等，或者仅用动物的角、骨、甲（壳）等。其余弃之不用。多数中药资源仍处于传统利用阶段，开发利用深度不够，非药用部位常被作为废料而丢弃，较少根据再生增殖的综合利用原则进行探索、研究，造成资源浪费。许多品种经现代研究发现，未入药的部位，亦有类似的药用成分。《本草纲目》收载的1 100多种植物药中，有300多种可以多部位入药而未被充分利用。

如杜仲（*Eucommia ulmoides* Oliv.），作为我国名贵滋补药材，由于一直以来以皮入药，加上资源较为稀缺，因此对杜仲叶能否代替皮的问题进行相关研究，发现杜仲叶和杜仲皮所含化学成分存在明显差异，杜仲叶中的化学成分比杜仲皮少许多，而且除少数几个成分外，含量也普遍低于杜仲皮。典籍记载杜仲皮有补中气、益精气、强筋骨的功效,治腰脊疼痛、除阴下湿痒、小便余沥等;现代研究发现其有降血压、降血脂、抗氧化、调节骨密度等作用。杜仲叶具有多种药理活性,且在临床上也有一定的应用,是极具开发价值的道地中药材;现代药理学研究表明,杜仲叶具有降血压、调节血脂、保护心血管、预防肥胖、抗炎、抗病毒、增强免疫功能、延缓衰老、抗疲劳等作用;临床上杜仲叶主要应用于降血压、治疗妇产科疾病等。杜仲叶与杜仲皮在化学成分、药理作用、临床应用等方面有差异,因此在代替杜仲皮入药时应谨慎。

(四)利用植物的亲缘关系开发新资源

亲缘关系相近的植物,不仅形态和结构相似,而且往往也具有相同或类似的化学成分,可利用此规律去不断寻找和扩大新的药物资源。美国科学家在寻找抗癌药物资源时,在埃塞俄比亚发现卫矛科植物卵叶美登木(*Maytenus ovatus*),其抗癌活性成分为美登木素(maytansine),但含量甚微。利用亲缘关系,科学家很快在肯尼亚发现巴昌美登木,其美登木素含量比卵叶美登木高 3.5 倍,之后又发现南川卫矛 *Euonymus bockii*,其美登木素含量又比巴昌美登木高 6 倍。20 世纪 50 年代,中国需要大量从印度进口蛇根木(*Rauvolfia serpentina*)来提取降压药利血平(reserpine),后根据亲缘关系找到了中国同属植物萝芙木,解决了进口原料问题。类似的例子还有从治疗慢性支气管炎的兴安杜鹃(*Rhododendron dahuricum*)扩大到杜鹃属多种植物的广泛利用。

(五)利用活性成分化学结构的相似性寻找新资源

植物体内存在与光合作用等相同的初生代谢过程,其次生代谢虽然在不同植物之间会有不同,但也仅为有限几个次生代谢途径,因而很多次生代谢产物可以在多个类群中存在,其分布具有一定的规律性。据此,在某类药用植物中存在含量很低的药用活性成分,有可能会在其他类群中具有更高含量。湖南土家族习用紫金牛科植物紫金牛 *Ardisia japonica*(Thunberg)Blume 治疗慢性支气管炎,后来证实其镇咳成分为岩白菜素(bergenin),而岩白菜素最初是从虎耳草科植物中研究获得,据此很快在虎耳草科挖掘出多种具有高含量岩白菜素的资源植物。因此,以活性成分化学结构的相似性寻找新资源的方法是可行的。

(六)药用动物资源替代品的开发

动物类药材在中国有悠久的应用历史,疗效独特,具有类似功效可以相互替代的资源种类稀少。目前,珍稀濒危动物药材替代品的研究很受业界重视,国家也采取了一系列科学保护和合理开发利用政策,并取得了显著成绩。例如,麝香人工合成、熊胆引流技术开发、虎骨与犀角替代品的研究以及牛黄体外培育技术均已获得了突破性进展,人工麝香和体外牛黄等均已作为中药生产原料使用。用塞隆骨代替虎骨开发研究就是药用动物替代品开发的一个成功例子。塞隆为仓鼠科动物高原鼢鼠的藏语名,生活在海拔 2 800~4 300m 的高寒草地上,而且终年生活在地下,从未得风湿病,当地藏族人就用其骨头治风湿病,其干燥骨骼叫塞隆骨。实验证明,塞隆骨与虎骨疗效基本一致。1990 年,塞隆骨被卫生部列为第一个国家一类动物新药材,1992 年获中药一类新药证书。目前已经开发出了用于治疗风湿病的复方塞隆风湿胶囊、威隆壮骨酒等,威隆壮骨酒是目前国内唯一能够替代虎骨酒的药品,具有祛风除湿、活血通络、补益肝肾等功效。

(七)从海洋药物资源发现新资源

我国作为海洋大国,海岸线长达 1.8 万多千米,海域面积约 500 万平方千米,横跨热带、亚热带和温带 3 个气候带,海洋药用资源蕴藏十分丰富。我国海域特殊、地理环境复杂,赋予了海洋生物丰富的生物多样性,为海洋药物应用、研究和开发提供了独有的海洋生物资源。

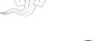

我国是世界上利用海洋药物最早的国家之一。据统计,我国历代本草收载的海洋药物有 100 多种。有些种类今天仍广泛应用,各版药典均有收载,如海藻、石决明、海龙、牡蛎、昆布、海马、瓦楞子、海螵蛸等 10 余个品种。

纵观历代医药典籍,海洋药物从无到有,由少至多,呈现了逐渐丰富、不断发展的趋势。早在公元前 16 世纪的夏、商时期,《山海经》记载了 20 种海洋生物,主要是海洋鱼类,其中记载有治疗疾病作用且现代能考证出其物种的海洋药物就有 8 种。《素问》中有以乌贼骨做丸、饮以鲍鱼汁治血虚精亏。《神农本草经》记载海洋药物 13 种,包括属于上品的牡蛎,中品的海藻、乌贼鱼骨、海蛤和文蛤,下品的大盐、卤碱、青琅、马刀、蟹和贝子等,"海藻疗瘿"是世界上最早的关于海藻疗效的医疗记载。两晋、南北朝时期,《本草经集注》收载海洋药物 23 种,比《神农本草经》新增了 10 种。唐代盛世,出现官修本草,海洋药物因此也得以兴盛。如《新修本草》收载海洋药物 29 种,比《本草经集注》增收 6 种;特别是《本草拾遗》,收载的海洋药物达到 75 种,其中新增收海洋药物 49 种,对后世海洋药物的发展具有重大影响。宋代是海洋药物另一个大发展时期,《本草图经》收载海洋药物 35 种,其中兼有图文 22 种;《证类本草》收载海洋药物 103 种,加上部位药 13 种共 116 种,新增 14 种。继唐代、宋代后,海洋药物在明代有了进一步的发展。《本草品汇精要》收载海洋药物 89 种;《本草纲目》收载海洋药物 111 种,加上部位药 40 种共 151 种,新增 15 种;《食物本草》收载海洋药物 100 种,加上部位药 56 种共 156 种,新增 18 种,是记载海洋药物数量最多的古代典籍。清代海洋药物又有新的发展,《本草纲目拾遗》收载海洋药物 33 种,新增 10 种,并新增部位或加工药 12 种。从秦汉到清代的 2 000 余年间,海洋药物从《神农本草经》原始收载的 13 种发展到清代的 110 余种,如按照不同物种及其药用部位不重复,累计达 207 种。海洋药物作为中国医药宝库的重要组成部分,为中华民族的繁衍生息做出了重大贡献。

目前我国的药用海洋生物有 1 000 多种,海洋药物中含有许多活性物质,已发现的海洋生物活性物质种类繁多,包括萜类、皂苷、有机酸、蛋白质、胍衍生物等,而每一类活性物质中又包含着许多结构不同的化合物。从海洋动物、植物及微生物中已分离获得新型化合物,很多具有抗菌、抗病毒、抗肿瘤等药理活性,例如,从柳珊瑚中发现的抗癌活性物质前列腺素及其衍生物;从刺参体壁分离得到的刺参苷和酸性黏多糖,以及用于医治心血管疾病的活性物质蛤素、鲨鱼油、海藻多糖等。

海洋药用资源的养殖是扩大药物来源的重要途径。近 50 年来,中国海产养殖发展较快,许多种海洋药用生物养殖成功,有的已经实现了大面积人工生产,改变了完全依附于自然的被动、落后状态,如 2020 年版《中国药典》收载的海马为海龙科动物线纹海马、刺海马、大海马、三斑海马或小海马的干燥体。海马过去一直靠自然捕捞,即使多基源用药仍难以保障,屡屡出现货源不足的情况。经过多年研究,我国已掌握了海马的习性和繁殖技术,目前中国广东、山东、浙江等地已先后建立起海马人工饲养场,现已能提供部分产品。再如中药石决明为鲍科动物杂色鲍、皱纹盘鲍、羊鲍、澳洲鲍、耳鲍或白鲍的贝壳。鲍的人工饲养不仅早已获得成功,而且生产能力也不断提高,近年已投入大规模工业化生产。海带为药食两用的资源,由于生产技术十分成熟,养殖非常普遍,目前产量居世界首位。其他已实现人工养殖的海洋药用生物有牡蛎、海参、珍珠、海胆、紫菜、裙带菜、石花菜等。

二、现代生物技术在中药新资源开发中的应用

现代生物技术是以生命科学为基础,结合基因工程、酶工程、发酵工程和蛋白质工程等技术和其他基础学科的原理,按照预先设计,以获得具有优良品质的动、植物或微生物品系、生物体的某一部分或其代谢产物等多种目的的综合学科。

应用现代生物技术探索传统中药是近年来备受关注的一个研究领域。随着它的进展，将对中药材的资源拓展、良种选育、栽培技术、生产途径、种质鉴定、活性成分提高、作用机制研究等方面产生重大影响。现代生物技术对扩大中药新资源具有现实意义，目前其在中药新资源开发中的应用主要有以下几方面：

（一）药用植物组织培养在中药新资源开发中的应用

1. 药用植物离体培养　利用生物培养技术对药用植物组织进行离体培养，建立无性繁殖体系并诱导分化为植株，应用此方法可以对重要药用植物进行品种纯化和快速繁殖，如丹参、枸杞、紫杉、百合等应用此方法均获得繁殖。也可用此法对一些珍稀濒危中药资源的种质进行保存。

2. 药用植物毛状根培养　目前主要是毛状根培养系统（采用发根农杆菌感染植物组织形成毛状根）。毛状根培养具有生长迅速、次生产物合成能力高且稳定的特点。迄今已有数百种具有开发利用价值的次生产物从不同植物的毛状根培养物中获得。在中国已建立毛状根培养系统的药用植物有甘草、人参、丹参、绞股蓝等。

由此可见，生物技术的发展将在一定程度上改变人类长期依赖天然资源的状态，人们有望在不破坏自身生存环境和生态条件的情况下，按照需要生产可供利用的药用植物器官及其活性成分。

（二）药用植物内生真菌在中药新资源开发中的应用

药用植物内生真菌能够产生许多结构新颖的活性次生代谢产物，已成为发现新天然活性物质的重要源泉。几乎所有的植物组织中都有内生真菌的存在，研究证明药用植物内生真菌能够产生与宿主植物相同或相似的次生代谢产物，特别是新的活性成分。1993 年，美国蒙大拿州立大学的 Strobel 小组在短叶红豆杉内生真菌 *Taxomyces andreanae* 中发现紫杉醇，国内外掀起对药用植物和濒危植物内生真菌的研究热潮。

药用植物的多样性、复杂性和特殊性使其中的内生真菌也同样具有多样性、复杂性和特殊性，近 10 年来，人们已从 83 科 212 种的药用植物器官（根、茎、叶、花、果实等）的组织中分离得到 376 种属以上的内生真菌，涉及子囊菌、担子菌、无孢类群等，具有丰富的物种多样性。药用植物内生真菌的多样性使其次生代谢产物也具有多样性，内生真菌产生的具有抗肿瘤活性的化合物主要有萜类、生物碱、苯丙素、醌类等。内生真菌还可以产生具有抗微生物活性的化合物，对人类及植物病原菌均具有较好的拮抗作用。对药用植物内生真菌的研究仍处于起步阶段，但其重要性已受到了极大关注。由于药用植物内生真菌及其次生代谢产物的多样性已远超出其植物代谢产物的范围，成为寻找新生物活性物质的重要新资源。这将在很大程度上解决自然资源不足的问题，从而实现资源可持续发展。

（三）酶工程在中药新资源开发中的应用

酶工程是中药活性成分生产的最佳技术手段之一。就疗效确切的单一中药活性成分而言，能够通过工业化生产获得中药中结构复杂的单一产物是人们追求的目标，但中药中的化合物结构复杂，常有多个不对称碳原子，合成难度较大或合成条件苛刻；而酶工程为这类成分的获得提供了新途径。目前许多类型的次生代谢产物的生物合成途径已经明确，采用生化手段找出形成此类成分的关键酶，确定其基因结构，再进行克隆、表达或基因重组以提高酶活性，能够快速合成所需次生代谢产物，如查耳酮合酶（chalcone synthase，CHS）是黄酮类化合物合成的关键酶，颠茄 *N*- 甲基腐胺转移酶（*N*-methylputrescine transferase，PMT）是托品烷类生物碱合成过程中的第一个关键酶等。随着研究的深入和更多类型次生产物合成酶被发现，此方法将成为人类获取有用中药活性成分，节约中药资源的重要途径之一。

（四）生物技术在中药新资源中的应用

随着分子生物学、基因工程等生物技术的发展,特别是遗传图谱研究资料的积累,药用植物育种技术正从传统的表现型向基因直接选择的方向转变。在加强药用植物传统育种的基础上,利用限制性片段长度多态性(RFLP)、随机扩增多态性 DNA(RAPD)等分子遗传标记技术,构建重要药用动植物遗传连锁图,开展药用植物数量性状基因座(QTL)的研究和实践;从野生类型筛选优良基因,实现药用植物杂交强优结合;通过转基因技术,对植物品质进行改良,提高其对环境的适应性,从而提高药材的产量与质量。对于中药新品种的培育,目前研究的焦点主要集中在离体快繁技术、中药突变体的筛选和转基因药材。利用重组 DNA 技术,将某些优良性状基因导入药用植物体内,可达到改良品种的目的。如通过导入抗病毒抗虫害基因,获得抗性植株,控制植物次生代谢产物合成酶的合成基因的导入,获得有效成分含量高的植株等。

🔍 知识链接

合成生物学

合成生物学(synthetic biology)是综合科学与工程的一个崭新的生物学分支学科。它既是由分子生物学、基因组学、信息技术和工程学交叉融合而产生的一系列新的工具和方法,又通过按照人为需求(科研和应用目标),人工合成有生命功能的生物分子(元件、模块或器件)、系统乃至细胞,并自系统生物学采用的"自上而下"全面整合分析的研究策略之后,为生物学研究提供了一种采用"自下而上"合成策略的正向工程学方法。

中药资源多源于药用植物。许多药用植物生长受环境因素影响较大,有些珍稀药材生长缓慢,甚至难以人工种植;大多数药用活性成分在中药材中含量低微,结构复杂,性质不稳定,化学合成困难或产率较低,而直接提取又面临成本高、资源少等问题。利用生物技术生产有效成分,具有不受气候、病虫害、地理和季节等各种环境因素变化的影响,生产系统规范化,产品生产周期短,质量和产量更加稳定的特点。

三、中药资源再开发利用的途径

（一）中药资源中不同有效成分的开发

同一种药材中往往含有不止一种可供药用的有效成分,未被利用的成分也常具有生理活性,因此应综合考虑、充分利用药材中含有的各种生理活性物质。如山莨菪［*Anisodus tanguticus*（Maxim.）Pascher］含有多种托品类生物碱,这些生物碱生理活性和治疗功能各有不同:东莨菪碱用于治疗各种中毒性休克、眩晕;阿托品和后马托品用于胃肠解痉、眼科散瞳;樟柳碱用于治疗偏头痛型血管性头痛、视网膜血管痉挛、神经系统炎症、有机磷中毒等。细叶小檗（*Berberis poiretii* Schneid.）提取小檗碱后,还可提取小檗胺,其可用于增加白细胞含量。从盾叶薯蓣（*Dioscorea zingiberensis* C. H. Wright）中提取的水溶性皂苷,可用于治疗动脉粥样硬化、心绞痛和高脂血症等。苦杏仁既含有止咳成分苦杏仁苷,同时含有较大量的脂肪油,可先将油榨出来,然后再用于提取苦杏仁苷;中国是薄荷的生产大国,提取薄荷油后的残渣中含有一定量的齐墩果酸、叶绿醇和黄酮类成分,有较好的消炎、利胆、护肝等生物活性。人参初加工时的刷参水中含有少量皂苷及水溶性维生素、氨基酸等,经沉淀、过滤、浓缩得到的流浸膏可代替人参浸膏用于化妆品和食品工业中；柴胡注射液仅利用了挥发性成分，而不具挥发性的柴胡皂苷等水溶性成分仍具有较好的抗菌、消炎作用。近年来，国内外已开始重视对中药资源不同有效成分的开发及综合利用研究，但尚处于初步开展阶段。

（二）传统中药新用途的开发

通过对传统中药及复方剂型、药理、化学成分研究和临床试验，发现了许多传统中药的新用途，中药复方药和单方的潜在药效得到了进一步的发挥，传统方药的临床疗效明显提高。同时，一些传统中药过去没有发现或虽有记载而未引起重视的药效得到了证实，开拓了新的药用途径。例如，大黄用于治疗急腹症的胰腺炎、胆囊炎、肠梗阻；山楂用于治疗冠心病、高血压、高脂血症、脑血管疾病；白芷用于治疗胃病、银屑病；青蒿用于治疗各型疟疾、红斑狼疮；青黛用于治疗白血病、银屑病；贯众用于治疗乙型肝炎；虎杖用于治疗高脂血症；山豆根用于治疗癌症等。

（三）中药制剂残渣和废弃液的开发利用

我国传统中药制剂生产中因生产技术、工艺水平落后和不合理，缺乏综合利用资源的能力，造成中药资源的高消耗和巨大浪费，是值得研究的重要环节。如从甘草中提取三萜皂苷类成分时，从其残渣中可分离到高含量的黄酮类化合物，还可回收木脂素和纤维素。小檗属（*Berberis* L.）植物是生产小檗碱的主要原料，但这些植物中尚含小檗胺、药根碱等，从生产小檗碱的废弃母液中提取药根碱比直接从原药材中提取更简便经济，纯度可达 95% 以上，小檗胺具有升高白细胞等作用，经磺甲烷化后即为檗肌松，作为肌松剂应用于临床。以水煮法生产女贞子糖浆，因齐墩果酸很少溶于水而存留于药渣中，以此为原料可提取纯度在 90%以上的齐墩果酸。丹参酮类成分为丹参的有效组分之一，用水提取制备丹参注射液时，因丹参酮在水中溶解度极小而随药渣废弃，可从中提取丹参酮成分供丹参酮片等制剂用，或改进工艺，提高注射液中活性成分含量。陈皮水提物用于中药制剂，但其残渣中含有水不溶性的橙皮苷，同时还可提制天然黄色素用于饮料等食品工业中，残渣可再提取果胶，用于食品和医药工业等；蒸馏得到的精油可用于食品、糖果、化妆品、医药、涂漆、杀虫剂等方面。

四、中药资源的综合开发利用

随着科学技术的发展，学科间的相互渗透，中药资源的开发利用研究不断扩展和深入。中药资源综合开发利用的目的是依靠先进的技术和各种有效措施，最合理和充分地利用和发展中药资源，促进中药资源的可持续发展。中药资源的综合开发利用应该体现在其深度和广度上，即开发深度由中药材和原料的开发逐渐深入到中药制剂和其他天然副产品开发以及中药化学成分的开发；开发广度由以中医临床药用为主扩展到以中药资源为原料的中药保健食品、中药化妆品、中药农药、中药兽药，以及饲料添加剂、中药天然色素和香料等产品。开发利用研究主要可分为非中药产品综合开发利用、非传统药用部分的利用以及生产中的废物利用 3 个方面。

（一）中药健康产品的综合开发利用

1. 中药保健食品开发　中药保健食品是指以中医药理论为指导，在天然食物中加入既是食品又是药品的可食用中药材，经过适当加工而成的适宜于特定人群食用，具有促进健康、减少疾病发生、调节机体功能的食品或食品成分。

美国食品与药品管理局（FDA）公布了《膳食补充剂健康与教育法案》（DSHEA），对膳食补充剂做出如下规定："一种旨在补充膳食的产品（而非烟草），它可能含有一种或多种如下膳食成分：一种维生素、一种矿物质、一种草本（草药）或其他植物、一种氨基酸、一种用以增加每日总摄入量来补充膳食的食物成分，或以上成分的一种浓缩物、代谢物、成分、提取物或组合产品等。"

在我国,2015年以前对保健食品实行审批制而不是备案制,所有保健食品在上市销售前均需要经国家管理部门注册审批。为此,国家管理部门颁布了一系列技术要求用以指导保健食品的研发和注册审批工作。2015年4月24日,我国颁布了《中华人民共和国食品安全法》(简称《食品安全法》),并于2015年10月1日施行。新的《食品安全法》明确提出,今后保健食品将实施注册审批制和备案制两种审批模式。《食品安全法》第七十六条规定,使用保健食品原料目录以外原料的保健食品和首次进口的保健食品应当经国务院食品药品监督管理部门注册。

目前,我国保健食品的原料组成有以下几类:维生素、矿物质、天然产物、中药和其他可食用的材料。据统计,含中药原料的保健食品占所有已批准注册保健食品的60%以上,如果以功能性保健食品进行统计(排除维生素和营养性矿物质组成的营养补充剂),含有中药的保健食品在功能性保健食品中所占比例更高。由此可见,中药在保健食品原料中占有举足轻重的位置。然而,并非所有中药都适宜作为保健食品的原料。为规范中药原料在保健食品中的使用和管理,卫生部于2002年2月发布了《卫生部关于进一步规范保健食品原料管理的通知》(卫法监发〔2002〕51号,以下简称"51号文件"),并将"既是食品又是药品的物品名单""可用于保健食品的物品名单""保健食品禁用物品名单"列为3个附件同时发布。其中,"既是食品又是药品的物品名单"包括山药、山楂、甘草、阿胶、鱼腥草、枸杞子、栀子、茯苓、葛根、酸枣仁等87种物品;"可用于保健食品的物品名单"包括人参、女贞子、丹参、天麻、当归、红景天、西洋参、党参、益母草、淫羊藿等114种物品。"保健食品禁用物品名单"包括草乌、马钱子、巴豆、甘遂、生狼毒、洋金花、牵牛子、香加皮、斑蝥、雷公藤等59种物品。2014年对"既是食品又是药品的物品名单"进行了系统梳理和调研,增补了人参、山银花、夏枯草等14味中药,2018年又增加了党参、肉苁蓉、铁皮石斛、西洋参、黄芪、灵芝、天麻、山茱萸、杜仲叶9种在限定使用范围和剂量内作为药食两用的中药,使此名单中的中药数量达到110种。

近年来,出于安全性的考虑,除了上述禁用物品外,生大黄、黄芩、黄连、黄柏、鹅不食草等中药也不允许用作保健食品原料。此外,根据国家相关法规规定,禁止使用国家一级和二级保护野生动植物及其产品作为原料生产保健食品,人工驯养繁殖或人工栽培的国家一级保护野生动植物及其产品也属于保健食品原料禁用范畴。但对于二级保护野生动植物,如果是人工驯养繁殖或人工栽培的,可以用作保健食品原料。

2. 中药化妆品开发　中药化妆品是以中药资源中的活性成分为原料或添加剂所生产的一类化妆品。发挥中医药的特色,体现中医辨证论治的思想和君臣佐使的用药原则,强调中药复方的整体综合作用,是中药化妆品开发的方向和特色。按照中药所占比例,中药化妆品可分为纯中药型化妆品、中药配合型化妆品和中药添加型化妆品。按照中药化妆品不同的功效和用途、作用特点及其制备工艺剂型,可以按以下几种方式进行分类:

(1)按照不同的功效和用途分类:防衰除皱类,如紫草、当归、灵芝、玉竹、肉桂等;祛斑美容类,如人参、当归、芦荟、白芷、苦参、五味子等;养发乌发类,如川芎、何首乌、紫苏、银杏等;抗氧化类,如黄芩、牛膝、虎杖、决明子等;保湿类,如芦荟、三七等。

(2)按作用特点分类:清洁类,如香皂、透明皂、泡沫液等;护肤类,如雪花膏、香霜、护肤霜、冷霜、防水霜、防油霜、防纹霜、防晒霜、柠檬香霜、营养香霜、清凉香脂等;营养类,如人参霜、珍珠霜、胎盘霜、灵芝霜、痱子粉等。其他还有美容类、美发类等。

(3)按制备工艺和剂型分类:膏剂,如添加何首乌提取液的首乌洗发膏、添加中药提取物的牙膏等;乳化剂,如添加人参提取物以及光果甘草根提取物的防晒霜、添加蛇油的护手霜、含有红景天活性成分积雪草苷的红景天面霜等；混悬剂，如香粉蜜、增白粉蜜等；粉剂，如香粉、爽身粉等；胶剂，如添加白术、白茯苓、白芍、白及等中草药成分的美白嫩肤面膜等；水剂，如添加金银花的花露水、添加芦荟提取物的芦荟香波等。其他还有锭剂、块状剂等。

3. 中药香料开发 我国芳香型中药的种质资源十分丰富。据调查，香料植物资源约有400 余种，如肉桂、八角、花椒、胡椒、荜茇、丁香、薄荷、陈皮、砂仁、干姜、高良姜等，可以直接或经提取挥发油应用于食品或饮料。同时，人们对芳香植物和精油的治疗效果日益关注，芳香治疗已得到社会大众的认可。在治疗中以植物精油为基本治疗物质，通过植物精油焕发机体本身的治愈力，如柑橘油可散发使人愉快、有清新感的香气，既能解除疲劳，又能减轻烦恼。有些植物精油对神经系统有兴奋或镇静作用，可根据精油香气特征调配成多种具有保健功能的产品。

4. 中药色素开发 许多药用植物资源都含有天然植物色素，可以开发成为具有多种功能的天然染料。

我国拥有丰富的中药资源，其中有不少是天然色素的原料，可用于食品、药物、化妆品等加工制作之中。根据其来源，可分为动物色素、微生物色素和植物色素。其中食用色素可使食品颜色更接近新鲜食品的颜色和自然色，对提高食品的嗜好性及刺激食欲具有重要意义。由于大多数合成色素被证明有不同程度的毒性，甚至有致癌、致畸的可能，因此天然色素逐渐受到人们的欢迎并得到飞速发展。不少药用植物是提取天然色素的原料来源，比如从姜黄的根茎中提取姜黄色素，从红花中提取红花黄色素，从栀子的果实中得到栀子黄色素，从玫瑰茄的花萼中提取红色素等。

茜草是我国应用最早的红色植物染料，其色素主要成分是茜素（红色）和茜紫素。长沙马王堆一号汉墓出土的深红绢和长寿绣袍底色就是用茜草染成的。红花主要用于染红色，是红色植物染料中色泽最鲜明的一种，也是古代染红色的主要原料。栀子是古代染黄色的主要原料，色泽鲜艳明亮。鼠李染料色素成分存在于较嫩的果实和叶、茎之中，称为冻绿，是古代为数不多的天然绿色染料之一，国际上又称为中国绿。随着环保意识的增强，生活质量的改善以及化学染料危害的日益严重，人们对天然染料的开发与应用越来越重视。

5. 中药甜味剂开发 甜味分子大多数兼有亲水和疏水双重性，一般具有特殊的空间结构，能和味觉中的甜味受体特异结合，因此能让人感到甜味。甜味剂包括常见的糖类，如蔗糖、麦芽糖等以及化学合成的高甜度物质，如糖精、天冬氨酰苯丙氨酸甲酯；还有一类是天然非糖类甜味剂，如甜菊苷、悬钩子苷、甘草甜素、罗汉果苷、水龙骨甜素、青钱柳苷等。这些天然非糖类甜味剂，多数属于萜类、糖苷类或者黄酮类，可以替代糖类添加在食品中，具有广泛用途，主要有：

（1）甜菊苷类：原产于南美巴拉圭的菊科植物甜菊茎叶中含有甜菊苷类，可产生甜味，其甜度为蔗糖的 10~300 倍不等，具有低热能、抗龋齿等特性，适合肥胖症、冠心病、糖尿病和高血压患者食用，无毒，安全。

（2）悬钩子苷和甜茶内酯：原产于中国广西等地的蔷薇科植物甜茶叶中含有甜味物质悬钩子苷，同时含有无甜味的配糖体，配糖体在茶叶揉搓和干燥的过程中，发酵水解可得到甜茶内酯，甜茶内酯具有甜味，甜度是蔗糖的 600~800 倍，并且可以防霉防腐，经常用于酱料的甜味剂。

（3）甘草甜素：甘草甜素又称甘草酸，来自豆科植物甘草、胀果甘草及光果甘草的根及根茎，甜度是蔗糖的 200 倍。由于甘草酸水解后得到的甘草次酸无甜味，所以一般使用甘草酸钠盐或铵盐作甜味添加剂。

（4）罗汉果苷：罗汉果苷是葫芦科植物罗汉果果实中含有的配糖体，为无色粉末，甜度约是蔗糖的 300 倍,且耐热、耐酸,甜味滞留时间长,并兼有治疗感冒和咽喉疼痛的功效。

(5)水龙骨甜素:水龙骨甜素是水龙骨科植物欧亚水龙骨的根茎中含有的甜味配糖体,甜度为蔗糖的 3 000 倍,但含量极低,只有 0.03%。

(6)青钱柳苷:胡桃科植物青钱柳是中国特有的速生树种,其树皮、叶具有清热消肿、止痛的功效,可治疗顽癣,同时树叶中含有的青钱柳苷是一种甜味剂,甜度是蔗糖的 250 倍。

(7)紫苏醛肟:紫苏的茎叶中含有挥发油紫苏醛,紫苏醛本身无甜味,但经酯化可以得到有甜味的紫苏醛肟,其甜度为蔗糖的 2 000 倍。

6. 中药天然农药开发　中药材可用来研制新型的无公害农药,用于中药材种植和农业病虫害生物防治。其开发工作主要体现在两方面:一是从传统中药材中提取分离具有杀虫、抗菌、抗病毒功效的农药活性成分,以此为主体,配制成无公害农药,这是对植物材料的直接利用;二是从种类繁多的药用植物中,分离纯化出具有杀虫抗菌活性的新物质,以此先导化合物为结构模板,进行结构的多级优化,创制新一代超高效低毒的新农药。随着人类越来越关注环境和人类健康问题,开发应用植物源农药将成为主流趋势。

我国中药资源中明确具有杀虫、杀菌作用的植物约有 30 余科 100 余种,其中具有开发价值的主要有楝科、菊科、豆科、芸香科、唇形科、番荔枝科、毛茛科、大戟科、天南星科等植物。常用作杀虫剂、杀菌剂的有苦楝、雷公藤、侧柏叶、烟草、桃树叶、黄藤根、皂角树叶、除虫菊、野菊花、芦荟、大黄、桑叶、何首乌、黄芩、黄芪、商陆、了哥王、乌桕叶、苦皮藤、臭椿叶、洋金花、黄杜鹃、银杏外种皮等。

近年研究发现的印楝素、苦皮藤素、雷公藤素、胡椒素、尼西那素、番荔枝素、万寿菊素、海藻素等对昆虫都有较高的抑制活性。同时,研究还发现,大蒜精油乳化液具有广泛的杀菌作用,银杏外种皮粗提液对多种果树病害有一定的防治效果。对苦参提取物抑菌活性的研究表明,苦参乙酸乙酯提取物对多种真菌和细菌有显著的抑制作用。另外,大黄提取物对番茄花叶病毒有抑制活性。紫杉树皮提取液对植物病毒具有较明显的抑制作用。

7. 中药兽药和饲料添加剂开发　1987 年我国颁布《兽药管理条例》,同年农业部开始评审一、二、三类新兽药,据统计,1987—1998 年共批准兽用化学药物 147 种,生物制品 100 种;1990—2000 年国外共上市新兽用原料药 49 种,新兽药复方制剂 29 种;2015 年版《中华人民共和国兽药典》收载品种已达到 2 030 种。

中药作为饲料添加剂或混饲药剂,广泛用于动物防病治病,如防治细菌病毒感染、虫证感染、隐形乳腺炎;提高动物生产性能,如促生长增重、提高繁殖率、增加产蛋量、增加泌乳量;改善动物产品质量,如改善肉、蛋、乳品质量和风味,提高皮毛质量;以及增加产茸量或者用于饲料保鲜。如将穿甘散(穿心莲、甘草、吴茱萸、苦参、白芷、板蓝根、大黄)添加在饲料中,可以治疗鸡传染性法氏囊病。用蒲公英、连翘、金银花等药物粉碎后混于饲料中喂服或灌服,可以治疗奶牛乳腺炎。用大蒜、辣椒、肉豆蔻、胡椒、丁香、生姜等饲喂蛋鸡,可以改善肉鸡质量,使鸡肉香味更浓。用黄芪、辣椒等组成的添加剂喂蛋鸡,可以使蛋黄色泽和香味提高。给蛋鸡服用刺五加制剂,可促使鸡输卵管总氮量和蛋白质显著增加,提高产蛋率和蛋重。将花椒研细以 0.001% 比例添加到动物饲料中,可以防止饲料虫蛀变质。

(二)非传统入药部位的综合开发利用

一种药用植(动)物的各部位或器官往往有多种用途,如果分别将它们的非传统入药部位加以利用,便能提高该种中药资源的经济价值。如酸枣是我国北方普遍生长的药用植物,资源丰富,果实可制成果茶、果酱和用于酿酒;种仁为中药"酸枣仁";树叶可用来提取芦丁或作茶叶;果核可制活性炭;酸枣树较耐寒和耐旱,是北方优良的固沙和薪材植物,如能综合利用,可以产生较好的经济效益、社会效益和生态效益。人参是五加科植物,根及根茎为常用中药材之一,有大补元气,固脱生津,安神之功效。人参根已被加工成100多种规格的商品药材,但其地上部分往往弃去不用,现在,从人参茎叶中提取、精制的人参总皂苷,已开发制成人参皂苷片、人参药酒等;此外,人参叶可制成人参茶,人参花制成参花精,人参果制成冲剂和人参果酒等。经综合利用后,人参全株各部分均可开发成产品,大大提高了其经济价值。红花是菊科一年生草本,其花、种子可作药材,还可以提取红花色素,同时红花籽油可作为优质食用油,榨油后的饼粕也是优良的饲料。肉苁蓉的传统药用部位为除去花序的肉质茎,现代研究表明,其花序所含的化学成分与肉质茎基本相同,可以考虑加以利用。另外,有的药用植物,不同器官含有不同化学成分,也可以开发出新用途,如现代研究表明远志传统入药部位根中主要含有皂苷,可用于祛痰,而丢弃的地上部分含有蒽醌类成分,可用于安神,因此可以对其地上地下部分加以利用,扩展药用价值。再如红豆杉叶中含有与树皮相当含量的紫杉醇,而且还有高含量的紫杉醇前体化合物,可以作为提取或合成紫杉醇的原料。

(三)中药渣资源的开发利用

中药材经一定溶媒或方法提取后所剩的残渣称为药渣,通常被作为废弃物扔掉。但是由于往往只提取了部分成分,尚有许多有效或非有效成分残留在药渣中,有待进一步利用。

1. 药渣中活性成分的开发利用 实验研究证实,药渣中确实有一定的有效成分存在。如用60%乙醇提取人参有效成分后的药渣,每100g干燥品中仍有人参总皂苷196mg,还含有17种以上的氨基酸及多种微量元素,因此,人参加工后剩下的蒸参水、参渣均有较高的再利用价值。柴胡注射液仅利用了挥发性成分,而不具有挥发性的柴胡皂苷等水溶性成分,有较好的抗菌消炎作用,却在制备过程中被丢弃了。另外,含有挥发油或其他挥发性成分的药材,煎煮时间短,挥发油不能充分煎出。近年来,国内外已开始重视对药渣综合利用的研究,文献报道也逐渐增多,但尚处于初步开展阶段。

2. 药渣中无明显活性成分的开发利用 中药材中无明显活性或不具有生物活性的成分不少,在提取活性成分后,可根据性质,对非活性成分进行开发利用。当然中药的活性成分或非活性成分是相对的,以下几类成分是大多数中药材具有的成分:

(1)淀粉:淀粉是许多中药材都含有的一类成分,为多聚糖类化合物,大多不具生物活性,可直接利用,也可水解获得小分子糖或单糖。块根类中药含有大量淀粉,其药渣可用作饲料、肥料,或工业制取浆糊,发酵制酒等。如葛根含有大量淀粉、糖和纤维素,在提取了有效成分总黄酮后,所余药渣可配制饲料或作其他用途。又如天麻药渣可提取58.87%的粗淀粉、牡丹皮药渣粗淀粉含量达31.13%,其他如枇杷、香附、桔梗、前胡等的药渣均已有利用。

(2)蛋白质:植物中普遍含有丰富的蛋白质,特别是种子类药材,但多在制剂时被弃去。目前人们也逐渐认识到药渣中蛋白质的回收利用问题,并开展了相关研究,如将提取苦杏仁苷后的杏仁制成杏仁糊供食用。对不能供人食用的,如蓖麻子榨取蓖麻油后,在去除药渣中毒性蛋白质的毒性后可作饲料使用。

(3)脂肪油:脂肪油多存在于种子类中药中,除少数是中药的重要活性成分外,大多数中药所含的脂肪油是不具有明显生物活性的成分,可考虑提取利用。如杏仁,其脂肪油含量较高,若将其提取可得高级润滑油,而榨油后并不影响活性成分苦杏仁苷的含量。黑芝麻,在水煎后其所含脂肪油仍然留在煎煮后的药渣中,对此如何开发利用还有待于进一步研究。

(4)挥发油:很多花类以及一些种子、果实、皮类中药均含挥发油,目前除少数如薄荷、八角茴香、丁香等以其所含挥发油为重要有效成分外,大多数中药所含的挥发油在炮制或制剂生产中浪费了。如能两者兼提可节省资源,降低成本。

此外,有些药渣经加工后又可用于制药工业中。如已有将穿心莲、麻黄、大腹皮等药渣的纤维制成微晶纤维素,作为药物片剂的赋形剂使用的案例。

综上所述,中药药渣的综合利用前景十分广阔,它对提高中药材的使用率,扩大使用范围,开发中药新品种,拓宽中医临床领域,具有十分重要的现实意义。同时由于减少了药渣带来的污染,对环境保护也具有重要意义。

案例

例1 罗汉果药用资源利用研究

罗汉果[*Siraitia grosvenorii*(Swingle)C. Jeffrey ex Lu et Z. Y. Zhang]为葫芦科罗汉果属植物,以干燥果实入药,其味甘,性凉,具有清热润肺、利咽开音、润肠通便的功效。全球约有7种罗汉果属植物,分布于我国南部、中南半岛和印度尼西亚等地。我国产4种,包括罗汉果、翅子罗汉果、无鳞罗汉果、台湾罗汉果,主要分布于广西、广东、贵州、福建、江西等地。

1. 资源利用现状 罗汉果是我国传统的药食同源植物。临床常用于肺热燥咳、咽痛失音、肠燥便秘等症。以罗汉果配伍的现代成方制剂有罗汉果止咳膏、罗航止咳片、复方罗汉果止咳冲剂、川贝罗汉果止咳冲剂等。除药用价值外,罗汉果在食品、饮料等工业中也有广泛应用,如罗汉果粉、罗汉果糕、罗汉果糖、罗汉果茶等。

2. 资源综合利用

(1)罗汉果果实资源化利用:罗汉果富含罗汉果苷、黄酮类、蛋白质类等资源性化学成分,可用于医药产品、保健产品以及食品添加剂的开发。

以罗汉果提取成分分离得到的罗汉果皂苷作为非糖甜味剂,用于中药片剂、颗粒剂、丸剂产品或空心胶囊后,可使这些产品不易吸潮、发霉、生虫、变质,使药物质量稳定。

(2)罗汉果根资源化利用:罗汉果根中含有大量淀粉和葫芦素等资源性物质,其中淀粉和含量可达36%左右,葫芦素可用于湿热毒盛所致迁徙性肝炎、慢性肝炎及原发性肝癌的辅助治疗。利用罗汉果块根中的淀粉,经米曲霉和根霉发酵液发酵、复合纤维素酶酶解等过程可转化为乙醇,提高了罗汉果块根中淀粉的利用率。

(3)罗汉果茎叶资源化利用:罗汉果茎叶资源丰富,但大量的罗汉果叶在采割后废弃,未被有效利用。研究表明,罗汉果叶中含有大量的黄酮类资源性化学成分,该类成分在抗氧化、抗炎、保肝等方面有显著活性。此外,罗汉果茎叶尚含有罗汉果甜苷、多糖等多种资源性物质,可用于医药产品或保健食品的开发。

例2 人参药用资源利用研究

人参(*Panax ginseng* C. A. Mey.)为五加科人参属植物。其干燥根及根茎称人参,其味甘、微苦,性平、微温,具有大补元气、复脉固脱、补脾益肺、生津止渴、安神益智之功效;其干燥叶称人参叶,味苦、甘,性寒,具有补气、益肺、祛暑、生津之功。

人参属(*Panax* L.)植物在全世界共有8个种,3个变种。除三小叶人参(*P. trifolius*)仅分布于北美外,其他种类我国皆有。人参为第三纪孑遗植物,是一种古老稀有的物种,在自然界很稀少。我国野生人参(山参)仅产于东北长白山和张广才岭、完达山等地,数量极少,人参商品资源主要为人工栽培品(园参),主要产区分布在长白山地(包括张广才岭、老爷岭、木棱窝集岭、完达山、小兴安岭的东南部),南起辽宁省宽甸满族自治县,北至黑龙江省伊春市,其中吉林省通化市、集安市、抚松县、靖宇县一带,是著名的人参道地产区。在亚热带低纬度高海拔山区,如广西、云南等地高寒山区都已引种栽培成功。

笔记栏

1. 资源药用现状　人参作为药用始载于《神农本草经》,列为上品,是名贵传统滋补中药,具有"补五脏,安精神,定魂魄,止惊悸,除邪气,明目"等功效。其功重在大补正元之气,以壮生命之本,进而固脱、益损、止渴、安神,中医临床常用于体虚欲脱、脾虚食少、肺虚喘咳、津伤口渴、内热消渴等病症。以人参为主要药味的方剂众多,著名的传统人参单方和复方包括独参汤、参芦散、参附汤、生脉散、龟龄集、人参败毒散、人参再造丸等。

人参传统用药部位为其地下根,现全株均可入药。人参叶能清肺,止渴;人参花具兴奋功效;人参果实能发痘。现代研究分析表明,人参地上组织器官的皂苷含量(除种子外)与根的含量相近或高于根。目前市场上已出现用人参茎叶、果实或花蕾等粗加工品制成的多种产品,包括保健滋补品和多种化妆品、日用品等,如人参露、参花晶、人参雪花膏、健肤膏、人参茸膏等,人参与大枣、当归、甘草、枸杞配制的人参枣汁是高级滋补品。

现代研究表明,人参在心血管系统、免疫系统、消化系统等多方面具有显著的药理作用。人参及其制剂产品可加强机体新陈代谢功能,对治疗心血管疾病、胃和肝脏疾病、糖尿病、不同类型的神经衰弱症,以及调节脂肪代谢、提高生物机体免疫力等方面均有良好疗效。以人参为主要原料开发的现代制剂有人参注射剂、人参多糖注射液、参一胶囊、人参口服液、生脉饮等。

2. 资源综合利用

(1) 人参药材深加工与产品开发:人参皂苷类物质是人参的主要药效物质之一,人参茎叶皂苷提取物是《中国药典》收载品种。人参皂苷具有增强人和动物的细胞免疫功能和抗病毒作用,在神经系统、心血管系统、内分泌系统、免疫系统等具有广泛的生物活性,已广泛用于临床实践。其中研究最多且与肿瘤细胞凋亡最为相关的为人参皂苷 Rg_3 与 Rh_2,目前我国市场已有人参皂苷的新产品,如今幸胶囊即是人参皂苷 Rh_2 产品,以人参皂苷 Rg_3 为成活性分的抗癌药物参一胶囊。

人参多糖为人参的主要活性成分之一,为一种高分子葡聚糖。近年研究表明,人参多糖不仅可显著增强腹腔巨噬细胞的吞噬功能,激活网状内皮系统(RES)功能,而且还具有直接或间接的抗肿瘤活性,临床常用于多种恶性肿瘤的综合治疗,也用于减轻化疗和放疗引起的不良反应。目前已有人参多糖制剂(如人参多糖注射液)作为抗肿瘤药物在临床使用。此外,人参多糖还具有细胞保护、降血糖、抗补体等活性。

(2) 人参茎叶资源化利用与产业化开发:人参茎叶除不具有人参根类雌激素样作用外,其他生物活性与人参根相似。以人参茎叶为原料开发的制剂产品主要有双参素胶囊、人参茎叶总皂苷注射液、活力源、参芪降糖软胶囊、人参茎叶总皂苷胶囊等。

人参茎叶总皂苷对机体神经系统、心血管系统、血液系统、内分泌系统、免疫系统等多种病症,均具有与人参根总皂苷相似的疗效。目前人参茎叶总皂苷产品剂型有水煎剂、粉剂、浸膏剂、糖衣片剂、复方片剂、注射剂等。

人参茎叶含有的资源性化学成分可开发为兽药产品,目前以人参茎叶皂苷类化学成分为原料研制的具有增强畜禽机体免疫力和抗疾病能力的兽药新产品已经上市;人参茎叶尚富含糖类、蛋白质、氨基酸类,以及大量人体必需微量元素,可以作为新资源保健食品进行开发,如人参袋泡茶、人参啤酒。

(3) 人参花、果资源化利用与产业化开发:人参花是采摘人参含苞待放的蓓蕾,自然烘晒而成。人参花富含皂苷类、多糖类、氨基酸及蛋白质类及多种微量元素等资源性化学成分,在提神、降血压、降血糖、降血脂、抗癌、调理胃肠等诸多方面具有良好保健效果,常用剂型有冲剂、片剂及注射剂。人参花现也用于饮料的制作,如人参花果汁、

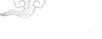

人参花可乐等。

人参果具有延缓衰老、增强记忆力等生物活性,是一种具有调节机体代谢功能的抗衰老药物。目前以人参果实为原料的制剂有振源胶囊、振源片等。

(4)人参芦头、人参须资源化利用与产业化开发:人参芦头生物量为人参根部的12%~15%,芦头中所含有的人参皂苷种类与根部相似,但其含量约为主根的2倍,为重要的人参皂苷类资源性物质的提取原料。目前常用的制剂有参芦颗粒。

人参须具有益气生津之功,多与其他药物配伍用于多种疾病的治疗,如配伍红花、丹参、三七等制成的心可宁胶囊用于治疗冠状动脉粥样硬化性心脏病。

例3　丹参药用资源利用研究

丹参(*Salvia miltiorrhiza* Bge.)为唇形科鼠尾草属多年生草本植物,以干燥根及根茎入药,因其色红且形状似参而得名"丹参",是一种主治心血管系统疾病的常用中药。其味苦,性微寒,归心、肝二经。具有活血祛瘀、养血安神、消肿止痛、凉血消痈的功效。鼠尾草属植物全世界约700种,我国有83种,25个变种,9个变型,其中药用30余种(含变种、变型),大多数以根入药作丹参用。丹参全国大部分省区均有栽培。主产于安徽、江苏、山东、河北、陕西、四川、山西等省。

1. 资源利用现状　丹参既可入药,常用于胸痹心痛,脘腹胁痛,癥瘕积聚,热痹疼痛,心烦不眠,月经不调,痛经经闭,疮疡肿痛等症,以丹参配伍的现代成方制剂有丹参片、复方丹参滴丸、冠心丹参片等几十种;又可作为食疗之用,如丹参饮、丹参茶等。

2. 资源综合利用

(1)在医药上的应用:由于丹参具有多种药理作用,在20世纪70年代丹参的各种制剂就已广泛在临床用于治疗心脑血管疾病。以水溶性成分入药的丹参制剂主要有:丹参注射液、口服液、颗粒剂、粉针剂、丹参素注射液、复方丹参注射液、丹参黄芪注射液、丹芪益心贴、复方丹参膏、复方丹参糖浆等。以脂溶性成分入药的丹参制剂主要有:用于治疗化脓性感染性疾病如痤疮、扁桃体炎、骨髓炎、蜂窝织炎、烧伤等的丹参酮片、丹参酮胶囊、丹参酮油膏等,以及用于治疗心脑血管疾病的丹参舒心胶囊、复方丹参滴丸、丹参舒心片、丹参酮ⅡA磺酸钠注射液、精制冠心片等。兼用脂溶性成分和水溶性成分的丹参制剂有:用于治疗冠心病和脑血管疾病的复方丹参片、冠心丹参片、丹七片、丹田降脂丸、冠心宁片、复方丹参黄芪胶囊等。

(2)在保健食品中的应用:丹参不但有活血的功效,而且具有强抗氧化、清除自由基、改善缺血性损伤等作用,对延缓衰老亦有益处。以丹参为原料的保健食疗、食补方在我国民间也不少。如丹参酒,将120g丹参洗净、切碎,放入1 500g白酒中浸泡2周后,即可饮用。饮此酒有活血通经、祛瘀止痛等功效,尤其适宜痛经、产后不适的妇女饮用。丹参饮是以丹参、檀香、砂仁为原料的饮料,可活血化瘀,行气止痛。可治血瘀气滞,心、胃诸痛。丹参茵陈茶:丹参60g、茵陈30g、红糖少许,将丹参洗净、切片,与茵陈、红糖同放杯中,用沸水冲泡20分钟即可饮用,尤其适宜急性黄疸性肝炎患者饮用。

用丹参还可加工为多种保健食品或滋补品。如药膳专家利用丹参和各种烹调原料配制出的丹参药膳,可谓是食与药的完美结合。开发以丹参为主要原料的保健食品,对满足市场需求,提高丹参的深加工水平,拓展其应用途径,具有重要的经济和社会意义。

(3)在兽药和饲料添加剂中的应用:丹参酮ⅡA是丹参的主要有效成分之一,具有改善心电图缺血性改变、抑制血小板聚集、扩张冠状动脉、抗炎等作用。作为中草药饲料添加剂,丹参可以增强机体器官组织抗菌能力,可以提高家禽的生产性能。

（4）用作观赏植物：丹参及其同属近缘植物的叶对生或轮生，叶形多变且青翠碧绿；花形较大，常由轮伞花序形成总状花序；花冠唇形，形如比翼飞鸟；花色常多变，且芳香扑鼻。各品种花期均较长，多为 1~2 个月，具有较高的观赏价值。其中南欧丹参作为观赏植物，是鲜切花和干切花兼用型花卉，色彩鲜艳，保持时间长。

（5）枝叶的开发利用：丹参的药用部位是根及根茎，而地上部分的利用率较低。研究表明，丹参以及紫花丹参枝叶中含有的化学成分种类与根相同，只是含量较低，同样具有较高的药用价值，并且采收简单，价格低廉，可作为提取有效成分的原料，且成本远远低于根及根茎，具有良好的开发利用前景。

（6）其他用途：从南丹参中提取的香紫苏醇，加入表面活性剂形成固定浓度的制剂。在作物感染白粉病之前喷于茎秆、叶表面或果树上，可有效防止白粉病病菌的侵染。此外，将其喷于已感染白粉病的作物也能抑制病灶的发展。这种以香紫苏醇作为有效成分的杀菌剂不仅能有效防治作物白粉病，而且毒性低、安全性高、价格低廉。

学习小结

1. 学习内容

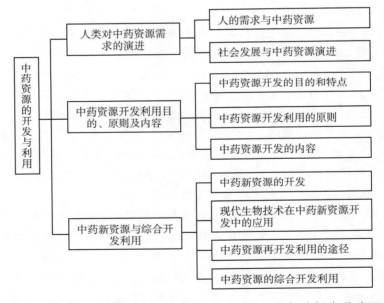

2. 学习方法　本章从人类对中药资源的需求引入，逐步讲解中药资源开发的目的和特点、中药资源开发的内容、中药资源开发利用的原则、中药资源开发过程中应注意的问题、中药资源再开发利用的途径、中药资源的综合开发利用、中药新资源的开发、现代生物技术在中药新资源开发中的应用。本章的学习要在书本知识及案例的基础上，查阅资源开发利用的相关文献以及开展调研，加深对本章中资源开发利用目的、开发的原则及内容等知识点的理解和掌握。

（谭　勇　张天柱　宋　龙）

复习思考题

1. 论述社会发展与中药资源演进的关系。
2. 简述中药资源开发的目的。
3. 简述中药资源开发的特点。
4. 中药资源开发的原则有哪些?
5. 中药资源开发的内容有哪些?
6. 简述中药资源开发的主要内容。
7. 论述中药资源再开发的途径。
8. 举例说明如何对中药资源进行综合利用。

扫一扫
测一测

第六章
模拟试卷

◇◇◇ **第七章** ◇◇◇

中药资源保护、更新及可持续利用

✎ 学习目标

1. 掌握中药资源保护、更新及可持续利用的相关概念及内涵。
2. 熟悉中药资源保护的主要途径、中药资源更新的基本措施及可持续利用策略。
3. 了解中药资源保护的政策法规。

第一节　中药资源保护

中药资源保护（conservation of Chinese medicinal material resources）是指保护中药资源及其密切相关的自然环境和生态系统，以保证中药资源的可持续利用和药用动、植物的生物多样性，挽救珍稀濒危的药用动、植物物种。它是国家为确保中药资源的合理开发和可持续利用而采取的各种保护行动的总称，也是自然资源保护以及生态环境保护的一个重要组成部分。

♡ 思政元素

绿水青山才是金山银山——库布齐沙漠治理

我国是受荒漠化、沙化危害最严重的国家之一，我国政府历来高度重视荒漠化的治理工作。近年来，实现了由"沙进人退"，向"人进沙退"的转变，率先实现了土地退化零增长目标。

库布齐沙漠是我国第七大沙漠，曾经黄沙漫漫、环境恶劣。如今经过三代人几十年的不懈努力，沙漠三分之一披上了绿装，成为全世界唯一被成功综合治理的沙漠。绿化总面积达到 6 500 平方公里，森林覆盖率近 16%，植被覆盖率超过 50%，野生动物也逐渐多样，堪称世界绿色奇迹。

甘草是多年生草本植物，具有适应性强、耐旱、耐寒等特点。因此，"甘草治沙法"成为创造该沙漠生态修复奇迹的重要手段之一。目前，甘草治沙改土模式已覆盖中国几大沙区，面积达 132 万亩，形成"生态、民生、经济"平衡驱动发展的农业治沙模式——"库布齐模式"，为世界提供了中国发展的绿色智慧。

120

一、生物多样性和珍稀濒危药用生物及其等级划分

(一) 生物多样性概述

生物多样性(biodiversity)是指生物及其环境形成的生态复合体以及与之相关的各种生态过程的总和。它包括数以万计的动物、植物、微生物及其所拥有的基因,以及它们与环境相互作用所形成的生态系统和生态过程。生物多样性包含 4 个层次,分别是物种多样性、遗传多样性、生态系统多样性及景观多样性。物种多样性是生物多样性的核心,遗传多样性是物种多样性的基础,生态系统多样性是维系物种多样性的保证,景观多样性则是对物种多样性的再利用。

1. 物种多样性 物种(species)是生物分类学的基本单位,指一类遗传特征十分相似、能够交配繁殖出具有可育后代能力的有机体。具体来讲,物种指具有共同基因库的,与其他类群有生殖隔离的一个类群。生殖隔离指亲缘关系相近的不能交配或者交配过后不能产生可育后代的隔离机制。

物种多样性是指某一范围内物种类别的丰富程度和数目多少。物种数目最为丰富的环境是热带雨林、热带落叶林、珊瑚礁、深海和大型热带湖泊。世界上生物多样性特别丰富的国家包括巴西、哥伦比亚、厄瓜多尔、秘鲁、墨西哥、扎伊尔、马达加斯加、澳大利亚、中国、印度、印度尼西亚、马来西亚等,这些国家拥有全世界 60%~70% 的生物多样性。

2. 遗传多样性 广义的遗传多样性是指地球上所有生物携带的遗传信息的总和,也就是各种生物所拥有的多种多样的遗传信息。狭义的遗传多样性主要是指种内个体之间或一个群体内不同个体的遗传变异总和。一个物种内部有不同的变种、品种甚至品系等,这些个体之间在结构和形态上的差异就是遗传多样性引起的。

一个物种遗传多样性越高或者遗传变异越丰富,对环境变化的适应能力就越强,其分布范围越容易扩展。研究遗传多样性可以揭示物种进化历史,如起源的时间、地点、方式等,为进一步分析物种的进化潜力和未来命运提供重要的资料;同时有益于正确制定生物遗传资源收集、应用和保护的策略。遗传多样性是多层次的,可在种群水平、个体水平、组织和细胞水平、分子水平体现。研究遗传多样性常用的方法有形态学标记、细胞学标记、生化标记、分子标记等。

3. 生态系统多样性 生态系统多样性指在特定区域内生境、生物群落和生态过程的多样化以及生态系统内生境差异、生态过程变化的多样性。

生态系统由植物群落、动物群落、微生物群落及其栖息地环境的非生命因子(光、空气、水、土壤等)组成。群落内部,群落之间以及与栖息环境之间存在着极其复杂的相互关系,主要的生态过程包括能量流动、水分循环、养分循环、土壤形成、生物之间的相互关系,如竞争、捕食、共生、寄生等。常见的生态系统有农田生态系统、鱼塘生态系统、草原生态系统、荒漠生态系统、湿地生态系统、森林生态系统等。中国是世界上生态系统多样性最高的国家之一,具有非常丰富的生态类型,如具有 343 个森林生态系统、146 个湿地生态系统、122 个草地生态系统、48 个荒漠生态系统、15 个冻原和高山垫状生态系统。

4. 景观多样性 景观是指一些相互作用的景观要素组成的具有高度空间异质性的区域。景观具有一定的结构和功能,并且呈动态变化。

景观多样性指在特定区域内景观的多样化,如农业梯田景观、观光农业景观、城市绿化景观、森林景观、草地景观、荒漠景观等。景观多样性有很大的人为性,如人造林景观常有防火隔离带和传输线,农田景观经常有防护林带和绿篱。

自然干扰、人类活动和植被的全球演替或波动是景观发生动态变化的主要原因。自 20

世纪 70 年代以来,全球森林被大规模破坏,造成生态环境片段化,大面积出现结构单一的人工林,形成了极为多样的变化模式,结果是增加了景观的多样性,却给物种多样性的保护造成了严重的障碍。

(二) 珍稀濒危药用生物及其等级划分

1. 珍稀濒危药用生物及其致危因素　珍稀濒危药用生物(rare and endangered medicinal organism)通常是指那些数量极少,分布区狭小,处于衰竭状态或目前虽未达到枯竭状态,但预计在一段时间后,其数量将会减少的野生药用动植物类群。在我国,珍稀濒危药用生物通常特指《中国珍稀濒危植物名录》《野生药材资源保护管理条例》《国家重点保护野生动物名录》中规定重点保护的药用动植物类群。

目前,我国野生药用生物资源已经出现了严重的危机,有些种类已处于濒临灭绝的险境,有些种类已经出现了野生灭绝。导致这些现象的原因是多方面的,如国际社会对天然药物的认可与过度开发,以药用生物为原料的医疗、保健、轻工、化工等行业的迅速发展,药材的掠夺式滥采滥挖,采收加工各环节的资源浪费,以及生态环境的不断恶化、动植物的生物学特性等。最为直接的原因可以概括为以下 3 个方面:

(1)过度采挖和捕猎:由于市场需要,加之经济利益的驱动,过去人们对野生药用生物资源的保护很少关注,"靠山吃山,靠水吃水"的观念严重,只管利用资源,不管资源保护。总的趋势是沿着"越贵越挖 - 越挖越少 - 越少越贵"的恶性循环方向发展,致使野生资源日渐枯竭,尤其是人参、川贝、冬虫夏草等名贵药材更是如此。有些药用动物,过去被认为是"害兽",为保护人民的生命财产,而遭到大力捕杀;有些则被认为是"野味"而大量食用。上述因素导致某些野生药用生物种群数量锐减,甚至使某些种类趋于灭绝。

(2)生境破坏或被侵占:生态环境是药用生物资源分布和药材质量形成的决定性条件,生态环境一旦遭到破坏,药用生物的生存将会受到直接威胁。人类社会的经济活动和文明发展对药用生物生存环境破坏日趋严重,且越来越多地侵占原本野生动植物生活的场所。大面积的森林砍伐、烧山和农田垦殖、围湖造田、填湖建房等,破坏了自然环境和天然植被,使生态环境日益恶化,使很多药用动植物失去了栖息生存场所。例如,我国热带地区森林的大量砍伐,把一些热带药用植物种类推向面临绝灭的境地;甘草资源的锐减与草地开垦为农田有关。工业化、矿山开发和城市化发展使大面积的山林、土地改变了原来的面貌,不仅在一定程度上破坏了森林植被,而且工业污染引起的生态环境恶化对药用生物的生存也带来很大威胁。如杭州笕桥和广州石牌地区过去分别为麦冬和广藿香道地药材的栽培基地,现已成为工业区,不仅失去了栽培土地,其特有种质也不知踪迹。

(3)生物自身的原因:生物的生存繁衍都需要合适的生态环境,生境的改变和破坏直接影响了药用生物种群的大小或存亡,并会导致一些适应能力差的物种数量骤减或消失。少数药用生物种类,因其对自然灾害、环境变化的适应能力差或自身生殖力较弱,致使其种群日趋濒危,甚至灭绝。例如,熊类的生殖能力与其他哺乳动物相比较弱,幼仔在母体内发育时间甚短,硕大的母体所产幼仔体重仅 200~300g,幼仔出生时正值冬季,全靠冬眠期的母熊体能支撑喂养,野生母熊需 2~3 年乃至更长时间才能繁殖一胎。这些特点在很大程度上制约着熊类种群数量的增长。

2. 濒危物种的国际分类及等级划分　关于濒危生物物种的分级及其标准,不同的国际组织和国家均不一致。1996 年起,国际自然及自然资源保护联盟(International Union for Conservation of Nature and Natural Resource,IUCN)发布了濒危物种红皮书和红色名录,得到国际社会的广泛承认。

IUCN 濒危物种红皮书(等级划分)将濒危物种分为 8 个等级:

灭绝(extinct,Ex):如果一个生物分类单元的最后一个个体已经死亡(在野外50年未被肯定地发现),列为灭绝。

野生灭绝(extinct in the wild,EW):如果一个生物分类单元的个体仅生活在人工栽培和人工圈养状态下,列为野生灭绝。

极危(critically endangered,CR):野外状态下一个生物分类单元灭绝概率很高时,列为极危。

濒危(endangered,En):一个生物分类单元,虽未达到极危,但在可预见的将来,其野生状态下灭绝的概率很高,列为濒危。

易危(vulnerable,Vu):一个生物分类单元,虽未达到极危或濒危标准,但在未来一段时间内,其在野生状态下灭绝的概率很高,列为易危。

低危(lower risk,LR):一个生物分类单元,经评估不符合列为极危、濒危或易危任一等级标准,列为低危。其又分为3个亚等级:①依赖保护(conservation dependent,CD),该分类单元,其生存依赖于对该分类类群的保护,若停止这种保护,将导致该分类单元数量下降,在5年内达到受威胁的等级;②接近受危(near threatened,NT),该分类单元未达到依赖保护,但其种群数量接近易危类群;③略需关注(least concern,LC),该分类单元未达到依赖保护,但其种群数量接近受危类群。

数据不足(data deficient,DD):对于一个生物分类单元,若无足够的资料,对其灭绝风险进行直接或间接的评估时,可列为数据不足。

未评估(not evaluated,NE):未应用由IUCN濒危物种标准评估的分类单元,列为未评估。

3. 中国濒危物种等级划分　参照IUCN濒危物种等级标准,我国的濒危物种有以下几种不同的分法:

(1)珍稀濒危植物物种分类法:《中国植物红皮书——稀有濒危植物》(第一册)将我国珍稀濒危植物物种分为3类:

濒危物种:是指那些在其整个分布区域或分布区的重要地带,处于灭绝危险中的物种,这些物种居群不多,种类稀少,地理分布有很大的局限性,仅生存在特殊的生境或有限的地方;它们濒临灭绝的原因,可能是由于生殖能力很弱,或是它们所要求的特殊生境被破坏或退化到不再适宜它们的生长,或是由于毁灭性的开发和病虫害所致。

稀有种类:是指那些并不是立即有灭绝的危险,但属我国特有的单种属(每属仅1种)或少种属(每属有2~10种,而我国仅2~5种)的代表物种;它们分布区有限,居群不多,种类也较稀少,或者虽有较大的分布范围,但只是零星存在。

渐危种类:是指那些由于人为或自然的原因,在可以预见的将来很可能成为濒危的物种;它们的分布范围和居群、数量正随着森林砍伐、草地破坏、生境恶化或过度开发而日益缩减。

该书共列物种388种,划为濒危类别的有121种,稀有类别的有110种,渐危类别的有157种。

(2)珍稀濒危动物物种分类法:《中国濒危动物红皮书》将我国珍稀濒危动物物种划分为:

野生灭绝(Ex):物种因繁殖失败(适应环境变化方面的自然失败)导致所有野生个体死亡,但该物种人工饲养或放养的种群尚有残存,如麋鹿。

绝迹(Et):物种或亚种的野生种群在国内已经消失,但并没有在国外的分布区内灭绝,如高鼻羚羊(赛加羚羊)。

濒危(E):物种的野生种群数量已经降低到濒临灭绝或绝迹的临界程度,且其致危因素仍然存在。

渐危（V）：物种的野生种群数量已明显下降，如不采取有效的保护措施，势必沦为"濒危"者；或因接近某"濒危"级别，而必须加以保护以确保该物种的生存，如云豹。

稀有（R）：物种从分类订名以来，总共只有为数有限的发现记录；或者从发现起就数量少，且其数量少的原因不是由于人工或环境影响所致。

未定（I）：物种的情况不甚明朗，但有迹象表明可能属于或疑为濒危或渐危，如普氏原羚。

另外，《国家重点保护野生动物名录》划分了 2 个保护等级：我国特产稀有或濒于灭绝的野生动物列为一级保护，数量较少或有濒于灭绝危险的野生动物列为二级保护。

4. 我国药用生物保护等级的划分　1987 年 10 月 30 日，国务院发布了《野生药材资源保护管理条例》，将国家重点保护的野生药材物种分为 3 级：一级保护野生药材物种禁止采猎，二、三级保护野生药材物种必须持采药证和采伐证后方能进行采猎。具体标准如下：

一级为濒临绝灭状态的稀有珍贵野生药材物种，如虎骨、豹骨、羚羊角、鹿茸（梅花鹿）等。

二级为分布区域缩小，资源处于衰竭状态的重要野生药材物种，如鹿茸（马鹿）、蟾酥、金钱白花蛇、蕲蛇、甘草（甘草、胀果甘草、光果甘草）等。

三级为资源严重减少的主要常用野生药材，如龙胆（条叶龙胆、龙胆、坚龙胆、三花龙胆）、川贝母（川贝母、梭砂贝母、甘肃贝母、暗紫贝母）、肉苁蓉、刺五加等。

二、中药资源保护的意义

我国中药种类繁多，资源丰富，但人均占有量较少。随着需求量不断增加，致使资源蕴藏量迅速减少，危及可持续发展。东北虎、华南虎等濒临绝迹；麻黄、冬虫夏草、野生甘草、黄芪等资源开发利用过度；当归、杜仲、三七等的野生个体已难以发现。因此，开展中药资源保护具有重要的现实意义。

1. 有利于保护生物多样性　每一种药用生物对其生态环境都有特定的要求，同时在其生长发育过程中不断地适应和改变着生态环境。生态环境是中药资源分布和质量优劣的决定因素，生态环境一旦遭到破坏，药用动植物的生存将会受到直接威胁。因此，中药资源保护与生态环境保护息息相关。生物多样性是生物（动物、植物、微生物）与环境形成的生态复合体以及与此相关的各种生态过程的总和，是人类赖以生存的条件，是经济社会可持续发展的基础，是生态安全和粮食安全的保障。中药资源保护与生态环境保护和生物多样性保护三者之间具有相辅相成、相互依赖的关系。因此，从根本上要保护中药资源就要保护其生存环境，保护了生存环境就直接或间接地保护了生态系统。这不仅保护了药用物种的生物多样性，同时也保护了生态系统中其他生物的多样性。

2. 有利于实现资源的可持续利用　中药资源的保护与开发利用是矛盾的对立与统一，保护是开发利用的基础，开发利用则可促进保护。从长远的观点出发，做好资源保护，则能更好、永续稳定地对中药资源加以利用，以取得更长久的社会效益和经济效益。过分强调保护，而不开发利用，则这些资源不能产生效益服务于民，造福人类，从而失去了其存在的意义。因此，应正确认识和处理好中药资源保护与开发利用这对矛盾，对现有资源既要最大限度、充分合理地加以开发利用，使其充分发挥为人类服务的作用，促进地方经济发展，又要加强保护和管理工作，保护野生资源及其生存和发展所必需的生态环境，实现可持续利用。

3. 有利于促进中药现代化发展　经济的全球化对中药现代化和国际化发展提出了新的要求，也对中药现代化和国际化的进程起到了积极的推动作用。随着中药现代化的加速，必然促进中药产业化的发展，而中药现代化与产业化的发展需要大量的中药资源作为保障。

另外,中药资源也是保健品、食品、化妆品等产品的重要原料,需求量很大。

三、中药资源保护的社会控制

社会控制指社会组织利用社会规范对其成员的社会行为实施约束的过程。中药资源保护涉及每一个人,需要全社会共同关注。从国家和社会层面来说,重点有以下保护策略:

1. 开展大范围的中药资源调查,摸清现有中药资源的种类及分布　我国分别于 1958 年、1966 年、1983 年和 2011 年进行了 4 次大规模的全国性中药资源调查研究,基本摸清了中国中药资源的种类和数量。截至 2020 年 8 月,第四次全国中药资源普查已汇总 200 多万条调查记录、1.3 万多种中药资源的种类和分布等信息,发现了 2 个新属、79 个新物种,同时收集药材样品、腊叶标本、种质资源 46 万份。另外,我国相继编著并出版了《中国植物志》《中国高等植物图鉴》《中国植物区系分区》《中国经济植物志》《中国种子植物科属检索表》等植物学专著,《中国药用植物志》《全国中草药汇编》《中药志》等中药资源专著以及《中国中药资源》《中国中药资源志要》《中国药材资源地图集》《中国中药资源大典——中药材系列》等中药资源丛书,对我国中药资源的种类和分布、蕴藏量和产量以及开发利用的历史和现状进行了总结,对我国中药资源的保护管理和开发利用提供了重要依据。

2. 建立中药资源保护法,提高全民保护意识　建立并健全中药资源保护相关法规,是宣传和约束全民行动、提高中药资源保护效率的重要策略。中国自 1956 年开始,至今已公布的涉及生物资源管理与保护的法规、条例等有数十项。如 1984 年《中华人民共和国森林法》、1988 年《中华人民共和国野生动物保护法》、1994 年《中华人民共和国自然保护区条例》等。同时,我国也制定了一系列保护中药资源的法律法规,如 1987 年颁布的《野生药材资源保护管理条例》,以及根据其制定的《国家重点保护野生药材物种名录》。该名录收载野生药材物种 76 种,包括药用动物 18 种、药用植物 58 种,其中一级保护野生药材物种(动物)有虎(含国内所有亚种)、豹(含云豹、雪豹)、赛加羚羊等,二级保护野生药材物种(植物)有甘草、黄连、厚朴等。依据《野生药材资源保护管理条例》,目前中国对野生药材采取如下保护措施:对于一级保护物种,严禁采猎;对于二级和三级保护物种,需要经过县级以上医药管理部门会同同级野生动物、植物主管部门提出计划,报上一级医药管理部门批准,获取采药证后才能采猎。此外,进入野生资源保护区进行科研、教学等活动也必须经保护区管理部门批准。

3. 合理开发利用,争取资源最大效益　合理开发利用中药资源,提高资源利用效率,从而节约资源,也是对资源的一种保护。合理开发利用,必须注意保持中药资源增长量与开发利用量相一致,并争取资源最大效益。如对人参、三七、三尖杉、钩藤等稀有濒危药用植物的新的药用部位的开发,以及利用药材加工的废弃物、药渣等生产家禽、家畜的饲料,加强开发药用之外的新用途等,这些措施对于提高中药资源利用效率、节约资源具有重要意义。为了保护野生中药资源,可以积极开展中药材的规范化种植或者人工饲养,从而减少对野生中药资源的依赖性,减小对野生资源的过度开发与破坏。

4. 加强中药资源物种保护,完善自然保护区及种质资源库建设　保护中药资源,尤其是珍稀濒危中药资源,需要对其物种加强保护,可以就地划定自然保护区进行保护,或者将其种子或无性繁殖材料保存于种质资源库中,从而避免珍稀濒危中药资源的流失和灭绝。

1956 年,中国科学院在广东省肇庆市建立了第一个自然保护区——鼎湖山自然保护区,重点保护亚热带地带性森林植被。截至 2018 年底,全国共建立自然保护区 2 750 个,其中国家级自然保护区 474 个,自然保护区的总面积达到 147 万平方千米。同时,国家和地方积极建设各级各类野生植物引种保存基地。据不完全统计,目前我国已建成野生植物引种保存基地(包括植物园、树木园、各类种质资源圃)250 多个。其中国家级药用植物种质圃有7 个,保存药用植物种、变种或者野生近缘种约 8 493 种。中国科学院北京植物园引种栽培国内外各种植物 4 200 多种;武汉植物研究所将长江三峡库区内淹没的珍稀濒危植物物种(其中很多是药用植物)引种在宜昌市附近及其所内的种质资源圃,进行异地保护,有效地保护了三峡库区内的珍稀植物物种。这些植物园或者种质圃很大程度收集并保护了当地的药用植物资源。

中国医学科学院药用植物研究所于 2006 年建设国内第一个中药资源栽培研究平台——国家级药用植物种质资源库,面向全国开展种质收集、保存工作,并为全国提供种质交换服务。目前保存的种质达 3 万份近 4 000 种,是目前世界上保存药用植物种质资源最多的国家级种质库,保存的种质覆盖东北、华北、华东、西南、华南、内蒙古、西北、青藏高原 8个中药资源分布区。2007 年,中国科学院昆明植物研究所建成国内第一座国家级野生生物种质资源库——中国西南野生生物种质资源库。据 2020 年底统计,中国西南野生生物种质资源库已采集国内重要野生植物物种种子 10 601 种(占种子植物 36%),共 85 046 份;国家中药种质资源库已收集中药种质资源 175 科 999 属 2 597 种,共 22 290 份。

四、中药资源保护的技术途径

中药资源保护的技术途径和方式有多种,一般分为就地保护、异地保护和离体保护 3 种保护方式。

(一) 就地保护

就地保护(in situ conservation),是将药用动、植物资源及其生存的自然环境就地加以维护,从而达到保护药用动、植物资源的目的。

1. 建立自然保护区和中药资源保护区　自然保护区指对有代表性的自然生态系统、珍稀濒危野生动植物的天然集中分布区、有特殊意义的自然遗迹等保护对象所在的陆地、水体或者海域,依法划出一定面积予以特殊保护和管理的区域。建立自然保护区不仅可以保护自然环境与自然资源,还有利于开展各种科学研究,有利于更有效地实施保护开发和利用。同时,自然保护区也是科普及教育宣传基地,并且承担着珍稀濒危野生动植物的培养繁育任务。大多数生态系统类保护区和野生生物类自然保护区都分布有野生中药资源,有的专门针对珍稀濒危药用植物资源及其生态环境进行保护。

2. 采取有效的生产性保护手段

(1)就地抚育:指在药材产地恢复和发展药用动、植物资源。常见的方式有封山育林、保护林药,在原生地播种或将药用动物放归山林,控制某地药材的采猎季节等。就地抚育与保护区的主要区别在于它没有明显的保护区界,要求也没有保护区严格。如新疆、宁夏等地通过大力营造寄主植物红柳林和梭梭林,从而发展肉苁蓉的生产。西藏将川贝母种子撒播在贝母原生地,任其自然生长。黑龙江将林蛙放归山林,进行半野生饲养。江西在盐肤木生长区人工释放五倍子蚜虫,促进五倍子药材的生产。

(2)合理采收:表现在采收方法、采收季节和采收量 3 个方面。①采收方法:一般采取边挖边育、挖大留小、挖密留疏的方法。如吉林省在采收刺五加时,留幼株并保留部分根茎在土内继续生长,从而保护了刺五加资源。20 世纪 70—80 年代,我国对皮类药材杜仲、肉桂、厚朴等的收获方法进行了改良,采取环状剥皮技术可以避免植物死亡,从而起到了保护这些药用植物资源的作用。此外,采取活熊引流取胆汁、活麝取香、活蚌植珠和牛黄埋核等技术对保护药用动物资源也起到了很好的作用。②采收季节:重点是避开药用动、植物的繁殖期,在药用部位主要活性成分积累到最高时采收。③采收量:要控制在资源再生量之内,以保证药材常采常生,永续利用。

(二)异地保护

异地保护(ex situ conservation)又称迁地保护,即将珍稀濒危药用种类迁出其自然生长地,保存在动物园、植物园、种植园内,进行引种驯化研究。主要包括建立中药资源种质圃、中药资源植物园、动物园或者家养家种基地。

目前,我国已建立了许多植物园,如中国科学院北京植物园、武汉植物园、南京中山植物园、广州植物园等。同时,建立动物园,人工养殖东北虎、华南虎、麋鹿、长臂猿、梅花鹿、云豹、猕猴、海狸鼠等几十种珍稀濒危野生动物,实现了药用动物的异地保护。建立家养家种基地方面也取得了很大成就,如华南热带作物研究所成功引种沉香和海南龙血树,四川省实现了天麻、川贝母、天冬、麝香等 20 多种药材野生变为家种家养,南方沿海地区成功引种了著名的南药如儿茶、千年健、诃子、安息香、血竭、槟榔等。

(三)离体保护

离体保护(in vitro conservation),即充分利用现代生物技术来保存药用动、植物体的整体、某一器官、组织、细胞或原生质体等。其目的主要是长期保留药用动、植物的种质基因,巩固和发展中药资源。

离体保存主要采用延缓生长或者超低温保存,前者主要采用降低培养温度或者在培养基中添加生长调节物质;后者主要指超低温冷冻保存,一般以液氮为冷源,使温度维持在 −196℃。

1. 建立中药资源种质资源库 种质资源是人类生存、生产力发展与国民经济可持续进步的物质基础,也是国家基础战略资源,其表现形式有生物物种、品种、植株、种子、器官、组织、细胞、DNA 片段、遗传信息等。中药种质资源是我国发展中医药的独有战略资源,包括中药材栽培(养殖)种、野生种、野生和半野生近缘种、人工培育的创新种质材料等。种质资源库是利用现代化制冷调控设备与技术,保持恒温恒湿的贮藏环境,将生物种质预处理后进行长期贮藏的仓库,也称“种子银行”“基因库”等。

一方面,中药种质资源库的建设可以保存大量中药材种质资源,避免优良种质尤其是濒危、贵细、道地性中药材种质的流失,维护其生物遗传多样性;另一方面,种质资源库为中药材种质的保存技术、遗传特性、道地内涵研究提供了丰富的材料基础,同时为中药材新品种的创新培育和研究提供了平台。目前,我国的生物种质资源库约有 30 余个,但专门性的中药资源种质资源库不多。2006 年,中国医学科学院药用植物研究所建设首个现代化“国家药用植物种质资源库”,2012 年,伴随着第四次全国中药资源普查,四川省与海南省分别配套建设国家级中药种质资源库,这对于我国中药种质资源保存、药用资源可持续发展以及国家药用生物安全将发挥重要而深远的作用。

动物种质细胞包括动物精子、卵细胞和胚胎,动物种质库俗称动物“细胞银行”,主要采取超低温冷冻保存法,将种质细胞保存在液氮中,需要时再于常温下“复活”,然后通过培养成为完整个体。在药用动物研究方面,麝的精液保存已获成功,为实行麝的人工授精、发展优良麝的种群打下了良好的基础。

2. 组织培养与快速繁殖 组织培养是采用植物某一器官、组织、细胞或原生质体,通过人工无菌离体培养,产生愈伤组织,诱导分化成完整的植株或产生活性物质的一种技术方法。

采用组织培养的方法可以快速繁殖药用植物,从而扩大种苗的供给。目前,我国通过组织培养获得试管苗的药用植物有 200 多种,许多药用植物如当归、白及、党参、菊花、延胡索、浙贝母、西红花、龙胆、川芎、绞股蓝、人参、厚朴、枸杞、罗汉果、三七、西洋参、桔梗、半夏、怀地黄、玄参、萝芙木、红景天、黄连等都可以实现人工繁殖。

采用组织培养的方法,实现了许多珍稀濒危中药材资源的人工繁殖。同时,结合超低温保存技术,对组织培养所需要的离体细胞、组织等也进行了很好的保存。如对中国红豆杉悬浮培养细胞进行超低温保存、对铁皮石斛原生质体进行玻璃化超低温保存、对金钗石斛原球茎进行超低温保存等研究都取得了显著成果。

五、与中药资源保护相关的国际公约及我国的政策法规

为了加强中药资源管理,促进中医药产业发展,保护生物和中药资源的可持续发展,中国政府及相关部门相继制定、签署了一系列相关的公约、政策和法规,并付诸实施。

(一) 中药资源保护相关的国际公约

1.《濒危野生动植物种国际贸易公约》(Convention on International Trade in Endangered Species of Wild Fauna and Flora,CITES)　该公约于 1973 年在美国华盛顿签订,故又称华盛顿公约。这是对全球野生植物、动物贸易实施控制的国际公约。我国于 1981 年 1 月加入该公约,同年 4 月 8 日公约对中国生效。该公约的宗旨是通过各缔约国政府间采取有效措施,加强贸易控制来切实保护濒危野生动植物物种,确保野生动植物物种的持续利用。履行公约以来,我国先后实施了一系列的法律条例,严格管控象牙、犀牛角、虎骨等品种的贸易,建立了进出口许可证制度,开展了对濒危物种的资源调查,建立了多处物种救护中心,建立了国家专门管理机构、科研机构和地方办事处,并进行了广泛的社会宣传教育和国际合作。

2.《国际植物保护公约》(International Plant Protection Convention,IPPC)　该公约是联合国粮食及农业组织(FAO)通过的一个有关植物保护的多边国际协议,于 1951 年 12 月 6 日在意大利签订,1952 年 5 月 1 日起生效,1979 年和 1997 年,FAO 对 IPPC 分别进行了两次修订。中国于 2005 年成为该公约的第 141 个缔约方。该公约的宗旨是确保全球农业安全,并采取有效措施防止有害生物随植物和植物产品传播和扩散,促进有害生物的安全控制。

3.《生物多样性公约》(Convention on Biological Diversity)　该公约是在联合国环境规划署主持下谈判制定的,于 1992 年 6 月 5 日由 150 多个国家的首脑在巴西里约热内卢召开的"联合国环境发展大会"上签署,次年 12 月 29 日生效,中国是签署国之一。该公约是一项有法律约束的公约,主要有以下 4 个特点:一是确定了生物资源的归属,即各国对其生物资源拥有主权权利;二是确定了各国有权利用其生物资源,同时也应承担相关义务,各国有责任确保在其管辖或控制范围内的活动,不致对其他国家的环境或国家管辖范围以外地区的环境造成损害;三是规定发达国家向发展中国家转让有关生物多样性保护和持续利用技术;四是该公约由发达国家提供资金,以便发展中国家能够履行公约的责任与义务内容规定。

4. 其他国际公约　除上述几个主要的公约外,有关生物资源保护的国际公约还有《保护野生动物迁徙物种公约》《关于特别是作为水禽栖息地的国际重要湿地公约》《南极海洋生物资源养护公约》《亚洲和太平洋区域植物保护协定》《保护世界文化和自然遗产公约》等。

(二) 中药资源管理相关政策和法规

1.《中华人民共和国中医药法》　2016 年 12 月 25 日,第十二届全国人民代表大会常务委员会第二十五次会议审议通过了《中华人民共和国中医药法》,自 2017 年 7 月 1 日起实施。该法第三章"中药保护与发展"第二十五条明确规定:国家保护药用野生动植物资源,对药用野生动植物资源实行动态监测和定期普查,建立药用野生动植物资源种质基因库,鼓励发展人工种植养殖,支持依法开展珍贵、濒危药用野生动植物的保护、繁育及其相关研究。

📖 知识链接

《中华人民共和国中医药法》

《中华人民共和国中医药法》(以下简称《中医药法》)由第十二届全国人民代表大会常务委员会第二十五次会议于 2016 年 12 月 25 日通过，自 2017 年 7 月 1 日起施行。

《中医药法》分为九个章节：总则、中医药服务、中药保护与发展、中医药人才培养、中医药科学研究、中医药传承与文化传播、保障措施、法律责任、附则，共六十三条。

《中医药法》第一次从法律层面明确了中医药的重要地位、发展方针和扶持措施，为中医药事业发展提供了法律保障。《中医药法》针对中医药自身的特点，改革完善了中医医师、诊所和中药等管理制度。同时，《中医药法》对实践中存在的突出问题作了有针对性的规定，有利于规范中医药从业行为，保障医疗安全和中药质量。此外，《中医药法》的出台有利于提升中医药的全球影响力，在解决健康服务问题上，为世界提供中国方案、中国样本，为解决世界医改难题做出中国的独特贡献。

2.《中华人民共和国野生动物保护法》 于 1988 年 11 月 8 日由第七届全国人民代表大会常务委员会第四次会议通过，自 1989 年 3 月 1 日起实施，并先后进行多次修订(2004 年、2009 年、2016 年、2018 年)。该法明确规定：国家对珍贵、濒危的野生动物实施保护，国家重点保护的野生动物分为一级和二级两类。为配合该法的执行，国务院分别于 1992 年 3 月和 1993 年 10 月发布了《中华人民共和国陆生野生动物保护实施条例》(2011 年、2016 年两次修订)和《中华人民共和国水生野生动物保护实施条例》(2011 年、2013 年两次修订)。

3.《野生药材资源保护管理条例》 于 1987 年 10 月 30 日公布，同年 12 月 1 日起实施。该条例将国家重点保护的野生药材物种分为三级：一级为濒临绝灭状态的稀有珍贵药材物种；二级为分布区域缩小，资源处于衰竭状态的重要野生药材物种；三级为资源严重减少的主要常用药材。

4.《国家重点保护野生药材物种名录》 是我国依据《野生药材资源保护管理条例》的规定，由国家药品监督管理局会同国务院野生植物动物管理部门及有关专家共同制定并出台的第一批重点保护野生药材物种名录，共 76 种，其中动物 18 种，植物 58 种。

5.《国家重点保护野生动物名录》 是我国于 1989 年 1 月 14 日施行的。该名录根据《中华人民共和国野生动物保护法》的规定制定，共 257 种(类)，其中属一级保护的有 96 种，属二级保护的有 161 种。2020 年，国家林业和草原局发布公告，将穿山甲属所有种由国家二级保护野生动物调整为国家一级保护野生动物。这标志着当前在我国自然分布的中华穿山甲，以及我国曾有分布的马来穿山甲和印度穿山甲将受到更严格的保护。

6.《国家重点保护野生植物名录(第一批)》 于 1999 年 9 月 9 日由国家林业局、农业部公布施行。其中涉及多种常用药材基源植物，例如：银杏(一级保护)、降香檀(二级保护)、厚朴(二级保护)、凹叶厚朴(二级保护)、珊瑚菜(二级保护)等。2020 年国家林业和草原局、农业农村部共同形成了《国家重点保护野生动物名录(征求意见稿)》，向社会公开征求意见。

7. 国家发布的有关中药生物资源单品种专项保护的有关通知 为了保护自然资源和生态环境，保护生物的多样性和中药资源的可持续发展，拯救珍稀、濒危的药用生物种类，国家相继发布了一系列有关通知，如《国务院关于严格管制犀牛和虎及其制品经营利用活动的通知》《国务院关于禁止采集和销售发菜，制止滥挖甘草和麻黄草有关问题的通知》《关于保护甘草和麻黄草药用资源，组织实施专营和许可证管理制度的通知》等。

8. 各地方单品种专项保护的办法和通知 如《西藏自治区冬虫夏草采集管理暂行办法》和《青海省人民政府关于禁止采集和销售发菜,禁止滥挖甘草和麻黄草等野生药用植物的通知》等。

9. 各地颁布的与药用生物资源管理有关的主要条例和规定 如《黑龙江省野生药材资源保护条例》《辽宁省野生珍稀植物保护暂行规定》《海南省自然保护区条例》《云南省珍贵树种保护条例》等。

综上所述,我国制定、公布并实施一系列有关植物、动物(含药用种类)的法规、条例、名录等,对中药资源的保护、管理起到了推动作用。

第二节 中药资源更新的理论基础与技术策略

中药资源更新是指药用生物通过自身繁殖和生长来实现个体数量的增长和种群的更新与恢复。中药资源的再生性是中药资源更新的基础,要使中药资源达到可持续利用的目的,除了保护好现有的资源和生态环境,还应充分利用药用生物资源的再生性,遵循其自然更新规律,并利用人工技术等途径促使中药资源的更新。

一、中药资源的再生性

在中药资源中,药用植物资源和药用动物资源属于可再生资源(renewable resources)。所谓中药资源的再生性,从狭义上讲,是指药用生物具有不断繁殖后代的能力,即种群更新能力;从广义上讲,不仅指其繁殖后代的能力,还包括其自身组织或器官的再生能力。

(一)繁殖产生新个体

生物产生新个体是通过不同的繁殖方式实现的,即有性繁殖(sexual reproduction)和无性繁殖(asexual reproduction)。有性繁殖是指通过雌雄配子结合,经受精作用,产生后代。如动物的自然繁殖方式属于有性繁殖,植物中种子植物产生种子,利用种子进行繁殖,产生后代,亦为有性繁殖。无性繁殖主要针对植物而言,包括营养繁殖(vegetative reproduction)和孢子繁殖(spore reproduction)两种方式。营养繁殖是指药用植物体的营养器官,如根、茎、叶的某一部分与母体分离(在有些情况下不分离),直接形成新个体的繁殖方式。其原理是营养器官多具有能形成不定根、不定芽的潜在能力,在一定条件下能生长发育为独立生活的植株。营养繁殖是多年生高等植物常采用的一种繁殖方式,如玉竹、黄连等可通过根茎繁殖;天麻、半夏等可用块茎繁殖;贝母、百合等可用鳞茎繁殖;乌头、麦冬等可通过块根繁殖;金钱草、虎耳草可通过地上匍匐茎繁殖等。中药材常通过茎的扦插、压条等方式繁殖新个体。孢子繁殖是指低等植物如藻类、苔藓、蕨类等通过产生无性生殖细胞(即孢子),与母体分离后,不经过两性结合而直接发育成为新个体的繁殖方式。

(二)组织、器官的再生性

植物的组织、器官受自然或人为损伤后仍能得到恢复和再生,如厚朴茎皮部分剥落后仍能得到自身修复,薏米等禾本科植物的茎和叶片等具有发达的居间分生组织,收割后仍能向上生长。植物的组织培养就是利用植物细胞和组织具有再生的能力,培育出植物新个体。某些动物的器官受损也能恢复和再生,如蛤蚧遇到危险时能够在"断尾自救"后再长出新尾。药用生物资源具有再生能力,在开发利用药用生物资源过程中,应合理、充分、有效地利用这一特性,扩大药用资源,达到持续利用的目的。

二、中药资源更新与恢复

中药资源中植物和动物资源属于可更新资源,其更新的方式有自然更新和人工更新两种,前者是指药用动植物在自然条件下的自我更新和繁殖,后者是根据生物的特性,采用人工技术促使药用动植物的更新和繁殖。

(一)药用植物的自然更新

药用植物自然更新(natural regeneration),从狭义上讲,是指植物体的部分有机体丢失或损伤的再生长(regrowth);从广义上讲,还包括由于自然或人类活动造成植物种群破坏后的再生(rebirth)。植物的自然更新影响着群落的物种组成、结构和动态变化,是种群得以增殖、扩散、延续和维持群落稳定的一个重要生态过程。药用植物的自然更新包括器官更新、种群更新和群落更新 3 个层次。

1. 器官更新(organ regeneration) 是指植物药用器官经过采收后,未被采收或毁坏器官的更新生长过程。药用植物在被采挖或采收后,其器官的恢复程度和速率是不同的。根和根茎类恢复起来比较困难,而全草和叶类则比较快,花和果实类一般不会引起植物的衰退和死亡。植物器官的更新是普遍的、经常的,研究植物器官的更新,找出其更新规律,不仅可以增产增殖,促进人工更新,而且可以为确定适宜采收期和间采期提供依据,对药用部位是根及根茎的药用植物具有更加重要的意义。

掌握各种植物不同器官的发育过程和发育所需要的环境条件,才有可能了解植物器官的更新。目前,器官更新研究的主要内容有以下几个方面:器官的发生(部位、数量、时间、方式);器官的形态和内部构造;苗的分枝方式(二歧、假轴、合轴等);器官形成时所需要的环境条件(温度、湿度、光照等);植物的生活型、生态型、开花结果习性,营养条件对器官更新的作用等。不同药用植物器官的生长发育与更新遵循其自身规律。

(1)根类药材:当主根生长到一定年龄后往往发生衰老或腐烂,或因外在因素受到损伤,这时从根茎(芦头)上长出不定根代替主根的功能。不定根较主根具有更高的生活力,经过一定年限后,老的不定根又会被新的不定根取代,如此不断交替,可延续数年。这种现象在乌头、手掌参等多种药用植物中普遍存在。

(2)根茎类药材:根茎在每个叶腋处都分化一个腋芽,随着茎节的生长逐个分化,腋芽发育形成次生根茎,愈接近抽茎节的腋芽形成根茎的速度愈快,距抽茎节远的腋芽通常潜伏而不发育形成根茎。有些植物的根茎达到一定年龄后,须根(不定根)衰老而失去吸收能力,根茎也随之腐烂,如黄精等药用植物的根茎。这类药材宜在根茎腐烂前采收,将老的根茎挖取入药,将幼嫩的根茎留于地下,让其继续生长。

(3)茎类药材:许多植物的幼嫩枝条具有无性繁殖的能力,在适应环境条件下,可产生不定根,再生新的植物个体,可利用此特性通过压条、扦插等方式来扩大生产。

(4)皮类药材:树皮的再生能力很强,杜仲、黄柏、厚朴等皮类药材在剥皮时只要不过多损伤木质部和射线薄壁组织,在适宜气候条件下,剥皮 2~3 年后,即可增生新皮,继续生长。

(5)叶类药材:多年生木本植物因顶芽具有顶端优势,将顶芽摘除,促使腋芽萌发,继而产生分枝,这样既可增加叶的数量,也可使植株矮化,方便采摘,如银杏、桑等木本药用植物可采用此方法进行叶的生产。杜仲叶已被开发为制剂原料和保健饮料,需求量大,亦可采用上述方法进行更替和增产。

(6)全草类药材:多年生草本恢复能力较强,当地上部分收集后,地下宿根在翌年即可发芽,形成新的个体。

(7)花、果实和种子类药材:这类药材的采收一般不会引起植株的衰退或死亡,甚至不会影响其正常的生长发育,种子为繁殖后代的器官,可利用其繁衍更多的后代,实现资源的可持续利用。

　　此外,有些药用植物可利用更新芽、小块茎、小鳞茎、小球茎、块根及莲座状苗等进行繁殖和复壮,这种方法对于在自然环境中失去种子繁殖能力的植物显得尤为重要。如百合、卷丹等可在叶腋形成小鳞茎,延胡索的腋芽可形成小块茎,这些小鳞茎、小块茎落地后,可产生收缩根,利用收缩根的力量,逐渐将小的繁殖体拉入土壤中,使其生长发育形成新个体。

　　2. 种群更新(population regeneration)　是指群体内个体的更新与增殖。种群(population)是一定时间内占据一定空间的同种生物的所有个体,或生活在同一地区中属于同一物种个体的集合。任何生物都是以种群形式存在的。种群有自己独特的性质、结构,同时种群个体间以及种群与外界环境间存在一定关系。种群有许多特征,如年龄结构(age distribution)、性别比例(sex ratio)、空间结构(spacial structure)、数量特征等,这些种群特征都会对种群的更新产生一定的影响。

　　(1)年龄结构:是指种群中各年龄期个体数在种群中所占的比例,与种群的更新关系最为密切。在一个群落中,一个种群的个体可以是同龄的,也可以是异龄的。在一年生或栽培植物中,一个种群中的植物通常是同龄的,但在天然群落或多年生栽培种群中,种群内个体通常为异龄的。异龄种群根据个体年龄不同构成不同异龄级,即幼龄、中龄和老龄。在异龄种群中,如果幼龄个体占的比例大,说明它为增长型种群;如果幼龄和老龄个体的比例相近,说明它为稳定型种群;如果幼龄个体所占比例小,老龄个体所占比例大,说明它为衰退型种群,这种种群更新困难。种群的年龄结构反映了一个种群的发展动态和趋势,也表明它可能更新的程度,其对植物的种群更新尤为重要,故在研究种群更新时,必须着重调查种群的年龄结构,采取相应策略,促使其更新。

　　年龄结构的调查方法一般是在样地里选择若干个样方,逐个调查,统计其中各个体的年龄,木本植物的年龄可用年轮或茎枝上的芽鳞痕等特征来判断;多年生草本则要根据其个体的发育形态变化来测算,如人参的实生苗的形态随生长年限而变化,第一年的人参实生苗称三花(即一枚三出复叶),第二年称巴掌(即一枚掌状复叶),第三年称二甲子(即两枚掌状复叶),第四年称灯台子(三枚掌状复叶),以后每年增加一枚掌状复叶直至六枚,再往后则可根据根茎残迹(俗称"芦碗")的多少来推算年龄。暗紫贝母的植物形态随年龄的不同而变化,一年生的实生苗称一根针(仅具一片卷曲如针状叶片),二年生叫鸡舌头(叶片展开如鸡舌状),三年生叫双飘带(具两片带状叶片)。

　　(2)性别比例:是种群中雌雄个体的数目比,是种群结构的另一个重要特征。这对单性花、雌雄异株植物来说很重要。如果雌雄个体的比例相差太大,则种群的增长受到阻碍。如沙棘是雌雄异株植物,其在自然种群中雌雄性比为3∶7,如果雌株较少,会对果实生产和资源更新不利。由此看来,对种群性别比例的研究很重要,只有充分了解植物正常的性比关系,才能利用这一特性,采取人工措施来促进种群更新。

　　(3)种群的空间结构:是指种群在一个地域上的分布方式,即个体是如何在空间配置的。组成种群的个体在其生活空间的位置状态或分布,称种群的内分布型或简称分布(dispersion)。种群的内分布型大致可分为三类:均匀型(uniformity)、随机型(random)、成群型(clumped)。

　　(4)种群的数量特征:用密度(density)、多度或丰富度(abundance)、盖度(coverage)、频度(frequency)来表示。密度即单位面积或单位空间的个体数,通常用计数方法测定,用株(丛)/m²表示,也可采用目测法估计,用相对概念来表示,如非常多、多、中等、少、很少等5级,这种方法准确度较差,但操作简便。多度或丰富度即群落中植物种的个体数量。盖度即植物地上部分垂直投影面积占样地面积的百分比,如该样地内某种植物的垂直投影覆盖地面一半

（另一半裸露），其盖度为50%。频度即某个种在调查范围内出现的频率，常用该种个体样方数量占全部样方数的百分比来计算，它不仅表示该植物在群落中分布的均匀程度，还可以说明该种植物的自然更新程度。利用这些特征，将种群的数量保持在一个合理的范围内，有助于种群的更新。

此外，药用植物种群的数量变化与环境的最大承受能力有密切的关系，种群个体数目接近于环境所能承受的限度时，种群将不再增加而保持相对稳定。种群与种群之间的关系也对药用植物的繁衍更新有影响，如豆科植物和根瘤菌的互利共生关系。

3. 群落更新（community regeneration）　是指群落中种群的更替以及种群个体数量的变化。植物群落（plant community）系指在一定地段（或生态）上共同生活的植物种群的集合系统，即群落由不同种群所构成，如一片森林、一个生有水草或藻类的水塘等。每一相对稳定的植物群落都有一定的种类组成和结构。在自然界中，植物群落的结构总是在不断地更新。广义的群落更新包括群落变化（community changes）与群落演替（community succession）。

（1）群落变化：研究植物群落的动态变化，必须首先研究群落内种群的变化。各种植物在群落中所起的作用是不同的，对群落结构和群落环境形成有明显控制作用的物种称为优势种（dominant species），而优势种中的最优者，即盖度最大、多度也大的物种称为建群种（constructive species），其中建群种是群落的主导，决定整个群落的内部结构和特殊环境。要使该群落稳定，发展我们所需要的药用植物种群，必须要首先保护好建群种。一般情况下，野生的药用植物很少是建群种，绝大多数为附属种或偶见种，它们自身对群落影响小，一旦建群种遭到破坏，它们也会因失去群落环境而无法生存。因此，要发展药用植物种群，使其在群落中保持相对稳定的数量，必须注意研究植物群落的变化规律。例如，在以木本植物为建群种的植物群落中，如果对木本植物采伐过度，那么原有森林下的药用植物就会因环境变化而发生变化，尤其是林下的阴生药用植物资源就会减少。

植物群落的变化有三种形式：季相变化，即群落外貌的季节性变化；年际变化，即群落的每年变化；群落更新变化，指的是内部更新，即某些个体死亡（或人为采集），被另一些个体所替补。以上三种都不是群落类型的变化，只是外貌或种群个体上的更新，这种更新有利于群落的稳定性。

（2）群落演替：是指一个植物群落的更迭，即一个植物群落被另一个植物群落代替的过程，是不同群落类型间的更替。群落演替是群落动态的一个重要特征，其结果会引起群落总体结构和性质的改变。药用植物群落中植物种类的更替，以及非药用植物群落中药用植物的迁移和定居，均可理解为药用植物群落的演替。

自然植物群落的演替是有规律、有顺序的，它对植物种群的改变影响不大。但是在其演替过程中往往会受到外界因子，尤其是人为因素的干扰，而发生无规律的演替，如采伐演替、放牧演替、弃耕演替等。采伐演替取决于森林群落的性质（如阔叶林、针叶林、针阔叶混交林等）、采伐强度以及采伐森林环境的破坏程度等。森林砍伐后，阳光充足，一些阴生植物由于失去了阴暗的条件，加上强光的照射而死亡，一些喜阳的植物则因具备了适宜的生长条件而在裸露的森林迹地生长，从而使森林群落发生了明显变化。如在采收厚朴、杜仲等树皮类药材时采用皆伐的方式，没有及时进行再栽培，原本以厚朴、杜仲为优势种演变成以其他小灌木为优势种，这样在该土地上就发生了一次群落演替。放牧演替取决于放牧的强度，过度放牧会使植物群落发生更替。例如，草原群落在放牧过程中，一些适口性高的植物大量被牲畜啃食，使不适口性植物大量增加，从而改变了草原原有的植物组成，群落结构发生了不可逆转的变化，再加上植被减少而引起土壤水肥流失，造成土壤板结或沙化，以致植物不能生长，植物群落完全被破坏。甘草、麻黄等植物常与其他草原植物种类一起构成草原植物群落，过

笔记栏

度的放牧和采挖,使原植物群落退化,不利于甘草、麻黄种群的更新和发展。弃耕演替取决于人的活动,例如,原本种植农作物的农田,如果放弃耕作,就会逐渐长出草本植物、小灌木和乔木,农田的植物种类越来越多,发育为一个完整的群落,这样就完成了一次演替。

(二) 药用植物的人工更新

人工更新(purposive regeneration)主要是利用人为干扰因素,采取适当的方法和手段对药用资源进行恢复和更新。主要的措施有以下几项:

1. 实行科学采收,促进资源更新 中药资源的采收是可持续利用的重要环节之一,处理好采收与更新的关系,对可持续利用具有很重要的意义。目前,根据药用植物生物学特性和自然更新特点,制定采收与更新相结合的技术措施是十分必要的。根据采收器官的不同,提出如下技术原则:①在采收全草和枝叶类药材时,应尽量在果实成熟后进行,便于利用种子,维持种群的自然繁衍。②采收地下器官时,应坚持挖大留小,挖老留幼的原则。③采收树皮类药材时,应选择形成层活动能力旺盛的季节进行,并采取分段剥取的方法。④对于多年生草本植物群落,生长茂密时宜重采,反之宜轻采。⑤在采集整株植物时,应均匀选留具有良好繁殖能力的健壮植株,以保证群落得到很好的更新。⑥对于药用植物分布不均匀,数量少的群落,采收后应及时进行人工播种或栽植,保证群落能及时得到恢复。

2. 改良生态系统,促进药用植物种群的发展 每一种生物群落都是一个生态系统,因生态环境变化或人为因素影响的不同,生态系统会向不同的方向发展。例如,对于因过度采挖造成资源种群数量急剧减少的地区实行围栏保护并进行人工补植,改善生态条件,药用植物种群恢复迅速。在具有一定数量药用植物的群落中,可以对非药用种群进行人工控制,使药用种群得到迅速发展。若群落的建群种为药用植物,在采收时应注意继续保持其优势,适时进行间采;若建群种不是药用植物,应在保护好建群种的前提下,促进药用植物种群的发展。在药用植物丰富的林区,可以适当采伐部分非药用树木,为处于劣势地位的药用植物提供优越的繁殖和生长环境,促进其种群发展,也可以适当引进部分药用植物,扩大其种群数量,增强其生存竞争能力。

3. 营造药用植物人工群落 在适宜药用植物生长的地区,特别是一些道地药材产区,营造以一种或几种药用植物为主的人工植物群落,是扩大中药资源,保证其可持续利用的重要手段。这项工作的重要研究内容是对拟培育种类的生物学特性和该地区的生态环境深入了解,选择适宜的种类并进行种群间的科学搭配。在地域选择上,提倡在原生种群分布的地区进行。如果异地引种,则要根据所引种的种类的生长习性和适生条件,在实验研究成功的基础上,逐步改造人工群落,严禁盲目引种。

4. 利用现代科学技术发展中药资源 迅速发展的科学技术为中药资源的保护和可持续利用提供了技术基础。现代农业科学技术、生物科学技术和生态环境建设技术等现代科学技术均可用于发展中药资源。利用现代农业科学技术促进中药资源的发展,如黄连与玉米套作栽培技术,山茱萸幼林中套种豆类或小麦技术,利用马尾松树枝和树苑培育茯苓的技术等。利用现代生物科学技术开发中药资源,如采用组培方法生产药用植物的次生代谢产物或进行药用植物的无性繁殖。借助生态环境改造工程发展中药资源,如在荒山绿化中选择当地生长的木本药用植物进行造林;在防沙治沙工程中栽种枸杞、梭梭等药用植物,既可防沙治沙,又可促进中药材生产。

三、中药资源更新的基本措施

(一) 开发利用与保护更新并举

开发利用与保护更新是资源管理两个不同环节,两者既矛盾又统一。两者处理得当,可以互补互促,相得益彰。中药资源的可持续发展,务必要考虑到中药资源的更新与再造,并尽可能为其创造更好的更新条件,处理好中药材采收与更新的关系,科学采收中药材,如实行边采边造(林),采大留小,采育结合的方针。

(二)防止逆行演替,促进进展演替

进展演替(progressive succession),是指在未经干扰的自然条件下,生物群落从结构比较简单、不稳定或稳定性较小的阶段发展到结构更复杂、更稳定的阶段,后一阶段比前一阶段利用环境更充分,改造环境的作用更强烈。例如,某个区域植物从稀疏到逐渐转变为森林,这个过程就是进展演替。封山育林的目的就是促进进展演替,使得森林蓄积量提高。逆行演替(regressive succession),又叫退化演替,其表现特征是演替群落结构简单化,常常是由于人为因素(放牧、森林砍伐等)或气候原因(如趋于干旱)造成放牧演替和采伐演替。近年来,不少地方草原退化,出现逆行演替,对此,须采取围栏保护,促其更新。在林区也应根据林木特点,确立采伐方式(择伐或皆伐),防止逆行演替,促进进展演替。

(三)在保护建群种的前提下发展药用种群

在植物群落中,如果建群种是药用植物,在采收时应注意继续保护其优势,进行适当间采;若药用植物不是建群种,也应在保护建群种优势的前提下,促进药用植物的更新,防止群落的不良演替。药用植物的繁殖体和传播体是其更新的关键,要注意其每年形成的数量和质量,特别是在其数量较少的年份要加以保护,并辅以人工繁殖。

(四)通过野生抚育促使种群和群落更新

野生抚育(wild nursery)是根据药用植物、动物生长发育特征及其对生态环境条件的要求,在其原生或相类似的环境中,人为或自然增加种群数量,使其资源量达到能为人们采集利用,并能保持群落结构稳定,从而达到可持续利用的一种药材生产方式。中药材野生抚育能够提供量多质优的野生药材,保护珍稀濒危动植物,促使中药资源可持续利用。

第三节　中药资源可持续发展

国内外市场对中药与天然药物资源及其产品的需求不断增加,中药资源的社会需求总量呈现快速增长趋势。中药资源的可持续发展有利于现有野生药用资源的保护,特别是珍稀名贵及紧缺中药材资源的保护,有利于中药农业、中药工业与中药商业的有序发展,有利于资源节约和环境保护,有利于实现中药资源的经济效益、社会效益和生态效益的协调发展,对推动和促进大健康产业及中医药事业的健康、快速发展具有重要意义。

一、中药资源可持续发展的概念与制约因素

可持续发展是人类社会发展的必由之路。1980年《世界自然保护大纲》首次将可持续发展作为术语提出。1987年世界环境与发展委员会在《我们共同的未来》报告中第一次明确阐述了可持续发展的定义:可持续发展是既满足当代人的需求,又不对后代人满足其需求的能力构成危害的发展。此后,这一概念得到了国际社会的广泛共识。在我国,"中药资源可持续发展"已被明确列入《国家中长期科学和技术发展规划纲要(2006—2020年)》《中医药创新发展规划纲要(2006—2020年)》《中药现代化发展纲要(2002—2020年)》等重要文件。国务院颁布的《国务院关于扶持和促进中医药事业发展的若干意见》也明确提出:"要促进中药资源的可持续发展,加强对中药资源的保护、研究开发和合理利用。"由此可见,加强中药资源的可持续利用和发展,从而解决中医药事业发展的资源瓶颈问题,对支撑和巩固

大健康产业的可持续发展具有重要的战略意义。

中药资源可持续发展（sustainable development of traditional Chinese medicine resources），就是在可持续发展思想指引下，从实际出发，依靠富有远见的宏观调控政策、先进的经营管理机制，因地制宜确立中药资源发展战略与发展模式，合理利用中药资源，保护生态环境，增强发展后劲，确保当代人及其后代人对中药资源的需求不断得到满足的发展。

我国虽然是中药资源大国，但由于国内外对中药资源及其产品的需求快速增长，导致野生中药资源被过度采挖利用，资源量逐年减少，珍稀药用资源濒于枯竭，生态环境受到不同程度的破坏。此外，盲目引种栽培品种、任意扩大种植规模，导致中药资源生产供需不平衡，以及中药材种植与加工过程的不规范等现象，都将直接影响到中药资源的可持续发展利用。

二、中药资源可持续发展体系

中药资源可持续发展体系具有描述、评价、解释、预警、决策等功能性作用。遵循可持续性、动态性、生产性、全面协调性、科学性、预见性、稳定性及生态性等原则，根据中药资源的特点、现状，构建中药资源可持续发展体系。可持续发展既是一个目标又是一个过程，在一定时期应保持相对的稳定性，这就决定了该体系具有动态性，反映了可持续发展的趋势和现实特点；体系必须能够全面反映可持续发展的各个方面，既要反映中药资源从理论到实践的各个方面，又要反映各个体系间的相互协调的特征；各子系统的构建要建立在科学的基础上，能充分反映可持续发展的内在机制，能反映中药资源可持续发展的内涵和目标。

对我国中药资源现状存在问题的分析表明，我国中药资源的利用和保护仍处于初级的自然经济发展阶段。因此，应从我国实际情况出发，构建中药资源可持续发展的体系。中药资源可持续发展是个系统工程，包括中药资源可持续发展的研究体系、保护与监控体系、中药资源种质保护体系及评价指标体系。中药资源可持续发展体系的四大组成部分各有侧重又相辅相成，共同筑建中药资源可持续发展模式。国家中药资源可持续发展关系到中药的生存与发展，关系到全国中药产业可持续发展，关系到生态平衡、环境保护、生物多样性保护等多方面，是一项复杂广泛的系统工程。中药资源可持续发展体系的研究和建立具有重要的现实意义和战略意义（图7-1）。

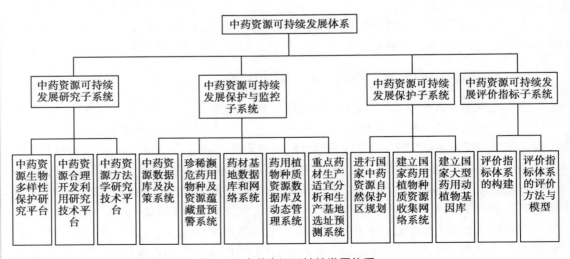

图 7-1 中药资源可持续发展体系

三、中药资源可持续发展战略

中药资源包括药用植物、药用动物和药用矿物，其中药用植物占了资源使用量的 95% 以上。在中药资源中，药用植物和药用动物为可再生资源，是中药资源的主体，药用矿物为不可再生资源。中药资源的可持续发展就是要合理掌握资源的有限性、可解体性、地域性、再生性与多用性等特点，保护资源不断更新的能力。中药资源可持续发展战略包括以下几个方面：

（一）增强民众保护意识，以法为本，保障中药资源可持续利用和发展

中药资源是自然资源的重要组成部分，自然资源总是有限的，不科学的保护利用就会出现资源枯竭、物种灭绝的局面。近年来，随着经济和社会的快速发展，中药资源存在的自然生态环境受到不同程度的破坏，严重危及了药用动植物的生存繁衍。因此，应健全中药资源的权属、管制机制、法律法规制度建设，尽快制定专门的中药资源保护法，加强全民自然资源保护教育，提高科学合理开发利用中药资源意识，保障中药资源的可持续利用。

（二）保护、修复中药资源及其生存环境，奠定资源可持续发展的物质基础

1. 建立中药资源原生地保护区与种质基因库　保护中药资源原生地，建设药用动植物自然保护区，促进中药资源可持续利用。药用植物、药用动物都需要有其特定的生长环境，生长环境若被破坏，从而导致种类和数量的减少，必然加速资源的减少或濒危的程度。在管理好现有自然保护区的基础上，各地应根据具体情况，逐步建立更多的药用植物、药用动物自然保护区。在药用动植物的原生环境中，实行保护封育和采收控制。对现有野生中药资源，可利用生物资源具有再生性的特点，促进自然更新，逐步恢复或增加种群数量，也可实行野外抚育，将繁育的良种种植或放养于野生环境中，通过人工培育野化中药资源，实现中药野生资源的快速恢复。保护好现有野生资源及其生存环境，是实现中药资源可持续利用的前提。

建立国家级大型药用动植物种质基因库要与中药资源野生转家种、引种栽培研究实验基地相结合，收集、保存并运用现代技术研究药用种质基因，夯实中药资源可持续利用的基础。保护我国现有野生、栽培或养殖资源，建立野生药用动植物种质基因库与常用栽培或养殖药用动植物种质基因库可为中药资源可持续利用提供坚实的物质基础。

2. 合理采收，加强野生抚育，科学营造野生药用动植物种群　植物类中药资源的药用部位有根（根状茎）、茎、叶、花、果实、种子、树皮、全草等，不同药用部位的采收对中药资源的可再生性影响不同。可以根据可再生性将不同采收方式划分成不同的等级，以便采取相应的采收和保护措施，对于严重影响再生的采收方式，可通过资源恢复实验（生长恢复、繁殖特性等）测算年最大允收量。年最大允收量的经验数值：根和根茎类药材为 0.1，即每年可采收 1/10，茎叶类药材为 0.3~0.4，花和果实类药材为 0.5。对于不同的植物，其生活习性、繁殖方式、繁殖效率、药用部位的形成过程等各不相同，因而它们的资源恢复特性存在不同程度的差异，相应的年最大允收量和特定的采收控制方式也有不同。

在合理采收药材的同时要加强野生抚育。中药资源的野生抚育是指根据动植物药材生长特性及对生态环境条件的要求，在其原生或相类似的环境中，人为或自然条件下在一定程度上增加种群数量，引发群落结构和功能的量变，使中药资源量达到能为人们采集利用，并能继续保持群落平衡的一种药材生产方式，包括药用植物野生抚育和药用动物野生抚育。野生抚育尤其适合生长发育特性和生态条件认识尚不深入、生长条件苛刻、种植（养殖）成本较高或者栽培（养殖）药材与野生类型质量差别较大的药用动植物。

3. 进行中药资源普查，建立中药资源监测与预警体系　进行中药资源普查和监测，掌握资源种类与蕴藏量及其动态变化是中药资源可持续利用的重要内容。中药资源普查的主要任务是对中药资源种类、分布、蕴藏量、栽培或养殖情况、收购量、需求量、质量等中药资源

本底资料做定期或长期观察和综合统计与分析。中药资源监测系统指根据中国中药区划设立中药资源信息采集点和中药资源监测点,对珍稀濒危、大宗常用、市场需求变化量大的重点品种(分布范围、资源数量、供求等)与品种资源比较集中地区的中药资源的综合(种类、分布范围、资源数量、供求等)变化情况进行监测。在中药资源普查与监测基础上,建立中药资源预警系统,对市场需求大、资源相对不足的药用物种和资源稀少且易受威胁的药用物种以及国家保护的野生药材物种进行监测,监测的重点区域为中药资源开发破坏区和保护区,其他区域为一般观测区。中药资源监测与预警体系建设涵盖了野生中药资源监测与栽培或养殖药材生产基地监控,能够随时掌握中药资源的数量、质量、动态情况及变化规律,协调产、供、销关系,实现中药资源可持续利用的宏观动态管理。

(三) 利用现代农业技术促进中药资源可持续利用

自然界中药资源的蕴藏量有限,其生物资源的更新能力也有限,仅依靠野生药材资源已经远远不能满足日益增长的社会需要。因此,大部分中药资源最终均需要通过人工种养殖来满足市场需求,只有大力发展中药生态农业,才能从根本上解决中药资源危机问题。因此,发展好中药生态农业,中药资源可持续发展才有基础和保障,其根本目标是保证优质药材持续稳定地供应国内外市场,实现资源开发、利用与环境的协调发展。

1. 进行野生中药资源的引种与驯化,促进野生资源家种或家养　对野生药用动植物进行引种栽培或驯养是保证中药资源增加数量和提高质量的有效措施。动(植)物药材在固定地点进行规范化种植或养殖是生产优质中药材的重要途径,近30年来,过去主要依靠野生或进口资源提供药材原料的中药种类,如人参、西洋参、西红花、三七、天麻、黄精、黄连、梅花鹿等珍稀名贵药材已实现了由野生到人工种养植(殖)的过渡。至2020年,通过引种驯化、野生抚育、人工栽培、人工养殖等措施,我国已有近300种中药材实现了全部或部分人工培育,中药材种植面积大幅增加,全国种植面积已过亿亩,极大地缓解了中药材的供需矛盾,促进了中药产业的平稳健康发展。

2. 进行中药栽培或养殖,建立药材规范化生产基地　我国是中药资源利用最早、最多的国家之一,早在3000多年就已开始进行中药的栽培或养殖,目前我国已形成了规模最大、体系最完整的中药农业生产体系。近30年来,我国的中药农业取得了重要进展,以中药材生产为主体的中药农业与中药工业、中药商业、中药知识产业共同形成了完整的中药产业链。中药材GAP是对中药材生产全过程实施有效质量控制,保证药材质量稳定、可控、安全、有效的重要措施,也是有效推进中药GMP、GLP、GCP的基础。

3. 进行良种选育,建立药材良种繁育基地　在中药资源可持续利用过程中,种质资源的良种选育十分重要,药用动植物的野生亲缘种和古老地方种是长期自然选择和人工选择的产物,由于天然杂交、基因重组与分离、基因漂变或突变,这些种质中可能蕴藏着丰富的已知或未知有用基因,具有独特的优良性状和抗御自然灾害的特性,是进行优良品种选育的物质基础,也是品种改良的源泉。高产优质是药用植物资源育种的基本要求,优良品种是生产优质高产药材的基础,只有经过选育的良种才能实现品种的生物性状整齐、遗传基因稳定、药用成分含量高且稳定可靠。因此,开展药用动植物良种选育是实现中药现代化与产业化的客观要求。

(四) 利用现代生物技术促进中药资源可持续利用

利用生物技术开发新资源,是一种具有巨大潜力的中药资源开发技术途径,对中药资源可持续发展具有重要意义。生物技术(biotechnology)是在分子生物学和细胞生物学基础上发展起来的一种新兴技术,包括细胞工程、基因工程、酶工程、发酵工程等,是利用生物有机体或其组成部分(包括器官、组织、细胞、细胞器和遗传物质)开发新产品的一种技术体系。

如脱毒快繁技术,可通过无性繁殖用于濒危药用植物资源的保护;通过细胞培养技术,可以直接快速获得药用动植物药效成分,节约原料药材的使用。

(五)挖掘新的药用资源或药用部位,促进中药资源可持续利用

1. 挖掘珍稀濒危中药资源替代品 供需矛盾突出、价格昂贵的药材多来源于珍稀濒危药用生物。该类生物多存在生物种群数量少、生长周期长、繁殖困难或难以用常规技术进行药材的规模化生产等问题。加强此类中药材的替代品开发是缓解药材资源紧缺,满足市场需求的途径。替代品生产方面,我国已开发出虫草菌丝发酵物,其作为冬虫夏草的替代产品在市场上已经占有一定份额。人工牛黄是由牛胆粉、胆酸、猪去氧胆酸、牛磺酸、胆红素、胆固醇、微量元素等加工制成。实现牛黄的人工制造缓解了资源的紧张,满足了市场的需求。

2. 扩大药用部位,减少资源浪费 同一基源的植物或动物,药用部位不同,化学成分与功能主治可能不同,传统方法往往仅择其某一个或几个部位药用,其余部分则作为废物弃之。这实际上是对中药资源的一种浪费。同基源植物的不同生长部位在主要次生代谢成分的组成方面很可能相似,这种相似性为扩大药用部位,开展资源综合利用提供了依据。如人参、三七的传统药用部位为根,但其茎、叶和花均含人参皂苷,也可用于提取皂苷。药用部位的扩大,有利于充分利用中药资源,满足临床及社会需求,减少了对原动植物资源的破坏。

3. 加强资源循环利用,提高资源利用效率 中药工业是利用消耗中药资源的主要途径,原料药材经提取、加工后,大部分被作为废渣、药渣处理掉,资源利用不尽合理,造成了中药资源的大量消耗和浪费。因此,促进和加强资源循环利用,合理利用中药药渣,对防止资源浪费、节约资源、提高资源利用效率和保护生态环境具有重要意义。如从三七总皂苷提取后的药渣中纯化三七多糖,质量分数可达 50%;黄芩药渣中黄芩苷含量是黄芩药材中黄芩苷总量的 70%。另外,再提取后的药渣一般含有大量的粗纤维、粗脂肪、淀粉、粗多糖、粗蛋白、矿物质、氨基酸、微量元素等,可用于生产无公害有机肥料、饲料添加剂及食用菌栽培等方面。

(六)矿物中药资源的可持续利用

矿物中药资源属于非再生性资源,随着社会需求量的增长,数量有限与需求无限的矛盾日益突出,这就要求人们必须加快替代品的研究步伐,减少浪费。对于易探、易采的优质矿物,特别是古生物类化石、晶体类矿物资源,更应该实施有效保护,减少资源浪费。除此之外,还应积极寻找和开发替代品,切实加强矿物资源的保护。

案例

例1 野生甘草的资源保护

甘草来源于豆科甘草(*Glycyrrhiza uralensis* Fisch)、胀果甘草(*G. inflata* Bat.)、光果甘草(*G. glabra* L.)的干燥根及根茎,具有补脾益气、清热解毒、祛痰止咳、缓急止痛、调和诸药等功效。其基源植物主要分布于我国东北、华北、西北和新疆的干旱、半干旱荒漠或草原地区。多年来,由于市场需求量大,加之滥采滥挖,导致野生甘草资源逐年减少,产量和品质下降,生物多样性受到严重威胁,一度濒临灭绝。有数据表明 20 世纪 50 年代,全国甘草产区分布面积约为 3.2 万 ~3.5 万 km²,蕴藏量 400 万 ~450 万吨;到 21 世纪,甘草较集中的分布面积仅为 1.1 万 km²,总储量下降到 70 万 ~90 万吨,只有 20 世纪 50 年代的 1/5 左右。为了保护甘草资源,实现其可持续利用,国家和相关地方政府出台了多项措施,对甘草资源进行保护。

首先,通过立法对甘草资源及其生态环境进行保护。如 2000 年国务院颁布了《关于禁止采集和销售发菜制止滥挖甘草和麻黄草有关问题的通知》,2001 年国家经贸委下发了《关于保护甘草和麻黄草药用资源,组织实施专营和许可证管理制度的通知》,按照"先国内后国外、先人工后野生、先药用后其他"的原则,优先安排人工种植甘草、麻黄等药材供应国内市场,适量安排出口,限制饮料、食品、烟草等非医药产品使用国家重点管理的野生药材资源,并规定甘草的采挖、运输、经营必须具有专业许可证。《野生药材资源保护管理条例》亦把甘草列为国家二级重点保护野生药材,以限制对甘草的过量应用,保护生态环境。新疆也颁布了《新疆维吾尔自治区自然保护区管理条例》等地方法规,对甘草资源及其生态环境进行保护。同时,地方政府还积极组织实施退耕还林工程,保护甘草生长环境,进一步进行甘草围栏养护,并对甘草的合理采挖进行培训。自 2000 年起,我国开始在 19 个省、市、自治区全面启动天然林保护工程,在 188 个县进行退耕还林、还草试点,以恢复遭到破坏的生态系统。据 2003 年调查资料显示,由于采取了承包分管等封禁措施,内蒙古的克什克腾旗、翁牛特旗、元宝山区,吉林的通榆和白城以及黑龙江安达目前已经形成了密度盖度大且分布连续成片的甘草群落。

其次,积极开展甘草人工栽培,实行野生抚育,逐步恢复野生甘草资源的同时积极开展规范化栽培,并进一步筛选培育优良甘草品种。目前人工栽培甘草已在多个地区实现大面积推广,甘草的栽培育种取得了一定突破。近年来,中国中药公司在甘肃民勤选育出甘草新品种"国甘一号",攻克了甘草种子丰产技术和种苗高效繁育技术。

最后,积极开展甘草资源综合利用,以提高甘草资源的利用率,实现甘草资源的高效利用和可持续发展。甘草连同地上部分一同回收,茎可做燃料,荚皮和叶可做优质的牛羊饲料。甘草经提取甘草甜素后,残渣富含纤维质、有机质和矿物质,可用作优质肥料。

例2 我国的自然保护区与中药材资源保护区

我国现有的自然保护区主要分为三大类,包括自然生态系统类保护区、野生生物类自然保护区、自然遗迹类自然保护区。大多数生态系统类保护区和野生生物类自然保护区都分布有野生中药资源。如吉林长白山自然保护区里有 1 500 种中药材受到了保护,名贵的药用植物有人参、刺五加、黄芪、细辛等 300 余种。有的自然保护区专门针对药用动植物进行了保护,如黑龙江穆棱的东北红豆杉保护区,广西防城的金花茶保护区,新疆乌苏市的甘家湖梭梭林保护区,以及浙江临安的清凉峰保护区(主要保护梅花鹿、香果树等野生动植物及其森林生态系统)。同时,黑龙江先后建立了五味子、防风、龙胆、桔梗、黄柏、芡实、黄芩、马兜铃等药材的 36 个保护区。湖南壶瓶山自然保护区,除了保护大约 1 019 种药用植物以外,还保护了大量珍稀药用动物如华南虎、金钱豹、鬣羚、毛冠鹿、麝、棕熊、黑熊、水獭、大鲵等。另外,辽宁蛇岛自然保护区、湖北石首麋鹿保护区、新疆布尔根河狸自然保护区、安徽扬子鳄自然保护区等,都专门针对珍稀濒危野生动物进行了保护。

根据保护区的保护程度和功能,我国的自然保护区可以分为核心区、缓冲区和实验区。核心区的面积一般不小于自然保护区总面积的 1/3,集中分布了本区所要保护的珍稀濒危物种。核心区可以进行科学观测,但不允许采取人为干预措施。为了防止核心区受到干扰,在核心区外围划定了缓冲区,缓冲区可以进行非破坏性的科学研究,但要经过管理机构的批准。实验区指在自然保护区内可以进行多种科学实验的地区,比如可以在实验区建立栽培和驯化苗圃、种子繁育基地、植物园和野生动物饲养场,也可以建立进行科学研究的观测站、实验室,以及用于教学实习、科普教育及野外标本采集的基地,同时还可以进行资源的永续利用和再循环方面的实验及实施旅游活动。

根据上述有关保护区的定义,可以将中药资源保护区分为珍稀濒危物种保护区、中药资源综合研究保护区和中药资源生产性保护区三大类。其中珍稀濒危物种保护区相当于自然保护区的核心区,属于绝对保护区,只允许进行科学监测活动,对保护区内的自然环境及中药资源不允许采取任何人工干预。中药资源综合研究保护区相当于缓冲区,主要针对珍稀濒危动植物资源进行一定的合理的科学研究。中药资源生产性保护区相当于实验区,既能维护自然生态系统,又能提供部分中药材产品,可以具体划分为轮采轮猎区、人工粗管种植区及野生转家种或家养研究基地。

1. 轮采轮猎区 该区域是根据动植物资源的生长发育规律及资源保护利用技术指标确定合理的采收时间和采收面积,从而定期在一定范围内进行适当采集或者捕猎的保护区。

2. 人工粗管种植区 在该保护区域面积内可以进行人工繁育、野生放养或者野生种植,或者适当进行粗放型管理,当资源达到一定量时,可以适时适量进行采挖或者捕猎。

3. 野生转家种或家养研究基地 该区域主要开展药用植物野生转家种的研究,或者野生药用动物人工饲养的研究,试验成功后可以逐步推广生产。

学习小结

1. 学习内容

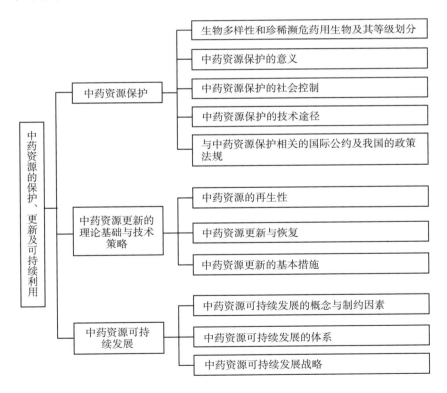

2. 学习方法 准确把握和区分本章所涉及的专业概念,如中药资源的保护、生物多样性等,对于系统性概念结合流程图进行理解,结合相关实事政策和文件做课外扩展。

(解军波 马晓慧 刘 勇)

复习思考题

1. 简述中药资源保护的含义。
2. 简述生物多样性的概念及内涵。
3. 简述药用生物致濒危的因素。
4. 简述中药资源保护的技术途径以及各个方式所采取的措施。
5. 简述中药资源更新的含义。
6. 简述中药资源的再生性的内涵。
7. 简述中药资源更新的基本措施。

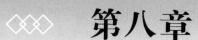

第八章

中药资源的人工培育

学习目标

1. 掌握中药资源人工培育的常规技术及规范化生产与质量控制技术。
2. 熟悉中药资源培育的理论与方法。
3. 了解我国中药野生资源、人工培育资源及中药材规范化生产现状。

随着世界经济与人类医疗保健事业的快速发展,中药资源的社会需求量急剧增加。《中医药发展战略规划纲要(2016—2030 年)》提出:推进中药材规范化种植养殖。制定中药材主产区种植区域规划。制定国家道地药材目录,加强道地药材良种繁育基地和规范化种植养殖基地建设。促进中药材种植养殖业绿色发展,制定中药材种植养殖、采集、储藏技术标准,加强对中药材种植养殖的科学引导,大力发展中药材种植养殖专业合作社和合作联社,提高规模化、规范化水平。支持发展中药材生产保险。建立完善中药材原产地标记制度。实施贫困地区中药材产业推进行动,引导贫困户以多种方式参与中药材生产,推进乡村振兴。

第一节　中药资源的人工培育理论

我国中药资源丰富,临床使用的中药材种类绝大多数为野生药材。随着我国中医药事业和健康产业的发展,市场对许多药材需求量的增长超过了其自然繁殖的速度,致使许多药材种类因过度采集而分布减少,资源蕴藏量降低,部分中药资源甚至濒临灭绝。为了解决中药产业发展的这一瓶颈问题,20 世纪五六十年代我国就开始进行中药资源的人工培育,并取得了很大成就。虽然我国的中药资源无论是品种数量还是种植(养殖)规模均处世界领先地位,但仍不能满足中医药及相关领域发展对中药资源的需求。因此,鼓励开展中药资源的人工培育研究,对常用大宗中药开展药用植物、药用动物的野生抚育、引种驯化、良种选育与规范化种植(养殖)等工作,以保证中药资源的可持续利用。

一、我国的中药野生资源

中药野生资源是指在自然状态下繁育、生长、非人工栽培、驯养的各种植物、动物及自然形成的矿物。根据《中国中药资源》统计,我国中药资源种类 12 807 种,其中药用植物药 11 116 种,药用动物药 1 571 种,药用矿物药 80 余种。我国中药资源种类丰富,蕴藏量大,但在传统医疗实践中,多以采集野生资源为主,蕴藏量日益减少。在中药饮片和中成药生产使用的近千种药材中,约有 70% 的种类来自野生资源。目前人工培育的中药材物种数约

80 个,新品种数在 230 种左右,而栽培成功并获得实际推广的数量有限。

在《中国珍稀濒危保护植物名录》收载的 388 种濒危植物中,药用植物达 168 种,占 43%。由于生态系统的大面积破坏和退化,中国的许多物种已变成渐危或濒危物种,在《濒危野生动植物种国际贸易公约》(CITES)列出的 640 个世界性濒危物种中,中国就有 156 种,约为其总数的四分之一,其中有 14 种为药用物种。《国家重点保护野生动物名录》共有保护动物 257 种,其中属一级保护的有 96 种,属二级保护的有 161 种。据不完全统计,它们中有药用记载且具有药用价值的动物共 161 种,其中属一级保护的重要药用动物有虎、豹、赛加羚羊、亚洲象、梅花鹿、白唇鹿等 67 种。属二级保护的重要药用动物有穿山甲、棕熊、麝(类)、大壁虎(蛤蚧)、玳瑁等 96 种。国家中医药管理局规定的 140 种紧缺药材中,动物药材就占 60%。因此,濒危药用动植物资源的保护是大势所趋,也是中医药发展的需要。由于野生资源不能满足用药需求,人们逐渐将某些野生药用生物进行驯化、实施家种或家养(表 8-1)。

表 8-1　我国野生中药资源濒危状况

资料来源	收载种类	药用资源种类	主要药用资源
《濒危野生动植物种国际贸易公约》(CITES)	640 个世界性濒危物种(中国 156 种)	药用动植物 14 种	犀角、虎骨等
《国家重点保护野生动物名录》	动物 257 种	药用动物 161 种	豹、赛加羚羊、亚洲象、梅花鹿、白唇鹿、穿山甲、棕熊、大壁虎(蛤蚧)、玳瑁等
《国家重点保护野生药材物种名录》	—	药用植物 58 种,药用动物 18 种,共 76 种	虎骨(禁止贸易)、豹骨、羚羊角、鹿茸(梅花鹿)、甘草等
《中国珍稀濒危保护植物名录》	濒危植物 388 种	药用植物 168 种	桫椤、珙桐、水杉、人参、望天树等

二、中药资源人工培育的理论与方法研究

中药资源主要包括药用植物、药用动物和药用矿物资源,此外还包括利用现代生物或化学等技术形成的替代性人工中药原料,如人工牛黄、人工麝香等。中药资源人工培育(artificial cultivation)是指中药资源(主要为药用植物及药用动物)在人工干预下进行资源再生的过程,主要包括野生资源抚育和人工栽培(饲养)两种途径。利用中药资源再生性与地域性特点,采取人工培育措施,促进种群恢复和个体生长,提高中药资源数量和质量,对中医药及相关产业的可持续发展具有重要意义。

(一) 药用植物资源的人工培育

药用植物资源人工培育是指药用植物资源在人工干预条件下进行资源再生的过程。我国药用植物资源种类数量和种植规模虽领先于世界其他国家,但仍然满足不了市场对药用植物资源的需求,进行人工培育是保证资源可持续利用的根本途径。药用植物的繁殖和生长是人工培育的基础,药用植物资源量的扩大主要通过药用植物的繁殖和生长来完成,该过程又可分为无性繁殖和生长及有性繁殖和生长两类。药用植物资源人工培育主要包括野生抚育和人工栽培两种方式。

1. 药用植物资源的野生抚育　也称为半野生栽培或仿野生栽培。是指根据药用植物生长特性及对生态环境条件的要求,在其原生或相类似的环境中,人为或自然增加种群数量,使其资源量达到能被人们采集利用的程度,并能保持群落结构稳定而实现可持续利用的

一种生产方式。目前我国仍有 70% 的药材种类来自野生资源,对以野生资源为主要来源的药材进行野生抚育能够有效缓解资源供应量的不足。药用植物野生抚育的研究重点集中在适生地的选择、保护措施、抚育方法、最大可持续产量、药材的最佳采收时期及其采收方法等方面。

(1)药用植物资源野生抚育的理论基础:药用植物资源野生抚育是一项系统工程技术,采用了资源学、生物学、生态学、药用植物栽培学与药用植物育种学等学科的原理和方法,是多学科交叉的新兴研究领域。药用植物资源野生抚育建立在以下研究基础之上。

1)资源学研究:主要研究内容包括药用植物资源储量、产地分布,药用植物品质与种质、产地、气候、土壤、地理地貌等的关系,资源合理采收、质量形成、药材道地性成因等。

2)生物学研究:主要研究原生环境下药用植物生活史、繁殖特性、种群更新机制、收获器官生长发育规律等。

3)生态学研究:主要研究内容包括生态因子(温度、光、水、气、坡向、坡度、海拔高度、土壤等)与抚育种群关系研究;种群数量的时空动态、数量调节、生活史对策、种内与种间关系研究;药用植物种群所处生物群落的组成与结构、群落的动态与控制研究等。

4)野生抚育方法学研究:主要包括抚育方式、繁殖方法、种群可持续更新方法、采收方法、抚育生长过程管理方法、生物群落动态平衡保持方法、生态环境保护方法研究等。

(2)抚育基地管理学研究:野生抚育药用植物基地建设不仅涉及抚育药用植物生长管理,还涉及生态环境保护、当地群众采挖野生药材习惯、药材集约化采挖等,是一项包含经济、生态和社会因素在内的系统工程。药用植物资源野生抚育的基本方式包括封禁、人工管理、人工补种、仿野生栽培等。

1)封禁:指将野生目标药用植物分布较为集中的地域通过各种措施封禁起来,借助药用植物的天然下种或萌芽增加种群密度。封禁措施多种多样,以封闭抚育区域、禁止采挖为基本手段,如甘草、麻黄的围栏养护等。

2)人工管理:指在封禁基础上,对野生药用植物种群及其所在的生物群落或生长环境施加人为管理,创造有利条件,促进药用植物种群生长和繁殖。人工管理措施因药材不同而异,如五味子的育苗补栽、搭架、修剪、人工辅助授粉及施肥灌水、病虫害防治等。

3)人工补种:指在封禁基础上,根据野生药用植物的繁殖方式和方法,在药材原生地人工栽种种苗或播种,人为增加药用植物种群数量。如连翘抚育采取人工撒播栽培繁育的种子,刺五加采用带根移栽等。

4)仿野生栽培:指在野生目标药用植物分布的原生环境或相类似的天然环境中,完全采用人工种植的方式,培育和繁殖目标药用植物种群。药用植物在近乎野生的环境中生长,不同于药用植物的间作或套种,如林下栽培细辛、猪苓、黄连、天麻等。

5)就地营造药用植物人工群落:在有野生种群分布的地区,选择适宜的药用植物发展人工群落,如林下参的栽培。建立人工种群要认真研究该植物的习性及该地区的环境条件,选择适宜的种类进行搭配,经过实验,也可引进外地珍贵药用植物,逐步改造本地植物的群落结构及群落环境。

(3)药用植物资源野生抚育的特征:药用植物野生抚育能够提供高质量的野生药材,保护珍稀濒危药用植物,有效节约耕地面积,保护生态环境,有利于药用植物的可持续利用与经济效益的提高,具有明显优势。野生抚育增加了目标药用植物种群的数量,改变了群落中各物种的数量组成,但群落基本特征不变。

2. 药用植物的引种驯化　是研究野生药用植物在自然分布区的人工培育、野生变家种,及其引种到自然分布区以外环境条件下的生长发育、遗传、变异规律的科学。引种驯化的目的是用野生或较为重要的外源性药用植物来充实和丰富本地区栽培药用植物资源,可以通过由野生驯化和异地引种两种方法来实现。

根据药用植物引入新地区后出现的不同适应能力及采取相应的人为措施,植物引种可以分为简单引种和驯化引种。①简单引种:指植物原分布区与引种地自然环境差异较小,或其本身的适应性强,不需要特殊处理及选育过程,只要通过一定的栽培措施就能正常地生长发育,繁衍后代,即不改变植物原来的遗传性,就能适应新环境的引种方法。②驯化引种:指植物原分布区与引种地之间自然环境差异较大,或其本身的适应性弱,需要通过技术处理、定向选择和培育,使之适应新环境的引种方法。

(1)引种驯化的理论基础:植物引种驯化随着农业起源而诞生,栽培植物的出现是千万年来劳动人民引种驯化的结果。我国劳动人民在长期的生产发展中,积累了丰富的植物引种驯化实践经验,并在引种理论和方法上亦进行了不少有益的尝试与探索。贾思勰在《齐民要术》中记载"顺天时,易地利,则用力少而成功多;任情返往,劳而无获",可见对引种已有很深的了解。19世纪达尔文在《物种起源》中以进化论解释植物引种驯化,使植物引种驯化理论探索达到新的高度。但20世纪以前,各国的植物引种工作主体上仍是盲目地或单凭经验进行,因而成效较小,直至"气候相似论"的提出才打破这种混乱的引种局面,此后"风土驯化""栽培植物起源中心学说"的出现,使植物引种理论与方法研究进入新的发展阶段。主要的理论学说包括遗传变异学说、气候相似论、风土驯化理论、栽培植物起源中心学说、生态历史分析法等。

(2)药用植物引种驯化的主要对象:生长年限长,需要量大的药用植物,如黄连、厚朴、红豆杉等;野生资源不能满足需要或采挖困难的药用植物,如甘草、麻黄、金莲花、远志、巴戟天、川贝母等,尤其是一些珍稀濒危药用植物种类,如冬虫夏草、肉苁蓉、龙胆、细辛等;长期依靠进口的紧缺药用植物,如乳香、没药、血竭等;对临床确有疗效的新药资源,如金荞麦、水飞蓟、绞股蓝、三尖杉等;市场需求量大,特别是对治疗常见病、多发病有效的药用植物,如甜叶菊、番红花、丹参、罗汉果、豆蔻等。

(3)引种驯化的基本方法:主要有简单引种法和复杂引种法两种。

简单引种法:在相同的气候带内,或差异不大的条件下,进行相互引种,称简单引种或直接引种法。简单引种法不需经过驯化阶段,但需注意栽培技术的配合,为植物创造适宜的生长条件。常用的栽培调控措施主要有生育期和栽培密度的调整、水肥管理、光照处理、土壤pH的调整、防寒防冻、种子处理、株形调整等。

复杂引种法:对气候差异较大地区的药用植物,在不同气候带之间进行相互引种,称复杂引种法,即驯化引种法。驯化引种比简单引种复杂,除了采用以上简单引种法中所述方法外,还经常采用实生苗多世代选择、逐步驯化和引种驯化与杂交选择相结合等方法,以达到改变引种植物遗传性的驯化目的。

(4)影响药用植物引种驯化的因子:引种驯化的成功与否取决于影响药用植物引种驯化的几个因子,主要包括:

目标植物的背景:药用植物的遗传内因对引种驯化的难易有决定性作用,因此选择理想的引种药用植物种类或种质是引种驯化成功的首要条件。在选择引种材料时可以参考以下规律:引种时应重视中药材区划,在相同或相近的中药材分布区内引种药用植物能最大限度地保证中药材的有效性;在植物具体的分布区内,从生境条件最接近的地区收集材料,易取得较好效果;现在不是本地植物区系成分,但历史上曾在本地有过分布的种类,易于引种成功;演化程度高的药用植物,对新的生态环境潜在适应性大,引种驯化成功的可能性较大。

自然环境因子:对于特定的药用植物,自然环境因子是引种驯化成功与否的主要限制因素,这些因素主要包括温度、湿度、降水量、光照、土壤等。在引种药用植物时,不但要考虑药用植物能否在某种土壤类型中成活,还要考虑其药用部位的产量和质量;药用植物引种成功的标准不能仅以在栽培条件下能够完成整个生长周期,产生可用于繁殖的种子和足够的药用部位作为唯一标准,还必须保证其活性成分种类不发生变化,含量不大幅度减少。在引种驯化的过程中,应对各种自然环境因素,特别是主导因素对药用植物次生代谢过程的影响进行研究,控制和创造适宜的生态条件,对次生代谢过程进行调控,提高药材活性成分的含量。

生物因子:在生物的进化过程中,植物与植物之间、植物与动物之间、植物与微生物之间,因协同进化而形成了寄生、共生、竞争等现象,这些因素往往成为引种驯化成败的关键,影响药材的产量和质量。在引种寄生性药用植物如肉苁蓉、锁阳等时,必须同时引种其寄主。有些药用植物在引种到新地区后生长发育良好,但病虫害却十分严重,就是因为在新环境中,生态系统发生了很大变化,各种条件对药用植物病原菌或害虫不能抑制而引起。

(5)药用植物引种驯化成功的标准:鉴于药用植物对于品质的要求,主要从以下四个方面来衡量:与原产地比较,植株不需要采取特殊保护措施,能正常生长发育,并获得一定产量;能够以原有的或常规可行的繁殖方式进行正常生产;没有改变原有的药效成分和含量以及医疗效果;引种后有较好的经济效益、社会效益及生态效益。

3. 药用植物人工栽培　栽培是药用植物资源人工培育最快捷、最有效的方法之一。由于药用植物种类繁多,不同的种质、不同的生态环境、不同的栽培技术、不同的采收加工方法等都会影响药材的产量和质量。因此,加强中药材的产前(对大气、水质、土壤环境生态因子的要求;正确鉴定物种,种质资源的优质化)、产中(优良的栽培技术措施,要点是田间管理和病虫害防治)、产后(确定适宜采收期及产地加工技术,包装、贮藏、质量管理等)的系统管理,形成完整的生产和管理技术体系,有利于促进药用植物人工栽培产业化发展,对保证中药安全、有效、稳定、质量可控有着重要的作用。

药用植物是一个庞大的植物类群,有杜仲、连翘、枸杞等木本树种,有金银花、罗汉果、山药等藤本植物,也有黄芪、甘草、丹参等多年生草本和红花、薏苡等一年生草本,不同的植物类群栽培的方式及技术各异。栽培的共性技术主要包括:

(1)栽培制度:是各种栽培植物在农田上的部署和相互结合方式的总称。它是某单位或某地区的所有栽培植物在该地空间上和时间上的配置,包括种植布局技术、复种技术、间混套作与立体种植技术、轮作或连作技术等。制定药用植物栽培制度应该在符合整个农业种植制度的大前提下,根据药用植物自身的生产特点进行规划和布局。

(2)选地整地:因地制宜选择适宜的土地栽培适销对路的品种是药用植物栽培的关键。整地技术包括全面整地、带状整地、块状整地、阶地整地等。

(3)良种繁育:优良品种是优质药材的源头。良种选育的目标是利用、调整、改良药用植物自身遗传性,培育优良品种,使之更易栽培,并具备更高的药用价值。其主要内容包括:育种目标的制定,种质资源搜集、保存、研究利用,人工创造变异的途径、方法和技术,杂种优势利用的途径和方法,目标性状的遗传、鉴定及选育方法,育种不同阶段的田间和实验室试验技术,新品种(系)审定或认定、推广和种子(苗)繁育等。

(4)播种:药用植物播种可分为大田直播和育苗移栽两种方式。药用植物种子大多数可直播于大田,但有的种子极小,幼苗较柔弱,需要特殊管理;有的苗期很长,或者在生长期较短的地区引种需要延长其生育期的种类,适合先在苗床育苗,培育成健壮苗株,然后按各自特性移栽定植于适宜生长的环境。

(5)田间管理:田间管理是从播种到收获整个过程中所进行的一系列管理措施的总称。

其措施主要包括间苗、定苗、补苗、中耕除草、培土、遮阴、肥水调控、灌溉、排水、病虫害防治等。此外,对某些药用植物还必须进行一些特殊管理,如修剪、打顶、摘蕾、人工授粉、覆盖、遮阴、防寒冻等。田间管理就是充分利用各种有利因素,克服不利因素,使药用植物的生长发育朝着人们需要的方向发展,从而达到优质、丰产的目的。

(6)采收与产地加工:采收期确定的原则是在优先选择活性成分含量高,毒性成分含量低的前提下,适当兼顾产量确定最适采收期。药用植物采收后,除少数鲜用,如鲜生地、鲜石斛、鲜芦根等,绝大多数均需在产地及时进行初步处理与干燥,称为产地加工或初加工。由于药用植物种类繁多,根据药材的形、色、气味、质地及其含有的物质不同,加工的要求也各不相同。产地加工的目的是纯净药材,防止霉烂变质,保持药效,利于储运。产地加工方法主要有清选、清洗、去皮、修整、蒸、煮、烫、浸漂、切制、发汗、揉搓、干燥等。

总之,药用植物人工培育是药用植物资源保护、扩大、再生的最有效手段,也是目前药用植物资源再生的主要方法。

(二) 药用动物资源的人工养殖

药用动物是指身体的全部或局部可以入药的动物,它们所产生的药物统称为动物药。药用动物可提供的入药部分很广,包括全体(活体、干燥体)、内脏、肌肉、骨骼、皮毛、鳞甲、贝壳、卵、分泌物、生理和病理产物等。动物药活性强、疗效好、副作用小,是中国医药宝库中的重要组成部分,也是世界药物资源中的宝贵财富。我国对野生动物的驯养,历史悠久,经验丰富。我国现有药用动物 1 500 余种,分布于陆地、内陆水域和海洋。由于天然资源的破坏和生态环境的恶化,动物药中的紧缺品种日益增多,药用动物的人工养殖日显重要。

1. 药用动物的引种 将外地或野生优良的药用动物种类引进当地,直接推广或作为育种材料的工作叫引种。引种是野生动物变为家养的第一个重要环节,由于人工改变了动物的生活环境,对动物的生命力和适应性提出了严峻考验,引种时应切实做好以下几项工作:

(1)习性调查:习性调查是一项基础性工作,通过调查可以摸清动物在野生状态下的生活规律,掌握动物生长所需条件,保证动物正常生活、繁殖、生长发育并获取优良的产品。习性调查内容很多,应特别注意对动物生境、食性和行为的调查。

(2)捕捉:对野生动物的捕捉,除了力求避免对机体的损伤之外,还应注意尽量减少精神损伤,对初捕动物要尽量在原地暂养一段时间,保持安静,给予动物最喜食的食物,养到动物不拒食和精神稳定之后再起运。幼龄动物比成年动物易捕获、运输、驯化与养殖,引种时应多以幼龄动物为主,并在年龄与性别比例上适当搭配。

(3)检疫:很多野生动物饲养场,由于引种时不检疫而造成严重后果,如驯鹿的结核病、野猪的囊虫病等都较普遍。野生动物家养之前必须严格检疫,初捕之后要在原地暂养和观察一段时间,运回饲养场后,一般也应与原饲养动物群隔离,饲养一段时间之后再合群。

(4)运输:野生动物未经驯化,运输时要尽量缩短时间,避免时走时停和中途变换运输工具,一般来说,成年动物比幼年动物难运输,雄性比雌性难运输,独居性动物比群居性动物难运输,肉食动物比草食动物难运输。运输时应根据动物的体型大小,生理及行为特征,采取遮光运输、麻醉运输、淋水湿运、增水缩食等方式。

2. 药用动物的驯化 驯化是指野生动物经过人类的饲养、选择和培育,在体型外貌、生活习性、生产性能等方面发生根本性变化,完全丧失野性,并依赖人类饲养维持生存和繁衍的过程,即将野生动物驯养成家畜的过程叫驯化。野生动物驯化使动物的生存环境改善,营养得到保证,患病机会减少,还可增加动物产量,提高经济效益,保证药用动物来源。对野生动物的驯化是人类利用自然资源的一种特殊手段,通过驯化实现对野生动物的全面控制并进行再生产。

驯化是在动物先天本能行为基础上(无条件反射)建立起来的人工条件反射,是动物个体后天获得的行为。这种人工条件反射可以不断强化,也可以消退,它标志着驯化程度的加强或减弱,因而野生动物的人工驯化需要不断巩固。根据不同的目的和要求,驯化的方式、方法也有所不同。

　　(1)驯化方法:早期发育阶段的驯化利用幼龄动物可塑性大的特点,进行人工驯化,效果普遍较好。如从产后吃初乳起即进行人工哺乳的仔鹿,比产后接受母鹿哺乳时间较长的仔鹿驯化基础好,人工哺乳的仔鹿长大后在鹿群放牧活动中都是核心群中的骨干鹿。

　　1)单体驯化与群体驯化:单体驯化是对动物个体的单独驯化。群体驯化是指对多个动物在统一的信号指导下,使动物建立起共有条件反射,产生一致性群体活动。群体驯化能给饲养管理工作带来更大的便利。

　　2)直接驯化与间接驯化:直接驯化包括前面所述的单体驯化和群体驯化。间接驯化是利用同种或异种个体之间在驯化程度上的差异,或已驯化动物与未驯化动物之间的差异而进行的。例如,利用驯化程度很高的母鹿带领未经驯化的仔鹿群去放牧,利用幼龄动物"仿随学习"的行为特点形成"母带仔鹿放牧法",仔鹿通过向母鹿学习不断提高驯化程度。

　　3)性活动期的驯化:性活动期是动物行为活动的特殊时期,由于体内性激素水平的增高,具有易惊恐、激怒、求偶、殴斗、食欲降低、离群独走等行为特点,给饲养管理工作带来很多困难,驯化时可根据这个时期动物生理上和行为上的特点,有针对性地驯化。

　　(2)人工驯化中应注意的关键问题:人工驯化的总目标是促使产品的增加,动物在驯化过程中生活习性、生理功能和形态构造的改变都是在人工控制下朝着这个方向发展。由于药用动物种类繁多,进化水平不一致,在变野生为家养的过程中所遇到的问题也不同,综合各种药用动物人工养殖情况,在动物驯化上应注意以下几个关键问题:

　　1)人工环境的创造:动物在野生状态下,根据其生活要求,可以主动地选择适合其生存的环境,也可以在一定程度上创造环境。人工环境是人类给动物提供的各种生活条件的总和,与野生环境不可能完全一致,要求动物必须被动地适应人工环境。良好人工环境的产生是在模拟野生环境的基础上,又根据生产要求而加以创造。在良好的人工环境中由于气候稳定,食物充足,敌害减少,动物的繁殖成活率会明显提高。

　　2)食性训练:动物的食性是在长期系统发育过程中形成的。在不同的季节、不同的生长发育阶段动物的食物也有所改变。人工提供的食物既要满足动物的营养需要,又要符合其适口性。但是,食性又是可以在一定范围内改变的,驯化时要善于通过饲养组合、食性训练降低饲养成本。

　　3)打破休眠期:很多变温动物具有休眠习性,这是对不利环境条件的保护性适应。在人工饲养条件下,可通过对气温的控制,食物的供应措施,不使动物进入休眠期而继续生长、发育和繁殖,以达到缩短生产周期,增加产量的目的。如土鳖虫的快速繁殖法就是打破一个世代中的两次休眠,而使饲养周期缩短一半,成倍增加产量。

　　4)克服就巢性:就巢性是鸟类的一种生物学特性。如乌骨鸡经驯养后就巢期从20天缩短到1~2天,年产卵可提高到100~200枚。

　　5)群性的形成:药用动物在野生条件下,很多种类独居生活,人工饲养实践证明,独居生活的动物也可以驯化为群居。群性的形成给人工饲养带来很多方便,如麝獐在野生时是独居的,在人工饲养过程中通过群性驯化,可以做到集群饲喂,定点排泄,并可以像鹿一样集群放牧。有些动物成体集群较困难,可以在幼体时期饲养。

　　6)改变发情、排卵和缩短胚胎潜伏期:在野生哺乳动物中,很多动物具有刺激发情、排卵和具有胚胎潜伏期的生物学特性,限制了人工授精技术的应用,致使妊娠期拖延很长,如小灵猫的妊娠期为80~116天,这种现象对繁殖影响较大,随着逐代人工驯化,这种情况会不断改善,但这方面的研究还远远不够。

3. **药用动物的饲养**　当前人工饲养的药用动物,多为野生和半驯化的动物,不能生搬硬套家畜、家禽等已有很高驯化程度动物的饲养方式和方法,应用生态学研究对药用动物饲养非常重要,其中种群生态学和系统生态学的理论更有指导意义。人类要想得到比野生状态下更多的产品,必须实行集中生产,这样饲养动物的密度比野外大许多倍,动物群的组成与结构、年龄比例和性别比例都会发生很大变化,这种新的比例关系是在人类有计划的安排下形成的。此外,动物饲养环境的气候调节、场舍布局、食物供应、污物清除等,都是在人工控制下进行的。这样,就使人工养殖的药用动物产生了新的种内、外生态关系,并在繁殖、生长发育和动物生产上,显示出新的生产潜力。

(1)生活环境:药用动物的生活环境应尽量接近动物的野生状态,并要求安静干燥、排水良好、通风向阳、冬暖夏凉,有比较充足优质的水源,水畜的饲养场地必须选择有水塘、河畔、湖泊等水源的边缘地带,划出一定的水面供水禽戏水。

(2)饲养方式:分为散放饲养和控制饲养两大类。

1)散放饲养:散放饲养是我国多年来沿用的饲养方式,特别是个体饲养业多采用,包括全散放饲养和半散放饲养两种类型。全散放饲养,是指散养区内的地势、气候、植被以及动物群落组成条件有利于本种动物发展,没有敌害,并有限制本种动物水平扩散的天然屏障,即把动物活动范围局限在一定区域内,该饲养方式动物基本处于野生状态,投入少成本低。半散放饲养,是指在限制动物水平扩散的天然屏障基础上,配合人工隔离措施,将动物活动范围限制在一定的区域内,在动物采食天然食料的基础上,适当补充人工食料。在一般情况下,仅是补充精料、食盐和饮水。半散放饲养较全散放饲养活动范围小,养殖密度大,要有适当的投资,单产高。

2)控制饲养:将动物基本上置于人工环境下,该类型占地面积小,饲养密度较大,单产较高,但投资多,可分为半密集饲养和高密度饲养两类。半密集饲养类型包括了我国目前大多数的药用动物场,是以人工操作为基础的对动物进行驯养和半驯养。高密度饲养是指单位面积内的动物数量多,环境条件处于最佳状态,饲料、饮水及污物清扫的自动化程度高。

(3)饲料:各种药用动物都有其特殊食性。药用动物在食物范围上有广食性、狭食性之分,在食物性质上有肉食性、草食性和杂食性之分。人工饲养工作必须在充分了解动物食性的基础上根据其营养要求,合理配制饲料,才能保证药用动物在家养条件下的生存。药用动物的饲料配方必须从蛋白质、脂类、糖类、维生素、矿物质、水等方面,满足不同食性动物的需求,并满足药用动物生长的特殊需要。药用动物的饲料性状应符合动物饮食习惯,饲料原料的来源必须稳定、有保障,原料储存和加工应避免遭受害虫、化学、物理或微生物污染物或其他不良物质的污染。

(4)饲养管理:饲养管理主要包括人员健康与技术管理、场地环境管理与设施设备管理、动物管理3个方面内容。其中,动物管理包括制定动物常规饲养、繁殖配种、幼仔护理、免疫接种、发病情况和放牧的管理制度和操作规程,动物青春期和繁殖发情期容易发生斗殴和自残现象,要针对性地采取相应措施予以预防。

4. **药用动物的育种**　动物育种是研究如何运用生物学的基本原理与方法,特别是运用繁殖学、发生学等理论与方法来改良动物的遗传性状,培育出更能适应人类各方面要求的高产类群、新品系或新品种,以满足人类生活的需要。我国药用动物养殖和育种工作现状大体有以下4种情况:已经培育出优良品种的药用动物,如乌鸡、家蚕、蜜蜂等;已经培育出优良类群但尚未达到品种标准的药用动物;发现了优良野生种群并进行了引种驯养的药用动物;

与野生型无明显差异仅做初步驯养的药用动物,占大多数。根据上述情况,说明目前药用动物育种多数尚无明确的育种目标、实施计划、组织机构和育种谱系等安排,仅是为了增加产品,提高生活力而进行个体或群体的选育工作。科学的育种工作应是有目标、有计划、有组织、有步骤地进行,从工作内容上大体包括遗传性状、选择(选种和选配)、繁殖(交配、产仔等)、培育(驯变与饲养)等步骤。

(1)遗传性状:动物品种的形成,除遗传因素的决定性影响之外,生态条件和人工选育都具有重要作用。气候类型、环境条件、营养物质与人工选择等共同作用使驯养动物出现了具有不同遗传特点和生产性能的各种品种、品系或类群。动物品种选育的目的是保存和发展优良的性状,淘汰不良的性状。通过对动物遗传基因的分析、组合和对环境条件的控制、运用,才能使动物产生符合人类要求的性状,可见动物各异的遗传性状是进行药用动物新品种选育的基础与前提。

(2)选择:选择是人类改良物种的手段。通过选择可以保存和发展动物的某些优良基因,也可以淘汰某些不良基因,从而改变群体的基因频率和基因组合,并导致动物体产生变异。作为育种手段的人工选择包括选种和选配两个方面。

选种是对参加配种的动物,不论雄性或雌性,进行种质优劣、生产力高低、性状好坏的有计划选择,从而不断提高后代的质量,并使其朝着人类需要的方向发展。选种的方法首先是对动物的体质、外形和生产力的综合鉴定,在各方面都达到标准的前提下,集中力量选择几个主要生产性状,这样才能加速遗传进展和提高选种效果。

选配就是对动物的配对加以人工控制,使优秀个体获得更多的交配机会,并使优良基因更好地重新组合,促进动物的改良和提高。选配时,要对参加配种的动物个体或群体在年龄、体质、雌雄比例、配种方式和方法上进行优选,充分发掘动物的生产潜力。选配大体可分为个体选配和群体选配。个体选配主要考虑配偶双方的品质对比和亲缘关系,群体选配则主要考虑配偶双方所属种群的特性,以及它们的异同在后代中可能产生的作用。选配是改良动物种群和创造新种群的有力手段。

(3)交配:交配是动物的有性繁殖过程,动物交配有随机交配、表型组合交配和基因型组合交配3种方式。

(4)培育:在育种工作中,除了选择作用,对子代的后天培育也非常重要,培育工作跟不上,优良性状在子代中也不一定能显示出来,有些很重要的遗传性状如产仔力、抗病力、生活力和生长速度等都对环境条件与营养状况的优劣反应敏感,基因型的表型可因营养条件而变化。在实际工作中要切实掌握基因型、环境和表型三者之间的关系,使选择和培育工作有效地结合起来才能选育出优良的药用动物品种。

三、中药资源人工培育的发展现状

(一) 药用植物资源人工培育现状

1. 药用植物资源人工培育发展动态　药用植物资源是中药材的主要来源,无论是发展中国家还是发达国家,植物药的使用都在不断增加,但是,由于过量采挖,野生药用植物的种类日益减少。因此,药用植物的野生抚育、引种驯化、人工种植与育种是药用植物资源发展的必然趋势。20世纪50年代至今,我国野生变家种成功的药用植物主要有防风、龙胆、柴胡、细辛、甘草、半夏、丹参、天麻、山茱萸、黄芩、知母、何首乌、绞股蓝、钩藤、紫草、猫爪草、雷公藤、罗汉果、麻黄、川贝母等200多个品种。从国外引进的颠茄、西红花、西洋参、豆蔻、儿茶、丁香、檀香、马钱子、古柯、印度萝芙木、狭叶洋地黄、狭叶番泻叶、安息香、大风子、南天仙子、水飞蓟、胖大海等30余种已在我国成功栽培。野生变家种或从国外引进品种的种植,无论在规模上或品种上都达到了历史上未有的水平。

中药资源的人工培育已成为中医药事业的重要组成部分。据调查,全国药用植物种植面积已达到了前所未有的规模,中药材的占地面积超过 9.33 万 km²,人工生产的中药材占整个药材消耗量的 70% 以上。我国现有药材基地 650 个左右,东部地区主要有人参、五味子、党参、浙贝母等大宗药材基地;西部地区则有诸如甘草、麻黄、黄芪、当归、川芎、川贝母、枸杞、防风、三七、新疆紫草、大黄、羌活、红花、胡黄连、黄连、附子、肉苁蓉、黄芩、知母等大宗药材的种植基地,占全国总面积约 60%。

近十年来,中药材品种选育工作在国家大力扶持下已积累了一定基础。目前有开展种质选育的中药材物种从 20 世纪 10 余个发展到 80 余个(表 8-2),包括北柴胡、丹参、枸杞、人参、荆芥、桔梗、远志、当归等,人工选育优良新品种约 230 个,据报道推广 160 余个,占良种总数的 72% 左右。虽然中药材新品种选育已取得较大进展,但中药材的人工培育现状并不容乐观:首先,人工栽培的中药材仍有很大比例无良种的品种;其次,许多获得推广的良种,在实践栽培中很快退化,其“优良性”并不持久;再次,从新品种选育方法分析,目前中药材以引种、集团选育、无性系繁殖等为主,使用系统选育、杂交育种、化学或辐射诱变、组培脱毒等方法较少,中药材选育方法多呈现出“选”而非“育”的特点。

表 8-2　已选育出新品种药用植物

序号	药材名	育出品种数	推广品种数	序号	药材名	育出品种数	推广品种数
1	丹参	11	9	22	黄芪	3	0
2	金银花	11	11	23	黄芩	3	2
3	铁皮石斛	9	8	24	绞股蓝	3	3
4	人参	8	1	25	灵芝	3	3
5	青蒿	8	8	26	鱼腥草	3	3
6	枸杞子	7	4	27	沙棘	3	3
7	黄姜	7	7	28	天冬	3	3
8	薏苡仁	7	6	29	天麻	3	3
9	桔梗	6	1	30	五味子	3	3
10	菊花	6	4	31	西洋参	2	2
11	罗汉果	6	5	32	玉竹	2	0
12	太子参	6	5	33	白芷	2	2
13	当归	5	5	34	川芎	2	2
14	北柴胡	4	2	35	灯盏花	2	1
15	杜仲	4	4	36	滇龙胆	2	0
16	山银花	4	4	37	滇重楼	2	2
17	月见草	4	4	38	葛根	2	2
18	紫苏	4	1	39	粉葛	2	2
19	半夏	3	2	40	钩藤	2	2
20	党参	3	0	41	红花	2	2
21	附子	3	3	42	金线莲	2	0

续表

序号	药材名	育出品种数	推广品种数	序号	药材名	育出品种数	推广品种数
43	荆芥	2	1	63	牛膝	1	1
44	麦冬	2	2	64	蓬莪术	1	1
45	山药	2	2	65	千层塔	1	1
46	山茱萸	2	2	66	三七	1	0
47	水飞蓟	2	0	67	蛇足石杉	1	1
48	玄参	2	2	68	石蒜	1	1
49	白芍	1	1	69	水栀子	1	1
50	苍术	1	0	70	菘蓝	1	1
51	蝉拟青霉	1	0	71	温郁金	1	1
52	大黄	1	1	72	仙草(凉粉草)	1	1
53	地黄	1	1	73	延胡索	2	1
54	叠鞘石斛	1	1	74	野葛	1	1
55	赶黄草	1	1	75	郁金	1	1
56	红柴胡	1	1	76	远志	1	1
57	厚朴	1	1	77	浙贝母	1	1
58	黄栀子	1	0	78	竹节参	1	1
59	金荞麦	1	1	79	博落回	1	1
60	栝楼	1	0	80	茯苓	1	1
61	雷公藤	1	1				
62	蔓性千斤拔	1	1				

注:截至 2013 年统计数据。

2. 药用植物资源人工培育面临的主要问题

(1)种子种苗质量标准和优良品种选育工作滞后:我国中药材新品种选育研究尚停留在种质资源评价的初级阶段,中药材良种选育才刚刚起步,育种手段和方法落后,新品种选育体系、评价体系、繁育体系没有建立,多数药用植物缺乏种子种苗质量标准,导致其出苗、生长、发育参差不齐。以"选多育少"形式获得的优良品种,其引种栽培历史较短,保留有许多野生性状,种质混杂,表现为种内变异的多样性,如栽培的山茱萸果型有石磙枣、马牙枣、珍珠红等类型,形态特征的差异导致产量和质量的不同。因此我国药用植物的优良品种选育与种子种苗质量标准亟须加强。

(2)中药材的栽培、加工技术不规范:对道地药材的开发和利用不充分,大宗药材栽培技术研究推广力度不大,中药材的种植没有严格的规程,生产管理粗放,单产低、质量差的现象较为普遍。有些优良的栽培、加工技术和措施被抛弃,如党参加工现已很少揉搓。

(3)病虫害防治研究比较薄弱:药用植物培育过程中病虫害种类多、危害大,缺乏防治知识,滥用、误用农药问题突出,对药用植物病虫害发生发展规律也缺乏深入研究,防治工作有一定的盲目性,生物防治相对薄弱,致使培育的药用植物产品中农药残留量、有害重金属含量超标,不仅损害了人体健康,污染环境,破坏生态平衡,而且严重影响了中药在国际市场上的竞争力。

（4）基础性研究不足，影响后续发展：在药用植物人工培育过程中，需要依据药用植物生物学特性、生理特性、生态学原理制定具体培育措施，但目前这方面的研究相对薄弱，因此，许多问题得不到妥善解决，如地黄、人参等的重茬问题。生产中药用植物盲目引种现象严重，有些药用植物经过长期种植，在形态、产量、有效成分含量等方面发生了变异，形成了不同的种质，但生产中缺乏对各种种质的收集评价研究，使人工培育药材的质量参差不齐。

（5）缺乏共性和特性质量评价标准：中药材规范化种植的目的是稳定中药材的产量和质量。产量的问题容易解决，但质量问题难以确定和衡量。在药材生产管理的全过程中，栽培（饲养）技术和措施都应以产量和质量为核心进行衡量和确定，但由于有效成分不能确定，难以买到中药化学对照品，对质量评价方法学问题缺乏探讨，无共用技术平台，因此缺乏相应的评价标准。

3. 药用植物资源人工培育的发展策略

（1）实现中药材人工培育的标准化，推行中药材规范化种植：中药标准化是中药现代化和国际化的基础与先决条件。中药标准化包括中药材、饮片、炮制品和中成药标准化。其中中药材标准化是基础，而中药材的标准化有赖于中药材人工培育生产的规范化。中药材的品质是在一定的栽培生产过程中形成的，不同的种质、生态环境，培育技术及其采收、加工与储运等方法均会影响药材的质量和产量。推行中药材规范化种植可以从源头上保障中药质量，生产合格的原料药材，从而保证中药饮片、炮制品、中成药质量的稳定可靠。

（2）按照产地适应性原则，建立稳定的药源基地：在众多的药材品种中，部分中药材的道地性很强，如产于吉林的人参，四川的川芎，河南的四大怀药，宁夏的枸杞，广西的罗汉果，浙江的浙贝母等。道地性受当地气候、土质等多种因素的影响，这些因素不仅限定药用植物的生长发育，同时限定了药材次生代谢产物及有益元素种类和存在的状态，生产中应尊重药材的道地性，做好引导规划、合理布局与产地区域化。在实施中药材生产组织创新工程过程中，培育现代中药材生产企业，运用企业模式对中药材生产进行组织管理，推进中药材基地共建共享，提高中药材生产组织化水平。

（3）加强科学研究，夯实药用植物资源人工培育的基础：开展紧缺中药材资源再生和可持续利用的研究，对重要野生药用植物生物学特性、生长发育规律进行研究，变野生为家种，减少对野生资源的依赖和破坏。发展药用植物生态种植，合理轮作，运用间、套作及地膜覆盖等技术，维持田间生物多样性，减轻病虫草害发生，培肥地力，研究不同药用植物的需肥特性，设计不同的平衡配方施肥方案，建立"能源与肥料"共生体系，发挥"生物、有机、无机复合肥"三维优势，做到有机与无机营养结合、大量与微量元素结合、速效与缓效结合、植物体内酶激活与土壤肥力有效性相结合，从而实现肥料的高效化、多功能化与无害化目标。加强中药资源品种选育、资源评价、产地加工等研究，提高药用植物种子种苗质量，从源头上保证我国中药商业的标准化水平符合国际市场的需求，夯实我国中药资源人工培育的基础。

（二）药用动物资源人工培育发展现状

1. 药用动物资源人工培育发展动态　我国野生动物驯养历史悠久，在药用动物的人工培育方面积累了丰富经验，许多药用动物已经完成了从猎杀到人工养殖，从分散养殖到规范化、规模化养殖的过渡。目前我国已成功进行鹿、麝、熊、小灵猫、大灵猫、穿山甲、银环蛇、乌梢蛇、尖吻蝮蛇、全蝎、土鳖虫、蜈蚣、蚯蚓、中国林蛙、海马、甲鱼、珍珠贝类等药用动物的人工养殖，许多地方建立了药用动物养殖场，如对熊科动物的饲养、繁育，建立了无痛自体引流技术，从根本上解决了熊胆资源利用问题，为熊胆产品的规模化、产业化、现代化大生产提供了充足的原料。人工养殖不但保护了濒危的黑熊，还使熊胆的价格大大降低，为保护野生动物和善待药用动物奠定了良好的基础。

药用动物的引种驯化、饲料生产以及动物药工程化生产等方面都取得了重大进展,特别是动物药工程化生产工艺的发展可以大幅度提高动物药产量,如从珍珠、僵蚕的人工培养,蝎、蜈蚣、蛇类的电刺激采毒,鹿的控光增茸,麝的激素增香,鹿茸细胞和麝香腺细胞的组织培养等。

药用动物的新品种选育为整个行业的发展带来了巨大的经济效益。如双阳梅花鹿具有产茸量高、体型较大、外貌秀美等特点,目前全国饲养的梅花鹿东北亚种,大多数都与该品种有不同程度的血缘关系。据保守估计,近20年该品种在全国扩繁的种群已超过30万头,其创造的直接经济效益达9亿元人民币。因此药用动物的新品种选育研究是一个十分重要的课题。

2. 药用动物资源人工培育面临的问题　随着动物药临床应用的不断扩大,药用动物资源的应用与研究存在不少问题。野生药用动物资源,尤其是某些珍稀药用动物资源大幅减少,甚至濒于绝迹。国际社会对我国使用动物药的高度关注制约了动物药类中药的出口。药用动物资源基础研究薄弱,种质资源保护、规范化养殖、野生品种驯化、品种选育等工作进展缓慢。从事药用动物资源研究的人才匮乏,特别是交叉、复合型人才缺乏。我国药用动物资源研究水平仍需进一步提高。

3. 药用动物资源人工培育的对策

(1)开展野生药用动物资源动态调查研究:药用动物资源是临床应用的前提,动物药主要来源于野生、养殖、人工培植及人工合成等,其中野生、养殖是主要途径。掌握准确的药用动物资源品种与数量是药用动物资源可持续利用的前提。药用动物资源是动态变化的,随着工业化进程的加快,动物栖息地正逐渐减少,导致动物迁居、数量减少,甚至濒临灭绝。利用现代科技手段开展野生药用动物资源的动态监测研究,可为药用动物资源开发应用研究提供基础数据。

(2)开展药用动物驯化、养殖研究:我国开展药用动物驯化、养殖研究历史悠久,如蜜蜂的驯化与养殖,鹿的驯化和鹿茸的生产,金钱白花蛇、土鳖虫的人工养殖,河蚌的人工育珠等已取得成功,并已形成商品药材供应市场。这一切均为大力开展珍稀、濒危、市场需求量大的药用动物的驯化、养殖提供了成功经验。药用动物规范化养殖技术研究的主要品种应为养殖成功和基本养殖成功的大宗药用动物品种。对现有大规模养殖的药用动物基地,应按GAP的要求加快改造,并对其生产的药材商品给予政策扶持和保护,以利于行业健康发展。

(3)重视药用动物生态学、生理学研究:药用动物资源的可持续利用与发展离不开药用动物的生态学、生理学研究,尤其是使用量大或珍稀、濒危药用动物,研究其与生长环境(包括生物和非生物)间的相互关系,药用动物机体功能,以及一般生理现象,如营养、生长、繁殖等,积累研究数据,可以为野生药用动物的保护、饲养及驯化提供科学的指导。如开展林蛙的生态学研究,研究林蛙在野生环境下种群密度及活动规律,逐步实现由野生过渡到家养。药用动物习性研究是决定养殖业成功与否及成本的另一重要基础研究。如赛加羚羊养殖难以成功的原因,就在于对其繁殖习性研究不够。穿山甲的主要食物是白蚁,因此白蚁繁殖以及穿山甲食性的驯化成为其养殖业发展的基础。银环蛇的养殖已基本成功,但在其食性驯化上依旧存在较大的问题,以单一的鳝鱼来饲喂银环蛇,其成本过于昂贵。

(4)进行动物药材代用品和人工合成品研究:人工代用品和合成品是解决珍稀、濒危动物药资源紧缺的重要途径。在代用品研究方面,一方面,使用水牛角代犀牛角,塞隆骨代虎骨等;另一方面,利用现代技术在牛、羊的胆囊中人为培植结石,生产牛黄或羊宝。在人工合成品研究方面,除人工牛黄早已上市外,近来人工麝香、人工虎骨粉也相继上市,标志着我国在名贵动物药替代品研究中又取得了新的突破。

第二节　中药资源的人工培育技术

近几十年来,中药资源人工培育事业迅速发展,天麻、罗汉果等已成功实现由野生变为家种。另外,西洋参、番红花等国外名贵药用植物资源也已在我国培育成功。随着现代生物学、农学、药物学、动物学的新技术开始广泛融入到中药资源人工培育中,栽培粗放、品种混杂、农药污染、药材质量不稳定等难题正逐步得到解决。

一、中药资源的良种选育技术

中药资源良种选育特指选育药用植物优良品种。优良种质是指具有优良的遗传物质基础,且能表达出种子、种苗质量好,有效成分含量高,无公害,无污染,无病虫害,抗逆性强,优质高产等优良性状的种质。

> **知识链接**
>
> 遗传与变异
>
> 遗传(heredity)是生物亲代与子代之间、子代个体之间性状存在相似性的现象,表明性状可以从亲代传递给子代。在遗传学上,指遗传物质从上代传给后代的现象。
>
> 亲子之间、子代个体之间性状表现存在差异的现象称为变异(variation)。变异是生物繁衍后代的自然现象,可分为可遗传变异和不可遗传变异。

生物界每一个种都含有一套特定的种质基因,由于遗传的作用,使得每一个种的生物体特征和生物学习性得以保持和延续,且相对稳定。由于外界力量的作用和生物繁殖过程中遗传物质的重新配置,使得每种生物的子代个体和亲代个体之间表现出或大或小的差异,这就是变异。遗传保证物种种性稳定延续,而变异则造成了物种种质的差异。从生物进化的角度看,这种变异可以从量变累积到质变,从而形成新的类型和产生新的种质,可以说变异是物种进化的动力。

(一)中药资源的种质创新

要想得到新的物种就要有新的变异产生,可在原物种基础上引入新的遗传物质,或诱导遗传物质发生变化来促使新变异产生。所以,要进行种质创新,就要利用遗传和变异的原理,通过人为创造变异来源,累积变异,并让其能稳定遗传并保持下来,从而使新的种质产生。但在中药新种质的产生过程中,一定要以保证疗效和提高有效成分作为种质创新的前提。中药资源种质创新常可采用以下几种方法:

1. 杂交育种　杂交育种是根据育种目标选择合适的亲本,通过杂交和选育过程来获得新种质的育种方法。杂交是由两个亲本(父本、母本),通过有性过程(有性杂交)或营养体结合(无性杂交)来产生杂种有机体的方法。有性杂交过程分为去雄、授粉、杂交种子的采收等几个步骤。

通过杂交获得的杂种一代具有杂种优势。杂种优势是指杂交子代在某些性状上会优于父母双亲,如抗逆性、适应性增强,产量和品质提高等。某些远缘杂交的杂交优势表现更强。例如,对豆蔻属爪哇白豆蔻 × 泰国白豆蔻进行种间杂交,成功获得了长势良好、优质高产的杂种后代"豆蔻1号"。杂种优势在生产上的应用具有很长的历史。著名的杂交水稻就是利用杂种优势的范例。中药对杂种优势的利用可采用的策略是将杂种一代植株进行营养繁殖(如扦插繁殖、分株繁殖、嫁接繁殖),使其后代不经过有性繁殖的遗传物质重新组合和配置的过程,从而直接保持其母体的生物学特性,也就保持了杂种一代的杂种优势。

杂种后代的遗传则会由于有性繁殖过程中其内部的遗传物质的重新组合和配置,而表现出严重的分离现象,群体很不稳定。因此杂交后代必须通过多世代的培育和选择,定向选择符合育种目标的个体,繁殖成株系,直到杂种后代的群体能稳定遗传,得到同时具有两亲本优良性状的新的种质类型,从而达到杂交育种的目的。

2. 多倍体育种和单倍体育种　自然界各种生物的染色体数目是恒定的,这是物种的重要特征。遗传学上把一个配子的染色体数,称为染色体组,用 n 表示。凡是生物体内细胞核中含有一套完整染色体组(n)的生物体称单倍体,凡是生物体内细胞核中具有两套染色体组($2n$)的生物体称二倍体,细胞核中具有两套以上染色体组的生物体称多倍体。自然界的生物多数是二倍体。

多倍体往往具有一般二倍体所没有的经济性状,如种子、果实等经济产品增大,生长适应性广、抗病性强等。用人工方法诱导多倍体植物的方法称多倍体育种。人工诱导多倍体的方法多采用秋水仙素进行人工加倍染色体,即秋水仙素能抑制细胞分裂时纺锤丝的形成,使染色体不走向两极,细胞核未能分裂成两子核,从而产生染色体数目加倍的核。若染色体数目加倍的细胞进行分裂分化就有可能得到多倍体植株。例如,用秋水仙素处理菘蓝的种子和茎顶生长点 6~12 小时,均可获得四倍体植株,经过数代选育,可获得性状稳定、繁殖力正常、根与叶中活性成分均有较大幅度提高、生产性能良好的品系。

利用单倍体植株进行加倍、选择和培育等步骤育成新品种的方法称为单倍体育种。单倍体获得往往通过采用花药培养技术,诱导花粉粒形成愈伤组织,进而诱导分化成单倍体植株的人工离体培养方法。单倍体育种的意义在于,单倍体植株的人工诱变率高,新的变异多,育种成效大;对单倍体植株进行染色体加倍,可快速稳定杂种性状,避免杂种后代的分离,可大大缩短育种年限,从而得到新的种质资源。

3. 选择育种　从现有的品种中或天然的群体中选择一植株繁育成株系进而育成新品种的方法称选择育种。在现有的品种中或天然群体内,由于内因或外因的作用,常有某些个体出现一些变异性状,有些性状是可以遗传的,并具有优良的经济性状(如产量高、品质好、有效成分含量高等),这就为选择育种创造了前提,也为优良类型的选育提供了物质基础。在此基础上按一定的育种目标进行人工选择,选留符合目标的个体繁殖成株系,使变异方向固定,积累和强化这些优良的变异性状,就可形成一个优良的新种质类型。在中药的选择育种过程中,应将具有较高的药材产量和获得更多的药用有效成分作为选择育种的目标。例如,以野生三角帆蚌种群为家系选育的基础群,采用家系选择和个体选择相结合的方法,对壳宽、体重 2 个经济性状进行了遗传改良,选育群的形态结构更适于生产培育大、光、圆的淡水珍珠,其生产、育珠性能更优,可作为生产利用的种质孵化群体。

4. 辐射育种　辐射育种也称为人工诱变育种,是用物理或化学方法对植物某器官或整个植株进行处理,诱导植物的性状发生突变,即细胞内遗传物质染色体发生断裂和重排,遗传发生变异,继而产生新的性状,然后在诱导变异的个体中,选择符合人类需要的植株进行培育,从而得到新的种质类型。中药的诱变育种具有其特殊的育种目标,在注重农艺性状的同时,还要加强对药用性状的选择。如通过紫外、微波复合诱变的北冬虫夏草菌株,其虫草多糖的含量可以提高 17%。

5. 体细胞杂交育种　体细胞杂交就是将来自不同种质的植物的体细胞在人工控制

的条件下,如同两性细胞受精那样,人工完成全面的融合过程,继而把融合的细胞诱导培养成一个新的杂种植株。采用这种方法综合两种植物的优良性状,创造新的变异,再从中选取新类型育出新品种。植物体细胞杂交产生的杂种是双二倍体,其可育性和遗传稳定性比远缘有性杂交好得多。例如,用电融合法对人参与胡萝卜进行体细胞融合,获得的8个愈伤组织无性系均含有皂苷成分,其中5个比人参含量高,提高了人参次生代谢产物含量,体现了杂种优势。因此,利用原生质体融合进行体细胞杂交,可打破种间隔离,克服远缘杂交不亲和性,从而可广泛地进行遗传物质的组合,为培育中药新的种质类型开辟了一条新途径。

6. 基因工程育种　植物基因工程育种是将外源目的基因导入宿主植物细胞,使其获得新的遗传基因,表现出新的性状并以此培育新的品种的育种方法。它是现代生物技术在育种领域的应用,有着广阔的发展前景。基因工程是在分子水平上对基因进行体外操作与重组的一项专门技术。植物基因工程应用基因工程的普遍原理和通用技术,以植物细胞为对象,通过外源目的基因的转移、整合和表达,对植物的遗传物质进行更新和改造,进而改良植物的遗传性状或获得新的基因产品。

（二）优良品种的选育

优良品种是指某些中药种质具有有效成分含量高,种子种苗质量好,无污染、无病虫害、抗逆性强、优质高产的特性。要获得优良的种质必须对其进行筛选,可进行种子、种苗的质量鉴定,也可在优良种质的繁殖过程中进行观察测定和鉴定,进行优中选优。对于优良种质的鉴定,可在其繁殖过程中边观察记录边进行鉴定。优良品种的鉴定及选育主要从以下几方面进行:

1. 优良种质特征、特性的鉴定

（1）农艺性状的鉴定:是指与农业生产或栽培活动关系密切的一些性状的观察和鉴定,如出苗期、现蕾期、开花期、结果期、果熟期等。

（2）植物学性状的鉴定:描述每份材料的主要植物学性状,如各器官的形态大小的测量和记录。植物形态应注意根、茎、叶、花、果实、种子等部位的观察,其中对繁殖器官（花、果实、种子、孢子囊、子实体等）尤其要仔细观察,可借助放大镜等观察繁殖器官的构造。

（3）病虫害性状的鉴定:观察和记载各材料的病虫害情况,有无受害以及受害程度如何。

（4）抗逆性鉴定:人为给予不良的环境条件,再观察记载抗逆性情况,如耐旱测定、耐贫瘠测定等。

（5）品种鉴定:主要指有效成分含量测定和种子质量测定。

2. 优良品种的选育　优良品种的选育也就是优良种质的筛选与繁育,是指根据育种目标进行选择和培育,从而获得能稳定遗传的优良种质的过程,是获得中药优良品种的基础工作。具体内容有:

（1）确定选育目标:应根据药材生产的需要来确定,如选育可提取药用活性成分较高的品种,以及选择产量性状、对病虫害的抗耐性、对环境胁迫的抗耐性、品质性状较好,早熟性及对耕作制度和机械化作业的适应性较高的品种作为选育目标。

（2）收集原始材料:所有天然群体或人工群体中的个体都可作为选择的原始材料。选择的前提是群体内存在差异或变异,这些差异或变异越大,则选出优良类型的可能性越大,选择效益越好。

（3）选育途径

1）选择优良的边缘个体:在种植原始材料群体的地块中,选择较符合育种目标的优良个体,分别进行脱粒,并对其特点加以记录、编号,以备对其后代进行检验。

2)株行试验:一个单株的种子种成一个株行,也称株系。将上季当选的各单株的种子分别种植成株行,每隔几行设一对照行,对照行种植原始品种或已推广的良种,将植株个体之间目标性状表现整齐一致的株行选择出来,作为品系参加之后的品系比较试验,并做有效成分含量的定性定量测定。

3)品系比较试验:一个株系的种子种植成的小区即为品系。将当选的株系种子分别种成小区,种植标准品种以小区作为对照,以供比较。并设置重复,一般重复3~6次,以减小试验误差、提高精确性。试验时,须根据育种目标进行田间性状鉴定和室内品质等鉴定来选出优良品系。品系比较试验一般进行两年。

4)获得新品系:经过两年的品系比较试验,根据田间和室内鉴定结果,选出比对照优越的品系1~2个,供区域试验用。

(4)区域试验和生产试验:新育成的品系需要进行区域试验,在不同的地区、不同地方进行试种,以测定其所适应的地区范围;同时进行生产试验,生产试验的面积、种植方法与大田一致,以鉴定其在大面积生产条件下的表现。根据两种试验结果进行品种审定,合格的品种就可以开始大面积推广。

(5)新品种申报:各省(区、市)的品种审定办法规定,申报的新品种须经一定年限的省(区、市)的区域试验,证明综合性状优良、稳定、产量高于当地同类型推广品种的原种10%以上;或者品质、成熟期、抗逆性等其中的一项甚至数项性状突出表现者,方可报审。向国家农作物品种审定委员会申报审定的品种必须经省级品种审定委员会审定通过。

(6)新品种审定:新品种审定时,不能按一般的品种比较试验依其产量位次评定品种优劣,而是按品种区域试验的鉴定原则,从各参试品种在不同年份和不同地区的综合表现,分区评选出适合各地区推广的优良品种。经各省(区、市)审定通过的品种,其命名由选育单位或个人提出建议,省级品种审定委员会审议决定,然后统一编号、登记、正式公布,发给品种审定合格证书。向全国品种审定委员会报审的品种通过各专业委员会审定后,整理品种评语,提交全国品种审定委员会正副主任办公会议审定后,统一编号命名,登记,由农业部签发审定合格证书。

(7)新种推广:新品种通过品种区域试验和生产试验后,根据试验结果,经各省(区、市)级或国家农作物品种审定组织委员会审定。通过品种审定后的品种,就可以开始大面积推广种植。

二、中药资源的引种驯化与适生区预测技术

(一)药用植物的引种驯化

药用植物的引种驯化,就是把外地或外国的某一中药(或天然药物)引到本地或本国栽培,经过一年或多年的自然选择或人工选择,使外来植物适应本地自然环境和栽培条件,成为能满足生产需要的本地植物。其主要包括2个方面:一是将野生变为家种,二是将外地栽培的植物引入本地栽培。

1. 药用植物引种驯化的意义和任务 任何植物对原产地和栽培地的适应性,是由植物系统发育在历史上形成的本性和外界环境条件共同决定的。但这两种因素及其形成的相互关系,不是静态不变的,而是动态变化的。因此,通过引种驯化,对药用植物进行合理的干预和培育,可以使其朝着生产要求的方向改变,以满足医疗卫生事业发展的需要。对药用植物引种驯化目的在于通过引种驯化,使中药(或天然药物)有效成分得以保持或提高。

知识链接

驯　化

驯化(domesticated),即"人类饲养培育野生动物使其野性逐渐改变并顺从驱使。如野牛、野马等经过驯化而成为家畜"。驯化泛指将野生的动物和植物的自然繁殖过程变为人工控制下的过程,是人们在生产生活实践中出现的一种文明进步行为。人类对野生资源的开发利用主要包括两个方面:植物的驯化和动物的驯化。由于它们出现的先后顺序不尽相同,因此驯化的方式方法也在历史的发展中迥然不同,人们对其的认识和利用程度也存在较大差异。

在引种驯化过程中,可能出现两种情况:一是新地区的自然条件与该植物的原产地相差不大,基本上不存在重新适应的过程。在这种情况下,被引种的植物在新地区的栽培,其固有的遗传性不会发生改变。二是新地区的自然条件与该植物原产地有较大差异,在这种情况下,被引种的植物在新地区栽培,或由于不能适应而死亡,或被迫改变其固有遗传性而生存下来。如果遗传性的改变与生产的需要相吻合,引种驯化便获得成功。如果遗传性的改变造成某些重要经济性状不符合生产要求,或使中药的有效成分降低或损失,那么这种外来植物虽然能在新地区得以生存下来,可是引种驯化还是未能达到预期的目的。

我国在过去的引种工作中已获得了丰富的经验和巨大的成就,把许多中药通过引种驯化变为家种;同时,引种驯化了多种原产国外的中药(或天然药物),如砂仁、槟榔、沉香、金鸡纳、颠茄、毛地黄等,极大地丰富了我国中药资源和扩大了栽培区域。在国内各省区相互引种驯化成功的道地药材以及野生变为家种的种类则更多,如过去产地集中的道地药材,现在已广泛引种推广的有云木香、地黄、红花、薏苡仁、白芷、川芎、芍药、怀牛膝等;野生植物成为家种的有贝母、黄芪、天麻、儿茶、巴戟天等。因此,在积极保护药源,合理利用野生资源的同时,应大力开展引种驯化工作,对实现就地生产,就地供应,满足人民保健事业的需要,加速我国社会主义现代化建设具有重大意义。引种驯化的主要任务有:

(1)引种驯化国内常用的重要中药:为了适应防病治病的需要,对防治常见病、多发病的重要品种,应积极地引种试种和繁殖推广,如地黄、当归、党参、贝母、黄连等。

(2)引种驯化国外重要的中药(或天然药物):对国外原产的热带和亚热带的中药(或天然药物),应积极地引种试种,以尽快地满足医药用药的需要,如乳香、没药、血竭、胖大海等。

(3)引种驯化野生中药:野生中药的资源日渐减少,不能满足需要,积极开展野生变家种的引种驯化工作,成为当前生产上的迫切任务,如石斛等。各地区已引种成功的中药,应迅速繁殖,尽快推广,扩大生产。

(4)开展中药引种驯化的科学研究:如中药的资源调查,选种和育种,病虫害防治,优质丰产的栽培技术,种子采收、贮藏、发芽,南药北移的越冬和北药南植的过夏等一系列研究工作都有待进一步积极开展。同时,由于这些研究工作内容多、综合性强,要与植物分类、生态、生理、遗传育种、农业化学、土壤、气象、植物保护、农业机械化等学科密切协作,有计划、有目的地进行综合研究,以期收到较好的效果。

2. 药用植物引种驯化的步骤

(1)准备阶段

1)调查和选择引种的种类:中药的种类繁多,各地名称不一,有同名异物、同物异名的情况,常给引种工作带来困难和损失。因此,在引种前必须进行详细的调查和研究,根据国家的药材生产计划和当地药材生产与供求的关系,确定需要引种的种类,并加以准确地鉴定。

2)掌握引种资料:应调查和收集引种所需的有关资料,了解被引种的中药在原产地的海拔、地形、气候和土壤等自然条件,该植物的生物学和生态学特征,以及生长发育的相应阶段所要求的生态条件。对于栽培品种,还要详细了解该植物的选育历史、栽培技术、品种的主要性状、生长发育特征以及引种成败的经验教训等。

3)制订引种计划:应根据调查研究掌握的资料,结合本地区实际情况进行分析比较,并注意在引种过程中存在的主要问题,如南药北移的越冬问题、北药南植的过夏问题、野生变家种的性状变异问题等,经全面地分析考虑后,制订引种计划,提出引种的目的、要求、具体步骤、途径和措施等。

4)技术准备:引种计划确定后,就应根据预定计划迅速做好繁殖材料、技术方面和必要的物质准备。在搜集材料时,应选择优良品种和优良种子,并进行检疫、发芽试验、品质检查和种子处理等工作,还应注意种子、种苗的运输和保管,广泛收集有关栽培技术的文献资料,以备查阅参考。

(2)试验阶段:引种驯化的田间试验,一般应先采用小区试验,然后进行大区试验,在多方面的反复试验中观察比较,将研究所得的良好结果应用于生产实践。在进行田间试验时,目的性要明确,抓住生产上存在的关键问题进行试验,并注意田间试验的代表性、一致性和重复性。

田间试验前,必须制订试验计划,其主要内容包括:名词、项目、供试材料、方法、试验地点和基本情况(包括地势、土壤、水利及前作等)、试验的设计、耕作、播种及田间管理措施、观察记载、试验年限和预期效果等。

田间试验过程中,要详细观察并记录,了解环境条件对植物生长发育的影响。环境条件的任何变化,都会在某种程度上引起植物性状上的相应变化,只有通过详细、认真的观察,才能对试验结果做出正确的分析和结论。田间试验告一段落后,对观察记录的资料要认真总结,对每个阶段植物生长发育情况,提出初步结论,肯定结果,找出问题,以便进一步深入试验研究。

(3)繁殖推广:引种的中药经过试验研究,获得一定的成果,就可以进行试点推广。在试点栽培中要继续观察,反复试验,通过实践证明该中药引种后,已能适应本地区的自然条件,在当地生产上确实能起增产作用,即可扩大生产,进行推广。

3. 药用植物引种驯化的方法

(1)直接引种法:是指从外地的原产地将中药(或天然药物)直接种植到引种地的方法。在相同的气候带内,或两地的气候条件相似或植物本身适应性较强的条件下,可采用直接引种法,以下几种情况可采用此法:

1)位于温带的哈尔滨直接引种暖温带河北、山西等地的银杏、枸杞等,能正常生长,安全越冬,因为暖温带和温带相连接,在气候带上,它是温带向亚温带的过渡带,直接引种比较容易成功。

2)南方山地的中药引种到北方平原或由北方平原向南方山地引种,亦可采用直接引种法,如云木香从云南海拔3 000m的高山地区,直接引种到北京低海拔50m的地区;三七从云南、广西高海拔1 500m的地区,引种到江西海拔500~600m的地区;人参从东北海拔800~1 000m的地区,引种到四川南川金佛山海拔1 700~2 100m地区栽培,也获得成功。

3)将越南、印度尼西亚等热带地区的一些中药(或天然药物),直接引种到我国海南、台湾等地栽培也较易成功。

4)长江流域各省之间的气候条件相似,很多中药可直接引种。如四川从浙江引种白术、延胡索、杭菊花;江苏从河南引种怀地黄、怀牛膝,从浙江引种浙贝母、芍药等,都获成功。

5)将南亚热带的穿心莲,越过中亚热带,直接引种到北亚热带地区,也获成功。

(2)驯化引种法:是经过驯化,使被引种植物获得新的适应性的引种方法。对于气候条件差异很大的地区之间,或适应性差的中药,宜采用此法引种。例如,南方的砂仁、儿茶、萝芙木等若采用直接引种法移到北方栽培,就难以越冬。因此,要根据药用植物的生物学和生态学特性,采取多种措施加以逐步引种驯化,使之适应新的环境条件。驯化引种的方法主要有实生苗的多世代选择、逐步驯化法、无性杂交法、有性杂交法等。

(3)引种驯化过程中的注意事项:必须认真做好植物检疫工作,防止病虫害传播;引种时最好用种子繁殖的实生苗,因实生苗的可塑性大,遗传保守性弱,容易接受新环境的影响而产生新的适应性,同时,用种子开始引种,可以积累比较完整的引种驯化资料,有利于对引种结果进行全面分析,为进一步推广生产,制定栽培措施,提供科学依据;从生长期长的地区引种到生长期短的地区,利用种子繁殖时,要注意选择早熟品种,或进行温床育苗,延长植物的生长期;注意对种子和种苗的选择,不能从年龄太大、生长发育差、有病虫害的植株上采收种子;要注意引种种源的选择,一般选择当地或同一气候带的种源,最适于引种;对存在发芽困难或容易丧失发芽力的种子,在引种运输时应注意种子的保持(如用沙藏法),播种前应掌握种子的生理特性,采用适当的种子处理措施,促进发芽,如金鸡纳、细辛、五味子、黄连等;引种必须先行小面积试验研究,获得成功后再进行大面积的繁殖推广;南药北移时应注意越冬问题,北药南植时应注意过夏问题。解决越冬问题时,可以对种子进行低温锻炼,增加植物幼苗抗低温能力;或采用设立暖棚、风障、覆草及培土等防护技术措施;解决过夏问题时,常采用遮阴降温等。

(二)药用动物的引种驯化

对野生动物的驯化是人类利用自然资源的一种特殊手段,通过驯化达到对野生动物的全面控制并进行再生产。根据不同的目的和要求,驯化的方式、方法也有所不同。

动物驯化是通过人工措施对各种野生动物创造新的环境,并控制和管理动物行为的过程,保证给予食物及其他必要的生活条件,达到人工饲养的目的。动物驯化最重要的时期是在个体发育早期阶段,通过人工饲养管理而创造出特殊的条件,并使被驯化动物不受敌害的侵袭,不受寄生虫及传染病菌的感染。另外,驯化是对动物行为的控制与运用。由于动物行为与生产性能之间有密切联系,掌握动物的行为规律和特点,通过人工定向驯化,可以提高生产性能,从而产生明显的经济效果。长期以来,由于人类掌握了动物驯化的手段,使动物按照人类要求的方向产生变异具有了可能性。目前,全驯化的动物种类包括哺乳类、鸟类、鱼类、昆虫等在内的几千个品种,半驯化的有毛皮兽类、鹿类、实验动物等。实践证明,对动物的驯化是完全可能的,随着人类经济生活的不断发展,药用动物驯化与养殖的种类也会越来越多,动物药的资源也会越来越丰富。

1. 药用动物驯化的方法　驯化是在动物先天的本能行为基础上建立起来的人工条件反射,是动物个体后天获得的行为。药用动物驯化是动物本身适应新环境条件和改善生存条件要求的过程,通过驯化建立起来的人工条件反射可以不断加强,也可以消退,它标志着驯化程度的加强或减弱。因此人工驯化需要不断地加强巩固,应尽量进行早期发育阶段的驯化,选择性使用个体驯化与群体驯化、直接驯化与间接驯化,以及性活动期的驯化。

2. 药用动物驯化的关键问题　药用动物种类繁多,进化水平不一致,在野生变家养的过程中所遇到的问题也不同,综合各种药用动物的人工养殖情况,在动物驯化过程中应注意的关键问题,包括人工环境的创造,食性训练,打破休眠期,克服就巢性,群体的形成,改变发情、排卵和缩短胚胎潜伏期。

（三）中药资源适生区预测技术

中药资源需求的快速增长，导致大量药材资源趋于濒危，迫切需要野生变家种，加之很多药材存在连作障碍，特别是人参种植地需要 30 年以上、西洋参种植地需要 20 年以上、三七种植地需要 8~10 年才能再次种植，因此每年很多药材的生产均面临产区的扩大和重新选地的问题。但盲目引种、扩种会严重影响中药材生产的合理布局，极大削弱药材的地道性，导致药材品质严重下降，许多引种药材有效成分含量远低于药典标准。从生物学角度来看，道地药材是物种受特定生态环境的影响，在长期生态适应过程中所形成的具有稳定遗传特征的个体群。因此，开展中药材资源适生区预测有重大的现实意义。

1. 气候因子与药材适生性　目前已广泛开展了各种气候因子与药材道地性的研究，如根据模糊集合论（fuzzy sets）分别建立了川乌和附子 5 个生态气候要素的隶属函数模型，以50 个市（县）气象台（站）为代表，综合评价了四川省川乌和附子产地气候条件的适生性，根据评价结果将四川划分为 3 个川乌不同适生区和 4 个附子不同适生区。不同药材品种有不同的气候幅，气候因子对药材品质的影响是多角度、多层次的，综合应用相关性分析和主成分分析等多种统计学方法，揭示药材品质指标和外观性状与气候因素的内在相关性，对不同产区的气候因子与药材品质和外观性状间的相关性进行研究，可以阐释气候因子对药材道地性的影响机制。

2. 土壤及土质与药材适生性　目前土壤因素与药材适生性方面的研究主要集中在土壤组分、土壤微量元素、土壤结构、土壤酸碱度等方面。如对暗紫贝母生长区的土壤元素的主成分分析表明，土壤中微量元素的含量差异是产生松贝（川贝母）品质差异的重要因子。此外，对不同土壤类型与三七皂苷含量的相关性研究表明，不同土壤类型对三七皂苷含量影响显著，但土壤微量元素对三七皂苷含量无直接影响。

3. 地形地貌因素与药材适生性　中药材具有明显的空间分布地域规律，药材的不同产区间不仅存在地理位置差异，而且在地形地貌方面也有很大差异。如黄连同一时期生长在低海拔处的根状茎重量和小檗碱含量大于高海拔处。

4. 群落因素与药材适生性　群落环境（包括群落组成和群落结构）是植物生长的关键因素，决定着物种的生存、多样性、演替、变异等。对暗紫贝母群落类型与松贝（川贝母）品质之间的相关性研究发现，绣线菊＋金露梅＋珠芽蓼群落、窄叶鲜卑花＋环腺柳＋毛蕊杜鹃群落、委陵菜＋条叶银莲花群落所产的松贝品质最优。

5. 药材适生性的遗传分析　药用植物遗传分析研究多集中在利用 DNA 分子标记研究药用植物的 DNA 指纹和遗传多样性。采用 DNA 分子标记方法，可以分析不同产地药材基因型与品质间的相关性，研究种质资源的遗传分化，确定道地产区药材种质资源的基因型，明确药材道地性形成的遗传机制。因此，DNA 分子标记方法不但是药用植物道地性研究的重要手段，而且可以为筛选、寻找药效好、有效成分含量高的药物资源提供分子水平的依据。如对"南药"广藿香不同产地间的叶绿体和核基因组的基因型与挥发油化学型的关系研究表明，广藿香基因序列分化与其产地、所含挥发油化学变异类型呈良好的相关性，基因测序分析技术结合挥发油分析数据可作为广藿香道地性品质评价及物种鉴定的强有力的工具。

在药用植物种质资源遗传多样性研究的基础上，应加强药用植物主要有效成分生物合成途径关键酶基因的表达研究，揭示药材道地产区与非道地产区主要有效成分生物合成途径关键酶基因在不同生态环境下的表达差异，建立以主要有效成分生物合成关键酶基因为依据的道地药材适生性分析技术。

6. 中药材产地适宜性分析地理信息系统（TCMGIS-Ⅱ）　是由中国医学科学院药用植物

研究所、中国测绘科学研究院和中国药材集团公司共同研究开发的,将 GIS 的空间聚类分析与空间分析应用于中药材适生区的分析系统,它能够科学、快速、准确地分析出与药材道地产区生态条件最为相近的地区,结束了依靠传统经营和单个药材、单个气候因子、单个产地分析药材适宜产地的低效、准确性差的方法。TCMGIS-Ⅱ从药材产地适宜性的角度,为中药材种植和推广提供了依据,为规范和指导我国道地药材引种提供了创新的思路和科学的方法。例如,应用 TCMGIS 分析人参的适宜产地,发现人参除了适合在长白山一带种植外,在内蒙古、黑龙江大兴安岭山区,北京、河北燕山山脉,山西太行山山脉及陕西秦岭一带有适合人参生长的山地,从而验证了历史上人参在"上党"有分布的记载。

产地适应性主导因子和限制因子分析是个复杂的过程,确定生态主导因子和限制因子并根据主导因子和限制因子对产地适宜性进行区划,从而对次生代谢物进行调节,排除不利因素,控制其向有利于合成次生代谢物和提高次生代谢物含量的方向发展,是产地适宜性的研究方向之一。目前,产地适宜性相关的主导因子和限制因子分析,多数通过主成分分析和关联分析等方法获得,但常受研究范围及取样量的影响导致分析结果不稳定。TCMGIS-Ⅱ从大角度研究全国范围的中药材的产地适宜性,其分析结果将为生态主导因子和限制因子的分析确定准确的试验范围,而生态主导因子和限制因子的研究结果又将对系统的权重进行重新划定,使分析结果更准确,两者相辅相成。因此,应用 TCMGIS-Ⅱ结合主导因子和限制因子分析将为中药材产地适宜性分析的研究开辟广阔的应用前景。

三、中药资源(半)仿生培育技术

采用生态工程和现代农业生产技术,模拟野生药用植物群落的自然生态系统,开展中药材的仿生培育,是中药材规范化培育的一种新模式,在中药农业中日益受到重视。中药材仿生培育(bionic cultivation)是一种生态种植模式,是中药学、农学、园艺学、生态学、农业工程学、管理学等多学科的交叉与融合,在促进中药资源的可持续利用,改善生态环境和实现人与自然的和谐共处方面有着显著优势,在中药材生产中应大力发展和推广。

仿生培育是指利用田间工程技术模仿生物结构和功能进行再创造。这种培育方法是在对植物的生理、生态特性均有深入了解的基础上,模拟植物个体内在的生长发育规律以及植物与外界环境的生态关系进行的培育。中药材仿生培育是指根据药用植物生长发育习性及其对生态环境的要求,吸取传统农业的精华,运用系统工程方法再现药用植物与外界环境的生态关系进行的中药材集约化生产与管理。中药材仿生培育的目标是根据药用植物生理和生态特性,主要从田间生态工程技术着手,采用现代农业生产技术,通过仿生培育,优化生态环境,改善药用植物的生理状况,保证药材的质量和产量,使药材的品质和疗效达到或接近野生药材的水平。

1. 中药材仿生培育的形式及具体措施

(1)生理仿生:生理仿生指模拟药用植物的生长发育与形态建成、物质与能量代谢、信息传递与信号传导和有效成分形成与累积等规律进行的培育。

根据药用植物的生长发育与形态建成规律进行的生理仿生措施有:模拟药用植物种子发芽特性,采用人工催芽技术提高植物种子的发芽率;采用点播、条播和人工集约育苗移栽(包括苗床育苗、穴盘育苗和营养钵育苗)等农艺与工程技术措施来培育壮苗,提高种子繁殖系数,增加药用植物种群;采用切块、分株、扦插和嫁接等无性繁殖技术,缩短植物生长发育周期,提早开花结果;根据植物细胞全能性的规律,采用组织培养技术提高珍稀药用植物的扩繁率,培养脱毒苗来恢复药用植物的优良品性;根据实生复壮规律进行药用植物实生复壮;根据药用植物雌、雄异株生理特性,人为调配田间的雌、雄株比例和采用人工授粉的农艺方法,提高药用植物成果率和结实率。

根据药用植物的物质与能量代谢规律进行的生理仿生措施有:根据药用植物水分代谢规律,采用滴灌、喷灌等工程技术进行灌水;根据药用植物光照需求规律,采用套作、间作和盖膜、搭棚、遮阴、覆网等农艺与工程技术措施,调节药用植物生长的光强、光质和光照长短;根据药用植物营养生理特性,增施有机肥,适度、合理施用化肥和二氧化碳肥,提高药用植物质量与产量。

根据药用植物的信息传递与信号传导和有效成分形成与累积规律进行的生理仿生措施有:根据药用植物养分分配规律,采用控水促根和整枝、剪叶、打顶等农艺措施,促进植株药用部位的生长发育和有效成分的累积;模拟药用植物体内内源激素及其发生规律,开发和应用生长调节物质等;根据一些药用植物寄生的特性,采用人工种在寄主上进行培育;根据一些药用植物与内生真菌共生和互生的特性,采用人工接种微生物的办法以促进植物生长和有效成分的合成累积。另外,一个稳定的物种,其代谢类型、生理过程和生物学性状是相互协调和相对稳定的,防止条件剧变,稳定药用植物的生理状态,也是一种生理仿生。

(2)生态仿生:生态仿生是指运用生态工程技术和现代农业科学技术再现药用植物与外界环境的生态关系进行的培育。具体措施有:模拟药用植物生长环境,实行生产区划、土壤改良、适地适作;模拟种子越冬进行低温处理或沙藏,采取人工光温和激素等物理和化学手段打破种子休眠,提高难发芽药用植物种子的繁殖系数;模拟植物下层自然发育更新,进行荫棚育苗;利用大棚、温室等设施创造较合适的气候条件进行药用植物的保护地培育;采用生物共生互惠以及立体布局技术,进行综合经营、合理密植、建防护林、间作、套种、混作等;模拟和利用生态系统中生物间相生相克的关系进行药用植物栽培也属于仿生培育,如采用花期放蜂、人工辅助授粉提高药用植物结实率;采用土壤施肥用活体微生物肥料、接种根瘤菌提高药用植物养分利用率;采用有害生物的综合治理技术,进行田间释放害虫天敌,使用生物仿生农药、不同耕作方法等措施进行药用植物病虫害防治等,都是生态仿生。

2. 中药材仿生培育的实践 人参忌连作,传统伐林栽参种植方式及不科学地施用化肥、喷洒农药等对生态造成了破坏,致使森林资源减少,水土流失严重。为此,人们根据野山参的生长发育习性和对生态环境的要求发明了林下培育人参的人参仿生栽培模式,并制定了林下参仿生栽培的规范化生产标准操作规程。林下培育人参是一种高效复合生态经济系统模式,边育林边养参,缓解了参、林争地的矛盾,有效地控制和减少了伐林种参的面积,保护了森林资源,且能生产出具有野生人参特点的无污染、高价值的高档商品人参,从而缓解了高经济效益人参种植业与高生态效益的林业之间的矛盾,这种方式对于促进森林资源的可持续发展和参业生产的发展具有重要的意义。

总之,中药材仿生培育是一种生态种植模式,在资源相对较紧张、生态环境日益恶化的今天,实行中药材仿生培育,对于保证中药资源的可持续利用,提高培育药材质量,改善生态环境和实现人与自然的和谐共处有着巨大而深远的意义,前景十分广阔。

四、中药资源的离体培育技术

离开植物材料母体的培育技术称为离体培育。植物组织培养就是常见的离体培育技术,其理论基础是植物细胞全能性理论。广义的组织培养是通过无菌操作把植物体各种结构材料(即外植体)接种于人工配制的培养基上,在人工控制的环境下进行离体培养,以获得再生的完整植株或生产具有经济价值的其他产品的技术。根据培养对象的不同,植物组织培养可以分为胚胎培养、茎尖培养、花药和花粉培养、组织培养(狭义)、器官培养、细胞培养、原生质体培养等。植物组织培养已被广泛应用于植物的组织脱毒、快速繁殖、次生代谢物质

笔记栏

的生产、工业化育苗等多个方面,在珍稀、濒危药用植物资源保护和开发方面具有广阔的应用前景。

1. 用植物组织培养的特点

(1)培养条件可以人为控制:组织培养采用的植物材料完全是在人为提供的培养基质和小气候环境条件下进行生长,对植物生长极为有利,便于稳定地进行周年培养生产。

(2)培养物的生长周期短、增殖率高:植物组织培养由于是人为控制培养条件,根据不同植物不同部位的不同要求提供不同的培养条件,因此生长较快。另外,植株一般较小,往往20~30天为一个周期。总体成本低,并能及时提供规格一致的优质种苗。

(3)管理方便、利于工业化生产和自动化控制:植物组织培养利于高度集约化和高密度工业化生产,也利于自动化控制生产,可以大大节省人力、物力及土地。

(4)使用材料经济,保证遗传背景一致:组织培养所需材料仅几个毫米甚至不到1mm,只使用植物体的小块组织,这就保证了材料生物学来源单一和遗传背景一致。

(5)降低运输成本:植物材料以组织培养形式保存在培养器皿中运输,便于开展国际、地区间种质交换,节省时间、空间,降低运输成本。

2. 药用植物组织培养的应用

(1)利用组织培养技术培育种子和种苗:在人工栽培的药用植物中,有不少名贵药材生产周期较长,如人参、黄连等;有一些药用植物繁殖系数小、耗种量较大,如川贝母、西红花等;还有一些药用植物则因病虫害导致退化,严重影响其产量和品质,如地黄、太子参等。以上植物都可利用植物组织培养技术解决植株再生产与繁殖问题。目前人参、芦荟、川芎等中药材利用这项技术都先后成功获得组织快速繁殖。

(2)利用组织培养或细胞培养技术生产药用活性成分:利用药用植物组织或细胞培养的方法进行药用植物活性成分提取原料的生产,可以做到不使用野生或栽培药材资源,就能够实现活性成分提取工业化生产的目的。植物组织培养技术的发展,使规模化生产愈伤组织与培养细胞成为现实。许多重要的药用植物,如紫草、人参、黄连、毛地黄、长春花、西洋参等植物的细胞培养都已获得成功,采用此法进行药用活性成分的生产,多数集中在价格高、需求量大的化合物上,如紫杉醇、长春碱、人参皂苷等。

五、中药资源培育的其他现代技术

现代生物技术,包括基因工程、酶工程、细胞工程和发酵工程。它是以生命科学与分子生物学为基础,以微生物学、免疫学、遗传学、生物化学、生理学等学科为支撑,结合了化学、化工、计算机、微电子等多学科的综合性科学技术体系。

1. 基因工程(genetic engineering)　基因工程是现代生物技术的主体,也是20世纪最重要的技术成就之一。基因工程用人工方法把特定基因从供体生物DNA中切割下来,进行拼接、重组、复制、表达,实现生物遗传特性的转移,获得人类需要的各种基因重组工程菌或转基因的动植物,如基因工程药物与转基因农产品等。基因工程的基本操作程序一般包括四个步骤:一是获得目的基因;二是带有目的基因的重组载体构建;三是重组载体中受体细胞中的克隆;四是目的基因在宿主中的表达。基因工程可以克服药用植物遗传育种的盲目性,提高抗逆性和产品的品质。有目的地对珍稀、濒危药用植物进行品质改良,增强抗病毒和抗虫害能力,提高活性成分生产能力,将为中药资源的可持续利用提供新思路。应用较多的药用植物基因工程是毛状根和冠瘿组织培养。冠瘿瘤离体培养时具有激素自主性、细胞繁殖快、次生代谢产物合成能力较强且稳定性较高等优点,使用丹参冠瘿瘤制备丹参酮类物质,筛选所得丹参酮高产株系中丹参酮的含量甚至高于丹参药材。

2. 发酵工程（fermentation engineering） 发酵工程应用现代工程技术手段,利用微生物或动植物细胞的特殊功能在生物反应器内生产有用的物质。它有机地结合了生物学与工程学原理,实现在人工可控条件下大量生产人们所需要的产品。微电子与化工先进技术的介入,使生物体培养装置实现了多元化与可控化,极大地满足了现代发酵工业的需求。虫草菌丝体的发酵,是成功利用发酵工程技术培育药用真菌资源,并应用于中药保健品生产原料的实例。

3. 酶工程（enzyme engineering） 酶工程是将酶学理论与化工技术结合,利用酶或微生物细胞、动植物细胞、细胞器的特定酶功能,进行物质转化,从而提供产品的一项新技术。例如,人参中稀有的皂苷类成分 Rh_2 对肿瘤细胞具有分化诱导、抑制增殖、诱导细胞凋亡等作用,对人体无毒且具有较好的保健功能,但该活性成分在红参、野山参中含量仅为十万分之几,而且使用化学方法制备的难度高、污染大、收率低。利用皂苷酶处理人参中常见组分 Rb、Rc、Rd 等二醇类皂苷生产 Rh_2 等稀有皂苷,转化率在 60% 以上,比从红参中直接提取提高了 500 倍。

4. 细胞工程（cell engineering） 细胞工程根据生命体细胞的性质,应用细胞生物学的方法,按照人们预想的方案,在细胞水平上进行精细操作,把一种生物的染色体或细胞核等移植到另一种生物细胞中去,从而改变其细胞的遗传性,达到改良物种或创造新物种的目的。如采用聚乙二醇（polyethylene glycol，PEG）法体细胞融合技术,将西洋参基因转入胡萝卜中,成功实现了五加科植物西洋参与伞形科植物胡萝卜远缘体细胞融合,经过同工酶进行初步杂种鉴定,并用 HPLC 法测定西洋参和胡萝卜体细胞融合培养愈伤组织中人参皂苷 Rb_1 含量,结果显示在 10 个杂交体愈伤组织中有 6 个杂交体愈伤组织人参皂苷 Rb_1 含量比未融合前西洋参愈伤组织中的含量高。但体细胞杂交技术在药用植物中的研究大多还处于理论探索阶段,尚未有应用的实例。

中药资源培育的现代技术目前尚处于发展的初始阶段,涉及药用植物组织培养技术、药用植物原生质体培养与体细胞杂交技术、药用植物抗性基因工程技术、中药材分子标记技术、药用植物次生代谢调控技术、多肽类中药活性成分生产技术、中药现代发酵工程技术、中药活性成分生物转化技术、生物芯片技术、药用植物功能基因组学与系统生物学等。概括地说,药用植物组织培养、原生质体培养与体细胞杂交技术等以植物细胞全能性理论为基础,是中药材脱毒、快速繁殖,以及创造具有新遗传性状的物种的关键技术,也是建立在细胞水平上的生物技术育种的主要技术依据;分子标记技术则是分析药材遗传多样性、药材鉴定及替代品发掘等的有效手段,同时也是药材分子水平育种的前提和关键。

第三节 中药材规范化生产与质量控制

中药材规范化生产是以保证药材质量为核心,调控影响药材质量形成的内因和外因,规范药材生产各环节及全过程,以达到药材安全、有效、稳定、可控。中药材质量控制贯穿于药材生产全过程,以植物药为例,就是从产地环境的选择,播种,经过植物不同的生长发育阶段到收获,直至形成商品药材。

一、中药材规范化生产的发展

中药材是中医药事业传承和发展的物质基础。随着中药材社会需求量的增加和野生药材资源的日趋枯竭,人工种植和养殖中药材已经成为解决资源供求矛盾的重要途径。由于

笔记栏

中药材生产规范化程度不高,缺乏国际认可的质量控制标准,导致药材质量不稳定,部分药材的农药残留量、有害重金属及微生物含量超标,且生产多为个体、分散经营,未形成产业,生产调节困难,市场反馈不力,严重影响了中药材及其下游产品的质量及在国际市场中的竞争力。中药材生产是中药生产和应用的源头,只有从源头抓起,才能从根本上解决中药的质量问题,使中医药满足国内人民健康需要并真正迈入国际医药主流市场。

近年来,以化学合成为基础的新药开发周期长、投资大,科研机构和企业将新药开发的目光投向植物药。随着天然药物的迅速发展并受到越来越多的国家和地区的重视,国际上在原料药材生产方面采取了一系列管理规范来控制质量。大多数国家和地区不断加强对进口植物药(或天然药物)商品中重金属、农药残留及黄曲霉毒素等有毒物质的限量检查。日本厚生省药物局于1992年制定了《药用植物栽培与品质评价》,2004年颁布了GACP(Good Agricultural and Collection Practices for Medicinal Plants),包括在日本可能栽培的80种药用植物;欧共体于1998年通过了《药用植物和芳香植物种植管理规范》(Guidelines for Good Agricultrual Practices(GAP)of Medicinal and Aromatic Plants),并不断完善;世界卫生组织(WHO)于2003年发布了《药用植物的种植和采集质量管理规范》(Guidelines on Good Agriculture and Collection Practices(GACP)for Medicinal Plants)。为了保证药品质量安全、稳定,实施GAP是各国药用植物药生产的共同做法。

为了保证药材质量,规范中药材生产技术和管理,国家药品监督管理局于1998年11月在海南省海口市召开第一次研讨会,成立了专家组,商讨并提出在我国推行《中药材生产质量管理规范》(Good Agricultrual Practice for Chinese Crude Drugs,GAP)。2002年4月17日,国家药品监督管理局正式颁布《中药材生产质量管理规范(试行)》(表8-3),并于同年6月1日起实施。全文共10章57条,规定了中药材规范化生产的主要技术内容和要求,是实施中药材生产全程质量控制的纲领性文件。在"十三五"规划中提出"推进实施中药材生产质量管理规范,加强对中药饮片生产质量和中药材、中药饮片流通监管""鼓励和支持产学研结合和建立产业技术联盟,提高我国中药产业的竞争能力"等,以期将我国中药在国际中草药市场的占有率从5%提高到15%,使其成为国家新的经济增长点。《中医药发展战略规划纲要(2016—2030年)》中提出"推进中药材规范化种植养殖。制定中药材主产区种植区域规划。制定国家道地药材目录,加强道地药材良种繁育基地和规范化种植养殖基地建设。促进中药材种植养殖业绿色发展,制定中药材种植养殖、采集、储藏技术标准,加强对中药材种植养殖的科学引导,大力发展中药材种植养殖专业合作社和合作联社,提高规模化、规范化水平。支持发展中药材生产保险。建立完善中药材原产地标记制度"。

表8-3　中药材生产质量管理规范(试行)的基本内容

章名	项目	条款数	主要内容
第一章	总则	3(1~3)	目的意义
第二章	产地生态环境	3(4~6)	对大气、水质、土壤环境条件要求
第三章	种质和繁殖材料	4(7~10)	正确鉴定物种,保证种质资源质量
第四章	栽培与养殖管理	植物类:6(11~16) 动物类:9(17~25)	制定SOP,对用肥、用土、用水、病虫害防治控制要求
第五章	采收与初加工	8(26~33)	确定适宜采收期,对产地的情况、加工、干燥三项提出具体要求
第六章	包装、运输与贮藏	6(34~39)	每批有包装记录,运输容器洁净,贮藏处通风、干燥、避光等条件

续表

章名	项目	条款数	主要内容
第七章	质量管理	5(40~44)	对质量管理及检测项目、性状、杂质、水分、灰分、浸出物等提出具体要求
第八章	人员和设备	7(45~51)	受过一定培训的人员及对生产基地、仪器、设施、场地的要求说明
第九章	文件管理	3(52~54)	生产全过程应详细记录,有关资料至少保存5年
第十章	附则	3(55~57)	术语解释和实施时间等

知识链接

中药材GAP管理方式发展历程

为了进一步规范和推进中药材生产基地建设,2003年9月19日,国家食品药品监督管理局印发了关于《中药材生产质量管理规范认证管理办法(试行)》及《中药材GAP认证检查评定标准(试行)》的通知。2003年11月1日起,国家食品药品监督管理局正式受理中药材GAP的认证申请。中药材GAP认证推行以来,伴随着我国农业结构调整和中药工业的飞速发展,中药材种植面积达到历史最大,全国中药材种植面积超过2万km²,500多种常用药材中200多种已开展人工种植或养殖。截至2016年1月,约有146家企业,近80种195个中药材种植基地通过了国家食品药品监督管理总局GAP认证。

2016年2月3日,国务院印发《关于取消13项国务院部门行政许可事项的决定》,规定了取消中药材GAP认证。取消中药材GAP认证,是中央政府简政放权的措施体现。中药材GAP采取备案制进行管理,并于2017年1月1日开始执行。中药材GAP采取备案制管理,改认证为过程管理,加强了中药材规范化生产及全程质量控制。

中药材GAP推行以来,中药材在规模化和规范化种植、养殖方面取得了重要进展,不少企业及较大型的农场开始了中药材规范化生产,各地形成了企业基地、企业+农户基地、企业+科研院所+农户基地、企业+合作社(或行业协会)+农户基地等多种规模化生产管理模式。

二、中药材规范化生产与质量控制技术体系

中药材通过一定的生产过程形成,其中种质、产地环境、生产技术等因素及采收、加工、贮藏、运输等后期生产环节都会对药材的产量和质量产生影响。实施中药材生产全程质量控制,是保证药材品质稳定、可控,保障中医临床用药安全、有效的重要措施(图8-1)。

(一)生产基地选择

中药材生产具有很强的地域性特点,产地环境与药材的质量、产量密切相关。栽培适宜区域的确定,首选道地药材产区,道地药材的生产应成为当前药材生产的主流。选地应遵循适宜性、区域性、安全性、可操作性的原则,因地制宜、合理布局。

1. 气候条件 生产基地的气候条件必须符合药用植物或动物的生物学和生态学特性要求,有利于药用部位、器官或组织的生长发育及药用活性成分的形成和积累。气候因子主

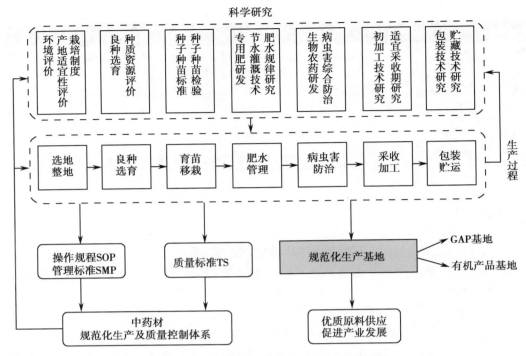

图 8-1　中药材规范化生产全程质量控制体系

要包括温度、光照和水分。生产基地用水要求洁净无污染,水源周围无污染源。灌溉用水应符合农田灌溉水质量标准,药用动物饮用水应符合生活饮用水质量标准。空气质量应符合大气环境质量标准。

2. 土壤条件　土壤生产质量主要是指土壤的肥力水平,其中土壤的物理性质是反映土壤肥力的重要指标,影响药用植物的生长发育。土壤的化学性质是创造优质高产中药材必需的物质条件之一,其中以土壤酸碱度、土壤养分对药用植物生长发育的影响最大。土壤环境质量主要是指土壤中有害物质,如重金属、砷化物含量及农药残留量等。中药材产地的土壤应符合土壤质量二级标准。

（二）种质或其他繁殖材料

种质或其他繁殖材料是中药材规范化生产的基础和源头,是影响药材产量和质量的根本因素。对养殖、栽培或野生采集的药用动、植物,应准确鉴定其物种,包括亚种、变种或品种。应加强中药材种质资源保存和良种选育、配种工作,建设与生产规模一致的良种繁育基地。选育出的种质应具备优良的药材质量性状和经济性状,同时具有较强的适应性和抗逆性等特点。在生产、流通、储运过程中,要求对种子、种苗和动物实行检验和检疫。

（三）栽培与养殖管理

1. 药用植物的栽培管理　药用植物的栽培管理是中药材规范化生产技术体系的核心,在把握药用植物生长发育规律的同时,栽培管理应重点抓好选地与整地、播种育苗、对生长发育的调控、土壤管理、灌溉、病虫害防治、收获等主要环节。

（1）基地规划:目的在于合理利用土地,便于生产与管理,保证优质药材生产。主要包括土地功能分区、小区划分、道路和排灌系统规划及管理、配套设施规划等。土地一般分为生产区和管理区,生产区又分良种繁育区、育苗区和种植区。基地小区的划分对药用植物栽培管理措施及产品批号的确定很重要,小区划分不当会影响药用植物的生长和药材质量,给今后管理带来许多困难,也不利于基地的水土保持和机械化操作。

（2）施肥管理：合理施肥是大幅度提高药材产量、改善品质的重要生产措施。要实现合理施肥，需要了解药用植物的需肥特性、土壤供肥能力及对活性成分合成与积累的影响等，做到配方施肥、按需施肥。

（3）水分管理：合理的水分管理，要根据药用植物不同生育阶段的需水特性和生育期的降水量，及时灌溉与排水，实现高产优质与水分利用效率的同步提高。

（4）植株管理：植株管理可以避免徒长，通风透光，减轻病虫害，减少个体占有的空间，实现优质、高产、高效益。草本药用植物植株管理，主要是整枝、支架和引蔓。以花、果实、种子入药的木本药用植物，整形修剪是优质丰产的一项重要措施。

（5）病虫害防治：以预防为主，综合防治为原则，加强动态监测，了解掌握病虫害的发生与流行规律，做到严格检疫、防早防小，加强无污染防治新技术的研究应用，有效控制农药残留量与重金属含量是这一环节的重点，以保证绿色、无公害中药材生产。

2. 药用动物养殖管理　药用动物的规范化养殖包括基地选择与布局、良种繁育、饲养管理、病虫害防治等技术环节。目前人工养殖的药用动物驯化程度普遍不高，不能生搬硬套家畜、家禽等的饲养方式和方法，探索适应药用动物生物学规律的规范化生产新技术，是保证动物药产量和质量的关键。

（四）采收与产地加工

中药材的采收与产地加工是指将已达到生长年限的药用植物、动物或矿物的药用部位进行采收或采集及必要的产地加工，最终形成商品中药材的过程。采收与产地加工是影响中药材质量的重要环节，不仅使中药材外观性状发生变化，而且也影响其内在成分和临床疗效。

1. 采收　包括采收方法和采收时间。采收方法多种多样，依药材类别的不同而异。采收时间根据药材中活性成分含量及药用部位生物产量来确定。某些中药材中还含有毒性成分，在优先选择活性成分含量高、毒性成分含量低的采收时间的前提下，兼顾产量，以确定最适采收期。采收时间还应考虑采收年限和采收季节，需要通过试验研究，结合生产实践经验来确定。同一药材的产地不同，最佳采收时间也会有差异。

2. 产地加工　药用部位采收后，除少数净制后鲜用以外，绝大多数均需在产地及时进行加工。加工方法包括清选，清洗，刮皮，修制，蒸、煮、烫，浸漂，切制，发汗，干燥等。产地加工会对药材外观性状及化学成分含量产生影响。药用植物种类繁多，产地加工的要求也各不相同，以外观性状良好、含水量适度、有效成分损失少的加工方法为宜。每种药材最适宜的产地加工方法，可通过试验研究结合当地生产实践经验和具体条件来确定。

（五）包装、运输与贮藏

1. 包装　正确的包装方法和优质的包装材料能够保证中药材质量稳定，有利于运输和贮藏管理，便于计数、计量，减少消耗，美化商品，利于取得购销信誉，提高经营效果。包装材料要求适用、牢固、经济、美观、安全、可重复利用。每件包装上应注明品名、规格、产地、批号、包装日期、生产单位，并附有质量合格的标志。

2. 运输　中药材运输时，不应与其他有毒、有害、易串味物质混装。运载车辆要相对固定，运载容器应清洁无污染，具有较好的通气性，干燥防潮。对于特殊药材如贵细药材、毒性药材、麻醉药材应标识明确，采取相应的储运措施。

3. 贮藏　中药材在存放过程中，由于受温度、空气、湿度、光照、微生物、虫害等外界因素的影响，易发生霉变、生虫、变色、走油、腐烂等现象。因此，采取有效措施，减少中药材贮藏过程中的损耗，保证药材应有品质和疗效非常重要。可根据不同药材的性质选择适宜的储藏方法和条件。

三、中药材规范化生产与质量控制管理体系

中药材规范化生产的核心是保证中药材质量,故其质量控制管理显得尤为重要。中药材质量控制管理体系主要包括质量管理、人员和设备、文件管理等内容。

(一) 质量管理

中药材规范化生产的质量管理涉及药材生产的全过程,包括产地生态环境、种质和繁殖材料、栽培与养殖管理、采收与初加工、包装、运输与贮藏等。针对生产过程中的各个环节制定科学、合理、可行的质量标准体系和标准操作规程(standard operating procedure),以及相应的管理制度和规程,是实现中药材生产质量控制的前提和保证。

1. 建立中药材质量标准　中药材规范化生产的最终产品是质量合格的中药材。建立符合企业生产条件的中药材质量标准是中药材规范化生产的重要内容,而熟练掌握中药材质量控制的各种分析技术和方法也是十分必要的。依照《中国药典》的要求制定规范化生产中药材的质量标准,主要包括中药材名称、来源、性状指标、鉴别指标、检测指标、含量测定、加工炮制方法、功能与主治、用法与用量、禁忌、注意事项、贮藏等内容,另外需要附起草说明,说明制定质量标准中各个项目的理由,规定各项目指标的依据、技术条件、注意事项等。中药材质量标准根据等级不同,又分为国家标准、地方标准和企业标准。

2. 质量管理与质量检验　生产企业设置质量管理部门和质量检验部门,负责中药材生产全过程的监督管理和质量监控,要求配备与药材生产规模、品种检验要求相适应的人员、场所、仪器和设备。质量管理部门主要负责环境监测;卫生管理、生产资料、包装材料及药材的检验,并出具检验报告;制订培训计划,并监督实施;制定和管理质量文件,并对生产、包装、检验等各种原始记录进行管理,为企业长期稳定地生产出质量合格的药材提供保证。质量检验部门按照规定的方法和中药材质量标准规定的检验项目,对大气、土壤、种质、生产用水、中间体及产品进行检验,做出合格与不合格的判定。不合格的中药材不得出厂和销售。

(二) 人员和设备

1. 人员　中药材生产企业技术负责人和质量管理负责人是实施《中药材生产质量管理规范(试行)》的关键人员,对其学历、资历、专业知识和解决生产、质量管理工作中实际问题的能力应有所要求。对从事具体生产的田间工作人员,要求其应熟悉植物栽培技术,特别是农药使用及防护技术;对从事动物养殖的工作人员,要求其掌握饲养动物的习性、饲料配比及有关的疾病防治常识。根据中药材生产企业的实际生产要求,结合中药材生产过程中各环节的严格控制,应有企业法人、人事管理人员、财务管理人员、生产技术人员、质量管理人员等。同时制订计划,对各级人员进行定期培训与考核。

2. 设备　生产企业基地应设置与规范和职工人数相应的卫生设施,卫生设施要求清洁、通畅,不得造成产品及周围环境的污染。生产企业生产和检验用的仪器、仪表、量具、衡器等的适用范围和精密度应符合生产和检验的要求,有明显的状态标志,并定期校验。

(三) 文件管理

中药材规范化生产文件是指一切涉及中药材生产和管理的书面标准和标准实施的记录。企业应将质量管理体系中采用的全部要素、要求和规定编制成的各项标准、程序、规程或制度形成文件体系,并将文件的实施过程一一记录下来,形成书面的实施证据,并加以妥善保存。《中药材生产质量管理规范(试行)》对中药材生产企业的文件管理作出了明确规定,要求生产企业应有生产管理、质量管理等标准操作规程;每种中药材的生产全过程均应详细记录,必要时可附照片或图像。记录应包括种子、菌种等繁殖材料的来源;生产技术与过程。所有原始记录、生产计划及执行情况、合同及协议书等均应存档,至少保存 5 年。档

案资料应有专人保管。由质量管理人员制订培训计划,并监督实施;负责制定和管理质量文件,并对生产、包装、检验等原始记录进行管理;检验报告由检验人员、质量检验部门负责人签章,存档保存。

1. 文件类型

(1)技术标准:指中药材生产活动中,国家、地方、行政部门及企业颁布和制定的技术性规范、标准、规定、办法、规格标准、规程、程序等书面要求。如《中国药典》、国家标准(GB)、行业标准、企业产品质量标准、产品工艺规程等。

(2)标准管理规程:指企业为了行使生产计划、指挥、控制等管理职能,对每一项独立的管理过程所编制的书面标准及程序。如中药材种植各环节的质量管理规程、GAP文件系统管理规程、员工上岗培训管理规程等。

(3)标准操作规程(SOP):指企业内部对每一项独立的生产作业所制定的书面标准程序,或对岗位人员的工作范围、职责权限以及工作内容考核所规定的书面标准及程序。如各种中药材种植、初加工的标准操作规程等。

(4)关于阐明结果或证据的文件:包括记录(record),如生产操作记录、批生产记录、批包装记录、初加工记录、产品批档案、各种报表、产品留样检测记录和各种台账等;凭证(evidence),如表示物料、设备、环境等状态的单、证、牌以及各类证明文件等,如中药材成品仓库的合格、不合格状态标识牌等;报告(report),如中药材GAP认证申请报告、国家环保部门对中药材生产基地的环境评估报告、产品质量综合分析报告等。

2. 文件编制要求 中药材规范化生产文件的基本组成部分包括目的、责任人、规程、附件、记录等。所有文件的组成及格式应一致。文件封面均应有企业名称(标记)、文件分类(如管理规程、技术标准、操作规程)、文件名称、第一审核人及各自的审核日期、批准人及批准日期、生效日期等。文件标题应紧扣内容,醒目、简练。引用相关文件必须写明(或记录)名称及编号。

3. 文件编码 应通过妥善的文件系统编号设计,使各种文件、每份文件形成分类有序、有机的整体;使每一份、每一页SOP,每一份附件、记录均具有受控标记。文件的编号规则应该方便查找,系统性及可扩容性强。编号设计应包括的区别要素有:文件的不同性质,如管理类、质量标准类、标准操作规程类等;文件的不同系统类别,如种植田间生产管理或操作规程类,仓储、初加工管理或操作规程类,质量管理或检验操作规程类等;同一文件系统内不同文件之间的联系;同一文件不同附件及记录编号的内在联系。

4. 文件管理规程组成 GAP文件系统的管理程序一般由一个或多个程序文件组成,可根据文件系统的复杂性,编写核心管理程序与拓展程序,使其各有侧重及覆盖面,共同构成完整的GAP文件系统管理框架。如核心管理文件有《GAP文件系统管理规程》《GAP文件系统档案管理规程》《GAP文件系统记录等管理规程》;其他拓展的管理文件有《工程、设备、计量等技术资料管理规程》《GAP人员培训、上岗管理规程》《GAP文件保密管理规程》等,可以根据需要逐步增加。

案例

案例1 铁皮石斛生产的工业化道路

铁皮石斛(*Dendrobium officinale* Kimura et Migo)为兰科石斛属多年生草本植物,是名贵中药材,具有益胃生津、滋阴清热等功效,其所含的多糖成分具有增强人体免疫功能、抗癌、降糖等功效,主要分布于我国浙江、广西、广东、贵州等地。随着人们保健养生意识的增强,铁皮石斛的市场需求量逐年增大,价格也不断升高。同时由于过度开采,加之铁皮石斛种群自然繁殖力低,其野生资源已濒临灭绝。从20世纪70年代起,经过几十年的研究应用,目前铁皮石斛的品种选育、种苗繁育、栽培管理、产品加工等关键技术取得了突破性进展,并形成了从铁皮石斛种植生产、加工及销售的完整产业链。尤其是铁皮石斛组培苗工业化生产,解决了长期以来铁皮石斛种苗供不应求的问题,促进了铁皮石斛规模化生产及产业化发展。

铁皮石斛组培苗工业化生产工艺流程为:种子无菌萌发→原球茎增殖→原球茎分化→组培苗生根培养→生根苗移栽。该方法主要采用铁皮石斛种子作为外植体,操作简单,短期内可获得大量丛生苗。以Murashige和Skoog培养烟草(MS培养基)运用最为广泛,其他类型还有N6、B5等,搭配的激素主要有NAA和6-BA。培养温度为25℃左右,光照强度为1 000~3 000lx。在铁皮石斛组培苗工业化生长过程中,畸形苗的控制措施有:及时发现并淘汰、避免使用高浓度细胞分裂素和生长素、控制继代次数等。

案例2　西洋参的引种培育

西洋参(*Panax quinquefolium* L.)又称花旗参,为五加科人参属多年生宿根草本植物,以根入药,为传统进口大宗药材。原产于北美洲,在海拔300~500m的低山区,栎类为主的落叶阔叶林的下层生长。性凉,味甘微苦,有降压、镇静、解热等作用,药用价值高,具有人参的补益作用,又有其所不可代替的特殊用途。

我国从1975年开始大规模引种西洋参,先后在吉林、辽宁、黑龙江、陕西、北京、山东等省市开展西洋参种植推广工作,已成功引种并规模化推广种植30多年。近年来,西洋参受生态环境、栽培加工技术、市场销售等因素影响,种植产区日益集中,尚保留种植习惯和种植面积的产区有吉林长白山靖宇县,周边的集安、抚松等地也有种植;北京怀柔北房镇、沙浴和汤河口;山东威海的文登和荣城;黑龙江林海镇;陕西留坝县,但种植规模呈逐年缩减的态势,产量已经很少。目前我国西洋参年产量最大的产区为吉林,占总产量一半以上,其次是山东产区,山东威海西洋参种植面积近几年呈逐年增加的态势。我国现已成为世界上西洋参三大主产国之一。除了国内生产,每年我国还会从美国和加拿大进口大量西洋参,进口量在1 500吨左右,近几年西洋参产量和进口总量为3 000~3 500吨。

西洋参是常异花授粉植物,其群体为混杂群体,个体间的遗传基因处于高度杂合状态。基于RAPD、ISSR、RAPD+ISSR三种聚类结果均将西洋参与人参各聚一类,北京与山东的西洋参与加拿大产西洋参遗传距离较近,聚为一类,而吉林省内多个产地的西洋参与原产地相对于北京与山东两地相比在遗传距离上较远,但总的来说,由于生长特性与种植环境等相关因素的影响,使吉林省内的部分西洋参在遗传特性上受到了人参种植的影响,同时也使吉林省产西洋参与加拿大产西洋参、北京产西洋参、山东产西洋参在遗传特性上出现差别。

另外,西洋参活性成分的含量与其种植环境及采收时间有密切关系。通过含量比较发现,与原产地相比,吉林省产西洋参活性成分人参皂苷含量还没有受到影响,西洋参资源质量与原产地相差无几,西洋参资源的活性成分还没有受到混杂种植的影响。为了保护好西洋参资源,应科学、合理、规范化种植和栽培西洋参。

案例3　植物组织培养在紫杉醇生产中的应用

紫杉醇(taxol)是一种用于卵巢癌、乳腺癌、肺癌的高效、低毒、广谱、作用机制独特的抗癌药物,是从红豆杉属植物的根、皮中提取的一种二萜类化合物,被誉为20世纪

90 年代国际上抗肿瘤药三大成就之一。然而作为紫杉醇来源的红豆杉,是一种在世界范围内濒临灭绝的珍稀树种,生长极为缓慢且难以栽培,只有生长到 40~60 年树龄才有利用价值,而且树中紫杉醇的含量很低,仅有 0.006%~0.02%(W/W),提取 1kg 紫杉醇需要大约 1 000 棵生长 100 年的红豆杉;如果采用化学合成方法,需要近 30 个步骤才能完成,因此生产成本极高,难以实施生产。自 1993 年紫杉醇上市以来,紫杉醇的来源问题就成为世界性的关注热点。因此,利用现代生物技术大规模培养生产紫杉醇药用成分,成为大势所趋,而植物组织培养就是一种生产紫杉醇的有效办法。日本学者从短叶红豆杉(*Taxus brevifolia* Nutt.)和东北红豆杉(*Taxus cuspidata* Sieb. et Zucc.)植株中进行愈伤组织诱导、筛选得到的细胞株,可在 4 周时间内实现细胞增殖 5 倍,紫杉醇含量达到 0.05%,比红豆杉树皮中紫杉醇含量增加了 2~10 倍。

科学家在研究红豆杉细胞培养基营养成分的消耗规律时,发现葡萄糖、蔗糖、果糖、磷源、氮源、钙、镁、铁离子在产生紫杉醇中起着重要的作用。另外,在培养基中添加 0.05~0.2mmol/L 的苯丙氨酸、苯甲酸、苯甲酰氨酸、丝氨酸、甘氨酸等紫杉醇前体化合物,也能够使东北红豆杉中紫杉醇含量比对照组高出 1~4 倍,很好地解决了红豆杉有效成分含量低的难题。

案例 4 发酵工程在冬虫夏草中的应用

冬虫夏草是麦角菌科真菌冬虫夏草 *Cordyceps sinensis*(Berk.)Sacc. 寄生在蝙蝠蛾科昆虫幼虫的子座及幼虫尸体的复合体,主要分布在青藏高原海拔 3 500~5 000 米的部分地区。作为传统名贵中药,市场需求量大,对野生资源的肆意采挖不但造成了高原地区生态环境的破坏,也使冬虫夏草资源濒临枯竭。近 20 年来,冬虫夏草价格上涨了近千倍,众多学者从冬虫夏草中分离、培养出多种丝状真菌来满足市场的需要,其中有的已被批准作为中药一类新药投入生产,如金水宝胶囊、百令胶囊、至灵胶囊等。以下是其中的一种菌丝体深层培养的方法:

1. 冬虫夏草的组织分离虫 草菌的分离大多采用组织分离法,即采用直接切取虫草的子座部分或菌核部分的一小块组织,经表面消毒和灭菌水洗后,在无菌条件下,由虫草体上转移到培养基上。

2. 冬虫夏草液发酵培养 培养液为马铃薯汁、蔗糖、磷酸二氢钾、硫酸镁、维生素;培养温度 25~27℃,压力 0.04~0.07MPa,通气量 0.5~1.0m³/h,搅拌条件依发酵规模不同而不同,50L 为 470r/min,500L 为 250r/min,5 000~10 000L 为 200r/min,发酵液体占每罐容积的 60%~80%,消泡剂为 0.006% 泡敌或葵花油,增黏剂为 1%~3% 甲基纤维素。

3. 培养过程检查及发酵液后处理 培养过程中的检查主要包括:纯度检查,通过平板肉汤培养,油镜检查有无细菌或真菌析出;活力检查,通过显微镜观察虫草菌丝体的边缘,了解菌丝体的粗细及分枝情况;其他测定,发酵液残糖 <1.2%;氨态氮 <30mg/ml,在 3 000r/min 离心后称重得出菌丝量。

深层发酵菌丝体与天然冬虫夏草比较:深层发酵得到的菌丝体,与天然冬虫夏草在化学成分方面相比,两者均含有甘露醇,含量几乎相等;天然虫草菌总含氮量为 6.00%,菌丝体总氮含量为 6.40%;野生虫草菌醚溶性成分含量为 7.00%,菌丝体的含量为 7.03%。同时,两者均含有相同的甾醇类、生物碱类、有机酸类化学成分,且后者所含的虫草酸、虫草素、虫草多糖、腺苷含量等相关活性成分均高于天然冬虫夏草。

笔记栏

学习小结

1. 学习内容

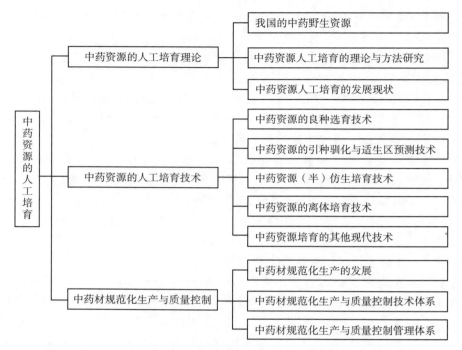

2. 学习方法　本章从中药资源人工培育理论入手,讲解中药野生资源、人工培育资源及人工培育的理论和方法,同学在学习过程成中应当重点把握中药资源人工培育的基本理论和技术,熟悉中药材规范化生产与质量控制及管理技术方法,并结合文献资料了解我国人工培育资源及中药材规范化生产现状。

（张红瑞　郑开颜　任广喜）

复习思考题

1. 简述药用植物资源引种驯化的理论基础与影响因子。
2. 简述药用植物栽培的主要工作内容。
3. 简述药用动物饲养的主要工作内容。
4. 简述药用植物引种驯化的步骤。
5. 简述药用动物驯化的方法。

08章_模拟试卷

第八章
模拟试卷

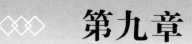

第九章

中药资源的管理与经济

PPT 课件

09章PPT

学习目标

1. 掌握中药资源管理的定义、分类和基本内容,中药资源经济研究特点。

2. 熟悉中药资源信息的内容和收集方法,中药资源知识产权保护的范围、形式和相关法规。

3. 了解中药资源信息数据库的建设意义、中药资源国际贸易市场。

第一节　中药资源管理的基本内容

中药资源管理(management of Chinese herbs resources)是指中药资源管理相关部门为了科学、合理地保护和开发利用中药资源所采取的法制、行政、经济、技术等手段和途径的总和。中药资源管理是一项受国家经济体制统筹和制约的工作,与中国的社会实际情况相适应,其涉及自然资源、中药材生产和流通、中药资源的研究开发和综合利用、信息和知识产权等多个领域,而具体管理工作又涉及政府部门、科研机构、企业、行业协会等各个方面。

一、中药资源管理的主体与范围

《中华人民共和国中医药法》(以下简称《中医药法》)规定,国务院中医药主管部门负责全国的中医药管理工作,国务院其他有关部门在各自职责范围内负责与中医药管理有关的工作。县级以上地方人民政府中医药主管部门负责本行政区域的中医药管理工作。县级以上地方人民政府其他有关部门在各自职责范围内负责与中医药管理有关的工作。

国家健康卫生委员会下的国家中医药管理局是政府管理中医药行业的国家机构,各个地区都设有相应的管理机构,一般以各个省(区、市)为独立管辖的区域范围,按照国家法律、地方法规、条例及相关规定实施。中药资源同时要受林业、农牧、矿业、水产、环保、进出境等自然资源管理部门直接或间接的管理。例如《中药材保护和发展规划(2015—2020)年》于2015年4月由国务院办公厅转发,其编制则由工业和信息化部、国家中医药管理局牵头,国家发展改革委、科技部、财政部、环境保护部、农业部、商务部、国家卫生计生委、国家食品药品监督管理总局、林业部、保监会等部门共同完成,之后四川省、湖南省、青海省、西藏自治区、重庆市等相继出台配套规划。

随着中医药事业成为社会、经济各方面的重要支撑,我国中药资源管理呈现出明显的职能分散、主体缺失的挑战。木本类中药资源的管理主要由各级林业部门负责,中药材栽培采收主要由各级农业部门负责,中药资源科研管理主要由各级科技部门和中医药管理局负责,中药材和饮片的市场监督管理主要由各级药监部门负责,中药材和饮片的使用主要由各级中医药部门负责。

二、中药资源管理的基本内容

中药资源管理贯穿中药资源的所有活动,集中体现于中药资源保护管理、中药资源生产管理、中药资源动态监测管理、中药资源产品管理、中药资源信息与知识产权管理等。

(一)中药资源保护的管理

中药资源的保护是中药资源管理的重要工作,与自然资源和生态环境的保护密切相关。为了保护自然资源和生态环境,国际和中国政府相继制定了一系列法规与条例并予以实施,如《中医药法》第三章专门提出了中药保护与发展,以立法形式支持中药保护与发展利用可持续发展道路。我国在中药资源的监测、中药材市场和资源管理、药用生物野生转家种(家养)、药用生物自然保护区建设等方面做了大量的工作,在保护和管理中药资源的工作中取得了一定的成效。自然保护区的建设和管理与中药资源管理工作密不可分,自然保护区的建立对保护中药资源、防止药用生物物种灭绝具有重大作用。《中国的中医药》白皮书指出,中国颁布实施一系列加强野生中药资源保护的法律法规,建立一批国家级或地方性的自然保护区,开展珍稀濒危中药资源保护研究,部分紧缺或濒危资源已实现人工生产或野生抚育,在开发中保护,在保护中开发。

(二)中药资源生产的管理

中药资源的生产活动,包括野生资源的抚育(采集)利用、药用生物的种植养殖、药材的采收和产地初加工及仓储管理等环节,这些生产活动属于多个行业或领域,受到多个部门管理。野生资源的采集(抚育)受到县以上医药管理部门会同同级野生动物、植物管理部门管理,中药材种植、养殖和采集及产地加工受到农业农村部、林业和草原局的管理,中药材的质量受医药部门、市场监督管理部门、药品监督管理部门监督管理。濒危野生动物的养殖,需要经过国家野生动物保护管理部门的审批。2018年国家市场监督管理总局发布的《中药材生产质量管理规范(征求意见稿)》是针对中药材生产制定的专项管理规定,是中药材生产和质量管理的基本要求,适用于中药材生产企业种植、养殖或野生抚育中药材的全过程。生产企业应运用规范化管理和质量监控手段,保护野生药材资源和生态环境,坚持"最大持续产量"原则,实现资源可持续利用。

(三)中药资源动态监测管理

根据中药资源调查和动态监测资料建立中药资源预警系统,是未来中药资源管理的一项工作内容。动态监测的主要任务是对中药资源的种类、产量或蕴藏量、生态环境的变化以及群落动态情况进行长期监测,根据调查资料与监测结果,及时分析资源的动态变化情况,对资源的未来供需状况进行预测,建立稀、濒危中药资源开发利用的预警机制,为有关主管和决策部门制定相关政策和规划提供参考。

(四)中药资源产品管理

目前中药材的生产和加工者一般为不同的企业,制药企业除了建立自己的原料生产基地外,部分药材还要经过市场交易的环节。除国内使用外,中药材也是国际贸易的重要商品。根据国家相关规定,中药材的交易按照农产品进行管理。中药材交易市场和贸易环节的管理,广义来讲也应属于中药资源管理的内容,受到工商行政管理部门、药品监督管理部门、对外经济贸易部门的管理。为了便于中药材交易管理,国家已批准了17个中药材专业交易市场。

针对部分野生药材资源紧张的状况,国家中药材经营和管理部门采取了一系列措施加强对中药材市场和资源的管理,主要包括:对于国家管理的中药材种类,实行以产定销限量收购;建立药材资源监测情况的上报制度,及时调整和解决有关问题;对资源较为紧张的多用途品种,在同有关部门协商后,限制非药用使用量,保证药用供应,减轻资源负荷;实行"先国内、后国外"的出口政策,对资源紧张的药材,限制或禁止出口;打击投机倒把、走私贩私的犯罪活动,制止哄抬物价,到产地套购、抢购和盗采的活动。在麝资源的保护方面,采取了市场调控的管理措施,对麝香实行限制收购,并对麝香收购、批发、零售实行最高限价。源于濒危生物的药材,例如石斛,规定只有栽培生产基地的产品才准予办理出口手续。

（五）中药资源信息和知识产权管理

中药资源相关信息和研究成果对中药产业的发展具有重要作用,信息的保密和知识产权保护也是中药资源管理的重要内容。此类管理涉及国家的资源和信息安全、企业的技术安全等,也需要多部门的协调。

第二节 中药资源的信息与数字化管理

一、中药资源的信息及其采集

信息(information)是指人们在日常交流活动中所说消息、思想、指令、数据资料等,所传递给接受者的一切内容。收集、综合、研究各有关学科的信息才能进行中药资源信息研究和应用。

（一）中药资源信息

中药资源信息是指有关中药资源的种类、分布、形成、蕴藏量、品质、保护和可持续利用的信息。由于事物联系的广泛性和复杂性,许多看起来不相关的信息可能直接或间接对中药资源产生影响。因此,广义的中药资源信息远大于上述概念的范畴。目前中药资源的信息来源广泛,形式多样,包括专业书籍(古籍、现代专著与工具书)、主要期刊、网站等。

（二）信息采集方法

根据信息的来源、用途和时间要求的不同,信息收集方法可分为积累法、文献法和调查法。

1. 积累法 信息的积累指在日常工作中自觉进行连续的、系统的信息收集和记录。这种方法要求相关人员具有良好的信息收集意识,并建立持续、系统、分类清晰的信息记录制度。

2. 文献法 文献法指收集和分析研究各种有关文献资料,筛选出所需信息,并将之应用于某种工作的方法。文献的类别不同,其所需的收集途径也有所不同,一般有图书馆、档案馆、博物馆、科研教育机构、学术会议、网络等。

3. 调查法 调查指根据工作任务运用调查方法和手段收集信息。常用的调查方法有:参观访问、会议交流、现场调查。如中药资源普查主要属于调查法,综合了参观访问、会议交流、现场调查等方法,其中野外调查是普查工作中的重要环节,也是人力、物力要求很高的环节。同时,中药资源普查也必须综合应用积累法和文献法来获取信息。

4. 信息的编辑和整理 通过上述方法收集到的信息,数据量大、内容复杂,因而必须对所收集到的信息进行分析,判断其可靠性、先进性、经济性和适用性,剔除虚假有误和无用的信息,确认有价值的可信信息,进行整理、加工,建立数据库以便于管理与应用。将整理好的信息资料与分析研究结果,编写成调研报告。

二、中药资源信息数据库的构建

(一) 建立中药资源数据库的意义

建立中药资源数据库,可以对中药资源的各种信息进行数字化管理,为中药资源的科研、保护利用提供快速、及时、准确的信息。例如,中药材市场和流通信息数据库,可以用于中药材生产计划的制订,对可上市的中药材商品量及市场需求进行预测,对中药材库存量分析,可为中药材生产、经营提供决策依据。在中药资源普查中,特别是在近年开展的第四次全国中药资源普查,使用各地的中药资源种类、分布、蕴藏量、产量、收购量、销售量和需求量等巨量信息建立庞大的数据库,可为中药资源开发提供必需的基础数据,将会产生巨大的社会效益和经济效益。目前建立的中药资源数据库多为关系数据库,主要由两部分组成:一部分是数据库的结构,包括定义字段名、字段类型、字段长度等;另一部分是数据库记录的集合,包含全体实在的数据。由于关系数据库能有效地存储和处理大量的数据信息,应用广泛,也被称为大众数据库。

近年来,中药标准化与质量安全性的提升已成为产业发展的必然趋势,中药资源的产地溯源与质量查询数据库、基本药物所需的种子种苗数据库、中药材供需与交易数据库等的建设、完善,将有利于中药资源产业链各环节的均衡发展以及关键环节专业化发展。

(二) 中药资源数据库功能设计

1. 中药资源数据库的功能　建立数据库,首先必须明确数据库应该具备的功能,才能有的放矢地进行数据项目设计和程序设计。中药资源数据库应具有信息录入和贮存、信息维护、中药资源查询、统计、用户管理、输出等功能。

2. 中药资源数据库的内容　如物种学名(中文学名、拉丁学名)、药材名、别名、药用部位、分布地点(地名、地貌、经纬度、海拔)、分布环境(群落、小生境、伴生动植物)、多度、频度、蕴藏量、不同年度的产销量、功效(中医学、民族医学、民间医药)以及上述项目的有关图片、视频、录音等。根据中药资源研究的特点,还可以收录外业调查、内业整理的相关资料,如样带信息、样方信息、植物生长阶段、数量、标本号及标本保存机构、种质资源保存方式及地点等。

3. 中药资源数据库管理程序的设计　程序设计指根据数据库的设计功能,进行数据库的信息录入、贮存、信息维护、中药资源查询、用户管理和输出。程序设计应按模块化的方式进行,可提高效率、减少出错,便于调试以及数据库推广应用;程序设计应设计扩展功能,以便根据新的用户需求设计新的功能,还应考虑知识产权的保护,除设定用户权限外,应特别注意照片、音频、视频的知识产权宣传及技术保护。

三、中药资源的数字化管理与应用

数字化在中药资源领域的应用日趋广泛和深入,目前中药资源信息的数字化集中体现在数据库技术的应用方面,其与物联网等技术的整合研究尚需不断探索。

(一) 中药资源数据库网络化

网络化是利用通信技术和计算机技术,把分布在不同地点的计算机及各类电子终端设备互联起来,按照一定的网络协议相互通信,以达到所有用户都可以共享软件、硬件和数据资源的目的。中药资源数据库的网络化,可以极大地提高数据库服务的广泛性和快捷性,并且通过不同的授权,使数据库的更新实现全国化甚至全球化,这也是"互联网+"等国家战略的发展方向之一。但在网络化的同时,必须注重数据库的防护。

(二) 数据挖掘

数据挖掘是目前数据库领域研究的热点之一。数据挖掘是指从数据库的大量数据中提取出隐含的并有潜在价值的信息的过程。它主要基于人工智能、机器学习、模式识别、统计学、数据库技术等,通过高度智能化的数据分析,做出归纳性推理,从中挖掘出潜在的规律和趋势。中药资源信息数据库的数据挖掘,可为中药资源种类变化、蕴藏量变化、产销量的动态、资源区划、资源开发提供有力的分析和预测工具。例如,根据全国各地多年药材种植面积年平均数,可以分析各省(区、市)的植物药材蕴藏量以及蕴藏量变化趋势;通过野生药材蕴藏量与产区分布的关系研究,分析栽培药材增产区。

（三）监测中药资源的动态变化

中药资源动态变化监测是中药资源保护与管理工作得以长期正常维持和正确发挥作用的重要一环。监测的主要内容包括监测的物种、区域情况报告。监测的物种主要是市场需求大、资源相对不足的药用物种;资源稀少且易受威胁的药用物种和国家保护的野生药材物种;监测的重点区域为中药资源开发破坏区和保护区,其他区域为一般观测区。

第三节 中药资源相关的知识产权、政策与法规

我国是中药的发源地,拥有世界上最丰富的中药资源,也是目前最大的药材生产、消费与原料输出国。中药资源的管理有赖于中药知识产权的保护,以及政府及相关部门所制定的一系列政策、法规、条例等。

一、中药知识产权保护的作用、范围与形式

当今社会,知识产权是继物力、财力和人力三大经营资源之后的新经营资源,被人们称为"第四经营资源"。我国中药专利的申请近年来有所增加,但以国内申请为主。我们应该重视并大力推进中药知识产权的建设,把中药知识产权放在中药产业发展的重要位置。

（一）中药知识产权保护的作用

1. 掌握知识产权是保护我国中药资源的法律手段 知识产权保护是国际通用的保护科技成果的法律制度,它能从法律上确立我国中药资源及附属内容的合法性,是保证我国在国际市场竞争能力的关键。

2. 知识产权的保护可以促进中药产业研究水平的提高,推动国内科技创新体系的建立 知识产权的基本功能之一就是鼓励发明创造、维护发明者的合法权益。知识产权可以激励科技人员的创造性,鼓励企业进行高层次的新产品开发,提高我国中药科技水平。

3. 知识产权制度具有公开科技信息、促进交流合作的作用 该制度为促进中药研究的信息交换和相互交流奠定了基础,对于避免秘方和验方的消失和断代,都具有重要的作用。

4. 知识产权保护可以促进和保障中药产业规模化 医药开发具有周期长、投入大、风险大的特点,而仿制又相对容易。只有通过知识产权保护,才能形成产业内从研究到市场的良性发展,中药产业规模化对于提高国际竞争力至关重要。

（二）中药知识产权的保护范围

1. 处方与配方 包括中成药处方、单味药处方、单体药物处方、复方组分处方和单味药组分处方。

2. 中药材生产 包括中药资源的分布及蕴藏、中药栽培(养殖)生产技术、中药材包装仓储技术、品质鉴定以及新的药用部位、新的用途等。

3. 中药炮制技术 包括传统的炮制方法、新型饮片及保鲜技术。

4. 中药制药工程技术 包括工艺技术、制药机械设备、制剂辅料、自动化技术、药渣的

综合利用及污染处理技术等。

5. 中药质量控制与保障技术　包括标准品、检测方法、检测仪器及试剂等。

6. 中医药基础研究　包括与病、证、症对应的实验动物模型研究、中药作用原理研究、复方配伍规律研究、药性理论研究、活性成分研究等。

7. 中药产品的包装材料及外观设计　也可申请知识产权保护。

8. 中药领域的著作权　包括有关中药的专利、文献、论文、档案、资料、产品、说明书、计算机软件、数据库、网络等方面的内容。

（三）中药知识产权保护的形式

中药知识产权的保护形式有多种，目前我国采用的保护形式可分为法律保护、行政保护、边界保护、原产地保护等。

1. 法律保护

（1）专利保护：是目前我国中药知识产权保护最主要的形式之一。《中华人民共和国专利法》规定，专利包括发明专利、实用新型专利和外观设计专利；发明专利和实用新型专利，应当具备新颖性、创造性和实用性；发明专利权的期限为 20 年，实用新型专利权和外观设计专利权的限期为 10 年，均自申请日算起。中药专利主要以发明专利的形式出现，包括产品专利、方法专利和中药新用途专利。中药复方、单方制剂，中药提取物及制剂，中药饮片的制备方法和加工工艺，以及新的动物、植物、矿物或其提取物的医疗用途等，都可以申请专利。中药复方制剂是中医药的一大特色，也是我国中药领域专利申请的主要形式。

（2）商标保护：是对商标标志性、商业性、专有性的保护，保护的对象是标志。《中华人民共和国商标法》规定：经商标局核准注册的商标为注册商标，包括商品商标、服务商标和集体商标、证明商标；商标注册人享有商标专有权，受法律保护。国家规定必须使用注册商标的商品，必须申请商标注册，未经核准注册的，不得在市场销售。药品属于必须使用注册商标的商品。中药领域商标保护涉及的范围包括中药的品质、中药饮片、中成药、制药专用机械设备、质量检测所用标准品及检测仪器、包装材料、包装机械以及我国的道地药材等。

（3）著作权保护：我国的著作权法施行自动保护原则，即一旦作品的创作完成，该作品就自动获得著作权法的保护。著作权和专利权同样都是专有权，但和专利权不同的是，著作权只保护作品的表达形式，而不保护作品反映的具体内容。著作权保护的现状决定了其对中药知识产权保护的局限性，因为对于中药来说最需要保护的是其配方、处方、中药材以及中成药制药方法与关键技术，而这些方面有一部分超出了著作权的保护范畴。

（4）商业秘密保护：《中华人民共和国反不正当竞争法》第十条把商业秘密保护定义为"不为公众所知悉的、能为权利人带来经济利益、具有实用性并经权利人采取保密措施的技术信息和经济信息"。中药生产工艺复杂、技术性强，配方也复杂多样，从产品很难反向倒推出中药的配方和生产工艺。因此，从中药的技术特征看，商业秘密保护是中药知识产权保护的一种重要方式。在国家中医药管理局对 120 家中成药重点企业及其 401 个重要中成药品种的调查中发现，企业对 60.8% 的中成药品种采取了技术秘密保护措施。可见，我国中药企业对这种产权保护方式比较重视。

2. 行政保护

（1）中药品种保护：中药品种保护是指国家药品监督管理部门根据《中药品种保护条例》为中药生产企业实施的一种行政保护制度。该条例适用于中国境内生产制造的中药品种，包括中成药、天然药物的提取物及其制剂和中药人工制成品。中药品种保护不属于知识产权范畴，仅限于调整中国境内中药生产企业之间的权益，其实质是限制中药品种的仿制。

《中药品种保护条例》规定：国家鼓励研制开发临床有效的中药品种，对质量稳定、疗效确切的中药品种实行分级保护制度，一级的保护时间分别为 30 年、20 年和 10 年，二级保护时间为 7 年。保护期满后可申请延长保护期，每次延长的期限不得超过第一次批准的期限，其中二级保护只能延长一次保护期。

（2）新药保护：新药保护的对象是在中国未生产过的药品，对新颖性的要求较专利法低，但申请时间比专利更久。新药在经国家药品监督管理局批准颁发新药证书后即获得保护，在保护期内的新药未得到新药证书持有者的技术转让，任何单位以及个人不得仿制生产，同时药品监督管理部门也不受理审批。

3. 边界保护　边界保护涉及的中药知识产权范围以中药专利产品及商标产品为主，尤其是中药品牌商标。海关是国家进出境的监督管理机关，能够对进口货物实施有效控制，在防止和制止侵权货物进出境方面可发挥重要作用。海关对知识产权的保护有助于维护我国出口企业的合法权利和出口商信誉，促进外贸事业的健康发展。

4. 原产地保护　原产地域保护是用来表示该商品是源于某国、某地区的一种产品标识，是一种集体性专有权，不具有转让性和独占性。凡是该地生产的企业都可以使用该名称，且不受时间限制，具有永久性。申请原产地域保护必须产地名称实际存在，且是该产品的真实产地，只有本地企业才能使用该产地名称。2003 年以古蔺县道地药材赶黄草为原料的单方中药制剂"古蔺肝苏"获得原产地域产品保护，从而成为我国首个获得该项制度保护的中成药。2005 年，国家质检总局在《原产地域产品保护规定》和《原产地标记管理规定》的基础上，发布了《地理标志产品保护规定》，统一规范管理地理标志（原产地域）产品，在一定程度上为中药的原产地域种植和生产提供了进一步的法律保障。至今，文山三七、吉林长白山人参、宁夏枸杞、昭通天麻、江油附子、涪城麦冬等几十个中药材品种获得国家地理标志产品保护。

二、中药资源管理相关政策和法规

为了加强中药资源管理，促进中医药产业发展，保护生物和中药资源的可持续发展，中国政府及相关部门相继制定了一系列相关的政策和法规，并付诸实施。

（一）国家颁布的与中药生物资源管理有关的主要法规

1. 国家颁布的与中药生物资源管理相关法规（表 9-1）

表 9-1　国家颁布的与中药生物资源管理相关法规

时间	颁发部门	法规名称
1982 年	全国人民代表大会	《中华人民共和国海洋环境保护法》
1984 年	全国人民代表大会	《中华人民共和国森林法》
1986 年	全国人民代表大会	《中华人民共和国渔业法》
1988 年	全国人民代表大会	《中华人民共和国野生动物保护法》
2001 年	全国人民代表大会	《中华人民共和国药品管理法》

2. 国家颁布的与中药生物资源管理相关的条例和文件　在颁布上述法规的基础上，为了更好地落实和执行法规的有关规定，国家制定了一系列生物资源保护方面的条例和文件，对药用生物资源的管理起到了推动作用（表 9-2）。

表 9-2 中药生物资源管理相关的条例和文件

时间	颁发部门	法规名称
1987 年	国务院	《野生药材资源保护条例》
1992 年	国家林业部	《中华人民共和国陆生野生动物保护实施条例》
1994 年颁布(2011 年修正)	国务院	《中华人民共和国自然保护区条例》
1996 年	国务院	《中华人民共和国野生植物保护条例》
1997 年	国务院	《中华人民共和国植物新品种保护条例》
2007 年	科技部等 16 个部门	《中医药创新发展规划纲要(2006—2020 年)》
2009 年	国务院	《关于扶持和促进中医药事业发展的若干意见》
2012 年	国家中医药管理局	《中医药事业发展"十二五"规划》
2015 年	工信部等 12 个部门	《中药材保护和发展规划(2015—2020 年)》
2015 年	国务院	《中医药健康服务发展规划(2015—2020 年)》
2016 年	国务院	《中医药发展战略规划纲要(2016—2020 年)》

3. 国家发布的有关中药生物资源单品种专项保护的有关通知　为了保护自然资源和生态环境,保护生物的多样性和中药资源的可持续发展,拯救珍稀、濒危的药用生物种类,发布了《国务院关于禁止采集和销售发菜,制止滥挖甘草和麻黄草有关问题的通知》等有关通知。

(二) 各地方颁布的与中药生物资源管理有关的主要法规

1. 各地颁布的与药用生物资源管理有关的主要条例和规定　如《辽宁省野生珍稀植物保护暂行规定》《海南省自然保护区条例》等。

2. 各地方单品种专项保护的办法和通知　如《青海省人民政府关于禁止采集和销售发菜,禁止滥挖甘草和麻黄草等野生药用植物的通知》等。

(三) 中药资源保护相关的国际公约

在国际上,我国已参与制定或加入了一系列与生物资源保护相关的公约和协定,其也适用于中药资源的保护,主要有《濒危野生动植物种国际贸易公约》《国际植物保护公约》《生物多样性公约》等。

第四节 中药资源经济

随着 20 世纪初第二次工业革命的结束,世界各国对自然资源的开发利用呈现加速发展趋势,资源产业得以快速成熟,资源经济学也应运而生,并以自然资源与经济发展关系、资源最优配置、资源利用的可持续性等为主要研究内容。以中药资源为对象,用资源经济学的原理与方法,研究中药资源与社会、经济、环境之间的可持续关系,便产生了中药资源经济学。

一、中药资源经济研究概述

我国的大规模资源经济研究始于 20 世纪 50 年代,中药资源经济为其重要研究内容之一;自 1958 年开始,我国已先后开展四次大规模全国性中药资源的种类、分布、蕴藏量等基础调查,并相继开展了中药资源生产区划、评价、动态监测等研究工作,为我国的中药资源经济研究奠定了坚实基础。

笔记栏

20世纪以来,由于社会生产力的提高和人口的急剧增加,自然资源被无节制利用,生态环境日益恶化,中药资源的习栖环境遭到破坏。中药资源作为稀缺性资源,面临经济学需要解决的如何取舍的基本事实。为了实现中药资源在时间和空间上的合理配置与持续利用,缓和中药资源的总量、中药产业的发展与社会的需求之间的矛盾,中药资源经济研究应运而生。因此,如何公平、合理、高效地配置中药资源,并实现对资源的可持续利用是中药资源经济研究的主要任务。为了保证公平与效率,在承认自愿交换对双方有利的前提下,讨论中药资源市场和中药资源贸易的产生。同时,需要考虑在市场失灵与信息不对称的情况下,如何通过市场形态保证稀缺资源的有效利用的问题。随着经济环境的变化,考虑个人、厂商等如何具体做出选择等命题。

稀缺性

（一）中药资源经济的研究对象和内容

中药资源经济的研究对象涉及中药资源的保护、栽培与养殖、生产与加工、物流与仓储、贸易与产业等各个环节,目的是将稀缺的中药资源有效配置给相互竞争的部门,达到帕累托最优,提高整个领域的福利水平,同时与人口、环境协调,达到中药资源可持续发展。

中药资源经济的研究内容包括所有与中药资源相关的经济现象,主要包括中药资源与人类健康、环境保护及经济增长的关系、中药资源市场形成与竞争、中药资源的供给与需求、中药资源价格的形成、中药质量与安全、中药资源流通与国际贸易、中药资源生产要素与微观经济组织、中药资源的产业研究、中药资源的管理制度以及中药资源价值评估、保护和持续利用等。

帕累托最优与帕累托改进

中药资源经济虽然与环境经济、生态经济、人口经济等密切相关,但其基本研究还是集中在中药资源效率、最优配置、可持续性发展三大主题和中药资源生产、配置、利用、保护与管理四个方面。其中,资源生产过程是物质生产过程和价值形成过程的统一;资源配置是资源生产和资源利用的中间环节,其中心任务是分析中药资源的最佳配置;资源利用是通过发展资源产业,提供质优量足的中药资源供社会消费（利用）,其中心任务是分析资源的优化利用。随着我国中医药事业的不断发展以及世界天然药物热的兴起,全社会对中药资源的需求正呈现快速增长趋势,有关中药资源的价值-价格理论、环境价值-价格理论、资源产权、资源经济制度、资源可持续利用理论、资源宏观经济循环、市场机制的缺陷和政府的职能理论、资源金融等方面研究内容亦将受到重视。

（二）中药资源经济的研究方法

中药资源经济是综合性强、应用性强且跨度大的边缘交叉领域,必须运用多层次、多种类的方法体系来进行研究。其研究方法体系分为三个层次。

1. 中药资源经济的基本方法论 中药资源经济的基本方法论是讨论中药资源经济的价值观、真理观和科学观等的根本性问题。如对中药资源经济研究对象的哲学思考或中药资源经济的世界观,如何认识和判断中药资源经济的真理性和科学性,如何看待资源经济活动主体、价值标准等问题。

2. 中药资源经济的思维原理和方法 中药资源经济抓住经济学中的资源稀缺性特征和价格形成思维,涉及中药资源供需均衡、中药资源价格均衡、市场失灵调控、中药资源配置效率、代际公平与社会经济福利等理论。

中药资源经济的研究方法是在观察中药资源市场的经济问题,并解决这些问题的过程中构建完整理论体系而形成的方法,涉及多学科,仅经济学分支即有微观经济学、宏观经济学、卫生经济学、资源经济学、农业经济学、信息经济学、新制度经济学、实验经济学、博弈论、演化博弈论等,其方法有诸如结构分析法、规范分析法、实证分析法、总量分析法、静态分析法、动态分析法、流量分析法、存量分析法、归纳法、演绎法等。

经济学方法并不能独立解决中药资源经济问题,还需要配合政策、制度以及技术方法才能共同发挥作用。

3. 中药资源经济的技术性方法　中药资源经济的技术性方法是使中药资源经济理论更趋完善和精确化而对特定研究对象或理论所采用的具有技术性质的具体方法,诸如投入-产出分析法、成本-收益分析法、边际分析法、均衡分析法、心理分析法、数学方法、统计方法等。

二、中药资源产业结构与配置

我国拥有丰富的药用动植物资源,这为实现中药产业现代化、国际化奠定了可靠的物质基础。近年来我国在中药制剂技术创新、生产规模化自动化、中药产品质量控制等方面取得了可喜的进步,中药产业不断创新发展,形成了现代化的中药产业链条。

(一)中药产业的分化与发展

伴随生产力的发展,社会分工越来越精细,目前已形成了包括中药知识业、中药农业、中药工业、中药商业和中药健康服务业五大环节的完整中药产业链。

中药知识业是指为中药生产服务的技术研发部门,如中药新药的研究和开发、药用动植物资源的研究和开发、制药机械的研发与生产等;作为非生产环节,中药知识业位于中药产业链的高端部位,贯穿整条产业链的始终。中药农业主要包括中药材的种养殖和药材初级加工。中药工业包括中药提取物及中成药的工业化生产,是整个产业链中技术、资金密集程度最高的行业。中药商业包括药品的储存、运输、销售等活动,另外,包装材料、中药信息咨询、药品电子商务等配套服务行业也为中药产业提供重要的支持服务。中药健康服务主要包括养生、保健、医疗、康复等,但核心是以中药相关产品为主体的健康服务供给。

(二)我国中药产业链的现状与问题

1. 产业链呈单线式结构,效率低下　中药产业链主体结构表现为直链式,产业链上各环节分属于三次产业,而三次产业的发展和演变各有其自身规律,不同产业间的效率差别导致中药产业链难以协调运行,其中的薄弱环节成为发展的瓶颈。例如,市场对某种中成药的需求突然放大时,工业企业有快速扩大产量的能力,但药农受药材种植周期限制,不能快速调整供给。

2. 技术创新能力偏弱,信息化程度低　我国中药企业在中药产业技术创新中的贡献不足,高附加值产品少,产品处方大多沿袭古方、验方,产品疗效相似,市场竞争依然停留在广告大战的层面。科研机构作为当前中药产业技术创新的主体,研发成果常常与市场需求脱节,产业化程度不高,产品的高新技术含量不足。

中药产业信息化程度低导致市场需求反馈缓慢,产业链各节点企业在生产组织、质量监控、信息传输等方面的协调难度加大,产业链不能形成一体化运作的链条,降低了产业链整体竞争力。

3. 产业链上游的优质原材料来源渐少　目前我国中药资源储量和质量不断下降,优质药材来源逐渐减少,整体中药材质量出现下滑趋势。由于生态环境改变和过度采挖捕猎,近千种野生药用植物资源濒危。400种常用药材中有20%以上已经处于短缺状态。小规模分散种养的中药材质量存在着农药残留量、重金属含量超标、品种退化等问题。基地栽培的道地药材虽然质量优良,但在价格上缺少竞争力,未达到优质优价的预期效益,反而削弱了企业参与中药材GAP生产的积极性。

(三)中药产业资源配置

产业的发展离不开劳动力、资金、土地、科技、政策等资源要素的合理配置,中药产业链长,涵盖工农商各业,结构复杂,发展程度不一,资源配置差异大。中药工业的现代化程度最高,产业链中现代化大企业多集于此;中药农业还停留在初级发展阶段,以农户分散种植

(养殖)为主,而推行规模化经营的尝试又不尽顺利;中药商业领域药品批发企业数量多、规模小、行业集中度不高。由于产业链上各企业间实力相差悬殊,对劳力、资金、土地等资源要素的吸纳能力差异很大,因此在产业链中各种资源的配置与产业发展的要求常常不协调,导致产业链内的物质流、信息流、价值流流动不畅,影响了产业链的稳定性。

此外,资源配置的不合理加剧了中药产业链各环节间的失衡状态。中药工业产业集中度高,吸引了产业链中大部分资源。而中药农业和商业两个环节的众多企业为获取资源,出现了内部无序、过度竞争,导致价格频繁波动。过度的市场竞争使农户和企业经常改变生产经营策略,市场资源总是处于被动的重新配置过程中。无序、不合理的资源配置会带来很多弊端,甚至引发药品安全问题和生态问题。

三、中药资源产品市场

(一) 中药资源产品的内涵与类别

1. 中药资源产品的内涵　从普通商品属性的角度来讲,中药资源产品与其他资源产品一样,具有使用价值和固有的市场属性;同时,中药资源产品是一类极其特殊的产品,它的生产、市场流通、交换和经营均受国家相关法律、法规的严格约束。从资源经济角度来理解,中药资源产品是指我国各种中药资源(包括民族药和民间药使用的中药资源)经人们劳动和开发后,生产出来的用于满足人类医疗保健消费需求的中药类产品,它又是中药资源商品属性的具体表现形式。

2. 中药资源产品的类别　传统意义的中药资源产品是指在中医药理论指导下用以防治疾病的各种药物,其来源包括植物药产品、动物药产品和矿物药产品,以天然植物资源产品为主。随着中药资源综合利用的开展,中药资源产品的用途和产品形式不断扩大和延伸,使用范围也由传统的医学治疗向日常保健领域拓展,含有中药成分的新产品不断涌现,现已形成了包括中药材、饮片、中药配方颗粒(单味中药浓缩颗粒)、中成药、中药提取物、中药保健食品、中药化妆品、中药日用品、中药饲料添加剂等中药资源系列衍生产品。

在中药资源产品的国际贸易中,不同国家对我国中药资源产品有不同的归类和习称。在欧洲,中药资源产品常被归为植物药;在美国,中药资源产品被称为草药或膳食补充剂;在日本则习称为汉方药。

(二) 国内外中药资源产品市场

随着社会和经济的发展,人们生活水平的提高及生存环境的变化,健康观念也在转变,医学模式、治疗方式和用药结构的调整,为推广中药资源产品和扩大市场创造了有利条件。中药资源产品在治疗慢性病、免疫性疾病及养生保健等方面所具有的独特疗效和明显优势,为进一步拓展中药资源产品的国内、国际市场提供了广阔的空间。

1. 国内中药资源产品市场　我国已成为世界上中药资源产品最大的生产和消费国家。

(1)中药材:中药材属于中药资源利用的初级产品,截至 2015 年,已有 200 余种常用大宗中药材实现了规模化种植(养殖),全国中药材种植面积有了大幅度增加。1996 年国家有关部门重新批准和保留了 17 个国家级中药材专业市场。我国正规划和建设现代化中药材仓储物流中心,配套电子商务交易平台及现代物流配送系统,引导中药材产销双方无缝对接,推进中药材流通体系向标准化、现代化发展,形成从中药材种植(养殖)到中药材初加工、包装、仓储和运输一体化的现代市场物流体系。

目前,国内中药材市场具有以下特点:一是作为现代农业的重要组成部分,中药材生产受到了各地政府的鼓励与支持,全国中药材生产种植规模呈继续扩大趋势,一些常用大宗药材种类已呈现明显的产大于销的生产格局。二是通过多年的市场整顿,中药材经营市场秩序有了一定好转,但还未达到市场自觉的程度,仍需进一步规范。三是我国的中药材市场整体处于稳定发展阶段,中药材市场价格变化不大,但某些种类中药材易受自然灾害、突发性流行性疾病等因素影响,市场波动变化较大。

(2)中药饮片:中药饮片是我国中药产业的三大支柱之一。长期以来,由于中药饮片的现代化、标准化程度偏低,市场发育不完善等原因,中药饮片的生产与市场流通一直较为混乱,严重影响中药饮片产业的发展。在国家相关政策法规的推动下,我国中药饮片产业目前正处在逐步规范和有序发展阶段。《中华人民共和国药品管理法》明确规定,中药饮片不能进入专业药材市场进行交易;中药饮片的生产企业必须通过 GMP 认证,生产工艺已被列入国家保护范围。

近年来,中药饮片的需求逐年增大,市场销售保持较快的增长速度,年需求已超过 1 000 亿元人民币,其中医疗机构和药厂各占 40% 的市场份额,其余份额属药店、保健品店等零售场所。从整体来看,我国的中药饮片市场仍处在不规范竞争状态,缺少龙头企业,不能形成规模化、集约化经营,市场流通不畅等问题依然严重。国家对中药饮片实施批准文号新举措,将对规范我国中药饮片市场、提高市场集中度起到积极促进作用。

(3)中成药:随着国民经济的快速发展,我国居民的消费水平越来越高,更多人开始关注养生保健,市场对中成药的需求不断增大;新医改的推进及国家相应的扶持政策,更是助推了中成药产业的快速增长,并涌现出一大批现代中药制药企业。在各类别中药资源产品中,中成药目前已经占到整个中药行业总产值的 80%,且呈现出速度快、效益好的良好发展前景。

国内中成药市场主要由医院市场和社会零售市场两大部分组成。在医院中成药市场中,心脑血管疾病用药、肿瘤用药、呼吸系统疾病用药和骨骼肌肉系统疾病用药占据了 70% 以上份额,其中以心脑血管疾病用药为主,占整个中成药医院市场份额的三分之一以上;在社会零售市场中,则以消化系统疾病用药占据主导地位,其后依次为是心脑血管疾病用药、呼吸系统疾病用药、妇科疾病用药、骨伤科疾病用药。在我国各类中成药资源产品市场中,中药西制产品、新剂型、受国家保护、疗效快速、入选 OTC 以及被列入国家报销范围的中成药是国内中成药市场的主流。

由于国家在今后相当长时期内将会继续实行中药产业扶持政策,国内中成药产业整体发展前景将会十分广阔。一方面,随着国家新医改方案的逐步落实及基层医疗保健体系的完善,中成药产品市场空间将进一步扩大;另一方面,中成药产业继续向药用消费品领域延伸,向现代化中成药方向发展,将大大提高中成药在国内药品市场的生存和发展空间。

(4)中药提取物:中药提取物是以中药材或饮片经过提取、浓缩、纯化后含有有效成分或有效部位的中药资源产品,属中药原料药或中药制剂中间体的范畴,不能直接应用于临床,仅是中药制剂产品、功能性食品、饮料、食品添加剂、化妆品等的原料或辅料。中药提取物主要包含 4 种产品形式。①纯化中药提取物:活性成分单一,纯度在 95% 以上;②标准化中药提取物:含有多组分的活性成分;③单味中药提取物;④复方中药提取物。按产品性状,中药提取物又可分为植物油脂、浸膏、流浸膏、颗粒、粉末、晶状体等。《中国药典》2020 年版收载植物油脂和提取物 47 种,如灯盏花素、岩白菜素、穿心莲内酯等纯化中药提取物,丁香罗勒油、八角茴香油、人参总皂苷等标准化中药提取物。由于中药提取物是中药资源利用的新产品,符合当代国际天然药物产品的发展方向,国内外市场的需求十分旺盛,是中药资源开发利用过程中发展潜力最大的产品类别。如越橘提取物、银杏叶提取物、积雪草提取物等都是出口比重较大的品种,并由我国制定了相应的国际商务标准。其他如红景天提取物、罗汉果提取物等也是我国出口较多的中药商品。目前,我国生产的中药提取物主要销往国际市场,出口额接近我国所有中药资源产品出口份额的一半,而且呈连续增长态势。

（5）中药保健品：随着我国医药保健品市场的转型和成熟，人们的保健意识增强，自2003年暴发严重急性呼吸综合征以后，国内"非治疗理念"的中药类保健品市场呈现蓬勃发展的趋势，市场消费大幅度提高，尤其是用传统中药资源产品制成的保健品，以其资源优势、数量优势、技术优势、安全性好等特点正成为国内医药消费品市场的新亮点。与中成药市场相比，一方面，我国目前的中药保健品市场表现为销售渠道多元化、产品市场生命周期短、市场供求波动性大、消费人群非专业化、传播媒介对市场导向影响巨大等市场特点；另一方面，我国经济的快速增长以及中药保健产品本身所具有的独特优势，将为中药类保健产品提供广阔的发展空间。

2. 国际中药资源产品市场　随着人类生活水平的提高和医疗保健事业的快速发展，天然药、植物药正日益受到世界人民的广泛关注，以药用植物为主的我国传统中药资源产品在国际市场上被越来越多的人所了解。根据世界卫生组织统计，全球80%左右人口使用天然药物，其世界市场份额以每年20%~30%的幅度增长。作为我国传统优势出口产品，中药资源产品出口始终保持着稳定增长的良好势头。自2006年以来，我国中药资源产品出口年均复合增长率高达24.65%。2016年，我国中药资源产品进出口涉及近180个国家和地区，出口额为34.26亿美元，进口总额为11.74亿美元，体现了国际市场对中药资源产品需求的巨大潜力和良好前景。

我国出口的中药资源产品包括中药材、饮片、中成药、植物提取物、保健品等类别。在出口产品结构上，长期以来，以粗加工、低附加值的中药材及饮片为主，出口量较大的主要有人参、枸杞、茯苓、冬虫夏草、菊花、地黄、半夏、白术、甘草、白芍等常用中药材。从2002年开始，中药资源产品传统出口格局发生改变，中药材与饮片的出口额占比下降，而具有较高附加值的植物提取物成为中药资源产品出口的新热点，2016年占比达到46.48%，并且以年均约17%的速度增长，稳居各类中药资源类产品出口额首位。中成药及保健品类产品在中药出口贸易中的占比较为稳定，约为15%。

从中药资源产品的出口地域分布上看，国际上四大植物药市场有东南亚及华裔市场，日韩市场，西方市场和非洲、阿拉伯市场。我国中药材、饮片及中成药的主要出口市场为亚洲，日本、越南、新加坡、马来西亚、韩国为我国传统中药资源产品的主要市场。植物提取物出口到国外主要用作膳食补充剂、化妆品和保健品原料。随着中药现代化的不断推进，我国的植物提取物产品出口仍将保持良好的上升势头。此外，我国的中药资源产品正在逐步开拓拉美、西亚及北非国际市场，南美与非洲已成为我国中药资源产品的新兴市场。

四、中医药"一带一路"与国际贸易

（一）中医药"一带一路"

我国是世界上中药应用最广泛的国家。中药资源的进出口贸易可谓源远流长，官方记载较早的可以追溯到汉朝。后经历代兴衰，改革开放后有了长足的发展，近几年来中药的国际贸易额呈现不断递增的趋势。

1. 中医药国际化　中药在不同的国家有不同的归类和习称，在欧洲被归为植物药，在美国习称为草药或膳食补充剂，在日本习称汉方药，在韩国称为韩药。中药在国内外的内涵与中药类产品的内涵相似，包括草药药品、草药原料、草药制品（调味品、草药化妆品、洗涤用品、药酒、药茶）、营养保健品等。天然药物是指经现代医药体系证明具有一定药理活性的动物药、植物药、矿物药等药用资源。

中医药（含民族药）是我国传统文化的瑰宝，中医药在国外使用的历史也源远流长。中国政府致力于推动国际传统医药发展，与世界卫生组织保持密切合作，在世界卫生组织于

笔记栏

2008 年成功举办首届传统医学大会并通过《北京宣言》中发挥了重要作用。在中国政府倡议下,第 62、67 届世界卫生大会两次通过《传统医学决议》,并督促成员国实施《世卫组织传统医学战略(2014—2023 年)》,为全球医学发展做出贡献。在全球化的今天,中药现代化和国际化也取得了突出进展,作为天然药物的中药资源被更多的国家或地区认可,如以中医药为主体的传统医学被纳入《国际疾病分类第十一次修订本(ICD-11)》,国际标准化组织中医药技术委员会(ISO/TC249)已发布了一批中医药国际标准,里约奥运会、G20 峰会等都助推了中医药热,丹参等中药大品种质量标准被《美国药典》收录。中医药承担国际义务,坚持向发展中国家提供力所能及的援助,中药资源进出口贸易规模在不断扩大。

中医药国际化的根本目的是利用国内国外两种资源,国内国外两个市场,助力中医药实现中华民族复兴的伟大中国梦,并为世界人民健康福祉和推动不同文明的相互交流做出更大贡献。

2. 中医药"一带一路"的新格局　2016 年 12 月,国家中医药管理局与国家发展和改革委员会发布《中医药"一带一路"发展规划(2016—2020 年)》,进一步为中医药繁荣提供了指导思路并拓展了崭新空间。据世界卫生组织统计,目前 103 个会员国认可使用针灸,其中 29 个会员国设立了中医学法律法规,18 个会员国将针灸纳入医疗保险体系。中医药已在俄罗斯、古巴、越南、新加坡、阿联酋等国以药品形式注册,30 多个国家和地区开办了数百所中医药院校,培养本土化中医药人才。世界针灸学会联合会拥有来自 53 个国家和地区的 194 个会员团体,世界中医药学会联合会拥有来自 67 个国家和地区的 251 个会员团体。中医药已成为中国与东盟、欧盟、非洲、中东欧等地区和组织卫生经贸合作的重要内容,形成了中医药包容开放的发展新格局。

(二)"一带一路"下的中药资源贸易

1."一带一路"国家的中医药政策法规　随着《中医药"一带一路"发展规划(2016—2020 年)》的发布,中医药已传播到 183 个国家和地区,中国同外国政府、地区主管机构和国际组织签署了 86 个中医药合作协议,建设了 43 个中医药国际合作基地。"一带一路"沿线国家对进口中药均制定了相应的法律,在一定程度上制约了中药材的销售,但同时也保障了我国中药资源对外贸易的合法性。

以新加坡、马来西亚等为代表的东南亚及华裔市场,中医药应用历史悠久、普及性较高,也是贸易转口中心,例如新加坡卫生部于 1998 年颁布《新加坡中成药管理法规》,对中成药的定义、进口等做了详细的规定,现新加坡有中医药店、诊所 1 000 余家,零售店 800 多家,贸易商 80~100 家,注册中医药生产企业约 200 家,市售中成药约 9 800 种。

日本、韩国近年来采用"兼蓄并用,自成体系"的策略,以医药现代化为先导,通过工艺改进和质量提升,产品获得国际社会认可,草药市场份额不断扩大,成为我国的主要竞争对象。日本有 60 多家汉方制剂企业,药局制剂 210 种,列入《药价基准》的品种有 631 种,有 40% 的医师开汉方药和天然药物,35% 的病人接受天然药物治疗,特别是保健产品,由中国直接生产、输入或经日方重新包装销售的成药产品超过 100 种。韩国的韩医与现代医药在法律上有平等地位,现有韩药制药企业 80 多家,56 个成方制剂、68 个单方制剂进入健康保险。韩国高丽参是出口拳头产品,仅单一品种就超过中国药材出口总额的 50%。

北美、欧盟市场采用西医西药理论体系,没有系统的中医药学,产品多为以当地或外国中草药为原料,以现代技术制作的天然植物治疗药与保健药品。美国尤其是全球消耗动植物提取物最大的国家之一,1994 年美国通过《膳食补充剂健康与教育法案》,以膳食补充剂确定了草药的合法地位;2000 年《美国药典》又收载提取物、植物油、芳香油在内的 45 中植物药。欧盟植物提取物作为中草药产品的原料已有 700 年历史,《欧洲药典》收载植物药材

《中医药
"一带一
路"发展规
划(2016—
2020 年)》

约 60 种,收载植物提取物、植物油、芳香油等 23 种。2004 年欧盟颁布 2004/24/EC 指令,该指令是在 2001/83/EC 指令基础上,考虑当地中药企业的销售情况而进行一定的修正,为中药材及药品的销售开辟了新路径,称为"简化注册"。德国联邦卫生部批准使用的植物药约有 300 种,《药品法》还允许应用更多植物药,且德国还成立了植物药专家委员会。法国政府医疗保险销售前 10 名的药品中有两个为天然药物衍生物,临床使用的植物药达 174 种。英国草药协会 1996 年发布的《英国草药典》收载植物药 169 种。

非洲多数国家医疗卫生水平落后,低廉、毒副作用小的中草药普及率极高,处于中医药、巫医和西医并存状态。目前至少有 22 个阿拉伯国家(地区)开设了数量不等的中医诊所和中草药店,阿联酋是我国中药出口额最多的阿拉伯国家。

2. 国际贸易的其他影响因素 长期以来,推动中药资源国际贸易,促进中药资源国际化是我国中药发展的战略目标之一,近年来取得了可喜的进展,但中药资源国际化道路不是一帆风顺,也出现了诸多阻碍。

(1)文化因素是影响中药资源国际贸易的根本因素:文化因素对我国中医药贸易既有阻碍的一面,又有有利的一面。首先中医药的理论与实践不易被现代社会理解和接受,东西方医学理论的哲学依据不同,甚至相互抵触,中医药与现代医药间存在语言交流的障碍,中医药的剂型与使用方式不符合西方人的生活习惯等,这些都是阻碍之处。然而世界范围内人们健康观念的转变,回归自然的文化潮流在全球扩展,人们对西方医学体系的弊端的反思,均促进了中药资源的国际贸易。

(2)标准是影响中药资源国际贸易的关键:中药走向国际,关键问题是标准化,而中药质量标准是制约中药国际化的关键,既决定着中药能否具有药品的法律地位,又深刻影响着中药竞争力,乃至中药的生存。欧美、日韩等国家和地区从法律角度拟定了一系列管理法规或植物药类产品行业指南。这些法律法规的宗旨是保证产品的安全、质量及疗效,并以安全为第一性,对植物药及其原料的重金属含量、农药残留量、微生物及外生性毒素等指标进行了严格的规定。传统中药对重金属和农业残留等问题并不是很重视,往往不能达到国际市场的出口要求,因此受到的出口限制很大,遭遇了贸易壁垒。贸易壁垒一般有技术性壁垒、绿色壁垒和行政壁垒。

技术性壁垒包含法规性壁垒、知识产权性壁垒等,是最广泛的一种。欧美发达国家对医药产品均制定了名目繁多的法律法规。专利技术是医药企业竞争的主要武器,专利新药在世界医药市场中占据主导地位,我国的医药企业以仿制品为主,缺少自主知识产权的专利技术,很难进入欧美主流市场。

绿色壁垒是影响中药资源国际贸易的新障碍,它是指一种以保护资源、环境和人民生命健康为名,通过制定一系列苛求的环保标准,对来自国外的产品或服务加以限制,已经成为有些国家国际贸易政策措施的重要组成部分。其表现形式主要有绿色关税、绿色市场准入、绿色反补贴、绿色反倾销、环境贸易制裁、推行国内加工和生产方式(PPM)标准及其他标准、消费者的消费选择(绿色消费)、强制性绿色标志、强制要求 ISO14000 认证、繁琐的进口检验程序和检验制度,以及要求回收利用、政府采购、押金制度等。中药贸易方面的绿色壁垒主要表现形式是绿色市场准入、强制要求 ISO14000 认证、繁琐的程序和检验制度,以及包装的环保和回收利用等制度。

(3)信息技术与互联网的发展为中药资源贸易提供了新契机:当今世界信息技术与互联网发展迅速,电子商务兴起,以及"互联网+"热潮的推进,为中药资源国际贸易的开拓提供了新思路、新路径。首先,信息科学与中医药理论相结合,信息科学的发展对人们进一步认识、了解和发展中医药的基本概念和方法将有极大帮助,实现中医药学跨越式发展;借助信息技术可以对中药复方进行定性定量分析,对其生产过程进行控制,有利于实现与国际接轨,促进国际贸易。而电子商务等的发展将进一步促进中药资源国际贸易。

(4)我国中药资源产业自身因素:我国中药资源行业起点低,发展水平较为落后,在国际贸易中处于弱势,其体现在生产和制造相对落后,企业管理水平和品牌意识相对不足,以及对中药资源的保护力度不够,影响了中药资源的可持续发展和国际贸易的开展。

(5)影响中药资源贸易的非经济因素:中药资源国际贸易的拓展与国家间的贸易情况、国家整体经济发展水平、国家间的政治关系等有密切关系。国与国间的贸易虽然有单纯的经济关系,但更多情况下又伴有非经济关系。首先,贸易双方的经济规模与中药资源贸易呈正相关关系,一个国家的经济发展水平越高,对资源类产品的需求往往也比较高,在中药资源领域也不例外。其次,紧密的国家间关系可以促进中药资源贸易,例如加入亚太经济合作组织、中国 - 东盟自由贸易区、中阿合作论坛等国际组织。

学习小结

1. 学习内容

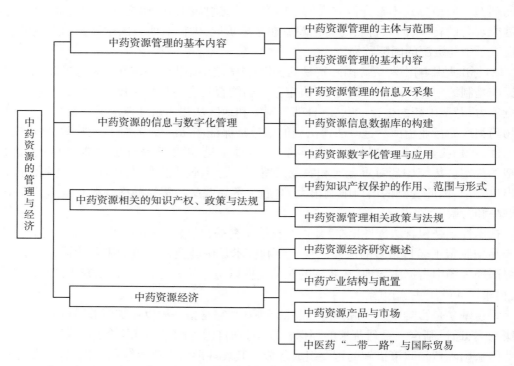

2. 学习方法 中药资源的管理与经济是中药资源学在当代社会经济背景下,顺应时势而产生的交叉科学,属于本学科的创新性内容和难点所在,又具有巨大的产业指导意义。本章从理论和应用上介绍了中药资源管理的基本内容、中药资源管理的信息化和数字化、中药资源管理的政策性内容,最后重点在市场经济方面介绍了中药资源管理与贸易的理论和现状。针对本章中大量晦涩的经济学内容,可适当联系特定区域、特定产业、特定品种的产业现状,理解其中的科学道理。

(高继海 森 林)

复习思考题

1. 详述中药资源管理的分类和基本内容。
2. 列举 3 个中药资源知识产权保护相关法规。
3. 阐述当代中药资源国际贸易的相关理论。
4. 论述中药资源国际贸易中亚洲市场与欧美市场的差异。

扫一扫
测一测

第九章
模拟试卷

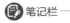

第十章

中药资源各论

一、人参

【来源】

人参为五加科植物人参 *Panax ginseng* C. A. Mey. 的干燥根和根茎。多于秋季采挖,洗净经晒干或烘干。在自然条件下,天然野生人参称为"野山参"或"山参",栽培的俗称"园参";播种在山林野生状态下自然生长的称"林下山参",习称"籽海"。

【道地性考证】

人参最早见于《神农本草经》,列为上品。《本草别录》云:"人参生上党及辽东。"上党,即今山西省长治市壶关、黎城、平顺、潞城一带,辽东即今辽宁省及以东的东北地区。魏晋的《吴普本草》有"或生邯郸。三月生,叶小锐,核黑,茎有毛。三月、九月采根。有头、足、手、面、目如人"的描述。南北朝时期《本草经集注》记载:"生上党(山西东南部)山谷及辽东。"宋代《本草图经》记载"今河东诸州(潞州、泽州、沁州、箕州、并州等地)及泰山皆有之……初生小者三四寸许,一桠五叶,四五年后生两桠五叶,未有花茎,至十年后生三桠,年深者生四桠,各五叶,中心生一茎,俗称百尺杵。三月、四月有花,细小如粟,蕊如丝,紫白色,秋后结子,或七、八枚,如大豆,生青熟红,自落。根如人形者神"。《本草衍义》记载:"高丽所出率虚软味薄,不若潞州、上党者味厚体实,用之有据。"明代《本草品汇精要》有"道地:辽东、高丽、上党者佳"的记述。明代《本草纲目》云:"上党,今滁州也,民以人参为地方害,不复采取,今所用皆是辽参。"清代《植物名实图考》:"昔时以辽东,新罗所产,皆不及上党,今以辽东吉林为贵,新罗次之,其三姓(吉林省东部,旧依兰、临江二府之地)宁古塔亦试采,不甚多。"综上所述,人参的植物形态特征与现如今所用的五加科人参是相同的,且古代山西省上党(今长治地区)亦产人参。但目前该地区由于种种原因,人参已绝迹。

目前,我国人参的主要产区为吉林省、辽宁省和黑龙江省,以长白山地区所产的人参质量最好。人参的品种与名称还可根据其生长环境、加工方法和药用部位的不同而有所不同。人参产地沿革见表 10-1。

表 10-1　人参产地沿革

年代	出处	产地及评价
东汉	《神农本草经》	生山谷
	曹元宇辑注《本草经》	人参出上党,状类人者善
魏晋	《吴普本草》	人参或生于邯郸
南北朝	《名医别录》	人参出上党山谷及辽东
唐	《新修本草》	出上党及辽东,今潞州、平州、泽州、易州、檀州、箕州、幽州并出,盖以其山连亘相接,故皆有之也
	《唐书·地理志》	太原府土贡人参
	《大观本草》	潞州人参

续表

年代	出处	产地及评价
明	《本草纲目》	上党今潞州也,民以人参为地方害,不复采取,今所用者皆是辽参
民国	《中国新体本草图志》（原称《实验新本草》）	抚松、新开河、宽甸、通化、临江、兴京及牛庄、旅顺、依兰(三姓)、宁安(宁古塔)、敦化、一面坡、兴凯湖、驿马河、汪清河及乌苏里江一带
现代	《中国植物志》	辽宁东部、吉林东北部和黑龙江东部,现吉林、辽宁栽培甚多,河北、山西有引种

【产区与生境】

分布于辽宁东北部、吉林东部和黑龙江部分地区,生于海拔数百米的落叶阔叶林或针叶阔叶混交林下。现吉林、辽宁、黑龙江多栽培。如白山、靖宇、通化、抚松、集安、敦化、汪清、恒仁、宽甸、鸡西、铁力、伊春、东宁等地。河北、山西有引种。俄罗斯、朝鲜也有分布;朝鲜和日本多栽培。

人参多生长在具有 1 月平均温度 –23~5 ℃,7 月平均温度 20~26 ℃的气候条件下,耐寒性强,可耐 –40 ℃低温,生长适宜温度为 15~25 ℃。一般生长在气候条件为年积温 2 000~3 000 ℃,无霜期 125~150 天,积雪 20~44cm,年降水量 500~1 000mm 的地方。人参喜冷凉湿润气候。土壤要求为排水良好、疏松、肥沃、腐殖质层深厚的棕色森林土或山地灰化棕色森林土,土壤的 pH 以 5.5~6.2 为宜。

【药材性状特征】

（一）药材性状

1. 野山参　性状特征主要从"芦、芋、纹、体、须"等方面鉴别。品质以横灵体、腿八字分开,五形全美相称为优。因生长年限久,茎芦相对较长,长度可超过主根 1~2 倍,甚至 3 倍。主根均较粗短,一般长 4~6cm,最长不超过 10cm,中部直径 0.5~2.5cm。在主根上端有紧密环纹,纹深而细。支根稀疏且修长,多为参体的 3~4 倍或更长。须根上生许多疣状突起,习称"珍珠疙瘩"或"珍珠点"。

2. 园参　主根呈纺锤形或圆柱形,长 3~15cm,直径 1~2cm。表面灰黄色,上部或全体有疏浅断续的粗横纹及明显的不规则纵皱纹,下部有支根 2~3 条,并着生多数细长的须根,须根上常有不明显的细小疣状突出。根茎(芦头)多拘挛而弯曲,具有不定根(芋)和稀疏的凹窝状茎痕(芦碗)。质较硬,断面淡黄白色,显粉性,形成层环纹棕黄色,皮部有黄棕色的点状树脂道及放射状裂隙。香气特异,味微苦、甘。或主根多与根茎近等长或较短,呈圆柱形、菱角形或人字形,长 1~6cm。表面灰黄色,具纵皱纹,上部或中下部有环纹,支根多为 2~3 条,须根少而细长,清晰不乱,有较明显的疣状突起。根茎细长,少数粗短,中上部具稀疏或密集而深陷的茎痕。不定根较细,多下垂。

（二）质量标准

形态上以条粗、质硬、完整者为佳。《中国药典》2020 年版规定:水分不得过 12.0%,总灰分不得过 5.0%,铅不得过 5mg/kg,镉不得过 1mg/kg,砷不得过 2mg/kg,汞不得过 0.2mg/kg,铜不得过 20mg/kg,含人参皂苷 Rg_1（$C_{42}H_{72}O_{14}$）和人参皂苷 Re（$C_{48}H_{82}O_{18}$）的总量不得少于 0.30%,人参皂苷 Rb_1（$C_{54}H_{92}O_{23}$）不得少于 0.20%。

【综合开发利用】

人参被称为"百草之王",古代人参的雅称为地精、神草,是闻名遐迩的"东北三宝"(人参、貂皮、鹿茸)之一,以其对多种疾病的预防效果和对人体的滋补强壮作用为世人所知,是驰名中外、老幼皆知的名贵药材。人参的多种药效得益于其含有的人参皂苷、多糖、蛋白质、

笔记栏

氨基酸、维生素、挥发油等多种药理活性成分,具有抗疲劳、增强神经反射、滋补强壮、增强免疫力、调节代谢、促进消化等多方面的作用。人参的药效成分不止存在在于根组织,有报道显示,人参其他器官,如茎、叶、果实等同样含有多种活性成分,且药理作用与人参根相似。市场上常见的人参制品有人参切片、红参片、人参粉、人参胶囊、人参茶、人参饮料、人参化妆品等。

(一) 人参药用资源开发

人参资源的开发包括人参整枝产品的研发,以及人参不同部位产品的研发,涉及药品(单方与复方和兽药)、饮品、食品(包括糖果)、特殊营养食品、保健食品、化妆品等。

因鲜人参不易长时间保存,传统人参产品采用不同的加工方法以干燥保存,如生晒参、红参、大力参等,红参是人参的熟制品,大力参是将新鲜的人参用沸水浸煮或汽烫后晒干而成。

人参茎叶资源丰富,人参茎叶皂苷具有与人参相似的生物活性与药理作用,具有抗衰老、抗疲劳、抗高温、耐低温、调整机体功能、促进物质代谢、调节中枢神经和内分泌系统等功能。目前,这一资源主要用于制药和食品工业。

人参花蕾系指没有开放的人参蓓蕾。人参花蕾所含人参总皂苷是人参主根的 3~5 倍,具有抗疲劳、抗衰老等作用。从 20 世纪 70 年代以来,已开发出参花晶、人参花蕾茶等产品,随着研究的不断深入,人参花蕾的有效成分的开发利用,将会在医药、保健、日用化工、食品等方面有更大的突破。

人参果为人参成熟的果实,人参果对心脑血管疾病、糖尿病、肿瘤等有较好的辅助治疗作用。目前人参果已研究开发成多种产品,如振源口服液、振源胶囊等。人参果可加工成人参果茶、人参果保健酒、人参果果汁等产品。

(二) 人参新资源食品

人参新资源食品,即将人参列为普通食品,可供人们日常食用。人参作为食品,食用方式多种多样,包括人参含片、人参酒、人参面包、人参糖果等多种形式。也可以用作煲汤、人参米饭等,均能使人参发挥最大的功效。

(三) 人参化妆品

人参作为传统的美容护肤品,应用历史悠久,其延缓衰老、抗皱、美白功效得到一致认可,是目前使用最为广泛的植物化妆品原料。在中国经典医书《千金方》《普济方》《圣济总录》《鲁府禁方》中均有含人参的美容方剂。人参已被证实具有显著的抗衰老作用,近年来发现其对皮肤病及老化、损伤有一定的治疗和修复作用。人参不仅能够提高皮肤抗氧化酶活性、增加胶原蛋白含量、减少皮肤皱纹,还能保护紫外线引起的角质形成细胞以及真皮成纤维细胞损伤,并且能通过抑制黑色素生成达到美白作用。人参千百年来被不断的实践验证、筛选,相对于化学合成药物,其具有副作用小,安全性高的特点,人参应用于祛斑与抗衰老方面的护肤产品,越来越受喜爱。目前,人参化妆品主要有洁面乳、乳液、爽肤水、日霜、晚霜、眼霜、精华、面膜、眼膜贴、护理液等,主要添加物为人参根以及叶 / 茎、花、果实的提取物。

（张天柱）

二、三七

【来源】

三七为五加科植物三七 *Panax notoginseng* (Burk.) F. H. Chen 的干燥根和根茎。7—8月开花前或摘除花茎后 10—11 月采挖,习称"春三七";摘除果实后 12 月至翌年 1 月采挖,习称"冬三七",洗净,分开主根、支根、根茎及须根,干燥。支根习称"筋条",根茎习称"剪口",须根习称"绒根"。

【道地性考证】

三七的道地性在明代即有论述。三七在明代主产于广西南丹、百色及周边地区;清代中后期在云南文山(开化)、广南、富宁等地开始种植生产,并逐渐规模化;民国时期至今,三七主产于云南东南部的文山(开化)及其附近砚山、西畴、麻栗坡、马关、广南、富宁、丘北和广西西南部百色地区的田阳、德保、那坡、靖西等地,它们之间连成了一片三七栽培区。广西产三七被称为田七,云南产三七被称为滇三七、开化三七,均为道地药材。三七产地沿革见表 10-2。

表 10-2 三七产地沿革

年代	出处	产地及评价
明	《医门秘旨》	其本出广西
	《本草纲目》	生广西南丹诸州(今广西西北部河池南丹)番峒深山中
	《本草汇言》	山漆生广西南丹诸州及番峒深山中
清	《本草新编》	三七根,各处皆产,皆可用。惟西粤者尤妙,以其味初上口时,绝似人参……他处味不能如此,然以之止血,正无不宜
	《本草从新》	从广西山洞来者,略似白及,长者如老干地黄,有节,味微甘,颇似人参
	《本草纲目拾遗》	出右江土司,最为上品
	《植物名实图考》	《广西通志》:三七,恭城出,其叶七,茎三,故名。《滇志》:土富州产三七,其地近粤西,应是一类……余在滇时……昆明距广南千里而近,地候异宜,而余竟不能视其左右三七之实,惜矣。因就其半萎之茎而圆之。余闻田州至多,采以煨肉,盖皆种生,非野卉也
	《镇安府志》	三七……小镇安土司出
	《檐曝杂记》	皆生大箐中不见天日之处。近有人采其子,种于天宝之陇峝、暮峝,亦伐木蔽之,不使见天日
民国	《增订伪药条辨》	原产广西镇安府,在明季镇棣田阳。所产之三七,均承田州,故名田三七。销行甚广,亦广西出品之大宗也
	《药物出产辨》	产广西田州为正道地。近日云南多种,亦可用
	《本草药品实地之观察》	原产于广西、云南等省,以云南出者尤多,故名田(又作滇)三七
	《广南地志资料》	三七种于各乡山地,年产数千斤
	《新纂云南通志》	开化、广南所产三七,每年约数千斤
现代	《中药志》	三七主要栽培于云南、广西。在四川、湖北、江西等省有野生
	《药材资料汇编》	(历史产区)云南文山(开化),故有"开化三七"之称。其附近砚山、西畴、麻栗坡、马关、广南、富宁均有产。广西田阳(田州)本为原产地,后因土壤不佳,移植镇安、睦边、靖西,但产量不及云南大
	《中药材手册》	主产于广西田阳、靖西,云南砚山、文山等地

【产区与生境】

三七分布以广西百色(田阳、右江、靖西、德保、那坡)和云南文山(文山、砚山、马关、西畴、麻栗坡、广南、富宁)为中心,核心区域包括百色、文山及其周边地区。四川、广东、湖南、贵州、福建、江西、湖北、浙江等地亦有少量引种。

三七喜冬暖夏凉的气候,不耐严寒与酷热,喜半阴和潮湿的生态环境。栽培于海拔 800~2 000m 的地区,栽培区最低温度不低于 –2℃,最高温度不超过 35℃,土壤类型为碳酸盐类红壤、泥质岩类黄色赤红壤。田七产地年平均气温 19~22.1℃,年平均日照时数 1 500~2 200 小时,年平均降水量 1 100~1 500mm,无霜期 357 天。滇三七产区年平均气温 15~17℃,最冷月平均气温 8~10℃,最热月平均气温 20~22℃,大于或等于 10℃年积温 4 500~5 500℃,无霜期 300 天以上;年平均日照时数 1 516~2 016 小时,日照百分率 34%~46%;年平均降水量 900~1 300mm,环境相对湿度 75%~85%。

【药材性状特征】

(一) 药材性状

主根:呈类圆锥形或圆柱形,长 1~6cm,直径 1~4cm。表面灰褐色或灰黄色,有断续的纵皱纹和支根痕。顶端有茎痕,周围有瘤状突起。体重,质坚实,断面灰绿色、黄绿色或灰白色,木部微呈放射状排列。气微,味苦回甜。

筋条:呈圆柱形或圆锥形,长 2~6cm,上端直径约 0.8cm,下端直径约 0.3cm。

剪口:呈不规则的皱缩块状或条状,表面有数个明显的茎痕及环纹,断面中心灰绿色或白色,边缘深绿色或灰色。

(二) 质量标准

形态上以个大、体重质坚、断面灰绿色或黄绿色、味苦回甜浓厚者为佳。《中国药典》2020 年版规定:水分不得过 14.0%,总灰分不得过 6.0%,酸不溶性灰分不得过 3.0%,铅不得过 5mg/kg,镉不得过 1mg/kg,砷不得过 2mg/kg,汞不得过 0.2mg/kg,铜不得过 20mg/kg,醇溶性浸出物不得少于 16.0%,人参皂苷 Rg_1($C_{42}H_{72}O_{14}$)、人参皂苷 Rb_1($C_{54}H_{92}O_{23}$)及三七皂苷 R_1($C_{47}H_{80}O_{18}$)的总量不得少于 5.0%。

【综合开发利用】

三七是我国的名贵中药材,具有散瘀止血、消肿定痛的功效。三七可与多种药物配伍用于多种内外出血症、冠状动脉粥样硬化性心脏病、心肌梗死、高脂血症、高胆固醇血症、高血压、脑血管病、脑栓塞、风湿病、神经衰弱、慢性肝炎等多种病症。以三七或三七提取物为主要原料的中成药有三七片、三七伤药片、三七通舒胶囊、片仔癀、血塞通、芪参胶囊、定坤丹、复方丹参滴丸、保心片、活血止痛胶囊、益心丸、云南白药等,临床效果显著。三七也可用于化妆品和保健食品,如三七牙膏、三七口服液等。此外,三七也可用于药膳,如三七炖鸡、汽锅鸡等已成为三七产地的特色美食。由于三七的地上部分含有大量的三萜皂苷类成分,近年来,三七的地上部分也得到了很好的开发利用,如田七花叶颗粒即以三七地上的花和茎叶为原料制成的中成药,三七花还用来泡茶治疗头晕、目眩、耳鸣等症,三七叶还被开发为药品和保健品,如以三七叶中提取的总皂苷为原料制成的七叶神安片和眠乐胶囊。三七市场需求大,生长周期长,轮作障碍严重,充分利用其地上部分有利于三七资源的可持续发展。

(马晓惠)

三、大黄

【来源】

大黄为蓼科植物掌叶大黄 *Rheum palmatum* L.、唐古特大黄 *Rh. tanguticum* Maxim. ex Balf. 或药用大黄 *Rh. officinale* Baill. 的根及根茎。秋末茎叶枯萎或次春发芽前采挖,除去细根,刮去外皮(忌用铁器),切瓣或段,绳穿成串或直接干燥。

【道地性考证】

大黄的道地性与品质优势在秦汉即有记载。魏晋时期以河西(今青海东部及东南部)、陇西(今甘肃东部及东南部)为主;隋唐时期以蜀地(今四川西北部)为主;宋代亦重蜀川(今四川西北部)所产大黄;元代以唐古多省(古河西地)所产大黄为最优;自明清以来,各医家较为推崇川产大黄,但李时珍仍然沿用了陶弘景的观点,认为西大黄较优。到了近现代,随着甘肃东部及东南部大量人工种植的兴盛,大黄主产地也逐渐回归转移至河西一带。甘肃、青海产的大黄和川产大黄自古以来均为正品大黄。以个大、外色鲜黄、质坚实、体重、"锦纹"明显、断面"星点"多、气清香、嚼之粘牙、味苦而不涩为佳。综上所述,掌叶大黄、唐古特大黄以甘肃、青海为道地产区,习称"西大黄";药用大黄以四川为道地产区,习称"川大黄",产地沿革分别见表 10-3、表 10-4。

表 10-3 西大黄产地沿革

年代	出处	产地及评价
东汉	《神农本草经》	生河西山谷(即今甘肃河西走廊一带)
魏晋	《广雅》	或生蜀郡北部或陇西
	《吴普本草》	生蜀郡北部(今四川北部)或陇西(今甘肃南部)……神农、雷公:苦,有毒
南北朝	《本草经集注》	今采益州(四川)北部汶山及西山者,虽非河西、陇西,好者犹做紫地锦色,味甚苦涩,色至浓黑
	《名医别录》	生河西及陇西
唐	《新修本草》	幽(今北京南)、并(今太原)以北渐细,气力不如蜀中者。今出宕州、凉州(今甘肃宕昌和武威)、西羌蜀地者皆有
	《千金翼方》	河东道隰州(今山西省隰县),陇右道廓州(今青海省贵德县),剑南道茂州(今四川省茂汶)
	《本草拾遗》	大黄,用之当分别其力,若取和厚深沉能攻病者,可用蜀中似牛舌片紧硬者。若取泄泻骏快,推陈去热,当取河西锦文者
五代	《日华子本草》	廓州(今青海贵德县一带)马蹄峡中者次
宋	《本草图经》	大黄生河西山谷即陇西,今蜀川、河东、陕西州郡皆有之,以蜀川锦文者佳。其次秦陇来者,谓之土蕃大黄
	《宝庆本草折衷》	生河西山谷,及陇西、陕西、汶羌北郡,汶山峡中,河东及幽、并、宕、京、廓、鼎州。生川蜀(即益、蜀州)者名川大黄,一名蜀大黄
元	《马可波罗行记》	肃州(今甘肃酒泉),如是诸州之山中并产大黄甚富
明	《本草品汇精要》	蜀州、陕西、凉州
	《药物出产辨》	如有红筋起,色鲜黄者为锦黄,最上等;有一种名西黄,无红锦文,则次之。均产四川汶县、灌县,陕西兴安、汉中
	《本草纲目》	今人以庄浪出者为最,庄浪,即古泾源陇西地,与《别录》相合
	《太乙仙制本草药性大全》	大黄,生河西山谷及陇西,今蜀川、河东、陕西州郡皆有之,以蜀川锦文者佳,其次秦陇来者谓之吐蕃大黄
民国	《增订伪药条辨》	古人以出河西、陇西者为胜,今以庄浪(今甘肃平凉)所产者为准,故一名庄大黄
现代	《药材资料汇编》	西宁大黄:正品产于青海贵德、湟源、湟中,系少数民族地区(黄河流域回族)山地野生,为大黄中之最优良者 河州大黄:产甘肃夏河、和政、临夏等地,多系野生,较西宁货略逊 岷县大黄:产甘肃临潭、卓尼、岷县附近山区,家种野生都有,不及西宁野生者佳 铨水大黄:产甘肃礼县、铨水、西固等地,多系家种,分有中吉、苏吉等名称,但亦有圆个的品质优良
	《中药大辞典》	分布于青海、甘肃、四川、西藏等地

笔记栏

表 10-4 川大黄产地沿革

年代	出处	产地及评价
魏晋	《广雅》	或生蜀郡北部或陇西
	《吴普本草》	生蜀郡北部(今四川北部)或陇西(今甘肃南部)……神农、雷公：苦,有毒
南北朝	《本草经集注》	今采益州(四川)北部汶山及西山者,虽非河西、陇西,好者犹做紫地锦色,味甚苦涩,色至浓黑
唐	《新修本草》	幽(今北京南)、并(今太原)以北渐细,气力不如蜀中者。今出宕州、凉州(今甘肃宕昌和武威)、西羌蜀地者皆有
	《药性论》	蜀大黄
	《本草拾遗》	大黄,用之当分别其力,若取和厚深沉能攻病者,可用蜀中似牛舌片紧硬者。若取泄泻骏快,推陈去热,当取河西锦文者
	《千金翼方》	河东道的隰州(今山西省隰县)、陇右道的廓州(今青海省贵德县)和剑南道的茂州(今四川省茂汶)三处产出大黄
宋	《本草图经》	大黄生河西山谷即陇西,今蜀川、河东、陕西州郡皆有之,以蜀川锦文者佳。其次秦陇来者,谓之土蕃大黄
	《履巉岩本草》	川大黄
	《宝庆本草折衷》	生河西山谷,及陇西、陕西、汶羌北郡,汶山峡中,河东及幽、并、宕、京、廓、鼎州。生川蜀(即益、蜀州)者名川大黄,一名蜀大黄
明	《本草品汇精要》	蜀州、陕西、凉州
	《本草蒙筌》	产自蜀川
	《药物出产辨》	如有红筋起,色鲜黄者为锦黄,最上等;有一种名西黄,无红锦文,则次之。均产四川汶县、灌县,陕西兴安、汉中
	《太乙仙制本草药性大全》	大黄,生河西山谷及陇西,今蜀川、河东、陕西州郡皆有之,以蜀川锦文者佳,其次秦陇来者谓之吐蕃大黄
清	《植物名实图考》	今以产四川者良
现代	《中药大辞典》	分布于青海、甘肃、四川、西藏等地

【产区与生境】

1. 西大黄　唐古特大黄主要分布于四川北部与青海、甘肃南部交界地区;掌叶大黄分布范围较广,主要分布于甘肃礼县、宕昌、庄浪、华亭、天祝、舟曲、迭部、卓尼、西和、陇西、渭源、正宁等地,青海、四川亦有分布。其中青海同仁、同德、贵德等地所产者为著名的"西宁大黄";甘肃祁连山、武威一带所产者称"凉州大黄";甘肃铨水、礼县、西固所产者称"铨水大黄",它们均质量上乘,是驰名中外的道地药材。

目前西大黄主要来源于人工栽培,其中唐古特大黄分布区域海拔一般为 2 500~3 500m;掌叶大黄栽培区多位于海拔 2 000~3 000m 的高原山区。

2. 川大黄　掌叶大黄主要分布于甘孜州炉霍、石渠、色达、理塘、康定、新龙等县,阿坝州各县,凉山州木里、越西、冕宁等县,以及石棉县等四川西部高山峡谷、西北高原及盆地边缘山区。唐古特大黄主要分布于甘孜州石渠、德格、色达、巴塘、理塘等县和阿坝州若尔盖、松潘、马尔康、九寨沟等县。药用大黄主要分布于北川、青川、平武、万源、雅安等盆地边远山区。

大黄性喜冷凉,耐寒,忌高温。适宜生长地气候条件为冬季最低气温在 –10℃以下,夏季气温不超过 30℃,无霜期 150~180 天。掌叶大黄宜生长在海拔 1 500~4 400m 的山坡或山谷湿地,唐古特大黄宜生长在海拔 1 600~4 000m 的高山沟谷中,药用大黄宜生长在海拔 1 200~4 000m 的山沟或林下。年平均日照时数 1 000 小时以上,其中年生育期日照时数超过 400 小时,以阴坡或有其他遮阴为宜。喜水忌涝,年平均降雨量 500~1 000mm。喜肥,适宜于土层深厚、富含腐殖质、排水良好的壤土或沙壤土。多栽培于山地半阴坡林缘,地势以干燥、排灌良好的平均或缓坡为宜。

【药材性状特征】

（一）药材性状

呈类圆柱形、圆锥形、卵圆形或不规则块状,长 3~17cm,直径 3~10cm。除尽外皮者表面黄棕色至红棕色,有的可见类白色网状纹理（俗称"锦纹"）及星点（异型维管束）散在,残留的外皮棕褐色,多具粗皱纹。质坚实,有的中心稍松软,断面淡红棕色或黄棕色,显颗粒性;根茎髓部宽广,有星点环列或散在;根木部发达,具放射状纹理,形成层环明显,无星点。气清香,味苦而微涩,嚼之粘牙,有沙粒感。

（二）质量标准

形态上以个大不糠、轻重适当,质坚实,外表颜色黄棕,内色红黄,"锦纹""星点"明显,有油性,气清香,味苦微涩,嚼之粘牙,有沙粒感者为佳。《中国药典》2020 年版规定:干燥失重不得过 15.0%,总灰分不得过 10.0%,水溶性浸出物不得少于 25.0%,总蒽醌以芦荟大黄素（$C_{15}H_{10}O_5$）、大黄酸（$C_{15}H_8O_6$）、大黄素（$C_{15}H_{10}O_5$）、大黄酚（$C_{15}H_{10}O_4$）和大黄素甲醚（$C_{16}H_{12}O_5$）的总量计,不得少于 1.5%;游离蒽醌以芦荟大黄素（$C_{15}H_{10}O_5$）、大黄酸（$C_{15}H_8O_6$）、大黄素（$C_{15}H_{10}O_5$）、大黄酚（$C_{15}H_{10}O_4$）和大黄素甲醚（$C_{16}H_{12}O_5$）的总量计,不得少于 0.20%。此外,正品大黄不得检出土大黄苷。

【综合开发利用】

大黄是我国的传统药材,"西宁大黄""凉州大黄""铨水大黄"是出口产品的优质品牌,年出口量达 300 吨。随着对大黄药用价值和有效成分的研究、分析和临床应用的不断深入,大黄防病治病的临床应用范围不断扩大,并且逐渐向保健食品、化妆品、兽药和饲料添加剂等应用领域拓展。据统计,《中国药典》2020 年版收载含有大黄(制大黄、熟大黄、酒大黄、醋大黄等)的中成药有 110 余个,以大黄为君药或主药的品种有一捻金、一清胶囊、大黄清胃丸、三黄片、大黄利胆胶囊、牛黄上清丸、清宁片、六味安消胶囊等。目前含有大黄的保健食品有屠苏酒、大黄茶、大黄汁饮料。国外亦对大黄制成的减肥食用保健品特别青睐,如在英国和意大利大黄粉针剂十分畅销,澳大利亚用大黄加三七片治肥胖症,比利时用大黄颗粒剂加咖啡来减肥等,但应慎用;大黄提取液已研制成雪花膏、乳液、化妆水等。此外,大黄对稻田害虫有良好的杀伤效果。总之,大黄为我国大宗常用中药材,用量较大,在其他领域亦有很好的开发前景。

（宋 龙）

四、山茱萸

【来源】

山茱萸为山茱萸科植物山茱萸 *Cornus officinalis* Sieb. et Zucc. 的干燥成熟果肉。秋末冬初果皮变红时采收果实,用文火烘或置沸水中略烫后,及时除去果核,干燥。

【道地性考证】

山茱萸的道地性与品质优势在秦汉时期就有相关的论述,山茱萸自古至今以汉中、琅邪、冤句、东海承县产者为佳。山茱萸属植物分布于欧洲中部及南部、亚洲。目前我国以河南伏牛山、陕西秦岭、浙江天目山为山茱萸的主要产区。河南种植历史悠久、产量大,其中以西峡、内乡、栾川、嵩县等地的产量高,质量佳,为道地药材。山茱萸产地沿革见表10-5。

表10-5　山茱萸产地沿革

年代	出处	产地及评价
东汉	《神农本草经》	汉中及琅邪、冤句、东海承县为佳
魏晋	《吴普本草》	琅邪、冤句、东海承县为佳
南北朝	《本草经集注》	汉中山谷中为佳
	《名医别录》	汉中及琅邪、宛朐、东海承县为佳
唐	《千金翼方》	汉中山谷及琅邪、东海承县为佳
宋	《证类本草》	生汉中山谷及琅邪、东海承县为佳
清	《握灵本草》	生汉中及琅邪、东海承县、安县为佳
民国	《安县志》	安县山谷为佳
现代	《全国中草药汇编》	分布于山西、陕西、山东、安徽、浙江、河南、四川等省

【产区与生境】

山茱萸自然分布在亚热带与温带交接地带,以海拔600~1 200m生长发育最佳。在我国主要分布于河南、陕西、浙江、山西、江苏、安徽、江西、山东、湖南、四川等省。山茱萸为落叶灌木或乔木,喜阳光,适宜于温暖、湿润的地区生长,畏严寒。其正常生长发育、开花结实要求平均温度为5~16℃;花芽萌发最适宜温度为10℃左右;生长适温为20~30℃,超过35℃则生长不良。山茱萸较耐阴但又喜充足的光照,通常在山坡中下部地段,阴坡、阳坡、谷地以及河两岸等地均生长良好。山茱萸耐旱能力较强,能耐瘠薄,但在土壤肥沃、湿润、深厚、疏松、排水良好的砂质壤土中生长良好。

【药材性状特征】

（一）药材性状

呈不规则的片状或囊状,长1~1.5cm,宽0.5~1cm。表面紫红色至紫黑色,皱缩,有光泽。顶端有的有圆形宿萼痕,基部有果梗痕。质柔软。气微,味酸、涩、微苦。肉质果皮破裂皱缩,不完整或呈扁筒状,长约1.5cm,宽约0.5cm。新货表面为紫红色,陈久者则多为紫黑色,有光泽,基部有时可见果柄痕,顶端有一圆形宿萼痕迹。质柔润不易碎。无臭,味酸而涩苦。

（二）质量标准

形态上以无核、皮肉肥厚、红色油润者佳。《中国药典》2020年版规定:水分不得超过16.0%,总灰分不得过6.0%,浸出物不得少于50.0%,含莫诺苷和马钱苷的总量不得少于1.20%。

【综合开发利用】

山茱萸的药用价值和经济价值都比较高,其产品开发主要包括山茱萸药用产品、食品、饮品、茶叶、保健品等。山茱萸果肉可补益肝肾、收涩固脱,用于眩晕耳鸣、腰膝酸痛、阳痿遗精、遗尿尿频、崩漏带下、大汗虚脱、内热消渴等。治消渴,多与生地、天花粉等同用。本品又能固经止血,用于妇女肝肾亏损,冲任不固之崩漏及月经过多者,常与熟地黄、白芍、当归等同用,如加味四物汤(《傅青主女科》)。处方中含有山茱萸的中成药众多,如六味地黄丸、左归丸、右归丸等近200种。我国及日本等国还用果肉加工成副食品、药酒、养生茶等。此外,其非药用部位如叶、果核等开发的保健品相继投放市场。可见,山茱萸在药用和食用领域的研究开发亦有很好的前景。

(纪宝玉)

五、川芎

【来源】

川芎为伞形科植物川芎 *Ligusticum chuanxiong* Hort. 的干燥根茎。夏季当茎上的节盘显著突出,并略带紫色时采挖,除去泥沙,晒后烘干,再去须根。

【道地性考证】

川芎入药始载于《神农本草经》,曰:"生川谷。"《本草图经》曰:"生武功川谷、斜谷西岭。生雍州川泽及冤句,今关陕、蜀川、江东山中多有之,而以蜀川者为胜。关中所出者,俗呼为京芎,亦通用惟贵。"《吴船录》中记载灌县(今四川都江堰)栽培川芎的历史:"癸酉(1153)西登山五里,至上清宫……上六十里,有坦夷白芙蓉坪,道人于此种川芎。"可见到了宋代,四川一带种植川芎较为普遍,且质量较佳,已在当时闻名。《本草品汇精要》正式将"川芎"定为道地:"[道地]蜀川(今四川)者为胜……今出川中大块,其里色白,不油,嚼之微辛,甘者佳。"《本草乘雅半偈》描述川芎为:"芎䓖,川中者胜。胡戎者曰胡芎,关中者曰京芎,蜀中者曰川芎,天台者曰台芎,江南者曰抚芎,皆以地得名也。"提出了产于四川者为川芎的定义,且四川所产药材质量优,至此后续逐步使用川芎名称。民国时期《灌县志·食货书》有"河西商务以川芎为巨。集中于石羊场一带,发约 400 万 ~500 万斤,并有水路传输,远达境外"的记载。另据《彭州志》记载:"早在明代彭州就家种川芎。"

自宋代起川芎质量均以蜀川为胜,其历史道地产区应是今四川都江堰(灌县)金马河上游以西地区,而其临近县历史上也有栽种。由于社会和产业发展变迁,今石羊场已基本无农业生产,而都江堰及周边的彭州市、眉山市,乃至乐山市均有大规模栽培。川芎实施地理标志产品保护范围在都江堰市。川芎产地沿革见表 10-6。

表 10-6　川芎产地沿革

年代	出处	产地及评价
东汉	《神农本草经》	生川谷
魏晋	《吴普本草》	生胡无桃山阴,或斜谷西岭,或太山(今泰山)
南北朝	《名医别录》	生武功、斜谷、西岭(今陕西武功县、陕西郡县西南)
	《本草经集注》	今惟出历阳(今安徽和县)……蜀中亦有而细
宋	《本草图经》	生雍州(今陕西凤翔雍山)川泽及冤句,今关陕、蜀川、江东山中多有之,而以蜀川者为胜
	《吴船录》	癸酉(1153)西登山五里,至上清宫……上六十里,有坦夷白芙蓉坪,道人于此种川芎
明	《本草品汇精要》	[道地]蜀川(今四川)者为胜
	《本草蒙筌》	生川蜀名雀脑芎者,圆实而重,状如雀脑,此上品也
	《本草乘雅半偈》	芎䓖,川中者胜,蜀中者曰川芎
清	《本草崇原》	芎䓖今关陕、川蜀、江南、两浙皆有,而以用产者为胜,故名川芎
	《本草从新》	蜀产为川芎,川产大块,里白不油,辛甘者良
民国	《灌县志·食货书》	河西商务以川芎为巨。集中于石羊场一带,发约 400 万 ~500 万斤,并有水路传输,远达境外

续表

年代	出处	产地及评价
现代	《中华本草》	主要栽培于四川
	《现代中药材商品通鉴》	主产于四川,以灌县(今都江堰市)、崇庆产量大,质量优,销全国并出口
	《实用本草纲目彩色图鉴》	分布于四川省灌县、崇庆、温江,栽培历史悠久,野生者较少,为道地药材
	《金世元中药材传统经验鉴别》	主产于四川都江堰市(原灌县)石羊场、太平场、中兴场、河坝场,崇州市元通场,彭州市敖平、新都,但以都江堰市产量大,又以石羊场产品质量最优
	《新编中国药材学》	主产于四川。湖北、湖南、江西、甘肃、陕西、云南、贵州等地有引种。川芎的道地产区古代记载有关中(今陕西省中部)、历阳(今安徽和县)、秦州(甘肃天水)等地;自宋代后,一直为四川灌县(今四川都江堰)

【产区与生境】

川芎主要生产于四川盆地中央丘陵平原区的成都都江堰、彭州、崇州、邛崃、德阳什邡、眉山、乐山及邻近地区。

传统上,川芎苓子多种植于山区的平坝地,海拔 900~1 560m,要求较阴凉气候环境,深高山选阳山,浅(低)山宜半阴半阳山,可用生荒山及土质略黏的土壤,但不能连作。现芎苓经常以冷库低温形式存储至种植季节使用,代替传统的高山留种形式。

川芎种植于海拔 500~700m 地区,年平均气温 8~30℃,夏无酷暑,冬无严寒。这些地区的气温、降水量、日照等生态环境适宜川芎生长,为川芎生产的适宜区。

【药材性状特征】

(一)药材性状

呈不规则结节状拳形团块,表面灰褐色或褐色,粗糙皱缩,有多数平行隆起的轮节,顶端有凹陷的类圆形茎痕,下侧及轮节上有多数小瘤状的根茎。质坚实,不易折断,断面黄白色或灰黄色,散有黄棕色的油室,形成层呈波状环纹。气浓香,味苦辛,稍有麻舌感,微回甜。

(二)质量标准

形态上以个大、质坚实、断面色白、油性大、香气浓者为佳。《中国药典》2020 年版规定:水分不得过 12.0%,总灰分不得过 6.0%,酸不溶性灰分不得过 2.0%,醇溶性浸出物不得少于 12.0%,阿魏酸($C_{10}H_{10}O_4$)不得少于 0.10%。

【综合开发利用】

川芎的地上部分资源丰富,价廉易得,弃去可惜,其资源综合利用的潜力和空间较大。目前,川芎除了药用外,在食品、化妆品、日用品及添加剂等方面的产品开发力度不够,致使目前深加工产品很少。

（高继海）

六、广藿香

【来源】

广藿香为唇形科植物广藿香 *Pogostemon cablin* (Blanco) Benth. 的干燥地上部分。夏、秋枝叶茂盛时采割,日晒夜闷,反复至干。

【道地性考证】

广藿香以藿香之名始载于东汉《异物志》,本草书籍中均以藿香名记载。经学者们的考证发现,史料及本草所描述的藿香产地、性状特征以及栽培方法均与现今的商品药材广藿香相符,而非靠种子繁殖的藿香(土藿香 *Agastache rugosa*)。为了有别于土藿香,加之其在广东的栽培和药用历史长,药界逐渐习惯于将广东主产的唇形科刺蕊草属的藿香称之为广藿香。西晋嵇含的《南方草木状》详尽地记载了广藿香的产地、种植和采收加工:"霍香,榛生。民自种之,五六月采。曝之,乃芳芬耳。出交趾、武平、兴古、九真。"唐代杜佑在《通典》中记述"顿逊国出藿香,插枝便生,叶如都梁,以裹衣"。交趾、九真均为越南古代地名,顿逊位于今马来半岛之中。由此可见,我国应用的广藿香最早是从越南、马来西亚等国传入,宋代以后在岭南一带引种成功并广泛种植,逐渐形成了疗效确切的著名岭南道地药材。广藿香产地沿革见表10-7。

表 10-7　广藿香产地沿革

年代	出处	产地及评价
东汉	《异物志》	藿香交趾有之
西晋	《南方草木状》	出交趾、九真诸国
宋	《本草图经》	岭南多有之
明	《本草纲目》	藿香旧附五香条……今岭南郡多有之,人家亦多种植,二月生苗,茎梗甚密作丛,叶似桑而小薄。六月、七月采之,暴干乃芳香,须黄色后可收

【产区与生境】

广藿香原产于菲律宾、马来西亚、印度等国家,引入我国后主要以无性繁殖的方式栽培。目前主要分布于北纬22°6′~23°56′,东经112°57′~114°3′范围内的南亚热带地区。我国的广藿香药材主产区以广东、海南为主,其中广东省的广州郊区、肇庆、湛江等地均有大面积栽培,为著名的岭南道地药材。此外,广西、福建、台湾、四川、云南、贵州等省区也有产。

广藿香喜温暖,怕霜冻,年平均气温在19~24℃,终年无霜或偶有短时霜冻地区均可种植。生长适宜温度为年平均温度22~28℃,月平均气温30℃以上或低于17℃时广藿香生长缓慢或停止生长,低于-2℃时则大部分植株死亡。广藿香喜湿润,忌干旱、积水,要求年降雨量1 600~2 400mm,在年降雨量低于1 600mm或干旱明显地区需要加强人工灌溉。广藿香为全光照植物,在充足阳光下植株生长健壮,长势强,叶片厚,茎叶干/鲜比率高,出油率亦高。

【药材性状特征】

(一)药材性状

呈方柱形,多分枝,枝条稍曲折,长30~60cm,直径0.2~0.7cm;表面被柔毛;质脆,易折断,断面中部有髓;老茎类圆柱形,直径1~1.2cm,被灰褐色栓皮。叶对生,皱缩成团,展平后叶片呈卵形或椭圆形,长4~9cm,宽3~7cm;两面均被灰白色茸毛;先端短尖或钝圆,基部楔形或钝圆,边缘具大小不规则的钝齿;叶柄细,长2~5cm,被柔毛。气香特异,味微苦。

不同产地的广藿香药材商品的形态特征有一定的差别。

1. 石牌广藿香　枝条稍曲折,分枝较多,枝叶茂密。表面较皱缩,灰黄色或灰褐色,节间长3~7cm,叶痕较大而突出,中部以下被栓皮,纵皱较深,断面渐呈类圆形,髓部较小。叶片较小而厚,叶面较皱缩,暗绿褐色或灰棕色,厚纸质,质油润气纯香,味甘而不苦涩。

2. 肇香　枝条较顺直,枝叶稍稀疏,叶稍脱落,毛茸稍稀疏。节间长5~11cm,断面髓部较大。叶面较平坦,薄纸质。气香。

3. 湛香　枝条稍扭曲，枝叶稍稀疏，叶稍脱落，毛茸稍稀疏。节间长 6~13cm，断面髓部较大。叶面较平坦，薄纸质。气香。

4. 南香　枝条较粗壮，表面较平坦，灰棕色至浅紫棕色，节间长 5~7cm，叶痕较小，突出不明显，中部以下被栓皮，纵皱较浅，断面呈钝方形，髓部较大。叶片较大而薄，浅棕褐色或浅黄棕色，薄纸质。气香。

（二）质量标准

形态上以茎叶粗壮、不带须根、香气浓厚者品质为佳。《中国药典》2020 年版一部规定：杂质不得过 2%，水分不得过 14.0%，总灰分不得过 11.0%，酸不溶性灰分不得过 4.0%，醇溶性浸出物不得少于 2.5%，百秋李醇（$C_{15}H_{26}O$）含量不得少于 0.10%。

【综合开发利用】

广藿香属芳香化湿类中药，具有芳香化浊、开胃止呕、发表解暑的功能，不仅是临床处方常用药材，也是藿香正气丸、抗病毒口服液等 30 多种中成药的重要原料，被历代医家视为暑湿时令之要药，临床应用广泛，疗效甚佳。广藿香富含挥发油类成分，广藿香油及其他提取物是 30 余种中成药制剂的主要原料，如《中国药典》2020 年版一部中记载的成方制剂中含广藿香或广藿香油的就有藿香正气口服液、藿香正气水、藿香正气丸、藿胆丸等。广藿香精油不仅入药，也是名贵香料，还是香水和化妆品用香精的定香剂，还可作为牙膏、香皂、杀虫剂等日常生活用品的生产配料，其市场前景广阔。

以广藿香为香料可开发成多种保健食品，如戒烟饮料，常服可戒烟。广藿香还可用作猪、羊、牛、马等兽药，其功效和主治与人用药相似。

（刘军民）

七、天麻

【来源】

天麻为兰科植物天麻 *Gastrodia elata* Bl. 的干燥块茎。立冬后至次年清明前采挖，立即洗净，蒸透，敞开低温干燥。

【道地性考证】

天麻药用历史悠久，距今已有 2000 多年的历史。产地最早记载为山东泰山、河南嵩山、陕西宝鸡和陕西、甘肃、宁夏交界地区，宋代逐步集中到山东泰安东平、郓城，同时向南扩展至四川广元、湖南衡山、安徽等地，并强调了山东东平和郓城为道地产区；明代增加了山东济宁和湖南邵阳、新化等新的道地产区；清代开始出现昭通彝良产地；民国时期认为四川、云南和陕西汉中为道地产区；1949 年以后发展为云南昭通、镇雄，四川峨眉、乐山、宜宾、叙永、泸州、凉山，以及贵州毕节、赫章、织金、黔西等地为道地产区。20 世纪 80 年代开始，野生天麻资源逐渐枯竭，天麻人工栽培获得成功且逐渐成熟；至 21 世纪初，商品天麻全为栽培天麻，形成了湖北罗田、英山、夷陵、巴东等，安徽金寨、霍山、岳西，陕西汉中宁强、略阳、勉县，河南商城、西峡，贵州大方、德江、雷山，云南彝良、镇雄、大关、永善、永胜、古城、宁蒗等栽培产区。天麻产地沿革见表 10-8。

表 10-8　天麻产地沿革

年代	出处	产地及评价
东汉	《神农本草经》	生川谷
魏晋	《吴普本草》	或生太山，或少室
南北朝	《名医别录》	生陈仓、雍州，及太山、少室

续表

年代	出处	产地及评价
宋	《开宝本草》	生郓州、利州、太山、劳山诸处……今多用郓州为佳
	《本草图经》	今汴京东西、湖南、淮南州郡皆有之
	《重广补注神农本草并图经》	注云出郓州。考今之所出,赤箭根苗,乃自齐郓而来者为上,为天麻道地产区,药材质量优良
	《证类本草》	今多用郓州者佳
明	《本草品汇精要》	邵州、郓州者佳
	《药性粗评》	生山东州郡平泽,今湖南、淮南州郡亦有之
清	《医经允中》	出山东郓利二州山谷
	《叙州府志》	贡天麻为叙府之要务,每年派员从乌蒙之小草坝购得,皇上分赠诸臣,文武要员以获此赏为荣
	《大定府志》	在明清两朝上贡朝廷药品有天麻、麝香等10余种
民国	《药物出产辨》	四川、云南、陕西汉中所产者均佳
	《本草药品之实地观察》	真正之天麻,多半出于四川,但西藏方面亦有之;四川之雷波、马边、峨边、屏山诸县均产之;而大宗货物,仍多来自夷地(苗人住处),如小凉山中之中山坪、大谷堆、滥坝子,大凉山中之锣鼓拉达等处
现代	《中药志》	以云南昭通产者最佳,销全国并有出口
	《中国道地药材》	近代野生天麻的道地产区在西南,尤以"贵天麻"最为驰名
	《汉方药入门》	天麻佳品出贵州
	《药材资料汇编》	云南昭通所属鲁甸和海螺坝,永善,镇雄,彝良的小草坝,绥江、盐津(老雅滩)为主产地区。四川宜宾、马边、叙永、雷波、雅安、荥经、洪雅、乐山、峨眉高庙一带,又川北至巴中、万县邻近地区亦产,以上统称川天麻。贵州之兴仁、毕节、织金、瓮安、贵定、都匀所产称贵天麻(亦称川天麻)。此外,如湖北咸丰、鹤峰、巴东所产称什路天麻,河南南阳专区,陕西汉中地区西乡、宁强、大安、镇巴、佛坪、石泉,甘肃文县等地,都有野生,称西天麻(亦称汉中天麻)……以云南昭通海螺坝、彝良小草坝及四川荥经所产为上品,尚有云南永善、绥江、镇雄、盐津及四川雷波、马边、叙永等地所产,其品质佳者居多,统称川天麻
	《中华本草》	主产于贵州、四川、陕西、云南、湖北等地。此外,东北、华北等地亦产。以贵州产质量较好,销全国,并出口

【产区与生境】

天麻主要分布于贵州、陕西、四川、云南、湖北、湖南、西藏等地。川天麻产于四川宜宾、叙永、雷波、泸州、乐山、凉山、荥经等地;昭通天麻产于云南昭通的彝良、镇雄等地;贵天麻产于贵州毕节、赫章、纳雍等地;西天麻产于陕西汉中、甘肃康县、河南南阳等地。

天麻喜凉爽湿润气候,适宜暖温带或亚热带湿润季风气候,海拔 300~2 000m 的山地落叶阔叶林、阔针混交林、竹木混交林、灌木林,荫蔽度 60%~75%,年平均最低温度为 3~13℃,最高月平均温度为 24~29℃,最低月平均温度为 1.3~16℃,整个生长季总积温 3 800℃左右。天麻与蜜环菌生长最适宜的温度为 15~25℃,年降水量在 1 000~1 500mm,空气相对湿度在

80%~90%。适宜土壤含水量在40%~60%,具有良好的排水性和透气性能,腐殖质较多、疏松湿润的砂质土壤,pH4.5~6.5。

【药材性状特征】

（一）药材性状

1. 天麻　呈椭圆形或长条形,略扁,皱缩而稍弯曲,长3~15cm,宽1.5~6cm,厚0.5~2cm。表面黄白色至黄棕色,有纵皱纹及由潜伏芽排列而成的横环纹多轮,有时可见棕褐色菌索。顶端有红棕色至深棕色鹦嘴状的芽或残留茎基;另端有圆脐形疤痕。质坚硬不易折断,断面较平坦,黄白色至淡棕色,角质样。气微,味甘。

2. 乌天麻　呈宽卵形、卵形,长5~12cm,宽1.5~6cm,厚0.8~4cm。表面灰黄色或浅棕色,有纵向皱褶细纹,习称"姜皮样"。有明显棕色小点状组成的环节,棕色点大且多(20~30个),习称"芝麻点";环节纹深且粗,节较密,一般9~12节。花茎芽残留基完整,呈"鹦哥嘴"状。松香断面,质坚实,难折断,断面平坦,半透明革质,白色或淡棕色,体重质结实,无白心、空心。气微,味甘,微辛。以体实亮泽半透明者为佳。

3. 红天麻　呈长椭圆形或细长条形,皱缩而稍弯曲,长6~15cm,宽1.5~6cm,厚0.5~2cm。表面黄白色至淡黄棕色,有纵皱纹。有潜伏芽排列而成的横环纹多轮,棕色点小且少(10~20个),环节纹浅且较细,节较稀,一般在15~25节。质坚硬,不易折断,断面较平坦,黄白色至淡棕色,角质样。

在高海拔山区适宜种植乌天麻,如贵州毕节、云南昭通;在低海拔地区适宜种植红天麻,如安徽、湖北。

（二）质量标准

形态上以块茎大,质坚实,色黄白,断面半透明,无空心者为佳。《中国药典》2020年版规定:水分不得过15.0%,总灰分不得过4.5%,醇溶性浸出物不得少于15.0%,二氧化硫残留量不得过400mg/kg,天麻素($C_{13}H_{18}O_7$)和对羟基苯甲醇($C_7H_8O_2$)的总量不得少于0.25%。

【综合开发利用】

天麻为我国大宗常用中药材,用量较大,在中医临床配方,中成药、保健食品及药膳方面使用广泛。以天麻为原料的成方制剂有50多种,如天麻丸、全天麻胶囊、天麻头痛片等。据不完全统计,国内外含有天麻的保健食品有180余种,如天麻灵芝五味子片、天麻绞股蓝罗布麻片、葛根杜仲天麻胶囊、天麻西洋参枸杞子酒、银杏天麻胶囊、灵芝天麻蜂王浆粉、天麻杜仲胶囊等。天麻还是各种药膳滋补良方的重要原料,如天麻炖鸡、蒸猪肉等,在保健养生方面有很好的市场前景。

（周　涛）

八、五味子

【来源】

五味子为木兰科植物五味子 *Schisandra chinensis*(Turcz.) Baill. 的干燥成熟果实。习称"北五味子"。秋季果实成熟时采摘,晒干或蒸后晒干,除去果梗和杂质。

【道地性考证】

五味子入药始载于《神农本草经》。《名医别录》记载了五味子产地:"生齐山山谷及代郡。"《本草经集注》载"今第一出高丽,多肉而酸甜"。关于五味子的记载大致相同,道地产区即为我国东北及毗邻的朝鲜接壤地区及朝鲜。五味子主要分布于我国的东北(及毗邻的朝鲜)和华北地区,日本和俄罗斯也有分布,产区范围基本保持稳定。五味子产地沿革见表10-9。

表 10-9 五味子产地沿革

年代	出处	产地及评价
东汉	《神农本草经》	生山谷
南北朝	《名医别录》	生齐山山谷及代郡(今属山西省以东)
	《本草经集注》	今第一出高丽,多肉而酸甜
唐	《新修本草》	一出蒲州及蓝田山中
	《千金翼方》	同《新修本草》
宋	《本草图经》	生齐山山谷及代郡,今河东、陕西州郡尤多(代郡,今属山西省以东;河东、陕西州郡,今属陕西、甘肃、内蒙古)
	《开宝本草》	河中府(今属山西省)
	《本草衍义》	今华州之西至秦州皆有之(华州以西,今属陕西华县;秦州,今属甘肃天水)
明	《本草品汇精要》	高丽者佳
	《本草原始》	高丽
	《本草汇言》	辽北、高丽,色黑肥大且滋润也
清	《清统一志》	今奉锦二府及乌拉皆有之(今属辽宁、吉林部分地区)
现代	《中药材手册》	主产于辽宁本溪、凤城,吉林延边、通化,黑龙江虎林,河北承德等地
	《药物出产辨》	产奉天、吉林两省为最
	《中国药材学》	主产于辽宁、黑龙江、吉林;河北、内蒙古等地亦产
	《中药植物原色图鉴》	分布于东北、华北及陕西等省(区、市)
	《实用本草纲目彩色图鉴》	分布于东北、华北及河南等地

【产区与生境】

五味子在我国分布于东北、华北及湖北、湖南、江西、四川、山西等地。销全国,并出口。

五味子生于针阔混交林中,山沟、溪流两岸的小乔木及灌木丛间,缠绕在其他树木上,或生长在林缘及林中空旷的地方。在长白山区,五味子最适垂直分布带为海拔 1 000m 以下的区带内,成林分布,生长旺盛,产量也最高。喜湿润环境,但不耐涝,耐寒,需适度荫蔽,幼林尤忌烈日照射,宜生长在腐殖质土或疏松肥沃的壤土。

【药材性状特征】

(一)药材性状

呈不规则的球形或扁球形,直径 5~8mm。表面红色、紫红色或暗红色,皱缩,显油润;有的表面呈黑红色或出现"白霜"。果肉柔软,种子 1~2 粒,肾形,表面棕黄色,有光泽,种皮薄而脆。果肉气微,味酸;种子破碎后,有香气,味辛、微苦。

(二)质量标准

形态上以粒大、果皮紫红、肉厚、柔润者为佳。《中国药典》2020 年版规定:杂质不得过 1%,水分不得过 16.0%,总灰分不得过 7.0%。本品含五味子醇甲($C_{24}H_{32}O_7$)不得少于 0.40%。醇溶性浸出物,用乙醇做溶剂,不得少于 28.0%。

【综合开发利用】

五味子为敛肺滋肾、生津敛汗、涩精止泻之主药,为小青龙汤等常用方剂配伍及中成药五味子丸、四神丸、生脉散等的原料。除药用外,五味子具有较高的营养价值和较好的医疗保健作用,目前已开发的进口保健品有 32 种,包括天麻灵芝五味子片、枳椇女贞五味子胶囊、红参五味子口服液等,分别具有改善睡眠、化学性肝损伤的辅助保护、增强免疫力的保健作用。

目前我国市场上已开发出以五味子为主要原料的保健饮料、食用色素、香精、防腐剂等一系列产品。对五味子果汁、饮料制造工艺等方面进行研究,发现其果实中含有抗氧化剂和五味子酸,在生产果汁饮料时,不需添加防腐剂就可以保存很长时间;不需添加柠檬酸就可以得到清新特殊的酸味;也不需要添加任何色素,在产品中添加10倍的水,产品颜色依旧鲜红诱人。这为五味子产品的绿色化提供了可能,也为食品工业提供了绿色无公害的防腐剂原料和色素原料。

五味子果、嫩叶经加工制成的果茶或叶茶,有怡人的柠檬香味,含丰富的营养物质和无机元素 Fe、Mg 等,具有补铁和增强体质等作用。五味子果肉甜酸,内核辛苦,全体皆咸,此其五味俱也,是一种良好的调味品。其藤茎在民间被称为山花椒藤,有花椒的味道,被用作调味品,极具绿色和保健价值。

(许 亮)

九、太子参

【来源】

太子参为石竹科植物孩儿参 *Pseudostellaria heterophylla* (Miq.) Pax ex Pax et Hoffm. 的干燥块根。夏季茎叶大部分枯萎时采挖,洗净,除去须根,置沸水中略烫后晒干或直接干燥。

【道地性考证】

太子参之名始见于清代吴仪洛的《本草从新》,在人参项下,与参须、参芦并列。《百草镜》有载"太子参即辽参之小者",即将细枝人参称为"太子参",并非石竹科植物。民国期间,有药商用石竹科植物孩儿参的块根用作人参小根使用,托言"太子参"。由于该植物块根确有部分类似人参之功效,得到医家认可,逐渐成为一个独立的补益类中药品种,正名为太子参。

太子参野生资源主要分布于辽宁、山东、河北、陕西、河南、江苏等省,但产量和临床用量不大,未形成道地药材之说。20世纪七八十年代,江苏句容、安徽宣城、山东临沂成为太子参药材主要产区。90年代后,随着市场需求量的增加及地方经济发展的需求,贵州施秉、福建柘荣等地区形成大规模的种植产业。太子参栽培主产区呈现从北到南变迁的趋势,逐渐形成安徽宣州、福建柘荣、贵州施秉三大主产区。太子参产地沿革见表10-10。

表 10-10 太子参产地沿革

年代	出处	产地及评价
现代	《中药材品种论述》	市售之太子参,主产于江苏、安徽一带
	《中国道地药材》	市售系江苏民间草药发展起来的道地药材。但产区仅江苏、山东、安徽三省
	《中华本草》	主产于江苏、山东及安徽。销全国各地
	《中药大辞典》	主产于江苏、山东及安徽

【产区与生境】

太子参主要分布于江苏省的江宁、赣榆、泰兰、丹阳、句容、溧阳,安徽省的巢湖、滁县、宣城、广德、宁国,山东省的临沭、临沂、莒南,福建省的福安、柘荣、福鼎,贵州省的施秉、黄平、镇远、余庆、六盘水等地。

太子参栽培于海拔 500~1 700m 的低山丘陵地带。喜温暖湿润气候,土壤偏酸性,以红壤为宜,红黄壤、黄壤次之。抗寒力强,忌强光,怕高温,怕涝,有低温发芽、越冬的特性。

【药材性状特征】

（一）药材性状

太子参呈细长纺锤形或长条形,稍弯曲,长约 3~10cm,直径 0.2~0.6cm。表面灰黄白色至黄棕色,较光滑,微有纵皱纹,凹陷处有须根痕。顶端有茎痕。质硬而脆,断面较平坦,周边淡黄棕色,中心淡黄白色,角质样。气微,味微甘。

（二）质量标准

形态上以块根肥润、身干,色黄白,无须根者为佳。《中国药典》2020 年版规定:水分不得过 14.0%,总灰分不得过 4.0%,水溶性浸出物不得少于 25.0%。

【综合开发利用】

太子参作为可用于保健食品的中药材,广泛应用于中医配方、中成药、保健食品及药膳。以太子参为原料的成方制剂有 14 种,如儿宝颗粒、乐儿康糖浆、金果含片等。据不完全统计,国内外含有太子参的保健食品有 50 余种,如太子参刺梨饮料、健胃消食片、黄芪太子参口服液等。太子参还是制成一些滋补药膳的重要原料,如太子参猪肉羹、党参熟地炖豆腐等。

（周 涛）

十、牛膝

【来源】

牛膝为苋科植物牛膝 *Achyranthes bidentata* Bl. 的干燥根。冬季茎叶枯萎时采挖,除去须根和泥沙,捆成小把,晒至干皱后,将顶端切齐,晒干。

【道地性考证】

本草中有关牛膝产地质量信息的描述较多,《本草图经》云:"牛膝,生河内川谷及临朐。今江、淮、闽、粤、关中亦有之,然不及怀州者为真。"《救荒本草》云:"生河内川谷,及临朐、江淮、闽粤、关中、苏州皆有之,然皆不及怀州者为真。"《本草品汇精要》云:"怀州者为佳。"《本草纲目》云:"牛膝处处有之,谓之土牛膝,不堪服,惟北土及川中人家栽莳者为良。"《本草便读》云:"今江淮闽粤等处皆有之,惟以怀庆及川中所产者为良",说明自唐宋以来普遍认为今河南省沁阳、焦作、武陟、修武、温县、博爱一带栽培牛膝质量最好。《增订伪药条辨》云:"河南淮庆产者曰淮牛膝……枝粗者佳。""淮"疑为"怀"的笔误。

根据历代本草和史料记载,四川邛崃(临邛)、山东掖县北部(临朐)、河南汝南(蔡州)、山东单县等地及安徽砀山一带(单州)、湖北西部(归州)、安徽东部(滁州)、河南洛阳(西京)曾是牛膝的主要产地,但唐以来,都以怀州产者为佳,即河南焦作辖境之武陟、温县、沁阳、孟州、博爱、修武等市县是牛膝的道地产区。牛膝产地沿革见表 10-11。

表 10-11 牛膝产地沿革

年代	出处	产地及评价
东汉	《神农本草经》	生河内川谷
魏晋	《吴普本草》	生河内
南北朝	《名医别录》	生川谷
唐	《千金翼方》	怀州出牛膝

笔记栏

年代	出处	产地及评价
五代	《日华子本草》	怀州者长白,近道苏州者色紫
宋	《本草图经》	牛膝,生河内川谷及临朐。今江、淮、闽、粤、关中亦有之,然不及怀州者为真
	《证类本草》	生河内川谷及临朐
	《本草衍义》	今西京作畦种,有三尺者最佳
明	《救荒本草》	生河内川谷,及临朐、江淮、闽粤、关中、苏州皆有之,然皆不及怀州者为真。蔡州者,最长大柔润。今钧州山野中亦有之
	《本草品汇精要》	怀州者为佳
	《本草蒙筌》	地产尚怀庆
	《本草纲目》	牛膝处处有之,谓之土牛膝,不堪服,惟北土及川中人家栽莳者为良
清	《本草从新》	出怀庆府,长大肥润者良
	《本草述钩元》	根长约三二尺者良,江淮闽粤关中皆有,不及怀庆生者,根极长大而柔润也
	《植物名实图考》	生河内川谷及临朐
	《本草便读》	更言牛膝,今江淮闽粤等处皆有之,惟以怀庆及川中所产者为良。亦地土之各有异宜,故功用亦有差等耳
民国	《增订伪药条辨》	河南淮庆产者曰淮牛膝,根长二三尺,肉肥,色黄白,皮光洁性糯,枝粗者佳
	《药物出产辨》	产河南淮庆府武陟、温三县
现代	《中国道地药材》	分布于山西、陕西、山东、安徽、江苏、浙江、江西、湖南、湖北、四川、贵州、云南等省
	《中华本草》	分布于除东北以外的全国广大地区,在有些地区则大量栽培,河南产的怀牛膝为道地药材。主产于河南武陟、温县、孟县、博爱、沁阳、辉县等地。河北、山西、山东、江苏等地也有生产。以河南栽培的怀牛膝质量最好
	《新编中药志》	主要栽培于河南;野生品在山西、陕西、山东、安徽、江苏、浙江、江西、湖南、湖北、四川、贵州、云南等省有分布。怀牛膝主产于河南武陟、温县、孟县、博爱、沁阳、辉县等地,占全国产量的60%。河北、山西、山东、江苏及辽宁等省也有生产。以河南栽培的怀牛膝质量最好

【产区与生境】

牛膝道地产区河南省武陟、温县、沁阳、孟州、博爱、修武等市县处于中纬度地区,属温带大陆性季风气候,四季分明,雨量集中,日照充足。年平均气温 12~14℃,最高气温 44℃,最低气温 −19℃以下。年降雨量 600~700mm,多集中在 7~9 月。冬春两季为旱季,11 月至次年 2 月为冰冻期。全年无霜期 220 天。

牛膝道地产区土壤类型为潮土,是平原区最重要的耕作土壤。牛膝适宜于具有深厚土层的砂质壤土,由于牛膝主根短而细弱,侧根多成细毛状,黏重或清沙过多的土壤不适宜牛膝种植。牛膝在不同生长期对水分要求不同,幼苗期保持湿润,可加速幼苗的生长发育,中期(生长期)水分过多易引起地上茎徒长,后期(8 月以后)根生长较快,需较多水分,地势低洼、地下水位过高、土壤过于潮湿、容易积水的地块不适宜种植牛膝。牛膝适宜中性或微碱性的土壤,pH 为 6.8~7.2 最适宜。牛膝属于阳性植物,生长期间要求阳光充足,又是短日照药用植物,道地产区 7 月下旬播种时,旬日照时数为 71.5~77.9 小时,到 9 月上旬,旬日照时数缩短到 61.5~51.3 小时才现蕾开花。

牛膝喜温暖、干燥、阳光充足的环境,不耐严寒。宜选土层深厚、疏松肥沃、排水良好且地下水位较低的砂质壤土地种植。

【药材性状特征】

（一）药材性状

牛膝呈细长圆柱形，挺直或稍弯曲，上端较粗，下端渐细，长 15~70cm。直径 0.4~1cm。表面灰黄色或浅棕色，有微扭曲细纵皱纹、横长皮孔样突起及稀疏的侧根痕。质硬脆，易折断，受潮则变柔软。断面平坦，浅棕色，微呈角质样而油润，中心维管束木质部较大，黄白色，其外围散有多数黄白色点状维管束，断续排列成 2~4 轮。气微，味微甜而稍苦涩。

（二）质量标准

形态上以根长、肉肥、皮细者为佳。颜色上以外皮黄白色者为佳。《中国药典》2020 年版规定：水分不得过 15.0%，总灰分不得过 9.0%，二氧化硫残留量不得过 400mg/kg，醇溶性浸出物不得少于 6.5%，β- 蜕皮甾酮（$C_{27}H_{44}O_7$）不得少于 0.030%。

【综合开发利用】

牛膝以原药材的形式进行流通，目前饮片仍是中医药大量使用的初级药品形式。牛膝又是多种复方中成药的主要成分，含牛膝的主要中成药有七宝美髯颗粒、三两半药酒、三妙丸等。

牛膝除作为传统药材和现代医药原料外，还是食品、日化行业、药膳的重要原料。牛膝因其改善微循环、抗炎、促进发育、调节生育、降低血糖与抗肿瘤的综合作用而具有驻颜增色、抗衰、美容的作用，也可作为原料用于沐浴液等日化品。嫩茎叶亦可作为药用蔬菜食用。

牛膝的传统药用部位为根，《本草图经》记载叶亦可单用，现代药理研究表明，茎叶含蜕皮甾酮、牛膝甾酮，枝条含生物碱，具有祛寒湿、强筋骨、活血利尿的作用，主治寒湿痿痹、腰膝疼痛、淋闭、久疟等症。牛膝种子含 β- 蜕皮甾酮、水龙骨甾酮 B、竹节参皂苷 -1 等化合物。茎叶和种子尚无完善的医药产品面世，应有效利用，进一步提高资源利用率。

（张红瑞）

十一、丹参

【来源】

丹参为唇形科植物 *Salvia miltiorrhiza* Bge. 的干燥根和根茎。春、秋二季采挖，除去泥沙，干燥。

【道地性考证】

丹参始载于《神农本草经》，《名医别录》载丹参"生桐柏山川谷，及太山"。历代本草对丹参产地和道地产区描述有所不同，从地理分布看，记载最早的是河南、山东，逐渐发展至湖北、陕西、安徽、山西等地。其道地产区的变迁较大，明朝时为湖北随州，民国时为安徽、四川。历代本草中所记载的丹参产地与现代丹参的主要栽培区域（山东、四川、陕西、山西、河南、安徽等地）较为接近。丹参产地沿革见表 10-12。

表 10-12　丹参产地沿革

年代	出处	产地及评价
东汉	《神农本草经》	丹参……生山谷
南北朝	《本草经集注》	生桐柏山川谷及太山。此桐柏山，是淮水源所出之山，在义阳，非江东临海之桐柏也。今近道处处有
	《名医别录》	丹参……生桐柏山川谷，及太山

续表

年代	出处	产地及评价
宋	《本草图经》	丹参,生桐柏川谷及泰山,今陕西,河东州郡及随州亦有之
明	《本草品汇精要》	道地随州
	《本草纲目》	处处山中有之
	《本草蒙筌》	山谷有,在处多
清	《本草害利》	北方产者良,五月采根曝干
民国	《增订伪药条辨》	古出桐柏川谷,今近道处有之。丹参产安徽古城者,皮色红,肉紫有纹。质燥体松,头大无芦为最佳。滁州、全椒县产,形状同前,亦佳
	《本草药品实地之观察》	此植物在我国分布之区域甚广,凡河北、山西、陕西、山东、河南、江苏、安徽、湖北、湖南、浙江、江西、贵州等省均产之
	《药物出产辨》	丹参产四川龙安府为佳,名川丹参
现代	《中国道地药材》	分布于华北、华东、华南、西南及辽宁、陕西、甘肃、宁夏等省区
	《中华本草》	分布于辽宁、河北、山西、陕西、宁夏、甘肃、山东、江苏、安徽、浙江、福建、江西、河南、湖北、湖南、四川、贵州等地
	《新编中药志》	以山东及四川中江栽培的丹参中丹酚酸 B 相对含量较高;以山东、陕西和河南栽培的丹参药材中丹参酮 II_A 的含量符合《中国药典》2000 年版限量要求

【产区与生境】

丹参广泛分布于华中、华北、华东、华南、中南,西北、西南部分省区亦有分布。山东产区主要分布于泰沂山区和胶东半岛等地;河南产区主要分布于河南西南部伏牛山、桐柏山脉一带;陕西产区主要分布于伏牛山西麓,秦岭南部;四川产区主要分布于中江、金堂、平昌、巴中等四川盆地中央丘陵平原区。

主要产区属暖温带半湿润季风气候,四季分明、夏无酷暑、冬无严寒、阳光充足、雨量充沛。年平均温度 12.5~17.1℃,年无霜期 190 天以上。最适生长温度 20~25℃,高于 32℃生长受阻,低于 –15℃会遭到冻害。年日照时数 1 700 小时以上,旺盛生长期总日照时数大于600 小时为宜,日照时数 6~8 小时最佳。

丹参为深根植物,应选择气候温和、阳光充足、空气湿润、土层深厚肥沃、土质疏松、排水良好、富含腐殖质的砂质壤土为宜。沙土、黏性土壤均不宜种植丹参。丹参喜欢生茬地,前茬选择玉米、高粱、大豆、小麦为宜。适宜土壤 pH 6~8。

【药材性状特征】

(一) 药材性状

丹参根茎短粗,顶端有时残留茎基。根数条,长圆柱形,略弯曲,有的分枝并具须状细根,长 10~20cm,直径 0.3~1.0cm。表面棕红色或暗棕红色,粗糙,具纵皱纹。老根外皮疏松,多显紫棕色,常呈鳞片状剥落。质硬而脆,断面疏松,有裂隙或略平整而致密,皮部棕红色,木部灰黄色或紫褐色,导管束黄白色,呈放射状排列。气微,味微苦涩。

栽培品较粗壮,直径 0.5~1.5cm。表面红棕色,具纵皱纹,外皮紧贴不易剥落。质坚实,断面较平整,略呈角质样。

(二) 质量标准

形态上以条粗壮、紫红色者为佳。《中国药典》2020 年版规定:水分不得过 13.0%,总灰分不得过 10.0%,酸不溶性灰分不得过 3.0%,铅不得过 5mg/kg,镉不得过 0.3mg/kg,砷不得过 2mg/kg，汞不得过 0.2mg/kg，铜不得过 20mg/kg，水溶性浸出物不得少于 35.0%，醇溶性浸出物不得少于 15.0%，含丹参酮 II_A（$C_{19}H_{18}O_3$）、隐丹参酮（$C_{19}H_{20}O_3$）和丹参酮 I（$C_{18}H_{12}O_3$）的总量不得少于 0.25%。丹酚酸 B（$C_{36}H_{30}O_{16}$）不得少于 3.0%。

【综合开发利用】

丹参具有活血祛瘀、通经止痛、清心除烦、凉血消痈的功效。含丹参的经典方有 17 种，包括清营汤、当归鸡血藤汤、八珍益母汤等。含丹参的中成药达 750 种，包括丹参片、丹七片、复方肾炎片、三宝片等。目前有关丹参的保健品有丹参菊花茶、丹参茶、银杏叶丹参胶囊、羊胎盘丹参葡萄籽软胶囊、丹参红花茶、三七丹参胶囊、红曲灵芝丹参胶囊、枸杞丹参片、山楂丹参乌梅胶囊、丹参三七红景天片等。

提取丹参总酚酸和丹参酮后的大量药渣粗蛋白成分较高，其他营养成分适中，通过烘干、粉碎等加工，以一定比例加入猪、奶牛和肉牛饲料中，是一种安全的畜禽饲料原料。在化妆品、牙膏、天然植物染料等方面已开发出系列丹参产品。丹参叶片可用来炒制叶茶，丹参茎叶可用作兽用饲料添加辅料。

（张红瑞）

十二、甘草

【来源】

甘草为豆科植物甘草 *Glycyrrhiza uralensis* Fisch.、胀果甘草 *Glycyrrhiza inflata* Bat. 或光果甘草 *Glycyrrhiza glabra* L. 的干燥根及根茎。春、秋二季采挖，以秋季采收为佳。切去茎基、幼芽、支根及须根，晒干；亦有将外面红棕色栓皮刮去者，称"粉甘草"。

【道地性考证】

关于甘草的产地描述最早见于南北朝《名医别录》："生河西"。河西，即今武威以西的广大地区。至唐代，产地有瓜州（今甘肃酒泉以西）、并州（今山西阳曲以南、文水以北）、九原县（今内蒙古鄂尔多斯杭锦旗）。宋代，甘草主要来源区域仍为陕西、山西一带，并且府州（今陕西省榆林市府谷县府谷镇东部）和汾州（今陕西省西南部）是当时著名的甘草产区。明代，山西、陕西仍是甘草主要的出产地。清代及近代，东北甘草及内蒙古甘草逐渐进入市场交易，甚至成为市场的主流品种。

道地甘草药材包括"梁外甘草"（产于内蒙古鄂尔多斯杭锦旗一带）、"西镇（正）甘草"（产于宁夏盐池、灵武、陶乐、平罗一带及内蒙古鄂尔多斯鄂托克旗）、"王爷地草"（产于内蒙古阿拉善左旗）、"上河川草"（产于内蒙古鄂尔多斯达拉特旗一带）、"边草"（产于陕西西北靖边、定边一带）、"西北草"（产于甘肃民勤、庆阳、张掖、玉门等地）、"下河川草"（产于内蒙古包头附近的土默特旗、托克托县、和林格尔县等地）、"东北草"（产于内蒙古东部赤峰、通辽和呼伦贝尔）。甘草产地沿革见表 10-13。

表 10-13 甘草产地沿革

年代	出处	产地及评价
南北朝	《名医别录》	生河西川谷，积沙山及上郡
唐	《新修本草》	河西、上郡不复通市。今出蜀汉中……是抱罕草，最佳。抱罕，羌地名
	《千金翼方》	出甘草者有瓜州、并州
	《元和郡县制》	九原县，本汉之广牧旧地，东部都尉所理。其九原县，永徽四年重置，其城周隋间俗谓之甘草城，今榆林府西北河套中

续表

年代	出处	产地及评价
宋	《证类本草》	附图府州、汾州甘草
	《本草衍义》	今出河东西界
明	《本草蒙筌》	产陕西川谷,身选壮大横纹者
	《本草纲目》	今出河东西界
清	《钦定盛京通志》	甘草边地生者胜
	《植物名实图考》	晋之东边,西陲隔绝,江左诸儒不复目验
民国	《药物出产辨》	产内蒙古,俗称王爷地(今内蒙古阿拉善左旗)
现代	《中药大辞典》	杭锦旗"梁外甘草"是我国乌拉尔甘草的典型代表,以其皮色红、粉性足、含酸多、切面光、微量元素丰富、药用价值高的特点畅销国内外市场
	《宁夏中药志》	原植物为乌拉尔甘草。主产地为内蒙古鄂尔多斯、阿拉善旗,宁夏,陕西北部及甘肃东部地区……其中尤以内蒙古杭锦旗、鄂托克前旗(历史上"梁外甘草"的主产区),宁夏灵盐台地(历史上"西正甘草"的主产地)所产最具代表性

【产区与生境】

甘草主产区为内蒙古鄂尔多斯鄂托克前旗、阿拉善盟,宁夏的盐池、灵武、平罗、红寺堡、同心,甘肃张掖、酒泉、民勤、庆阳,陕西榆林及新疆伊犁、阿勒泰等地。产于内蒙古杭锦旗、鄂托克前旗的甘草传统称为"梁外甘草",产于宁夏盐池、灵武、平罗、红寺堡、同心的甘草传统称为"西镇(正)甘草"。

西甘草(乌拉尔甘草)主要分布于我国西北及内蒙古西部干旱区域的温带荒漠和温带草原区域,北纬37°~50°、东经75°~123°范围内干旱、半干旱的沙土、沙漠边缘和黄土丘陵地带,喜光照充足、降水量较少、夏季酷热、冬季严寒、昼夜温差大的生态环境。

内蒙古阿拉善盟、鄂尔多斯及周边地区地处我国中温带干旱、半干旱区,气温高,昼夜温差大,气候干燥。年平均气温 6.0~8.5℃,1 月平均气温 –9.5~12℃,7 月平均气温 22~24℃,年平均降雨量 250~440mm,集中于 7~9 月,占全年降水量的 60%~75%。年平均日照时数2 000~3 000 小时,无霜期 100~150 天。地形以流动沙丘、半固定沙丘、梁地和土质沙化带为主,属于典型的干草原和荒漠地带,该地区是梁外甘草的道地产区。

宁夏盐池、灵武、平罗、同心、红寺堡等地气候属典型的大陆性季风气候,晴天多,降雨少,光能丰富,日照充足,年平均日照时数 2 750~3 000 小时,年平均气温 7.8℃,年平均降雨量在 300mm 左右,年均蒸发量高于 2 000mm,土壤类型主要有风沙土、灰钙土和白浆土。土壤大多呈碱性,pH 8~10,含盐量 0.2~1.2g/kg,有机质含量低,土壤瘠薄,该地区是西镇(正)甘草的道地产区。

甘肃张掖、酒泉、民勤、庆阳、环县及陕西榆林等地属温带大陆性干旱气候,干旱少雨、日照充足、昼夜温差大。年平均降水量 100~400mm,年蒸发量 1 800~2 020mm,年平均气温7.7~10.7℃,无霜期 138~170 天,年平均日照时数 2 800~3 500 小时。土壤为盐泽化风沙土和盐化草甸土,pH 7.8~8.5。

新疆伊犁、阿勒泰等地区,年平均气温 –4~9℃,年平均降水量 150~200mm,全年无霜期140~185 天,土壤类型为荒漠化草甸土、典型盐土和风沙土,土壤 pH 7.2~10.5,有机质含量在0.5% 以下,土地瘠薄。

胀果甘草在我国主要分布于北纬 36.87°~43.60°、东经 75.18°~98.22° 的一个近长方形地带,其自然分布区主要集中在新疆和甘肃的河西走廊一带。

光果甘草(洋甘草)在我国主要分布于北纬 36.87°~47.7°、东经 76.16°~90.35° 的区域内,主要分布在新疆。

【药材性状特征】

（一）药材性状

1. 甘草　　根呈圆柱形,长 25~100cm,直径 0.6~3.5cm。外皮松紧不等,红棕色或灰棕色,有明显的皱纹、沟纹及稀疏的细根痕,皮孔横长。质坚实而重,断面略显纤维性,黄白色,粉性,具明显的形成层环纹及放射状纹理,有的有裂隙。根茎呈圆柱形,表面有芽痕,断面中央有髓。气微,味甜而特殊。

2. 胀果甘草　　根及根茎木质部粗壮,有的有分枝,外皮粗糙,多灰棕色或灰褐色。质坚硬,木质纤维多,粉性小。根茎不定芽多而粗大。

3. 光果甘草　　根及根茎质地比较坚实,有的分枝,外皮不粗糙,多灰棕色,皮孔细而不明显。

（二）质量标准

形态上以外皮细紧、色红棕、质坚实、断面黄白色、粉性足、味甜者为佳。《中国药典》2020 年版规定:水分不得过 12.0%,总灰分不得过 7.0%,酸不溶性灰分不得过 2.0%,铅不得过 5mg/kg,镉不得过 1mg/kg,砷不得过 2mg/kg,汞不得过 0.2mg/kg,铜不得过 20mg/kg,五氯硝基苯不得过 0.1mg/kg,甘草苷不得少于 0.50%,甘草酸不得少于 2.0%。

【综合开发利用】

甘草为我国大宗常用中药材,药用价值和经济价值都比较高,其产品开发主要包括甘草药用产品、保健功能食品、食品添加剂、美容美肤产品、畜牧业饲料等。甘草在方剂中应用广泛,处方中含有甘草的中成药有四逆散、四君子丸、参苓白术颗粒、芩连片、桂枝合剂、六一散、葛根芩连丸、小青龙胶囊、止嗽定喘口服液等。在食品领域,甘草提取物是很好的甜味剂、乳化剂和矫味剂,常用于制作糕点、口香糖、面包、蛋糕、饼干、饮料、糖果等,如甘草杏肉、甘草桃干、甘草芒果、甘草橄榄肉干、甘草陈皮干等。在保健品和化妆品领域,甘草提取物可用于霜、膏、露、乳液、奶类、蜜类等所有化妆品和沐浴液。在工业领域,甘草药渣可用于精制医用抗菌、抗氧化剂,可用作石油钻井液的稳定剂、灭火器的泡沫剂,可用于制造墨汁、皮鞋油等。在畜牧领域,甘草茎叶可作为畜牧业饲料。此外,提取甘草甜素后的药渣可作食用菌培养基,进行食用菌生产。甘草用量较大,在其他领域的研究开发亦有很好的前景。

（李　骁）

十三、白术

【来源】

白术为菊科植物白术 *Atractylodes macrocephala* Koidz. 的干燥根茎。冬季下部叶枯黄、上部叶变脆时采挖,除去泥沙,烘干或晒干,再除去须根。

【道地性考证】

有关白术的产地,各个时期多不相同。因产地不同而有浙术、歙术、於术、金钱术、台术等名称。浙术产于吴越之地,俗名云头术;歙术产于安徽宣城歙县,俗名狗头术,胜于浙术;产于浙江於潜者,又名於术,质量最佳;产于天台山者,为台术;产于安徽祁门,为祁术;产区安徽大别山区潜山地区,因古代隶属于舒州府,故称为舒州术;产于江西,为江西术;产于湖南,为平江术等。

在宋代,浙江、安徽的白术资源首先得以利用。随着资源的不断开采,利用域区扩大到幕阜山区。在明清时期歙术、於术等道地药材已经形成。随着野生资源的逐渐减少，白术道地产区的引种驯化应运而生。江西、湖南等地也相继引种，扩大栽培，逐步发展为主产区之一。随着野生资源的匮乏和医家对野生药材的推崇，祁门白术逐渐被奉为道地药材，舒州白术因未开展栽培，民间仍有零星应用。中华人民共和国成立后，栽培白术主要以浙江於潜、浙江东部为道地；野生品种以安徽皖南山区及大别山区潜山等地为道地。白术产地沿革见表 10-14。

表 10-14 白术产地沿革

年代	出处	产地及评价
东汉	《神农本草经》	生山谷
南北朝	《名医别录》	生郑山山谷、汉中、南郑
	《本草经集注》	郑山即南郑也。今处处有，以蒋山、白山、茅山者为胜
唐	《新修本草》	生陇西川谷。今出当州、宕州、翼州、松洲，宕州最佳
宋	《嘉祐本草》	今白术生杭、越、舒、宣州高山岗上
明	《本草品汇精要》	道地杭州於潜佳
	《本草蒙筌》	浙术俗名云头术，种平壤，颇肥大，由粪力也，易润油。歙术俗名狗头术，虽瘦小，得土气充也，甚燥白，胜于浙术。宁国、昌化、池州者，并同歙术，境相邻也
	《本草纲目》	陈自良言白而肥者，是浙术；瘦而黄者，是幕阜山所出，其力劣
清	《药品化义》	产于於潜县者，由山罅土少，故术体瘦小，其大如钱，故谓之金钱术
	《本草备要》	肥白者出浙地，名云头术；燥白者出宣歙，名狗头术，差胜于浙
	《本草经解要》	歙产者胜
	万历《杭州府志》	以产於潜者佳
	《本草纲目拾遗》	安徽宣城歙县亦有野生术，名狗头术，亦佳
	《本草害利》	野术、於潜术、仙居术为胜。台产术力薄
民国	《增订伪药条辨》	更多冬术移种於潜，名种术
现代	《中华本草》	现各地多有栽培，以浙江栽培的数量最大

【产区与生境】

现今各地竞相引种栽培白术，一定程度影响了道地性，白术的主要产区仍为北纬 29°5′~30°50′ 的中亚热带常绿阔叶林地带。

白术喜凉爽，怕高温高湿。能耐 –10℃ 左右低温，气温超过 30℃ 以上生长受到抑制，24~29℃ 生长迅速。根茎生长最适温度 26~28℃，种子萌发最适温度 25~30℃。以地势高燥稍有倾斜的坡地，土层深厚，疏松肥沃，排水良好的砂质壤土或黄泥沙土、红壤中栽培为宜。白术忌连作，最好在新垦地上栽种。

【药材性状特征】

（一）药材性状

呈不规则的肥厚团块，长 3~13cm，直径 1.5~7cm。表面灰黄色或灰棕色，有瘤状突起及断续的纵皱和沟纹，并有须根痕，顶端有残留茎基和芽痕。质坚硬不易折断，断面不平坦，黄白色至淡棕色，有棕黄色的点状油室散在；烘干者断面角质样，色较深或有裂隙。气清香，味甘、微辛，嚼之略带黏性。

（二）质量标准

形态上以个大、质坚实、断面色黄白、香气浓者为佳。《中国药典》2020 年版规定：水分不得过 15.0%，总灰分不得过 5.0%，二氧化硫残留量不得过 400mg/kg，色度与黄色 9 号标准比色液比较，不得更深，醇溶性浸出物不得少于 35.0%。

【综合开发利用】

白术是中医临床常用药物,在中成药、保健品、美容产品、药膳等方面都有较多的扩展运用。含有白术的中成药主要有香砂养胃胶囊、枳术颗粒、白带片、逍遥颗粒等;保健品有排毒养颜胶囊、黄芪白术西洋参口服液、消食健胃茶等;白术还常加入美容产品中,治疗气血生化不足、水湿停滞所致的面色萎黄、面黑无泽,如白术面膜、白术嫩肤粉等。此外,白术具有开胃健脾的功效,可以作茶饮、香料或制作药膳。

(程铭恩)

十四、白芷

【来源】

白芷为伞形科植物白芷 *Angelica dahurica*(Fisch. ex Hoffm.)Benth. et Hook.f. 或杭白芷 *Angelica dahurica*(Fisch. ex Hoffm.)Benth. et Hook. f. var. *formosana*(Boiss.)Shan et Yuan 的干燥根。夏、秋间叶黄时采挖,除去须根和泥沙,晒干或低温干燥。

【道地性考证】

白芷药用历史悠久,距今已有 2000 多年的历史。白芷自古产于河东川谷下泽,产地最早记载为山西泽州(今山西晋城一带)。唐代以前白芷药材主要来源于野生。白芷的道地性与品质优势在宋代即有论述。从宋代开始白芷产区扩大,除了传统产区山西一带分布有野生资源外,在河北、河南、山东等地亦有。据考证,山西在清代及民国时期并不栽种白芷,北方的白芷的主产地已由山西一带变为现在的河北、河南,形成现在的祁白芷、禹白芷。宋代还强调了吴地(今江浙地区)所产者良,且已发展至一定规模,宋代江浙的白芷已有取代泽州白芷成为主流商品的趋势,以江浙所产杭白芷为道地。明代以后,杭白芷在南方多省区被广泛引种,产地进一步扩大,四川开始引种,且四川遂宁引种的杭白芷逐渐成为以四川道地药材川白芷,形成了以山西、江浙、四川为道地产区的格局。清代白芷野生资源消失,转为栽培。四川安岳、南充、达州分别从遂宁引种白芷在当地栽培,同样成为川白芷的主产地。而杭州由于城区扩大化和经济发展,其主产区已由原来的杭州迁移到浙江磐安、东阳一带。综上所述,白芷形成了以杭白芷、川白芷、禹白芷、祁白芷为道地产区的分布格局。白芷产地沿革见表 10-15。

表 10-15 白芷产地沿革

年代	出处	产地及评价
东汉	《神农本草经》	生川谷下泽
南北朝	《名医别录》	生河东(今山西境内)川谷下泽,二月、八月采根,曝干;今出近道,处处有,近下湿地,东间甚多
宋	《本草图经》	生河东川谷下泽,今所在之地,吴地(今浙江及其邻近地区)尤多
	《嘉祐本草》	白芷出齐郡(今山东)
	《本草衍义》	出吴地者良
明	《本草乘雅半偈》	所在有之,吴地尤多,近钱唐笕桥亦种莳矣
	《本草蒙筌》	所在俱生,吴地尤胜
	《本草品汇精要》	道地泽州,吴地尤胜
民国	《药物出产辨》	有产浙江宁波、杭州等名杭芷,又名宁波芷,又名老头芷
	《本草药品实地之观察》	北平及祁州药市有二,一为自杭州来,称杭白芷,另一自河南禹州来,称禹州白芷
现代	《中华本草》	主产于四川、浙江、江苏等地

笔记栏

【产区与生境】

川白芷主要分布于四川盆地中央丘陵平原区,包括三个亚区,一是盆中方山丘陵亚区,主要在遂宁、射洪、中江、岳池、内江、仪陇、南充等地;二是川东平行岭谷亚区,主要有达州、宣汉等地;三是成都平原亚区,主要有崇州等地。重庆南川及周边地区亦产。杭白芷主产于浙江磐安、东阳一带,但近年来该产地已逐渐萎缩。

禹白芷为禹州传统种植品种,主产于河南禹州市、长葛市及周边县市。

祁白芷主产于东北地区及山东、河北安国市等地。

白芷栽培于海拔 300~600m 的高山地区。喜凉爽,生在土壤深厚,肥沃疏松,排水良好,富含有机质的腐殖土、砂壤土中。川白芷的产地年平均气温 16~19℃,最冷平均气温 5℃ 以上,年平均降水量 900~1 000mm,年平均日照时数 1 400 小时以上。

【药材性状特征】

(一)药材性状

呈长圆锥形,长 10~25cm,直径 1.5~2.5cm。表面灰棕色或黄棕色,根头部钝四棱形或近圆形,具纵皱纹、支根痕及皮孔样的横向突起,有的排列成四纵行。顶端有凹陷的茎痕。质坚实,断面白色或灰白色,粉性,形成层环棕色,近方形或近圆形,皮部散有多数棕色油点。气芳香,味辛、微苦。

(二)质量标准

形态上以支条粗壮、体重、质硬、粉性足、香气浓者为佳,气味上以香气浓厚为佳。《中国药典》2020 年版规定:水分不得过 14.0%,总灰分不得过 6.0%,醇溶性浸出物不得少于 15.0%,欧前胡素($C_{16}H_{14}O_4$)不得少于 0.080%。

【综合开发利用】

白芷的药用价值和经济价值都比较高,其产品开发主要包括医药产品、保健品、食品、香料、美容美肤产品、日用化工品等。处方中含有白芷的中成药有 577 种,如复方白芷酊、白芷暖宫丸、苍夷滴鼻油、都梁软胶囊等。目前含有白芷的国产保健食品有 73 种,如采奕胶囊、体悟口服液、色修颗粒、黄蒲茯苓胶囊等。白芷叶提取物、白芷根提取物可作为化妆品原料使用。白芷药物纸手帕、白芷面膜等新产品也相继投放市场。白芷为我国大宗常用中药材,用量较大,在其他领域的研究开发亦有很好的前景。

(吴清华)

十五、冬虫夏草

【来源】

冬虫夏草为麦角菌科真菌冬虫夏草菌 *Cordyceps sinensis* (Berk.) Sacc. 寄生在蝙蝠蛾科昆虫幼虫上的子座和幼虫尸体的干燥复合体。夏初子座出土、孢子未散发时挖取,晒至六七成干,除去似纤维状的附着物及杂质,晒干或低温干燥。

【道地性考证】

早在 2000 年前,冬虫夏草的药用价值就已被我国的藏族先民发现,并逐渐开始应用。有关冬虫夏草的记载最早出自公元 710 年成书的藏医药学古典著作《月王药诊》,其中记载青藏高原是野生冬虫夏草的产区,15 世纪藏医学家宿喀年姆尼多吉在其著作《藏医千万舍利》一书中对冬虫夏草进行了描述:"生于高寒山区草丛,夏季变为草,冬季地下部分变为虫,花状如阿娃花,秋末地上部分状如茴香。"清代雍正年间出版的《四川通志》(1735)是我国描述冬虫夏草的最早中文资料,文中称其"出里塘拔浪工山,性温暖,补精益髓"。

汉文本草首载于《本草备要》:"冬虫夏草……冬在土中,形如老蚕,有毛能动,至夏则毛出土,连身俱化为草,四川嘉定府所产者佳。"清代吴仪洛所著《本草从新》,称"四川嘉定府所产者最佳"。《药物出产辨》载"四川打箭炉(康定)、泸州、灌县等产者为正道"。由于冬虫夏草产区青藏高原地域广漠,道路险阻,中医药古籍对冬虫夏草的道地性描述主要以四川为主,而未见有关西藏、青海等冬虫夏草核心产区的记载。冬虫夏草产地沿革见表10-16。

表 10-16 冬虫夏草产地沿革

年代	出处	产地及评价
清	《本草备要》	四川嘉定府所产者佳
	《本草从新》	四川嘉定府所产者最佳
	《本草纲目拾遗》	四川江油县化林坪,夏为草,冬为虫,长三寸许,羌俗采为上药
	《本草图说》	云南
	《本草问答》	西番(四川、云南、陕西)
民国	《药物出产辨》	四川打箭炉(康定)、泸州、灌县等产者为正道
现代	《中华本草》	主产于四川、青海、西藏、云南。以四川产量最大。销全国各地并出口

【产区与生境】

冬虫夏草野生于青藏高原的大部分地区,我国西藏、青海、四川、云南、甘肃等省区均有分布。主产于金沙江、澜沧江、怒江三江流域的上游,主产区为西藏、青海和四川,核心产区为西藏那曲地区、昌都市,青海玉树州、果洛州,该区的冬虫夏草产量大、质量好,习称"藏草""青海草",是国家地理标志保护产品。川西高原的甘孜州和阿坝州亦是冬虫夏草的传统道地产区,习称"川草"。

冬虫夏草生长于海拔 2 700~5 000m 的高寒草甸坡地、灌丛及河谷区域,常见于海拔3 500m 以上的高寒山区和高山雪线附近,适宜区为海拔 4 100~4 700m 的高山灌丛、高山草甸。冬虫夏草适宜青藏高原亚寒带气候,具有喜冷凉、耐湿的生物学特性,生境要求光照充足,排水良好,土壤质地疏松,有机质丰富,土质肥沃。产地年平均气温 4.3~16.9℃,年温差较大,最热月份是 7 月,月平均气温 5.0~17.0℃,最冷月为 1 月,月平均气温 −16.9~2.6℃,年平均降水量 363~922mm。冬虫夏草的寄生昆虫蝙蝠蛾幼虫主要啃食蓼科植物珠芽蓼、头花蓼和小大黄的地下器官。

【药材性状特征】

(一)药材性状

冬虫夏草由虫体与虫头部长出的真菌子座相连而成。虫体似蚕,长 3~5cm,直径0.3~0.8cm;表面深黄色至黄棕色,背部有环纹 20~30 个,近头部的环纹较细;头部红棕色,腹部足 8 对,中部 4 对较明显,近头部 3 对,尾部 1 对。质脆,易折断,断面平坦,实心,淡黄白色,周边显深黄色。子座细长圆柱形,略弯曲,下部较粗,长 4~7cm,直径 0.2~0.4cm;表面深棕色或棕褐色,有细纵皱纹;质柔韧,断面粉白色。气微腥,味微苦。

(二)质量标准

形态上以虫体长大粗壮、质硬、色黄光泽、子座粗短、条整不碎、断面粉白、不空心、气香味鲜者为佳。《中国药典》2020 年版规定:铅不得过 5mg/kg,镉不得过 1mg/kg,汞不得过0.2mg/kg,铜不得过 20mg/kg,腺苷($C_{10}H_{13}N_5O_4$)不得少于 0.010%。

【综合开发利用】

冬虫夏草属珍稀名贵中药材,具有很高的药用与保健价值。冬虫夏草作为饮片配伍入药,有骨髓丸、蛤蚧固金汤、冬虫夏草酒等;含冬虫夏草的中成药有 52 种,包括生精胶囊、复方手参丸、千斤肾安宁胶囊、手参肾宝胶囊等。由冬虫夏草开发的保健品主要有增强免疫力、缓解体力疲劳、免疫调节、辅助抑制肿瘤等功效,如虫草胶囊、虫草含片等。冬虫夏草可用于药膳,如冬虫夏草鸭可补虚助阳,虫草炖鲍鱼可滋阴补血等。

近年来临床上采用免疫辅助疗法治疗肿瘤时发现冬虫夏草可作为生物反应调节剂,单用或与化疗药物联合应用可抑制肿瘤或降低化疗的免疫抑制副作用,并能协同化疗药物杀伤肿瘤细胞。有研究报道,冬虫夏草多糖在提高机体免疫功能、阻碍肿瘤细胞遗传物质和蛋白质合成以及诱导肿瘤细胞凋亡等方面均发挥了重要作用,是冬虫夏草发挥抗癌作用的主要活性成分。

20世纪后期,冬虫夏草菌丝体发酵培养取得成功,并开始进行大规模工业化生产,目前,以菌丝体人工发酵产物制成的药品和保健品已成为冬虫夏草产品的新主流,市场前景广阔,常见菌丝体发酵药品有金水宝胶囊、百令胶囊、至灵胶囊、宁心宝胶囊、心肝宝等,保健品有冬虫夏草菌丝体粉、冬虫夏草(菌丝体)胶囊等。

人工培育冬虫夏草一直以来都是研究热点。近年来冬虫夏草人工繁育技术逐渐有所突破,形成了一定的商品规模,据报道冬虫夏草人工培育品药理成分及含量与野生冬虫夏草基本一致。冬虫夏草人工培育在一定程度上缓解了由于过度采集野生冬虫夏草而造成的生态压力。但目前冬虫夏草人工培育技术仍不成熟,抗逆力弱、易受微生物感染,是影响冬虫夏草资源开发的重要制约因子。

●(刘 勇)

十六、地黄

【来源】

地黄为玄参科植物地黄 *Rehmannia glutinosa* Libosch. 的新鲜或干燥块根。秋季采挖,除去芦头、须根及泥沙,鲜用;或将地黄缓缓烘焙至约八成干。前者习称"鲜地黄",后者习称"生地黄"。

【道地性考证】

地黄的道地性与品质优势在南北朝时期就有相关的论述。地黄自古以咸阳黄土地产者为佳,后扩大到江苏、安徽等地。南北朝至宋均以咸阳产者为最佳,宋代时又以同州(今渭南市大荔县)为上。明代以后则均以河南产的"怀地黄"为道地药材。另外,我国还有天目地黄、高地黄、湖北地黄、裂叶地黄等,但都不及怀地黄闻名。地黄产地沿革见表10-17。

表 10-17 地黄产地沿革

年代	出处	产地及评价
东汉	《神农本草经》	生川泽
南北朝	《名医别录》	生咸阳黄土地者佳
	《本草经集注》	生咸阳川泽黄土地者佳,生渭城者乃有子实……中间以彭城干地黄最好,次历阳,今用江宁板桥者为胜
唐	《新修本草》	与《本草经集注》描述相同
宋	《本草图经》	生咸阳川泽,黄土地者佳,今处处有之,以同州为上
	《证类本草》	咸阳,即长安也。生渭城者乃有子实,实如小麦,淮南七精散用之。中间以彭城干地黄最好,次历阳,今用江宁板桥者为胜

续表

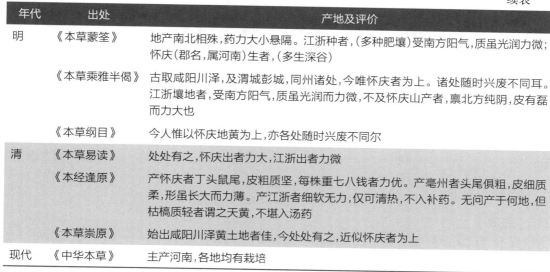

年代	出处	产地及评价
明	《本草蒙筌》	地产南北相殊,药力大小悬隔。江浙种者,(多种肥壤)受南方阳气,质虽光润力微;怀庆(郡名,属河南)生者,(多生深谷)
	《本草乘雅半偈》	古取咸阳川泽,及渭城彭城,同州诸处,今唯怀庆者为上。诸处随时兴废不同耳。江浙壤地者,受南方阳气,质虽光润而力微,不及怀庆山产者,禀北方纯阴,皮有磥而力大也
	《本草纲目》	今人惟以怀庆地黄为上,亦各处随时兴废不同尔
清	《本草易读》	处处有之,怀庆出者力大,江浙出者力微
	《本经逢原》	产怀庆者丁头鼠尾,皮粗质坚,每株重七八钱者力优。产亳州者头尾俱粗,皮细质柔,形虽长大而力薄。产江浙者细软无力,仅可清热,不入补药。无问产于何地,但枯槁质轻者谓之天黄,不堪入汤药
	《本草崇原》	始出咸阳川泽黄土地者佳,今处处有之,近似怀庆者为上
现代	《中华本草》	主产河南,各地均有栽培

【产区与生境】

地黄分布于河南、山东、山西、陕西、河北、辽宁、浙江、安徽、江苏、湖北等省区。生于田间、荒山坡、山脚、墙边、路旁等处。药用者多为栽培品,国内各地及国外均有栽培,以河南产者为道地药材,河南产于温县、武陟、孟州、博爱、沁阳等地。

地黄是喜光植物,不宜靠近林缘或与高秆作物间作,忌连作。喜疏松、肥沃的砂质壤土,黏性大的红壤土、黄壤土或水稻土不宜种植。地黄吸水能力差,怕旱也怕涝,要注意防止水分不足或积水。对气候适应性较强,在年平均气温 15℃、无霜期 150 天左右的地区均可栽培。25~28℃最适宜发芽,在此温度范围内若土壤水分适合,种植后一星期发芽,15~20 天出土;8℃以下根茎不能萌芽。从种植到收获需 150~160 天。

【药材性状特征】

（一）药材性状

1. 鲜地黄　呈纺锤形或条状,长 8~24cm,直径 2~9cm。外皮薄,表面浅红黄色,具弯曲的纵皱纹、芽痕、横长皮孔样突起及不规则疤痕。肉质,易断,断面皮部淡黄白色,可见橘红色油点,木部黄白色,导管呈放射状排列。气微,味微甜、微苦。

2. 生地黄　多呈不规则的团块状或长圆形,中间膨大,两端稍细,有的细小,长条状,稍扁而扭曲,长 6~12cm,直径 2~6cm。表面棕黑色或棕灰色,极皱缩,具不规则的横曲纹。体重,质较软而韧,不易折断,断面棕黄色至黑色或乌黑色,有光泽,具黏性。气微,味微甜。

3. 熟地黄　为不规则的块片、碎块,大小、厚薄不一。表面乌黑色,有光泽,黏性大。质柔软而带韧性,不易折断,断面乌黑色,有光泽。气微,味甜。

（二）质量标准

鲜地黄以纺锤形、皮薄、表面浅红黄色、断面皮部淡黄白色及橘红色油点者为佳。生地黄以团块状或长圆形、中间膨大、体重、断面棕黄色至黑色或乌黑色者为佳。熟地黄以表面乌黑色、有光泽、黏性大、质柔软而带韧性、断面乌黑色者为佳,并且三者均以有光泽,气微,味甜为佳。《中国药典》2020 年版规定:水分不得过 15.0%,总灰分不得过 8.0%,酸不溶性灰分不得过 3.0%,水溶性浸出物冷浸法不得少于 65.0%。梓醇（$C_{15}H_{22}O_{10}$）含量生地黄不得少于 0.20%,熟地黄不得少于 0.050%。生地黄含地黄苷 D

（$C_{27}H_{42}O_{20}$）不得少于 0.10%。

【综合开发利用】

　　地黄的药用价值和经济价值都比较高，其已成为中国重要的创汇产品之一，产品远销东南亚及日本等国，且主要为地黄药用产品。处方中含有地黄的中成药众多，如六味地黄丸、知柏地黄丸、左归丸等。将地黄作为食品，在民间已有悠久历史，早在一千多年前，中原地黄产区群众就将地黄腌制成咸菜，泡酒、泡茶而食之。人们把地黄切丝凉拌，煮粥而食。地黄作为我国大宗常用中药材，用量较大，目前在非药用部位和其他领域的研究开发亦有很好的前景。

（纪宝玉）

十七、百合

【来源】

　　百合为百合科植物卷丹 *Lilium lancifolium* Thunb.、百合 *L. brownii* F. E. Brown var. *viridulum* Baker 或细叶百合 *L. pumilum* DC. 的干燥肉质鳞叶。秋末采挖，洗净，剥取鳞叶，置沸水中略烫，干燥。

【道地性考证】

　　百合，名称最早出自《神农本草经》。百合产地记载始于《名医别录》："生荆州（今湖北荆州地区）。"《本草经集注》《新修本草》《本草图经》《证类本草》均记载："生荆州（今湖北荆州）川谷。近道处处有。"明代《本草品汇精要》："（道地）滁州（今安徽省滁州市）成州（今甘肃成县）。"清代《本草崇原》记载："近道山谷处处有之。"民国《药物出产辨》记载："湖南湘潭、宝庆产者（今湖南湘潭、邵阳地区），名拣片外合，为最佳。由湘潭经北江到广州，在北江栈沽。以龙牙合为最，拣片次之。一产湖北麻城（今湖北麻城市地区），名麻城合，用硫磺熏至其味酸，不适用。有产四川者，为川合，亦可用。有产江苏省，名苏合，味略苦。"

　　根据以上历史及现代文献所述，在元代以前，百合主产地为湖北荆州，元代明确道地产区为安徽省滁州市和甘肃省成县地区，明代仍认为湖北荆州所产为好，清代记载河南嵩山所产质量最好，江西上饶和河南开封为主产区之一，民国及至今则形成多个产区，主产于湖南、浙江、江苏等地。据最近对全国百合产区的实地调查和市场调查，目前药用百合主要以湖南所产为主，品种为卷丹 *L. lancifolium* Thunb. 和百合 *L. brownii* F. E. Brown var. *viridulum* Baker 两种。综上所述，药用百合的产区历经变化，现在湖南为百合药材的主产区。百合产地沿革见表 10-18。

表 10-18　百合产地沿革

年代	出处	产地及评价
南北朝	《名医别录》	生荆州
	《本草经集注》	生荆州（今湖北荆州）川谷。近道处处有
唐	《新修本草》	生荆州（今湖北荆州）川谷。近道处处有
宋	《本草图经》	生荆州（今湖北荆州）川谷。近道处处有
明	《本草品汇精要》	（道地）滁州（今安徽省滁州市）成州（今甘肃成县）
清	《本草崇原》	近道山谷处处有之

续表

年代	出处	产地及评价
民国	《药物出产辨》	湖南湘潭、宝庆产者,名拣片外合,为最佳。由湘潭经北江到广州,在北江栈沽。以龙牙合为最,拣片次之。一产湖北麻城,名麻城合,用硫磺熏至其味酸,不适用。有产四川者,为川合,亦可用。有产江苏省,名苏合,味略苦
现代	《中华本草》	全国大部分地区均产,主产于湖南、浙江、江苏等地

【产区与生境】

百合主产于湖南、江苏、浙江、甘肃等省,以江苏宜兴、浙江湖州、湖南邵阳为全国百合主产区。

百合喜凉爽,较耐寒。高温地区生长不良。喜干燥,怕水涝。土壤湿度过高则引起鳞茎腐烂死亡。对土壤要求不严,但在土层深厚、肥沃疏松的砂质壤土中,鳞茎色泽洁白、肉质较厚。在黏重的土壤中不宜栽培。根系粗壮发达,耐肥。

【药材性状特征】

(一)药材性状

呈长椭圆形,长 2~5cm,宽 1~2cm,中部厚 1.3~4mm,表面黄白色至淡棕黄色,有的微带紫色,有数条纵直平行的白色维管束。顶端稍尖,基部较宽,微波状略向内弯曲,质硬而脆,断面较平坦,角质样,气微,味微苦。

(二)质量标准

形态上以瓣匀肉厚、色黄白、质坚、筋少者为佳。《中国药典》2020 年版规定:水溶性浸出物不得少于 18.0%。

【综合开发利用】

百合具有养阴润肺,清心安神的功效。产品开发主要包括临床中医配伍使用、中成药、保健功能食品、药膳、美容美肤产品等。处方中含有百合的中成药大约 55 种,如百合固金丸、百花膏、百乐眠胶囊、摩罗丹等。保健食品有核苷酸百合胶囊、枣仁百合生地黄胶囊、人参百合知母丸等。作为常用的药食两用的食材、药材,60% 应用到食品(药膳)中,如绿豆百合汤、百合银耳莲子汤等。同时也应用到美容护肤产品中,比如玫瑰百合面膜,百合补水面膜、爽肤水、乳液等。百合花作为花茶的一种,常用于安神,缓解失眠。

(邵　莉)

十八、当归

【来源】

当归为伞形科植物当归 *Angelica sinensis* (Oliv.) Diels 的干燥根。秋末采挖,除去须根和泥沙,待水分稍蒸发后,捆成小把,上棚,用烟火慢慢熏干。

【道地性考证】

当归的道地性与品质优势在魏晋时期即有论述。当归自古产于陇西川谷,后扩大到川蜀、陕西等地,宋代开始人工栽培,一直以马尾当归为优。历代本草记载,均以甘肃产的"岷当归"为道地药材,甘肃岷县及其周边的宕昌、渭源、漳县、卓尼、临潭等高寒山区所产当归品质最佳,享有"中华当归甲天下,岷州当归甲中华"的美称。另外,"云当归"也具有较高的知名度,维西、德钦、香格里拉、兰坪、鹤庆是云当归的老产区,其中以云南鹤庆的"马厂当归"和兰坪的"拉井归"为著,所产当归个头大、味香浓、油性足。当归产地沿革见表 10-19。

表 10-19　当归产地沿革

年代	出处	产地及评价
魏晋	《吴普本草》	或生羌活地
南北朝	《名医别录》	生陇西
	《本草经集注》	生陇西川谷,近陇西洮阳、黑水当归,多肉少枝气香,名马尾当归,稍难得。西川北部当归,多根枝而细。历阳所出,色白而气味薄,不相似,呼为草当归,缺少时乃用之
唐	《新修本草》	生陇西川谷……今出当州、宕州、翼州、松洲,宕州最佳
宋	《本草图经》	当归,生陇西川谷,川蜀、陕西诸郡及江宁府、滁州皆有之,以蜀中者为胜
元	《文献通考》	南北朝时生"陇西、洮阳、黑水及西川"。唐代"出当州、交川郡""松潘";"临翼郡""归城郡""静川郡""蓬山郡""恭化郡"
明	《本草品汇精要》	以川蜀及陇西、四阳、文州、宕州、当州、翼州、松州者最胜
明	《本草纲目》	今陕蜀、秦州、汶川诸处,人多栽莳为货。以秦归头圆、尾多、色紫、气香、肥润者名马尾归,最胜他处
	《云南通志》	正德载"当归出施甸当归山",并记载建水、武定也有当归出产。万历载当归在武定、施甸、鹤庆、大理、澄江、姚安等地有产
清	《本草崇原》	当归始出陇西川谷及四阳、黑水,今川蜀、陕西诸郡皆有
民国	《新纂云南通志》	鹤庆西山(今大理鹤庆马厂)产,不亚于川陕,年产达数十万斤,远销各处。金剑川亦种,当归已为大宗出产,又丽江、凤仪亦为著名产地
现代	《中华本草》	主产于甘肃、云南;四川、陕西、湖北、贵州等地亦产。其中以甘肃岷县产量多、质量佳。销全国,并出口

【产区与生境】

当归主要分布于甘肃、云南、四川、湖北、陕西、宁夏、青海、贵州、山西等地的高寒山区。岷当归产于以岷山山脉东支、陇中黄土高原与青藏高原的交汇过渡地带为核心的甘肃岷县及其周边地区,如宕县、漳县、渭源、卓尼、临潭等地;云当归产于云南西北部的鹤庆、丽江、兰坪、剑川、维西、德钦、香格里拉等地。

当归栽培于海拔 2 100~3 300m 的高山地区。喜凉爽,生在土壤深厚,肥沃疏松,排水良好,富含有机质的腐殖土、砂壤土中。岷当归产地年平均气温 4.5~5.7℃,年温差较大,最热月份是 7 月,月平均气温升 16℃,最冷月份为 1 月,年平均气温约 –6.9℃,年平均降水量570~650mm;云当归产地年平均气温 9~13℃,年平均降水量 1 000mm 左右,雨量充沛,空气湿度大,云雾多,年温差小、日温差大。

【药材性状特征】

(一) 药材性状

1. 当归　略呈圆柱形,下部有支根 3~5 条或更多,长 15~25cm。表面浅棕色或棕褐色,有纵皱纹及横长皮孔样突起。根头(归头)有环纹,上端圆钝,具突起的根茎痕,有茎和叶鞘的残基;主根(归身)表面凹凸不平;支根(归尾)上粗下细,多扭曲,有少数须根痕。质柔韧,断面黄白色或淡黄棕色,皮部厚,有裂隙和多数棕色点状分泌腔,木部色较淡,形成层环黄棕色。有浓郁的香气,味甘、辛、微苦。柴性大、干枯无油或断面呈绿褐色者不可供药用。

2. 岷当归　主根明显、呈圆柱形,侧根较少且较粗,常有 3~7 条,侧根收拢。

3. 云当归　主根粗壮,上部肥大,较岷当归稍短,一般 4~7cm,直径 3~6cm,下部支腿多,常 7~10 条;其他产地当归较短,侧根分枝少,侧根数量多且较细,常 7~10 条或更多。岷当归质地紧密、坚实、柔韧、油润、无空心;云当归体饱满,质实而柔润;其他产地当归质地稍显空泡、硬脆,油性不足,偶有空心。岷当归表皮细腻,外皮黄棕色,断面黄白色;云当归与岷当归相比表皮略粗糙,外皮红褐色;其他产地当归表皮略粗糙,外皮黑褐色或红褐色,断面黄白色或淡黄棕色。

岷当归、云当归气味浓郁,岷当归略带烟熏味,而其他产地当归气味略淡,无烟熏味。

（二）质量标准

形态上以主根肥大、身长、支根少、油润者为佳,颜色上以外皮色黄棕,断面色黄白为佳,气味上以香气浓厚为佳。《中国药典》2020 年版规定:水分不得过 15.0%,总灰分不得过 7.0%,酸不溶性灰分不得过 2.0%,铅不得过 5mg/kg,镉不得过 1mg/kg,砷不得过 2mg/kg,汞不得过 0.2mg/kg,铜不得过 20mg/kg,醇溶性浸出物不得少于 45.0%,挥发油不得少于 0.4%（ml/g）,阿魏酸（$C_{10}H_{10}O_4$）不得少于 0.050%。

【综合开发利用】

当归的药用价值和经济价值都比较高,其产品开发主要包括当归药用产品、保健食品、食品添加剂、美容美肤产品等。处方中含有当归的中成药有 1 597 种,如养血当归精、当归丸、当归片、当归补血冲剂、归麻止痛膏等。目前含有当归的国产保健食品有 542 种,如一杯清颗粒、当归精口服液、当归胶囊等;进口保健食品有 12 种,如高丽参人参茶、盈润胶囊、红人归胶囊等。当归花茶、当归蜜茶、当归保健酒、当归美容霜、护手霜、防晒霜、当归牙膏、当归面膜等新产品也相继投放市场。当归为我国大宗常用中药材,用量较大,在其他领域的研究开发亦有很好的前景。

（孙志蓉）

十九、肉苁蓉

【来源】

肉苁蓉为列当科植物肉苁蓉 *Cistanche deserticola* Y. C. Ma 或管花肉苁蓉 *C. tubulosa*（Schenk）Wight 的干燥带鳞叶的肉质茎。春季苗刚出土时或秋季冻土之前采挖,除去茎尖。切段,晒干。

【道地性考证】

历代本草记载肉苁蓉的产地均在内蒙古、山西、陕西、青海、甘肃、宁夏一带,与今肉苁蓉的产区相近。唐代之前以内蒙古、山西、陕西为主要产区和优质产区,唐代以后产地扩展到甘肃、青海、宁夏一带。而管花肉苁蓉仅生于新疆天山一带,未见有记载,可推测古代药用肉苁蓉中无管花肉苁蓉。现代山西、陕西基本上已不再生产肉苁蓉,管花肉苁蓉在我国分布于新疆天山以南塔克拉玛干沙漠周围各县。在历代本草所载肉苁蓉的品质评价中,多以"松子鳞甲"为优质品的标准之一,以质柔润、肉厚紧实者为佳。肉苁蓉产地沿革见表 10-20。

表 10-20　肉苁蓉产地沿革

年代	出处	产地及评价
南北朝	《名医别录》	生河西及代郡雁门
	《本草经集注》	代郡雁门属并州,多马处便有,言是野马精落地所生。芮芮河南间至多。今第一出陇西,形扁广,柔润,多花而味甘。次出北国者,形短而少花。巴东、建平间亦有,而不如也

续表

年代	出处	产地及评价
唐	《千金翼方》	原州(今甘肃镇原),灵州(今宁夏中卫、中宁),兰州(今甘肃皋兰),肃州(今甘肃酒泉)
五代	《蜀本草》	出肃州福禄县沙中,三月、四月掘根,切取中央好者三、四寸,绳穿阴干。八月始好,皮如松子鳞甲,根长尺余
宋	《本草图经》	生河西山谷及代郡雁门,今陕西州郡多有之,然不及西羌界中来者,肉浓而力紧
明	《本草纲目》	芮芮,古族明,即柔然的异译,主要游牧于今蒙古国鄂尔浑河流域;河南,今内蒙古附近;陇西,今六盘山以西、黄河以东一带;北国,今山西,陕西一带
	《本草蒙筌》	今陕西、甘肃、宁夏全部,以及青海新疆和内蒙古一带
清	《本草求真》	品质评价:形有松子鳞甲
民国	《本草药品实地之观察》	西伯利亚、蒙古及甘肃

【产区与生境】

1. 肉苁蓉　生于荒漠地带的湖边、沙地或沙丘,海拔225~1 150m 地区,寄主为藜科梭梭属植物。分布于我国西北沙漠地区北纬36°~46° 范围内的乌兰布和沙漠、腾格里沙漠、巴丹吉林沙漠、河西走廊沙地、塔克拉玛干沙漠和古尔班通古特沙漠。东西横跨内蒙古、陕西、甘肃、宁夏及新疆等省区,此外青海亦有少量分布。主要分布在内蒙古(阿拉善盟、巴颜卓盟)、宁夏(中卫、中宁)、甘肃(民勤、武威、金昌、山丹、张掖、高台、酒泉、金塔、嘉峪关、玉门)、新疆(天山以北吉木萨尔、奇台、精河、博乐、哈巴河等县)、青海(海乐、海南、柴达木盆地)。肉苁蓉寄主梭梭群落为沙生荒漠植被的主要群落类型。主要伴生植物有柽柳、白梭梭、沙拐枣、白刺等沙生植物。目前人工种植肉苁蓉主要在内蒙古、宁夏、新疆等省区。

2. 管花肉苁蓉　仅自然分布于新疆天山以南塔克拉玛干沙漠及周围的戈壁上,寄主为柽柳属 *Tamarix* 植物,主要有:塔克拉玛干红柳 *Tamarix talamakanansis* M. T. Liu、塔里木红柳 *T. taremensis* P. Y. Zheng et M. T. Liu、多枝柽柳 *T. vamosissima* Bunge、多花柽柳 *T. hohenackeri* Bunge、密花柽柳 *T. arcenthoides* Bunge。分布于新疆南疆和田、喀什、于田、民丰、阿克苏等地区,寄生于水分较充足的柽柳丛中及沙丘地,以和田地区蕴藏量最大。

【药材性状特征】

(一) 药材性状

1. 肉苁蓉　呈扁圆柱形,稍弯曲,长 3~15cm,直径 2~8cm。表面棕褐色或灰棕色,密被覆瓦状排列的肉质鳞叶,通常鳞叶先端已断。体重,质硬,微有柔性,不易折断,断面棕褐色,有淡棕色点状维管束,排列成波状环纹。气微,味甜、微苦。

2. 管花肉苁蓉　呈类纺锤形、扁纺锤形或扁柱形,稍弯曲,长 5~25cm,直径 2.5~9cm。表面棕褐色至黑褐色。断面颗粒状,灰棕色至灰褐色,散生点状维管束。

(二) 质量标准

形态上以条粗壮、密被鳞片、色棕褐、质柔润者为佳。《中国药典》2020 年版规定:水分不得过 10.0%,总灰分不得过 8.0%。醇溶性浸出物,用稀乙醇作溶剂,肉苁蓉不得少于 35.0%,管花肉苁蓉不得少于 25.0%。本品按干燥品计算,肉苁蓉含松果菊苷($C_{35}H_{46}O_{20}$)和毛蕊花糖苷($C_{29}H_{36}O_{15}$)的总量不得少于 0.30%;管花肉苁蓉含松果菊苷($C_{35}H_{46}O_{20}$)和毛蕊花糖苷（$C_{29}H_{36}O_{15}$）的总量不得少于 1.5%。

【综合开发利用】

作为名贵的补益中药,肉苁蓉已引起国际医药界的高度重视。现代研究发现肉苁蓉具有提高机体免疫功能、增强体力和抗疲劳、抗肿瘤、改善性功能障碍、润肠通便、保护肝脏、改善记忆功能障碍、防止老年痴呆、改善脑循环、促进神经细胞生长修复、抗动脉粥样硬化等作用。目前含肉苁蓉的进口保健品有 13 种,如肉苁蓉淫羊藿红茶、肉苁蓉淫羊藿山茱萸口服液、松花粉黄芪肉苁蓉酒等。另外,鲜肉苁蓉还可以烹煮药膳。

（许 亮）

二十、防风

【来源】

防风为伞形科植物防风 *Saposhnikovia divaricata*（Turcz.）Schischk. 的干燥根。春、秋二季采挖未抽花茎植株的根,除去须根及泥沙,晒干。

【道地性考证】

防风的道地性与品质优势在西汉时期即有论述。历代本草记载了防风众多产区,但各地对应的防风品种不同,主流品种为伞形科植物防风 *S. divaricata*,山东、江苏北部所产防风为泰山前胡 *Peucedanum wawrae*,陕西中部所产防风为华山前胡 *P. ledebourielloides*,江淮一带所产石防风为珊瑚菜 *Glehnia littoralis*。正品防风 *S. divaricata* 曾广泛分布于我国北方各省,历代以出华北各省为好,清代以后防风道地产区北移至东北及内蒙古地区,形成"口防风"和"关防风"。现以黑龙江省及内蒙古东部出产的关防风为商品主流。防风产地沿革见表 10-21。

表 10-21 防风产地沿革

年代	出处	产地及评价
西汉	《范子计然》	防风出三辅,白者善
东汉	《神农本草经》	生川泽
魏晋	《吴普本草》	或生邯郸、上蔡……琅邪者,良
南北朝	《本草经集注》	郡县无名沙苑。今第一出彭城、兰陵,即近琅邪者。郁州互市亦得之。次出襄阳、义阳县界,亦可用,即近上蔡者。唯实而脂润,头节坚如蚯蚓头者为好
	《名医别录》	生沙苑,及邯郸、琅邪、上蔡
唐	《新修本草》	今出齐州、龙山最善,淄州、兖州、青州者亦佳
	《酉阳杂俎》	青州防风子,可乱荜拨
宋	《本草图经》	生沙苑川泽及邯郸、上蔡,今京东、淮、浙州郡皆有之
明	《本草品汇精要》	【地】(图经曰)生沙苑川泽及邯郸、上蔡、同州、解州、河中府、京东、浙州郡皆有之。(陶隐居云)彭城、兰陵、琅邪、郁州。(道地)齐州龙山者最善,淄州、兖州、青州者尤佳。【用】根头节坚如蚯蚓头,实而脂润者为好
	《救荒本草》	生同州沙苑川泽,邯郸、琅邪、上蔡、陕西、山东处处皆有。今中牟田野中亦有之
	《本草蒙筌》	择坚实脂润为良,去芦头钗股不用

续表

年代	出处	产地及评价
明	《本草纲目》	凡使,以黄色而润者为佳,白者多沙条,不堪
	《药品化义》	川东产,取粗大坚实内金井玉栏泽润者佳。南产色白者不可用
	《本草征要》	色白而润者佳
清	《本草备要》	黄润者良。上部用身,下部用梢
	《本草从新》	青州黄润者良。软芦糯体。登州莱阳次之。关东者、性硬不用
	《本草求真》	出北地黄润者佳
民国	《药物出产辨》	产黑龙江省洮南县为最多……又有一种产直隶、右北口、热河等一带
	《本草药品实地之观察》	河北省西北及东北一带山地产品
现代	《中华本草》	关防风主产于黑龙江的安达、泰康、泰来、肇东、肇州、肇源,吉林的洮安、镇赉,辽宁的附盟、铁岭地区。以黑龙江产量最大。此外,内蒙古的化德、商都、兴和,山西的安泽、沁源、和顺、武乡,河北的张家口、承德等地区均产

【产区与生境】

关防风道地产区以黑龙江西部、吉林西北部、辽宁北部、内蒙古东部山区为中心,核心区域包括黑龙江泰康、林甸、安达、泰来、肇州,吉林的洮安、镇赉、乾安,内蒙古的突泉等地及其周边地区。

防风主要分布区域地势较为平坦,属于温带干旱、半干旱或半湿润季风气候。年平均气温 5℃左右,最冷月份 1 月,月平均气温 –19.5℃左右,月极端最低气温 –35.9℃,最热月份是7 月,月平均气温 23.4℃左右,月极端最高气温 39.3℃。年平均降水量 350~550mm。分布区域为土壤疏松、肥沃、土层深厚、排水良好的砂质、偏碱性土壤的草原地区。

防风耐寒、耐干旱,忌过湿和雨涝。栽培防风宜选择地势高燥的向阳土地或草原耕地,土壤以疏松、肥沃、土层深厚、排水良好的砂质壤土最适宜。黏土、涝洼、酸性大或重盐碱地不宜栽种。

【药材性状特征】

(一)药材性状

防风呈长圆锥形或长圆柱形,下部渐细,有的略弯曲,长 15~30cm,直径 0.5~2cm。表面灰棕色或棕褐色,粗糙,有纵皱纹、多数横长皮孔样突起及点状的细根痕。根头部有明显密集的环纹,有的环纹上残存棕褐色毛状叶基。体轻,质松,易折断,断面不平坦,皮部棕黄色至棕色,有裂隙,木部黄色。气特异,味微甘。

目前市场主要按照野生或栽培来区分防风规格。防风野生品主根粗大,长条圆柱形,单枝,略弯曲。表皮黑褐色至灰褐色,粗糙,体轻,松泡。根头部有明显密集的环纹(习称"蚯蚓头");易折断,断面不平坦,中间有淡黄色圆心,外有棕色环,最外层浅黄白色,有裂隙(习称"菊花心")。气清香、味微甜而涩。栽培品主根较粗大,长圆柱形,单枝或多分枝,略弯曲。体坚实,质硬脆,易折断,气略香,味微甘。表皮灰黄色至黄白色,紧致,有多而深的纵皱纹,横向突起皮孔较小而密,"蚯蚓头"和"菊花心"均不明显。

仿野生种植的防风栽培年限较长,药材性状接近野生防风。

(二)质量标准

形态上以主根粗大、身长、单支、体轻,松泡者为佳;外观以外皮表皮黑褐色至灰褐色、根头部有明显"蚯蚓头"为佳;断面以具"菊花心"为佳。《中国药典》2020 年版规定:水分不得过 10.0%,总灰分不得过 6.5%,酸不溶性灰分不得过 1.5%,铅不得过 5mg/kg,镉不得过

1mg/kg，砷不得过 2mg/kg，汞不得过 0.2mg/kg，铜不得过 20mg/kg，醇溶性浸出物不得少于 13.0%。按干燥品计算，升麻素苷（$C_{22}H_{28}O_{11}$）和 5-O- 甲基维斯阿米醇苷（$C_{22}H_{28}O_{10}$）的总量不得少于 0.24%。

【综合开发利用】

防风具有解表散风、胜湿止痛、祛风止痉的功效，主治感冒头痛、风湿痹痛、风疹瘙痒、破伤风等证，是许多中药复方的重要组成药味，广泛应用于中医临床。

通过数据库检索，目前处方中含有防风的中成药有 555 种，配伍中含有防风的中药方剂有 3 149 条。常用含防风中成药有防风通圣丸（颗粒）、九味羌活丸、玉屏风口服液、感冒清热颗粒等。其中防风通圣丸在国家卫健委公布的《新型冠状病毒感染的肺炎诊疗方案》试行第四版、第五版方案中被推荐为中医治疗药物。

保健产品开发方面，防风未被列入我国《保健食品原料目录》，因此，目前在国内尚无含防风的保健食品上市。但在日本，以防风为主要原料的汉方药防风通圣散作为减肥产品销售。

（郭盛磊）

二十一、红花

【来源】

红花为菊科植物红花 Carthamus tinctorius L. 的干燥不带子房的管状花。夏季花由黄变红时采摘，阴干或晒干。

【道地性考证】

红花自古以来一直作为世界重要的染料来源之一，在欧亚大陆广泛栽培。据考证，红花在西汉时期张骞出使西域后引入我国，为外来栽培物种。红花最初主要作为染料传入我国中原地区，开始人工栽培，在东汉时期入药使用。从宋代开始，红花产区大致分为 2 个地区，即我国汉水流域即陕西汉中、河南和我国的西部至中亚地区（西域）。明清之后西域产区在本草典籍中罕有记载，而陕西汉中、河南产区则逐渐扩展至四川、湖南、云南，且以四川简阳、河南、安徽产的红花"最红艳，质量最佳"，有"川红花""怀红花""杜红花"之名。民国时期认为四川、河南、安徽所产红花最佳，云南次之。现代，新疆产区逐步恢复大面积红花种植。目前我国红花产量较大的产区主要分布在河南、云南，以及新疆塔城、昌吉、伊犁等地，其他产区已逐渐萎缩或消失。红花产地沿革见表 10-22。

表 10-22　红花产地沿革

年代	出处	产地及评价
西晋	《博物志》	黄蓝，张骞所得，今沧、魏地亦种之
宋	《本草图经》	红蓝花即红花也。生梁、汉及西域。今处处有之，人家场圃所种，冬而布子于熟地，至春生苗，夏乃有花。下作梂汇，多刺，花蕊出梂上，圃上乘露采之，采已复出，至尽而罢
宋	《开宝本草》	生梁、汉及西域
明	《本草纲目》	红花，二月、八月、十二月皆可以下种，雨后布子，如种麻法。初生嫩叶，苗亦可食，其叶如小蓟叶。至五月开花，如大蓟花而红色
清	《植物名实图考》	红蓝，湖南多艺之
近现代	《增订伪药条辨》	生梁、汉及西域，今处处有之，人家场圃多种。炳章按：……河南归德州出者名散红花，尚佳，亳州出者亦名散红花，略次。浙江宁波出者名杜红花，亦佳，皆红黄色。山东出者名大散花，次之。孟河出者更次。河南怀庆出者名怀红花，略次。湖南产者亦佳。陕西产者名西红花，较次。日本出者，色淡黄，味薄，名洋红花

续表

年代	出处	产地及评价
民国	《简阳县志》	清乾隆时,州产红花最盛,远商云集,甲于河南、川北等处
	《药物出产辨》	以河南、安徽、四川为最,云南次之
	《祁州药志》	原产于埃及,传播于吾国中部及南部,如河南、湖南、浙江等省。又河南之禹州及怀庆,盛行栽培之,祁州地方,前数年亦从事于培植,只因风土不宜,收货不丰

【产区与生境】

我国红花主产区分布在新疆、云南、甘肃3个省,其中新疆的红花占全国红花产量的80%以上。

红花的广泛种植源于其较强的生境适宜性特点,其喜温、耐旱,生长周期短,易于栽培。可以分布于海拔200~900m处,一般年均气温15.8~17.4℃,一月平均气温5~6.9℃,7月平均气温26.1~27.9℃,无霜期300天左右,降雨量975.9mm左右。土壤要求地势高、排水良好、中等肥沃的砂壤土,重黏土及低洼积水地不宜栽培。忌连作。

【药材性状特征】

(一)药材性状

为不带子房的管状花,长1~2cm。表面红黄色或红色。花冠筒细长,先端5裂,裂片呈狭条形,长5~8mm;雄蕊5,花药聚合成筒状,黄白色;柱头长圆柱形,顶端微分叉。质柔软。气微香,味微苦。

(二)质量标准

形态上以花瓣长、色黄红、鲜艳、质柔软者为佳。《中国药典》2020年版规定:杂质不得过2%,水分不得过13.0%,总灰分不得过15.0%,酸不溶性灰分不得过5.0%,红色素吸光度不得低于0.20,羟基红花黄色素A($C_{27}H_{32}O_{16}$)不得少于1.0%,山柰素($C_{15}H_{16}O_{10}$)不得少于0.050%。

【综合开发利用】

红花的药用价值和经济价值都比较高,其产品开发主要包括红花药用产品、保健食品、食品添加剂、美容美肤产品等。处方中含有红花的中成药约有897种,如红花逍遥片、红花注射液、红花七厘散、红花如意丸、红花跌打丸等。在各类本草、医书中含红花的中药复方的记录达862条。以红花为主要原料的成方制剂约330种,《中国药典》2020年版载录102个,如在丹红注射液、红花注射液、冠心静胶囊等。在国家中医药管理局2018年公布的《古代经典名方目录(第一批)》100首经典名方中有34首方含有红花。目前含有红花的国产保健食品有256种,如熟地黄银杏叶西洋参甘草红花酒、瑜洁胶囊、红景天黄芪红花胶囊等;进口保健食品有44种,如红花软胶囊、丹参红花软胶囊、红花维E油等。

红花种子含有丰富的不饱和脂肪酸,作为食用油料在世界各国广泛栽培,集中在印度、美国、墨西哥、加拿大、澳大利亚、中国、伊朗、叙利亚、土耳其、埃塞俄比亚、苏丹以及欧洲部分国家,其中以印度、墨西哥、美国产量最大,约占全世界产量的70%。红花籽油是世界上公认的健康营养油,因其亚油酸含量接近80%被称为"亚油酸之王",集食用、保健、美容等多种功效于一身。

此外,红花中含有丰富的红色素和黄色素,是公认的天然色素,自古就是传统染料,现广泛用于食品添加剂中,如日本在巧克力中添加红色素。在我国,红花红色素和黄色素均是被国家批准的食品添加剂。红花色素在化妆品中也有较多应用,其中黄色素用于洗发乳、面霜及香水等,红色素用于口红、胭脂、香皂、气垫、唇彩等。此外,世界上多个国家仍有将红花作为染料和油料应用,如日本、印度、孟加拉国等国家。红花提取的精油用于手工皂、护手霜、洗发露、沐浴露、护发素等日化品。红花为我国大宗常用中药材,用量较大,在其他领域的研究开发亦有很好的前景。

●(吴清华)

二十二、远志

【来源】

远志为远志科植物远志 *Polygala tenuifolia* willd. 或卵叶远志 *P. sibirica* L. 的干燥根。春、秋二季采挖,除去残茎、须根和泥沙,晒干或抽去木心后晒干。

【道地性考证】

远志分布于东北、华北、西北、华中和四川等地,主产于山西、陕西、河南、河北等地。唐代以前远志的主产地在今天山东泰安、曹县,江苏常州、宿迁等地。宋代认为河南开封为远志道地产区,远志主产地进一步扩大,出现山西运城、沁县,山东济南,陕西商州,并指出河南、河北、湖北北部、安徽西北部等地区亦产。清代与现代本草文献则多以山西、陕西作为远志的道地产区,20世纪80年代末,山西运城完成野生远志的引种驯化,形成了独特、成熟的采收、加工、贮藏方式,成为重要的远志交易集散地。远志产地沿革见表10-23。

表 10-23 远志产地沿革

年代	出处	产地及评价
东汉	《神农本草经》	生川谷
南北朝	《名医别录》	生太山(今山东泰山)及宛朐(今山东菏泽西南部)山谷
	《本草经集注》	生太山及宛朐川谷……宛朐县属兖州(今山东济宁)济阴郡,今犹从彭城北兰陵(今山东临沂)来
唐	《新修本草》	生太山及宛朐川谷
宋	《本草图经》	今河(今河南)、陕(今河南陕县)、京西(今河南洛阳以西、黄河以南全境)州郡亦有之……泗州出者,花红,根、叶俱大于他处;商州者根又黑色,俗传夷门(今河南开封)远志最佳
明	《救荒本草》	河、陕、商洛、齐(今山东济南)、泗州亦有……今密县梁家衡山谷间多有之
	《本草品汇精要》	《图经》曰:泰山(今山东泰山)及宛朐(今山东菏泽西南部)川谷、泗州(河南南阳唐河)、商州(陕西商洛辖区的建制),今河(今河南)、陕(河南陕县)、京(开封)西州郡亦有之。夷门(河南开封)者为佳
	《本草纲目》	《别录》曰:远志生太山(今山东泰山)及宛朐(今山东菏泽西南部)川谷。弘景曰:宛朐属兖州(山东济宁)济阴郡,今此药犹从彭城北兰陵(为今山东临沂)来。颂曰:今河(今河南)、陕(河南陕县)、洛(河南洛阳)西州郡亦有之
清	《本草从新》	山西白皮者佳(山东黑皮者次之)
	《植物名实图考》	《图经》载数种,所谓似大青而小,三月开花白色者,不知何处所产。今太原产者,与《救荒本草》图同,原图解州(山西运城盐湖区)远志,不应与太原产迥异
民国	《药物出产辨》	产山西曲沃县,河南禹州府

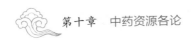

续表

年代	出处	产地及评价
现代	《药材资料汇编》	山西省有曲沃、绛县、闻喜、侯马、夏县、平陆、芮城、稷山,以闻喜、洪赵、万荣为主产地。按历史经验,山西所产远志,无论质量与数量都居首位 陕西省有华阴、郃阳、澄城、韩城、蒲城、宜州、潼关、朝邑、三原、高陵,而以郃阳、澄城为主产地 河北省有沙河、元氏、阜平、定兴、昌平、迁安等地 河南省有卢氏、荥阳、南召等地
	《常用中药材品种整理和质量研究》	商品远志产地均集中在北方,以山西、陕西两地产量最大,传统也认为这两地产的质量最好;东北、华北、河南以及山东、甘肃、安徽等省的部分地区也有一定的产量
	《中华本草》	主产于东北、华北、西北以及河南、山东、安徽部分地区,以山西、陕西产量最大。销全国,并出口
	《中药大词典》	主产山西、陕西、河北、河南

【产区与生境】

主产山西、陕西、河南、河北等地,以山西、陕西为核心产区。

远志是一种适应性很强的中旱生植物,常见于北方向阳山坡草地、林缘、田埂和路旁处,具有喜凉爽、忌高温和耐干旱的习性。远志适宜的气候条件为:全年太阳总辐射量为 502.08~585.76kJ/cm^2,以 564.84kJ/cm^2 为最佳;年平均气温 -4~6℃,能承受 -30℃的低温,耐 38℃的高温,但持续时间过长,地上茎会提前凋萎,甚至影响种子成熟;年降水量300~700mm,春季植物返青季节和开花期需水量多,降水量为 200mm 左右,适宜土壤为栗钙土、灰色土和草原黄沙土,黏土和低湿地不适于生长。

【药材性状特征】

(一)药材性状

呈圆柱形,略弯曲,直径 0.2~1cm。表面灰黄色至灰棕色,有较密并深陷的横皱纹、纵皱纹及裂纹,老根的横皱纹较密、更深陷,略呈结节状。质硬而脆,易折断,断面皮部棕黄色,木部黄白色,皮部易与木部剥离,抽取木心者中空。目前市售远志多为无木心远志。气微,味苦、微辛,嚼之有刺喉感。远志栽培种与野生种相比,鲜根与药材根表皮颜色明显变浅,质地硬而脆,药材粉末油润性不及野生远志。

(二)质量标准

形态上以条粗、皮厚、去净木心者为佳。《中国药典》2020 年版规定:水分不得过12.0%,总灰分不得过 6.0%,70% 乙醇浸出物不得少于 30.0%,细叶远志皂苷($C_{36}H_{56}O_{12}$)不得少于 2.0%,远志𠮩酮Ⅲ($C_{25}H_{28}O_{15}$)不得少于 0.15%,3,6'- 二芥子酰基蔗糖($C_{36}H_{46}O_{17}$)不得少于 0.50%。每 1 000g 含黄曲霉毒素 B_1 不得过 5μg,黄曲霉毒素 G_2、黄曲霉毒素 G_1、黄曲霉毒素 B_2 和黄曲霉毒素 B_1 总量不得过 10μg。

【综合开发利用】

远志的产品开发主要包括药用产品、保健食品等。处方中含有远志的中成药有 249 种,如远志糖浆、益脑片、添精补肾膏、归脾丸、复脉定胶囊、复方桔梗远志麻黄碱片Ⅰ、远志滴丸、阿胶远志膏等。目前含有远志的国产保健食品有 65 种,如阿胶远志口服液、酸枣仁莲子远志胶囊、酸枣仁远志片等。在中国知网,以主题词"远志"查询专利,截至 2020 年 1 月共有申请专利 2 081 项,然而授权发明专利仅 29 项,这些授权专利主要集中于远志的抗衰老、免疫调节、改善记忆、防止老年痴呆、改善睡眠等方面。

（赵云生）

二十三、羌活

【来源】

羌活为伞形科植物羌活 Notopterygium incisum Ting ex H. T. Chang 或宽叶羌活 N. franchetii H. de Boiss. 的干燥根茎和根。春、秋二季采挖，除去须根及泥沙，晒干。

【道地性考证】

羌活入药始载于《神农本草经》，作为异名置于独活项下。《本草经集注》云："生雍州（今青海东南部、甘肃）或陇西南安（今甘肃陇西）。"唐代《千金翼方·药出州土》载："陇右道，宕州：独活；剑南道，茂州：羌活"，即羌活药材产在剑南道茂州（今四川省的成都、茂汶、汶川、北川等地），而甘肃宕州（宕昌、舟曲等地）所产为独活，即从唐代开始羌活道地产区向南移向四川。

宋代《本草图经》《证类本草》，明代《本草品汇精要》皆提到羌活"出雍州川谷，或陇西南安"，并称"今蜀汉（近四川、陕西一带）出者佳"；清代《本草崇原》记载"羌活始出雍州川谷及陇西南安，今以蜀汉、西羌所出者为佳"。从宋代开始川、陕被认为是羌活优质药材产地中心，尤其到了明清代，四川已成为羌活的主要道地产区。《金世元中药材传统鉴别经验》记载，以四川主产者为川羌，主产于四川省阿坝藏族羌族自治州的小金、松潘、黑水、理县、南坪（九寨沟）及绵阳地区的平武。羌活以四川阿坝藏族羌族自治州产品为道地药材。羌活产地沿革见表10-24。

表 10-24　羌活产地沿革

年代	出处	产地及评价
南北朝	《名医别录》	生雍州（今青海东南部、甘肃）或陇西南安（今甘肃陇西）
	《本草经集注》	生雍州川谷，或陇西南安
唐	《新修本草》	生雍州川谷，或陇西南安
	《千金翼方》	生雍州川谷，或陇西南安
宋	《本草图经》	出雍州川谷或陇西南安，今蜀汉（今四川、陕西一带）出者佳
	《证类本草》	生雍州川谷，或陇西南安
明	《本草品汇精要》	出雍州川谷，或陇西南安，今蜀汉出者佳
	《本草纲目》	独活以羌（今四川西北部、甘肃西南部及青海、西藏）中来者为良，故有羌活、胡王使者诸名，乃一物二种也
	《本草蒙筌》	多生川蜀（今四川、重庆），亦产陇西（今甘肃陇西）
	《本草原始》	亦产雍州川谷及陇西南安，益州北郡。此州县并是羌地（今四川西北部、甘肃西南部及青海、西藏），故此草以羌名……以羌中来者为良，故《本经》名护羌使者
	《本草乘雅半偈》	出蜀汉、西羌者……在蜀名蜀活，在羌名羌活，随地以名，亦随地有差等
清	《本草崇原》	羌活始出雍州川谷及陇西南安，今以蜀汉、西羌所出者为佳
	《本草易读》	独活、羌活，乃一类二种。中国或蜀汉出者为独活，西羌出者为羌活
	《本经逢原》	羌活生于羌胡雍州，陇西西川皆有之

续表

年代	出处	产地及评价
清	《本草从新》	并出蜀汉。又云：自西羌来者，为羌活
	《本草述钩元》	为其生于羌地也。陶隐居言羌活出羌地
	《本草便读》	羌活一云产自西羌胡地
民国	《药物出产辨》	出川者佳。产四川打箭炉、灌县、龙安府、江油县等处为佳，陕西次之，云南又次之
现代	《中国药材学》	主产于四川，称川羌，并以蚕羌为多。产于西北地区者称西羌，并以大头羌和竹节羌为多……一般认为蚕羌质优
	《现代中药材商品通鉴》	以四川等地为主产区者称为"川羌"，主要分布于四川松潘、茂县、理县、小金、南坪、平武，以及云南省丽江地区的腾冲等地，川羌多为蚕羌
	《中药材传统鉴别经验》	以四川主产者为川羌，主产于四川省阿坝藏族羌族自治州的小金、松潘、黑水、理县、南坪（九寨沟）及绵阳地区的平武……羌活以四川阿坝藏族羌族自治州产品为"地道药材"

【产区与生境】

羌活野生分布于青海、西藏、甘肃、云南、四川等省区，此外在河北、新疆、河南、山西、内蒙古、宁夏的部分县市也有零星分布，被《国家重点保护野生药材物种名录》列为三级重点保护药材。宽叶羌活主要分布在青海、川西高原川藏交界的一些河流及支流的河谷及甘南等地区，陕西的蓝田和商县，内蒙古的凉城，湖北的房县及长阳等地也有分布。羌活在青海、四川、甘肃等地均有零星种植，但栽培技术尚不成熟，产量不够稳定，无法满足市场需求。野生羌活仍然占有很大的市场比例。川羌活主要分布于四川阿坝州、甘孜州、绵阳平武、北川等县。

羌活属植物主要生长在 2 500~5 000m 的高山灌木林、亚高山灌木丛、草丛及高山林边缘地带，年均降水量 400~1 000mm，年均气温 10℃以下，主要在棕色、褐色及高山草甸土中生长，喜质地疏松、高腐殖质的中性或微酸性土壤，以及短日照、阴坡环境。宽叶羌活较羌活的适应性更广。

【药材性状特征】

（一）药材性状

根茎类圆柱状略弯曲，长 4~10cm，直径 1~2cm。顶端具茎痕，表面黑褐色至棕褐色，外皮脱落处呈黄色，皮部呈棕黄色，木质部和髓呈棕黄色、棕褐色或黄白色。节间缩短，全体环节紧密，似蚕状，习称"蚕羌"；节间延长，形如竹节状，习称"竹节羌"；环节特别膨大，呈不规则团块状，大小不等，顶端具多数残留茎基，称"大头羌"。根类长条圆锥状，形如牛尾状的主根，习称"牛尾羌"，朱砂点不明显，中央无髓，气味较淡薄。质硬脆，轻松易折断，断面不齐，有明显的菊花纹和多数裂隙，具特殊香气，气清香而浓郁，味苦辛而麻舌。

（二）质量标准

形态上以条粗壮、有隆起曲折环纹、断面质紧密、朱砂点多、香气浓郁者为佳。《中国药典》2020 年版规定：总灰分不得过 8.0%，酸不溶性灰分不得过 3.0%，醇溶性浸出物不得少于 15.0%，挥发油不得少于 1.4%（ml/g），羌活醇（$C_{21}H_{22}O_5$）和异欧前胡素（$C_{16}H_{14}O_4$）的总量不得少于 0.40%。

【综合开发利用】

羌活为我国特有属种，药用历史悠久，在众多中、藏、羌医名方成药中，有近 300 个成药品种使用羌活。研究表明,羌活挥发油及羌活水煎剂对金黄色葡萄球菌均有一定的抑制作用,羌活还有抗癫痫作用,并且对子宫颈细胞有一定的抑制作用,因此具备巨大的保健品开发价值。此外,羌活也具有较高的观赏价值。

(高继海)

二十四、沉香

【来源】

沉香为瑞香科植物白木香 *Aquilaria sinensis* (Lour.) Gilg 含有树脂的木材。全年均可采收,割取含树脂的木材,除去不含树脂的部分,阴干。

【道地性考证】

沉香药用历史悠久,古代记载沉香的产地是岭南地区(广东、广西及海南等地的白木香)及越南等东南亚国家(主要为进口沉香)所产为主。宋代张师正《倦游杂录》载:"沉香木,岭南诸郡悉有之,濒海州尤多,交干连枝,冈岭相接,数千里不绝。"隋唐以前,东莞就是沉香的著名产地,属下的香山岛(即今日之中山市)是莞香的主产地。可见,在一千多年前,中山所产的沉香就已经是道地药材。本草关于沉香产地与质量关联性的记述不多见,宋代蔡绦《铁围山丛谈》载:"占城不若真腊,真腊不若海南黎峒。黎峒又以万安黎母山东峒者,冠绝天下,谓之海南沉香,一片万钱。"范大成《桂海香志》载:"沉水香上品出海南黎峒,一名土沉香……环岛四郡皆产之。"《南越笔记》载:"海南以万安黎母东峒香为胜。"寇宗奭《本草衍义》云:"岭南诸郡悉有之。旁海诸州尤多。交干连枝,岗岭相接,千里不绝。"本草有关沉香产地及性状的记载见表 10-25。

表 10-25 沉香产地沿革

年代	出处	产地及评价
五代	《海药本草》	沉香按正经生南海山谷
晋	《南方草木状》	交趾(即今我国广西,越南交界地)有密香树。欲取香,伐之;经年,其根、干、枝、节各有别色也。密香,沉香,鸡骨香,黄熟香,栈香,青桂香,马蹄香,鸡舌香,按此八物,同处一树也。木心与节坚黑沉水者,为沉香;与水面平者,为鸡骨香;其根,为黄熟香;其干,为栈香;细枝紧实未烂者,为青桂香;其根节轻而大者,为马蹄香;其花不香,成实乃香,为鸡舌香
宋	《本草图经》	旧不著所出州土,今淮海南诸国及交、广,崖州有之,又转载《天香传》云:窦,化,高,雷,中国出香之地也,比海南者优劣不伴甚矣……沉香,青桂香,鸡骨香,马蹄香,栈香,同是一本
	《本草衍义》	沉香木,岭南诸郡悉有之,旁海诸州尤多。交干连枝,纲领相接,千里不绝
清	《本草纲目拾遗》	伽南一作琪南,出粤东海上诸山,即沉香木之佳者。又引金立夫之言曰:现在粤中所产者,与东莞县产之女儿香相似,色淡黄,木嫩而无滋腻,质粗松者气味薄

【产区与生境】

白木香植物资源主要分布于我国北纬 24° 以南的山区、丘陵。野生品主要分布于海南屯昌、临皋、澄迈、东方、保亭、陵水等地,以及广东省东南部、西南部、中部以南地区,历史上以海南及广东的莞香尤为著名,是国产沉香野生药材的重要产地。目前,野生白木香树种遭到掠夺式采挖,使白木香野生资源遭到严重的破坏,1987 年白木香被列为国家珍稀濒危三级保护植物,1999 年白木香被列入《国家重点保护野生植物名录》,成为国家二级重点保护植物,2003 年被载入《广东省珍稀濒危植物图谱》。栽培的白木香种群主要分布于广东省及海南省。

白木香喜生于土壤肥沃、深厚的山地、丘陵地的雨林或季雨林中以及台地平原的村边。白木香喜高温,适宜生长的气候条件为年平均温度20℃以上,最高气温37℃,最低气温3℃,在冬季短暂的低温霜冻也能生长。喜湿润,耐干旱,年平均降雨量1 500~2 000mm。幼株喜阴,荫蔽度以40%~60%为宜,成株喜阳,只有充足的光照,才能正常开花结果和结出高质量的沉香。对土壤要求不严,具抗瘠的特性,野生品分布于瘠薄黏土,生长缓慢,但木材坚实,香味浓厚,容易结香;土层深厚、肥沃湿润的土壤,不利于结香。

【药材性状特征】

（一）药材性状

呈不规则块、片状或盔帽状,有的为小碎块。表面凹凸不平,有刀痕,偶有孔洞,可见黑褐色树脂与黄白色木部相间的斑纹,孔洞及凹窝表面多呈朽木状。质较坚实,断面刺状。气芳香,味苦。

（二）质量标准

形态上以色黑、质坚硬、油性足、香气浓而持久、能沉水者品质为佳。《中国药典》2020年版规定醇溶性浸出物不得少于10.0%,沉香四醇含量不得少于0.10%。

【综合开发利用】

沉香的药用价值极高,是我国药用历史悠久的珍贵中药,为沉香化滞丸、沉香曲、沉香养胃丸、沉香化气丸、八味沉香片等逾百个中成药的主要原料。自古以来沉香被加工成传统中药饮片,如沉香粉、沉香饮片、沉香曲等。近代临床试验研究表明,沉香是胃癌特效药和很好的镇痛药。沉香还用于芳香疗法和燃香法。沉香香味清幽而持久,自古以来被用作珍贵的香料,是制作高级香品的必备材料,在香水制作中起到稳定剂和定香剂的重要作用。沉香木还可以制作木雕、文房器物、佩饰以及小巧玲珑的工艺品。沉香日用品的开发也越来越多,如沉香空气清新剂、沉香防晒霜、沉香牙膏、沉香香皂及洗发液等。沉香叶可制成沉香茶。白木香花和果实的挥发油均含有较多的硬脂酸、油酸等脂肪酸。白木香种子含油率56.8%,可制作肥皂、鞣皮,以及润滑油等工业用油。白木香的树皮韧皮纤维细韧,可用于制作绳索和人造纸、棉。

（刘军民）

二十五、阿胶

【来源】

阿胶为马科动物驴 *Equus asinus* L. 的干燥皮或鲜皮经煎煮、浓缩制成的固体胶。将驴皮浸泡去毛,切块洗净,分次水煎,滤过,合并滤液,浓缩(可分别加入适量的黄酒、冰糖及豆油)至稠膏状,冷凝,切块,晾干,即得。

【道地性考证】

阿胶药用已有三千年历史,始载于《神农本草经》,被列为上品,长沙马王堆出土的《五十二病方》中也有煮胶纳药的记载。阿胶原料用皮历代有所不同。唐代以前,阿胶的原料以牛皮为主,兼用猪、马、驴等皮;唐宋时期,牛皮和驴皮均可作为熬制阿胶的原料,以驴皮为主;明代以后,阿胶原料用皮为乌驴皮,而以牛皮为原料煎煮所制的胶被称为"黄明胶",与阿胶单列为两条录入本草;清代以驴皮为阿胶原料,而把牛皮胶当作伪品;中华人民共和国成立后,国家对阿胶的原料进行规范,现行版《中国药典》已明确规定阿胶原料为驴皮。

南朝梁代陶弘景《名医别录》载:"(阿胶)生东平郡,出东阿,故名阿胶。"可以看出,阿胶因产地而得名。北魏郦道元《水经注》记载:"(东阿)大城北门内西侧,皋上有大井,其巨若轮,深六七丈,岁尝煮胶,以贡天府。《本草》所谓阿胶也。故世俗有阿井之名。"历代医家均认为道地阿胶的制作离不开东阿井水(地下水),阿胶的地缘属性因水而成,以东阿地下水熬制而成者质佳,故有阿胶之名。历代文献对阿胶产地的记载均以"东阿"为地理标志,其道地产区始终以山东东阿为中心,核心区域为东阿岩溶水水文地质单元,包括东阿及其周边低山丘陵区、黄河冲积平原区等。阿胶产地沿革见表10-26。

表 10-26 阿胶产地沿革

年代	出处	产地及评价
南北朝	《本草经集注》	出东阿,故曰阿胶
	《水经注》	(东阿)大城北门内西侧,皋上有大井,其巨若轮,深六七丈,岁尝煮胶,以贡天府。《本草》所谓阿胶也。故世俗有阿井之名
唐	《新修本草》	出东阿,故名阿胶
宋	《梦溪笔谈》	东阿亦济水所经,取井水煮胶,谓之"阿胶"
	《本草图经》	以阿县城北井水作煮为真。造之,用阿井水煎乌驴皮,如常煎胶法。其井宫禁,真胶极难得……所以胜诸胶者,大抵以驴皮得阿井水乃佳耳
明	《本草品汇精要》	出东平郡之东阿,故名阿胶也,其法以阿县城北井水煮驴皮成之
	《本草蒙筌》	汲东阿井水(东阿县属山东兖州府,井在城北),用纯黑驴皮
	《本草纲目》	东阿有井,大如轮,深六七丈,岁尝煮胶以贡天府者,即此也。其井乃济水所注,取井水煮胶,用搅浊水则清……当以黄透如琥珀色,或光黑如瑿漆者为真。真者不作皮臭,夏月亦不湿软……和血滋阴,除风润燥,化痰清肺,利小便,调大肠,圣药也
	《神农本草经疏》	阿井在山东兖州府东阿县,乃济水之伏者所注
清	《本草崇原》	山东兖州府,古东阿县地有阿井
	《本草从新》	用黑驴皮、阿井水煎成……夏月不软者良
民国	《增订伪药条辨》	阿胶出山东东阿县,以纯黑驴皮、阿井水煎之,故名阿胶。考阿井在东阿县城西
现代	《中国道地药材》	现代仍以山东阿胶最为驰名……阿井的确切位置在东阿县岳家庄西北约三公里

【产区与生境】

阿胶主产于山东、浙江。以山东者最为著名,浙江产量最大。此外,上海、北京、天津、武汉、沈阳等地亦产。

驴性情较温驯,饲养管理方便,饲料粗劣。主要以麦秸、谷草为食,也吃高粱、大麦、豆类。在中国北部地区均有饲养,以黄河中、下游各省农业区为数最多。主要产于山东、河南、山西、陕西、新疆等地。杀驴时剥取皮,去其残肉、筋膜、脂肪层,置通风处晾晒干燥即得驴皮。

阿胶道地产区内的主要河系为黄河。黄河由其道地产区的西南部流入,与东平湖水汇流后,沿山前平原地带经由东阿、济阳、滨州等,最终注入渤海。东阿地下水水源地位于寒武 - 奥陶系裂隙岩溶含水层的强富水区,其所在水文地质单元在此称为东阿岩溶水水文地质单元。东阿地下水 35% 来源于泰山山脉,19% 来源于太行山脉,其余 46% 来源于大气降水和黄河水。由"两山一河"及大气降水经过层层渗透与过滤而形成,造就了东阿优质的水源。东阿地下水中富含钾、钙、镁及微量元素,是重碳酸钙镁型饮用水,呈弱碱性,平均钙、镁比值为 3.18∶1,与人体血液中钙、镁比值 3∶1 相当。用此水炼胶,驴皮中的胶质与杂质易于分离,使胶质纯正、色如琥珀,且有助药效发散。

【药材性状特征】

(一) 药材性状

阿胶药材呈长方形块、方形块或丁状。棕色至黑褐色,有光泽。质硬而脆,断面光亮,碎片对光照视呈棕色半透明状。气微,味微甘。

道地产区阿胶药材呈长方形块、方形块或丁状。棕色至黑褐色,有光泽,胶块表面有擦胶形成的拉丝纹理。质硬而脆,断面光亮,碎片对光照视呈棕色半透明状。气微,味微甘。道地产区阿胶与其他产地阿胶性状鉴别要点见表10-27。

表 10-27　道地产区阿胶与其他产地阿胶性状鉴别要点

比较项目	道地产区阿胶	其他产地阿胶
外形	多呈长方形块,块形规则、平整,无弯曲	多呈长方形块,也有方形块或丁状,部分有油气孔,块形或不均一,或有弯曲
表面颜色	棕色至黑褐色,表面平整,光滑细腻,有拉丝纹理	棕色至深黑色,光泽较暗,一般无拉丝纹理
碎片对光照视	棕色,半透明状,断面光亮	透明度略差,断面光亮度不明显
质地	质硬而脆,经夏不软,一拍即碎	质硬,脆度较差,不易拍碎,或经夏变软
气味	打粉、熬制均有独特的胶香味	偶有腥臭味

(二) 质量标准

以色匀、质脆、断面光亮、无腥臭气、经夏不软者为佳。《中国药典》2020 年版规定:水分不得过 15.0%,水不溶物不得过 2.0%,铅不得过 5mg/kg,镉不得过 0.3mg/kg,砷不得过 2mg/kg,汞不得过 0.2mg/kg,铜不得过 20mg/kg。按干燥品计算,含 L- 羟脯氨酸不得少于 8.0%,甘氨酸不得少于 18.0%,丙氨酸不得少于 7.0%,L- 脯氨酸不得少于 10.0%。特征多肽以驴源多肽 A_1($C_{41}H_{68}N_{12}O_{13}$)和驴源多肽 A_2($C_{51}H_{82}N_{18}O_{18}$)的总量计应不得少于 0.15%。

【综合开发利用】

阿胶是我国传统名贵中药,被历代医家奉为滋补上品、补血圣药,素有“中药三大宝(人参、鹿茸和阿胶)”的美誉。2008 年东阿阿胶制作工艺被国务院列入第一批国家级非物质文化遗产代表性项目名录扩展项目名录。时至今日,阿胶依然是中医治疗血虚的首选药物,具有极高的药用价值、经济价值和文化价值。

阿胶具有补血滋阴、润燥止血的功效,在临床上既可单味使用,又可以配伍应用。产品开发主要包括药用产品、保健品、美容养颜食品、阿胶膏方等。阿胶传统剂型为块状胶剂,改进的剂型有阿胶丁、阿胶珠。复方阿胶浆、复方阿胶颗粒、阿胶补血膏等阿胶复方制剂主要由古代经典名方开发而成,如复方阿胶浆,以明代张介宾《景岳全书》中的经典名方“两仪膏”为基础方加味而成,是国家保密配方,中药保护品种。随着人们生活质量的提高、养生保健意识的加强,阿胶除了传统药用外,还开发为阿胶西洋参软胶囊、阿胶养颜软胶囊、阿胶补钙软胶囊、阿胶饮宝、阿胶壮骨口服液、阿胶枣、桃花姬阿胶糕、阿胶黄芪粥等保健品、食品或药膳,具有广阔的应用前景。

●（包华音）

二十六、陈皮

【来源】

陈皮为芸香科植物橘 *Citrus reticulata* Blanco 及其栽培变种的干燥成熟果皮。药材分为“陈皮”和“广陈皮”。采摘成熟果实,剥取果皮,晒干或低温干燥。

【道地性考证】

陈皮原名橘皮,始载于《神农本草经》"橘柚"项下,云:"橘柚,味辛温……一名橘皮。"陈皮之名首见于《食疗本草》。王好古《汤液本草》云:"橘皮以色红日久者为佳,故曰红皮、陈皮。"陈皮的道地产区在南北朝时期的《本草经集注》开始论述,陶弘景云:"橘皮以东橘为好,西江亦有而不如。须陈久者良。"宋朝开始,江浙一带已成为陈皮的道地产区。自明朝开始,本草普遍记载陈皮以广东产者为道地,《本草品汇精要》云:"道地广东。"《本草纲目》云:"今天下多以广中来者为胜,江西者次之。"凌奂在《本草害利》中首次明确广东新会所产陈皮质量最佳,云:"广东新会皮为胜。"此后,新会陈皮为历代众多医家所推崇,奉为道地药材。2006年国家对广东新会产地的陈皮实施了地理标志产品保护。陈皮产地沿革见表10-28。

表 10-28 陈皮产地沿革

年代	出处	产地及评价
东汉	《神家本草经》	橘柚,味辛温……一名橘皮
南北朝	《本草经集注》	橘皮以东橘(江浙一带)为好,西江(江西地区)亦有而不如。须陈久者良
宋	《本草图经》	生南山川谷及江南,今江浙、荆襄、湖岭皆有之
明	《本草品汇精要》	道地广东
	《本草纲目》	今天下多以广中来者为胜
清	《本草害利》	广东新会皮为胜。福建产者名建皮,力薄。浙江衢州出者名衢皮,更次矣
民国	《药物出产辨》	产广东,新会为最
现代	《中华本草》	陈皮产于四川、浙江、福建、江西、湖南等地,多自产自销。广陈皮产于广东新会、四会等地,品质佳,并供出口

【产区与生境】

橘栽培于浙江、江西、福建、台湾、湖南、广东、海南、广西、河北、重庆、四川、贵州、云南、陕西等省区。我国长江以南,气候温暖湿润的平原、丘陵、低山地带及江河湖泊沿岸广泛栽培。

橘喜高温多湿的亚热带气候,稍耐阴。年平均气温高时适宜生长,高温停止生长,低温易造成冻害。栽培时选地势高燥、阳光充足、降水充裕、土层深厚、通气性能良好的砂质壤土为宜。

【药材性状特征】

(一)药材性状

1. 陈皮 常剥成数瓣,基部相连,有的呈不规则片状,厚1~4mm。外表面橙红色或红棕色,有细皱纹和凹下的点状油室;内表面浅黄白色,粗糙,有黄白色或黄棕色筋络状维管束。质稍硬而脆。气香,味辛、苦。

2. 广陈皮 常3瓣相连,形状整齐,厚度均匀,约1mm。点状油室较大,对光照视,透明清晰。质较柔软。

(二)质量标准

1. 陈皮 新品以外色红、内色白、皮厚、瓣大、油润、光泽、气味浓厚者为佳。陈皮久贮,外色由红变棕褐色。传统认为陈皮香味转醇,质量更佳。

2. 广陈皮 以瓣片大、三瓣完整、外色紫褐、内色白、皮厚、质柔软、油润醇香者为佳。

《中国药典》2020年版规定:水分不得过13.0%,每1 000g含黄曲霉毒素 B_1 不得过

5μg，含黄曲霉毒素 G_2、黄曲霉毒素 G_1、黄曲霉毒素 B_2 和黄曲霉毒素 B_1 的总量不得过 10μg。橙皮苷（$C_{28}H_{34}O_{15}$）不得少于 3.5%。广陈皮含橙皮苷（$C_{28}H_{34}O_{15}$）不得少于 2.0%，含川陈皮素（$C_{21}H_{22}O_8$）和橘皮素（$C_{20}H_{20}O_7$）的总量，不得少于 0.42%。

【综合开发利用】

橘在我国栽培已有 2000 多年历史，由陈皮开发的产品主要包括药品、保健食品、食品添加剂、药膳、调味品、美容产品等。

陈皮可以单方应用，也可配伍使用，处方中含有陈皮的中成药更是多达 900 种以上，如二陈丸、蛇胆陈皮片、止咳化痰丸、保和丸、健脾丸等。陈皮已被开发为多种保健品，主要用于促进消化、增强免疫、缓解体力疲劳等，如山楂麦芽鸡内金莱菔子陈皮片、阿胶党参地黄陈皮人参浆、牛蒡人参陈皮胶囊等。

陈皮在食品工业领域的应用日趋广泛，已用于饼干、糕点、月饼、汤圆、果酱、调味酱、酱油、腊肠、茶饮料、酒、普洱茶等多种食品中。如陈皮可加工成陈皮八仙果、陈皮丹、陈皮饼、陈皮梅等，陈皮加工成的饮料有陈皮话梅饮料、陈皮山楂饮料、玫瑰花陈皮饮料、玉米须陈皮复合保健饮料等。陈皮可加工成"柑普茶"，是由云南普洱茶和新会茶枝柑（*Citrus reticulata* 'Chachi'）柑果制作而成，可分为小青柑和大红柑，小青柑用的是未成熟的新会青柑，大红柑用的是较为成熟的新会柑果。柑普茶都有化痰止咳、消滞开胃、醒神的功效，长期饮用能够使体内的胆固醇及甘油三酯减少，有减肥效果；此外，柑普茶还有降低血压、舒张血管、减慢心率、抗衰老、抗癌、降血糖等功效。陈皮常作为各种菜肴的香料、调味品，有助于食物消化，广东人在蒸排骨、煲汤、煎鱼、炒菜时有加入一定量陈皮的习惯，陈皮在做卤汁、卤菜时也常加入。

此外，橘皮含有丰富的组蛋白、脂肪、纤维、维生素、氨基酸等营养物质，可作为动物饲料。陈皮也可用于美容防晒品、抗皮肤衰老产品等方面。橘的果肉部分可鲜食，也可加工成柑橘果冻、橘瓣罐头、柑橘天然浓缩汁及果汁、柑橘酒等多种产品。

（刘　勇）

二十七、附子

【来源】

附子为毛茛科植物乌头 *Aconitum carmichaelii* Debx. 的子根加工品。6 月下旬至 9 月下旬前采挖，除去母根、须根及泥沙，习称"泥附子"，并用胆巴和食盐水溶液反复浸泡、晒晾加工，成为"盐附子"。

【道地性考证】

附子产地分布最早记载于《范子计然》，曰："附子，出蜀（今四川）、武都（今甘肃南部）中白色者善。"《神农本草经》载其"生犍为（今四川南部、云贵北部）山谷"。《名医别录》云："生犍为（今四川南部、云贵北部）山谷及广汉（今四川北部、陕甘南部）。《新修本草》描述："以蜀道绵州（今四川绵阳）、龙州（今四川平武为主体，包括今青川、江油等地）出者佳。余处纵有造得者，气力劣弱，都不相似。江南来者，全不堪用。"《本草图经》云："附子、侧子生犍为山谷及广汉，今并出蜀土……其种出于龙州。"《彰明附子记》云："绵州（今四川绵阳）故广汉地，领县八，惟彰明（今四川绵阳江油）出附子。"《增订伪药条辨》曰："四川成都彰明产者为川附。"

历代本草对附子道地产区的记载呈现由抽象到具体、由多区域到单地区的趋势。随着唐宋以后蜀地乌头栽培技术的成熟，蜀地栽培附子的道地品质逐渐获得公认，野生附子应用越来越少，明代开始形成专门的"川附子"，四川江油及其周边地区称为道地产区，并支撑起

"火神派"等学派和医家,享誉国内外。在中医药繁荣时期,陕西汉中、云南丽江等地也有大量栽培,但江油始终被认为是传统道地优质产区,被誉为"附子之乡","江油附子"获国家首批地理标志产品保护。附子产地沿革见表10-29。

表 10-29　附子产地沿革

年代	出处	产地及评价
汉	《范子计然》	附子,出蜀(今四川)、武都(今甘肃南部)中白色者善
唐	《新修本草》	天雄、附子、乌头等,并以蜀道绵州(今四川绵阳)、龙州(今四川平武县为唐主体,包括今青川县、江油市等地)出者佳。余处纵有造得者,气力劣弱,都不相似。江南来者,全不堪用
宋	《本草图经》	乌头、乌喙,生朗陵(今河南确山南)山谷。天雄生少室(今河南嵩山)山谷。附子、侧子生犍为山谷及广汉,今并出蜀土。然四品都是一种所产,其种出于龙州……绵州彭明县多种之,惟赤水一乡者最佳
	《彰明附子记》	绵州(今四川绵阳)故广汉地,领县八,惟彰明(今四川绵阳江油)出附子。彰明领乡二十,惟赤水、廉水、会昌、昌明……然赤水为多,廉水次之,而会昌、昌明所出微甚……种出龙安及龙州齐归、木门、青堆、小平(今四川绵阳、青川、平武、江油等地山区)者良
明	《本草品汇精要》	生犍为山谷及广汉,龙州、绵州、彰明县种之,惟赤水一乡者最佳。梓州(今四川三台地区)、蜀中(今四川中部地区)
	《本草纲目》	乌头有两种,今出彰明者即附子之母,今人谓之川乌头是也。……其产江左、山南(泛指长江以东地区)等处者,乃《本经》所列乌头,今人谓之草乌头者是
清	《本经逢原》	近时乌附多产陕西,其质粗、其皮厚、其色白、其肉松、其味易行易过,非若川附之色黑、皮薄、肉理紧细,性味之辛而不烈,久而愈辣,峻补命门真火也
民国	《增订伪药条辨》	四川成都彰明产者为川附……陕西出者为西附,黑色干小者次
	《药物出产辨》	产四川龙安府江油县
现代	《中华本草》	主产于四川江油、平武、绵阳,陕西城固、户县、南郑。销全国,并出口。全国很多地方已引种栽培,并有少量生产
	《新编中国药材学》	主产于四川、陕西、云南。传统道地产区为四川江油

【产区与生境】

野生附子在我国分布广泛,自川藏高原东缘起向东遍历长江中、下游以及珠江流域上游各省区的丘陵地区,从江苏向北经过山东到达辽宁南部,均有生长。栽培附子主要集中于四川、陕西、云南三省。川附子则主要指产于四川绵阳江油和周边的平坝、丘陵地区,以及与江油附子共享部分种源和加工技术的凉山州布拖地区的栽培附子。近年,也常有陕西汉中、云南丽江等地的泥附子运至江油地区加工,以"川附子"之名销售。

附子种源分布在海拔1 000m以上气候凉爽的山区。年平均气温13.7~16.3℃,年平均降水量860~1 410mm,年平均日照时数900~1 400小时。种植则主要在海拔500~800m的平坝及丘陵地区,夏热冬暖,气候温和,年平均日照时数达1 362小时,年平均降水量1 200mm,年平均气温16℃,无霜期323天。土壤为土层深厚、疏松、肥沃、排水良好又有灌溉条件的壤土或砂壤土。

【药材性状特征】

(一)药材性状

根据产地初加工方式的不同,川附子药材分为"泥附子""盐附子"两种。

1. 泥附子　附子采挖后,除去母根、须根后的附子,除去泥沙、洗净干燥后又称"生附子",两者统称"鲜附子"。泥附子呈圆锥形或长圆锥形,长 4~7cm,直径 3~5cm。表面灰黄色或黄褐色,具须根基部膨大的"钉"状突起,先端具略偏向一侧的芽苞,侧面可见与母根连接的基痕。横切面具一波状环纹(形成层)。气微,味辛辣、麻舌。

2. 盐附子　为胆巴和食盐水溶液反复浸泡、晒晾,直至表面出现大量结晶盐粒(盐霜)、体质变硬的附子。盐附子呈圆锥形,长 4~7cm,直径 3~5cm。表面灰黑色,被盐霜,先端有凹陷的芽痕,周围有瘤状突起的支根或支根痕。体重,切面灰褐色,可见充满盐霜的小空隙和多角形形成层环纹,环纹内侧导管束排列不整齐。气微,味咸而麻,刺舌。

（二）质量标准

盐附子以个大、质坚实、灰黑色、表面起盐霜者为佳。黑顺片以片大、厚薄均匀、表面油润光泽者为佳。白附片以片大、色白、半透明者为佳。《中国药典》2020 年版规定:水分不得过 15%,含双酯型生物碱以乌头碱($C_{34}H_{47}NO_{11}$)、次乌头碱($C_{33}H_{45}NO_{10}$)和新乌头碱($C_{33}H_{45}NO_{11}$)的总量计,不得过 0.020%;含苯甲酰乌头原碱($C_{32}H_{45}NO_{10}$)、苯甲酰次乌头原碱($C_{13}H_{43}NO_{9}$)及苯甲酰新乌头原碱($C_{31}H_{43}NO_{10}$)的总量不得少于 0.010%。

【综合开发利用】

附子历来被认为是毒剧中药,在应用时进行严格管理,主要局限于药用。现代研究虽然验证了附子增效减毒的炮制原理和有效性,但其药理作用机制尚不明确。附子单体化合物分离鉴定已有很多报道,或成为综合利用的方向。另外,近年也有研究附子副产物(须根、茎秆、叶)的综合利用,附子艾灸垫、生物碱提取、生物农药添加剂等也是很好的发展方向。

（高继海）

二十八、鸡血藤

【来源】

鸡血藤为豆科植物密花豆 *Spatholobus suberectus* Dunn. 的干燥藤茎。秋、冬二季采收,除去枝叶,切片晒干。

【道地性考证】

本草中有关鸡血藤产地的记载不多,《本草纲目拾遗》中描述了顺宁鸡血藤的分布范围,出自云南及与云南交界的缅甸的鸡血藤是制作鸡血藤胶的原料,凤庆自古以鸡血藤膏而闻名于世,在顺宁设依仁堂药铺销售,备受青睐。民国时期,批量生产,销往全国,远至东南亚地区。至 20 世纪初期,云南临沧地区特产的顺宁(凤庆)鸡血藤作为血证要药已享誉海内外。顺宁鸡血藤只产于云南临沧的凤庆、云县、澜沧、耿马以及腾冲一带,资源匮乏,已经濒临枯竭,然而由于鸡血藤类药材的用量激增,品种混乱现象日益突出。

《顺宁府志》中对鸡血藤的描述为:"鸡血藤,顺宁府志,枝干年久者,周围四、五寸,少者亦二、三寸,叶类桂叶而大,缠附树间,伐其汁,津液滴出。"赵学敏在《本草纲目拾遗》中对鸡血藤的药材特性作了详尽描述:"其藤皮细洁,作淡黄色,切开中心起六角棱,如菊花样,色红,四围仍白色;干之,其红处辄突出二、三分许,竟成红菊花一朵,亦奇物也。"但历代本草所记载的鸡血藤并不是现今《中国药典》所收载的正品。密花豆的藤茎何时始作为鸡血藤药用,本草典籍未见有相关明确记载,有关道地产地也未见有明确描述,因而无从考证。《中国药典》自1977 年版至今,将主要分布于广东、广西、云南等地的密花豆藤茎作为鸡血藤正品基源。

【产区与生境】

鸡血藤野生资源主要分布于北回归线以南的南亚热带地区,东起福建南部,粤北、粤东北、粤中及粤西,广西的桂西北、桂西、桂北、桂东、桂西南,西至云南南部各州县。鸡血藤野生药材主产于广西的武鸣、宁明、邕宁、平南、荔浦等地；广东各山区县均有药材产出，以粤北和西北部地区出产较多；福建的华安、南靖、漳蒲、诏安等县及贵州、云南等地。与我国接壤的越南、老挝、缅甸、泰国野生资源较丰富，产量较大，多进口至我国。目前，国内鸡血藤商品药材市场多为进口药材。

鸡血藤为木质攀缘藤本，生于海拔 200~1 700m 的山地疏林、密林沟谷或山地灌丛。生境地水源充足，空气湿度较大，土壤含水量较高，伴生大量蕨类植物、苔藓类植物及一些高大的乔木树种，下层荫蔽度较大，上层光照比较充足。鸡血藤对土壤要求不严，在富含腐殖质的森林土壤或含沙砾的山地土壤中均可生长。当前广东、广西两地的部分地区有少量规模化种植，栽培区年平均气温 21.5℃，7 月平均气温 28.6℃，极端高温为 39.2℃；1 月份平均气温 12.3℃，极端低温 –3.3℃；年无霜期 337 天；年降雨量为 1 500~1 715mm；相对湿度为 75%~80%。

【药材性状特征】

（一）药材性状

鸡血藤的藤茎呈扁圆柱形或圆柱形，稍弯曲，直径 2~7cm，表面灰棕色，有时可见灰白色斑点，栓皮脱落处显红棕色，有明显的纵沟及小型点状皮孔，质坚硬，难折断，折断面呈不整齐的裂片状。鸡血藤饮片为椭圆形、长矩圆形或不规则的斜切片，厚 0.3~1cm。栓皮灰棕色，有的可见灰白色斑，栓皮脱落处显红棕色。质坚硬。切面木部红棕色或棕色，导管孔多数；韧皮部有树脂状分泌物呈红棕色至黑棕色，与木部相间排列呈 3~8 个偏心性半圆形环；髓部偏向一侧。气微，味涩。

（二）质量标准

以断面树脂环纹数及红褐色树脂状分泌物多者品质为佳。《中国药典》2020 年版规定：水分不得过 13.0%，总灰分不得过 4.0%，醇溶性浸出物不得少于 8.0%。薄层色谱鉴别，在与对照药材色谱相应的位置上，显相同颜色的斑点。

【综合开发利用】

鸡血藤性温，味苦、甘，归肝、肾经，具有活血补血、调经止痛、舒筋活络的功效，用于月经不调、痛经、经闭、风湿痹痛、麻木瘫痪、血虚萎黄。鸡血藤被广泛用于治疗妇科疾病、风湿痹痛等中成药生产和配方用药中，为金鸡胶囊、金鸡片、金鸡冲剂、鸡血藤糖液、鸡血藤浸膏片、活血通经丸等近 180 种中成药的处方原料。目前，以鸡血藤为原料开发的保健品主要有具有抗疲劳作用的乳鸽胶囊、祛脂减肥茶。鸡血藤提取物能用于手足麻木、肢体瘫痪、风湿痹痛、月经不调、痛经、闭经等，也可用于防治水产养殖的鱼类指环虫病等。

（刘军民）

二十九、板蓝根

【来源】

板蓝根为十字花科植物菘蓝 *Isatis indigotica* Fortune 的干燥根。秋季采挖，除去泥沙，晒干。

【道地性考证】

菘蓝原产中国，至唐代开始入药。菘蓝道地产区并不明确，仅记载河北为道地产区。目前，我国各地均有栽培，主产区为黑龙江、甘肃、安徽、河北、江苏等省。

【产区与生境】

菘蓝主要分布于黑龙江大庆，甘肃民乐、天水、庆阳、镇原、陇西、通渭、渭原等县市，安徽亳州、太和、临泉，河北安国，江苏宿迁、大丰等。

菘蓝对气候和土壤条件适应性很强。从黄土高原、华北平原到长江以北的暖带为最适宜生长地区,东北平原亦能栽培。喜温暖、耐寒,怕涝,适宜种植在土壤深厚、疏松肥沃、排水良好的砂质壤土中,忌低洼地。

【药材性状特征】

(一)药材性状

呈圆柱形,稍扭曲,长 10~20cm,直径 0.5~1cm。表面淡灰黄色或淡棕黄色,有纵皱纹、横长皮孔样突起及支根痕。根头略膨大,可见暗绿色或暗棕色轮状排列的叶柄残基和密集的疣状突起。体实,质略软,断面皮部黄白色,木部黄色。气微,味微甜后苦涩。

(二)质量标准

形态上以条长、粗大、质坚实者为佳。《中国药典》2020 年版规定:水分不得过 15.0%,总灰分不得过 9.0%,酸不溶性灰分不得过 2.0%,醇溶性浸出物不得少于 25.0%,(R,S)-告依春(C_5H_7NOS)不得少于 0.020%。

【综合开发利用】

板蓝根的药用价值、食用价值及观赏价值均较高,其产品开发主要包括药用产品、保健食品、美容美肤产品、饲料添加剂等。处方中含有板蓝根的中成药有复方板蓝根颗粒、连花清瘟胶囊、抗病毒口服液、蒲地蓝消炎片等。利用板蓝根药渣可以开发板蓝根多糖保健酒,还可烹制成板蓝根药膳。板蓝根作为饲料添加剂,可增强畜禽机体抗菌能力。菘蓝叶(大青叶)可于作制眉笔、眉膏等美容产品,同时叶含有蓝色色素(靛蓝素),可作为重要的纺织品染料。菘蓝花期约 1 个月,花色黄,色彩艳丽,香气扑鼻,具有较高的观赏价值。菘蓝还可蓄水保土、防风固沙、改良土壤,常用于改善生态环境。

(陈宇航)

三十、金银花

【来源】

金银花为忍冬科植物忍冬 *Lonicera japonica* Thunb. 的干燥花蕾或带初开的花。夏初花开放前采收,干燥。

【道地性考证】

金银花在民国以前没有明确的产地记载。金银花以"忍冬"之名,最早收载于梁代《本草经集注》:"今处处皆有,似藤生,凌冬不凋,故名忍冬。"唐代《新修本草》延续了这一记载。明代《救荒本草》记载:"金银花本草名忍冬,亦名冬藤。旧不载所出州土,今辉县山野中亦有之,其藤凌冬不凋,故名忍冬草。"明代及清代其他有关金银花(忍冬)的记载中,关于其产地均以"忍冬在处有之"或"傍水依山处皆有之"或"此草甚多,处处生产"记载。

民国时期曹炳章《增订伪药条辨》中记载:"金银花,产河南淮庆者为淮密,色黄白,软糯而净,朵粗长,有细毛者为最佳。禹州产者曰禹密,花朵较小,无细毛,易于变色,亦佳。济南出者为济银,色深黄,朵碎者次。亳州出者,朵小性梗更次。湖北、广东出者,色黄黑,梗多屑重,气味俱浊,不堪入药。"由此可见,民国时期已有了关于金银花道地产地的记载,为河南淮庆、禹州,沿袭至今,并得到公认。此外,山东平邑、费县、苍山、沂水、蒙阴等地称之"济银花"。"淮"疑为"怀"的笔误。

现代金银花商品分为南银花(又称"密银花",过去主产于河南新密,现在主产于河南封丘等地),东银花(又称"济银花",主产于山东平邑、费县一代),习惯上以河南"密银花"质量好,山东"济银花"产量大。此外,河北巨鹿栽培金银花也有 40 余年的历史,现已发展为金银花的主要产区之一。陕西、甘肃等地金银花的产量也较大。金银花产地沿革见表 10-30。

表 10-30 金银花产地沿革

年代	出处	产地及评价
南北朝	《本草经集注》	今处处皆有
唐	《新修本草》	今处处皆有
宋	《药性赋》	今处处有之
	《古今医统大全》	归不载所出州土,今辉县山野中亦有之。
明	《本草蒙筌》	此草甚多,处处生产
	《本草纲目》	忍冬在处有之
	《本草乘雅半偈》	在处有之
	《本草易读》	在处有之
	《普济方》	傍水依山。处处有之
	《奇效良方》	傍水依山处皆有之
民国	《增订伪药条辨》	金银花,甘平。除热解毒,能和荣卫,疗风养血,除痢宽胀,匪特为疮科要药也。随地皆有,以河南所产为良。近有以黍花伪充,为祸最烈。黍花短小梗多,色黑不香为异,亦易辨已 炳章按:金银花,产河南淮庆者为淮密,色黄白,软糯而净,朵粗长,有细毛者为最佳。禹州产者曰禹密,花朵较小,无细毛,易于变色,亦佳。济南出者为济银,色深黄,朵碎者次。亳州出者,朵小性梗更次。湖北、广东出者,色黄黑,梗多屑重,气味俱浊,不堪入药
现代	《全国中草药汇编》	生于丘陵、山谷、林边,全国大部分地区均产,产河南者称"南银花",产山东者称"东银花"
	《中国药材学》	生于丘陵、山谷、林边,全国大部分地区均产,产河南者称"南银花",产山东者称"东银花"
	《中华本草》	忍冬生于山坡疏林、灌木丛中、村寨旁、路边等处,亦有栽培。分布于华东、华南、西南及辽宁、河北、山西、陕西、甘肃等地

【产区与生境】

金银花适应性强,分布区域广泛,全国大部分地区均产,主要分布于四川、重庆、云南、贵州、广东、广西、安徽、浙江、福建、海南、江苏、陕西、甘肃、湖北、湖南、河南、山西、山东、北京、河北、辽宁、吉林等地。

金银花主要生长区域 ≥ 10℃积温 2 021.4~7 869.4℃;年平均气温 9.5~27.1℃;1 月平均气温 –24.0~14.0℃;1 月最低气温 –17.1℃;7 月平均气温 16.0~28.9℃;7 月最高气温 34.1℃;年平均相对湿度 56.1%~87.1%;年降水量 433~1 883mm。

金银花性喜温暖,在 11~25℃的温度下均可生长。温度降至 3℃以下时处于休眠状态,生长极为缓慢;当气温升至 5℃以上时开始萌芽抽生新枝;温度达到 16℃以上,新梢生长迅速,开始孕育花蕾;花蕾期适宜的温度为 20℃,主要采集时间在 5—7 月,此时适宜的温度有利于花蕾发育。

金银花喜湿润、耐旱、耐涝,要求生长地区年降水量 700~800mm,空气相对湿度 65%~75% 为宜,大于 80% 或小于 60% 生长受到影响,盛花期期间降水量分布均匀,利于花蕾的形成与生长,单枝花蕾密度大、自然落花少,干花率可达 15%~20%。首次开花期降水大于 20mm 即可,花期雨水过多容易灌花,形成哑巴花萎缩,降水少易旱花。

金银花对土壤的适应性较广,在中性或偏碱性、土质疏松、肥沃、排水良好的砂质壤土中生长最好。另外,坡度和坡向是影响金银花单株产量的主要生态因子,以坡度平缓且小于15° 阳坡、半阳坡为适宜生态环境。

【药材性状特征】

(一)药材性状

呈小棒状,上粗下细,略弯曲,长 2~3cm,上部直径约 3mm,下部直径约 1.5mm。表面黄白色或绿白色,久贮色渐深,密被短柔毛。偶见叶状苞片。花萼绿色,先端 5 裂,裂片有毛,长约 2mm。开放者花冠筒状,先端二唇形;雄蕊 5 个,附于筒壁,黄色;雌蕊 1 个,子房无毛。气清香,味淡、微苦。

(二)质量标准

《中国药典》2020 年版规定:水分不得过 12.0%,总灰分不得过 10.0%,酸不溶性灰分不得过 3.0%,铅不得过 5mg/kg,镉不得过 0.3mg/kg,砷不得过 2mg/kg,汞不得过 0.2mg/kg,铜不得过 20mg/kg,绿原酸($C_{16}H_{18}O_9$)不得少于 1.5%,木犀草苷($C_{21}H_{20}O_{11}$)不得少于 0.050%。

【综合开发利用】

目前,金银花药用主要包括以下几个方面:一是作为饮片用于中医临床配方,据统计全国有 1/3 的处方中用到金银花,2003 年严重急性呼吸综合征、2010 年甲型 H_1N_1 流感、2020 年新型冠状病毒感染的预防和治疗中药组方中均用到金银花;二是作为原料用于金银花提取物生产,金银花提取物可作为原料用于兽药、保健品、日化用品等多个行业;三是作为原料用于中成药生产,据统计含金银花的中成药达 200 多种,代表性中成药有银翘解毒片、银黄颗粒、双黄连口服液、清开灵注射液等。此外,脉络宁系列制剂是治疗心脑血管疾病的常用品种,痰热清注射液作为清热、解毒、化痰药也广泛用于临床。

除作为传统药材和现代医药原料外,金银花还是食品饮料行业和日用化工产业的重要原料。目前金银花用于食品饮料行业的主要形式有:凉茶、保健酒、保健食品等,如以金银花为主要原料制成的凉茶系列产品。金银花还可以代替部分啤酒花,生产出来的啤酒具有明显的金银花、啤酒花香味。金银花保健糖果具有消炎止痛、润喉护嗓的功效。金银花在日用化工领域也有广泛用途,如牙膏、花露水、沐浴露等。金银花挥发油和浸膏还能改善和修饰卷烟香气,具有增加香韵、减少刺激性的作用,可作为卷烟添加剂。从金银花干花蕾和鲜花中提取的精油,可用作高级香料。

金银花在明代以前,除花外,茎叶也入药。但现代,相比花、茎的广泛应用,叶的开发利用方面相对滞后。近年来,忍冬叶的相关基础研究和开发利用受到了广泛重视。现代化学和药理学研究发现,忍冬叶中含有大量的有机酸类、黄酮类、环烯醚萜苷类等成分,具有抗病原微生物、抗炎、抗氧化、降血压、降血脂等作用。对忍冬叶的开发利用有助于保护环境,变废为宝,提高资源利用率。目前也有相关研究尝试将其用于兽药、抑菌剂和防腐剂等方面,但目前尚无完善的产品面世。

(张红瑞)

三十一、泽泻

【来源】

泽泻为泽泻科植物东方泽泻 *Alisma orientale*(Sam.)Juzep. 和泽泻 *A. plantago-aquation* Linn. 的干燥块茎。冬季茎叶开始枯萎时采挖,洗净,干燥,除去须根和粗皮。

【道地性考证】

泽泻最早记述产于汝南池泽,南北朝时开始有道地性与品质优势的论述,以汉中南郑、青、代所产为佳,"淮北虽生,不可入药。汉中所出,方可拯疴"。明朝中后期扩散到河陕江淮及八闽,此后产区主要集中在福建、四川、江西等地,与现在一致。泽泻的栽培始于何时不可考,但明朝前期"形大而长,尾有两歧为异耳"的记述说明,当时的泽泻应是野生或多年生的,此后再无"双歧"的相关记述,由此可初步推断,泽泻在明朝之前汉中所产者应为野生或多年种植,此后均为水田一至二年种植。明朝中后期福建邵武、建瓯等地开始引种,所产的"建泽泻"为道地药材,主要在福建的建瓯、建阳、浦城、光泽、邵武等地,后期扩散到江西广昌等地。而"川泽泻"的记述相对出现较迟,是文献的缺失还是确实为后期引种已不可考,但从民国以后开始出现较大面积栽培,并迅速占领市场,由最早的都江堰等地扩散到彭山、眉山、乐山等地,市场占有率更高。泽泻产地沿革见表10-31。

表 10-31　泽泻产地沿革

年代	出处	产地及评价
南北朝	《名医别录》	生汝南
	《本草经集注》	生汝南池泽。今近道亦有,不堪用。惟用汉中南郑、青、代,形大而长,尾间必有两歧为好
唐	《新修本草》	汝南不复采用,惟以泾州、华州者为善也
宋	《本草图经》	汝南池泽,山东河陕、江淮南郑、邵武、青代亦有之。泾州、华州、汉中者佳
明	《救荒本草》	汉中者为佳
	《本草蒙筌》	淮北虽生,不可入药。汉中所出,方可拯疴。盖因形大而长,尾有两歧为异耳
	《本草乘雅半偈》	出汝南池泽。今汝南不复采,以泾州华山者为善,河陕江淮八闽亦有之
	《建宁府志》	泽泻,瓯宁产
清	《吉阳里志》	泽泻各乡俱有,惟吉阳者佳,以其大且实也,通各省
	《闽产异录》	产建宁府,药称建泽泻,以建安瓯宁者为道地
民国	《建瓯县志》	产吉阳(南平建瓯市吉阳镇)者佳
	《药物出产辨》	泽泻产福建省建宁府为上;其次,江西省、四川省均有出,但甜味以四川为浓厚。市上所售者,以福建为多
现代	《中国土产综览》	抗日战争以前,川泽泻外销最高时,年产量可达600吨
	《中国药典》1963年版	主产于福建、四川、江西等地
	《广昌县志1991—2000》	泽泻种植始于清道光年间,清末以来,泽泻为广昌重要出口商品,由当地殷实富商向农民收购,成批运至广东、福建销售,由闽粤商人转销海外
	《新编中药志》	主产于福建、四川、江西,多系栽培。现广东、广西、湖北、湖南等省(自治区)也有生产
	《中华本草》	主产于福建、四川、江西,多系栽培。现广东、广西、湖北、湖南等地也有生产
	《中国道地药材》	泽泻分布于全国各省区,主产于福建、四川、江西

【产区与生境】

东方泽泻主产于福建、江西等地的水田,药材称为建泽泻,以福建省建瓯、建阳、浦城、光泽、邵武及江西广昌等武夷山脉周边地区为道地产区。泽泻主产于四川,药材称为川泽泻,道地产区为四川省的彭山、眉山、乐山等地,广西博白及重庆南川等有零星栽培,产地及质量均不稳定。

两者均为水生植物,喜温暖湿润气候,不耐寒、不耐干旱,幼苗期喜荫蔽,成株后喜阳光,土壤以肥沃而稍带黏性的土质为宜。通常栽培在阳光充足、排灌方便、土层深厚肥沃的水田。前作以早、中稻为好。建泽泻主产区海拔 100~300m,属中亚热带季风气候,光热资源丰富,冬短夏长,气候宜人,静风多,温差大,雨季集中,年平均气温 18.1℃,无霜期约 320天,年平均降雨量约 1 750mm。土壤类型有红壤、黄壤,土层深厚、肥沃。川泽泻主产区海拔 300~500m,气温日较差小,年较差大,冬暖夏热,无霜期 230~340 天。盆地云量多,晴天少,雨量充沛,年降水量达 1 000~1 200mm。

【药材性状特征】

(一) 药材性状

1. 泽泻　呈类球形、椭圆形或卵圆形,直径 2.5~7cm。表面黄白色或灰黄色,有不规则的横向环状浅沟纹和多数细小凸起的须根痕,底部有的有瘤状芽痕。质坚实,断面黄白色,粉性,有多数细孔。气微,味微苦。

2. 建泽泻　呈卵圆状或类球状,撞净外皮及须根。直径 3~7cm。表面黄白色,有不规则横向环状浅沟纹和细小凸起的须根痕。质坚硬。断面浅黄白色,细腻有粉性。味甘微苦。

3. 川泽泻　呈椭圆状,直径 2.5~6cm。表面灰黄色,有明显的横向环状沟纹和较多瘤状芽痕。断面浅灰黄色。

(二) 质量标准

形态上以个大、卵圆形、外表光滑、质地充实者为佳,颜色上以表面黄白色,断面粉性足者为佳。《中国药典》2020 年版规定:水分不得过 14.0%,总灰分不得过 5.0%,醇溶性浸出物不得少于 10.0%,按干燥品计算,含 23- 乙酰泽泻醇 B($C_{32}H_{50}O_5$)和 23- 乙酰泽泻醇 C($C_{32}H_{48}O_6$)的总量不得少于 0.10%。

【综合开发利用】

泽泻的药用价值和经济价值均较高,产品开发主要集中在中成药上,处方中含有泽泻的中成药有 364 种,含有泽泻的处方主要有六味地黄丸、泽泻丸、茯苓泽泻汤、牡蛎泽泻散、苍术泽泻丸等,其中开发较好且最受市场欢迎和认可的是六味地黄丸,其年销售额在 20 亿元以上。此外,泽泻的花苔(葶)是一种味道鲜美的蔬菜,在道地产区福建省建瓯市,新鲜的花苔价格最高时可达 40 元 /kg 左右,市场上更是供不应求。由此可见,泽泻具有很好的开发利用前景,是一种药食两用的优质资源。

(杨成梓)

三十二、茯苓

【来源】

茯苓为多孔菌科真菌茯苓 *Poria cocos*(Schw.)Wolf 的干燥菌核。多于 7—9 月采挖,挖出后除去泥沙,堆置 "发汗" 后数次至现皱纹。内部水分大部分散失后,阴干,称为 "茯苓个";或鲜茯苓按不同部位切制,阴干,分别称为 "茯苓块" 和 "茯苓片"。

【道地性考证】

《神农本草经》中称茯苓 "生山谷"。《名医别录》中记载:"其有抱根者名茯神,生太山大松下",此太山即现泰山,在今山东境内。南北朝陶弘景《本草经集注》称 "今出郁州",为现连云港市。宋代《本草图经》指出茯苓产地包括了泰山、华山、嵩山,涉及今山东、陕西和河南三省。北宋《证类本草》中记载泰山茯苓已经不复采用,以华山为第一,雍州南山亦不如。可见,在宋朝,茯苓产地以华山为最,已经有了道地药材的概念。南宋《宝庆本草折衷》称 "生太山山谷大松下,及嵩高、三辅、泰华、西京,郁、雍州",茯苓产地范围包括了陕西中部、西部、南部,河南嵩山,洛阳,江苏连云港等地。明代《太乙仙制本草药性大全》称"云南、贵州者独佳",即今"云苓"道地药材的最早记载。清代《本草从新》称其"产云南。色白而坚实者佳。去皮。产浙江者、色虽白而体松、其力甚薄,近今茯苓颇多种者,其力更薄矣"。可见在清代,已经肯定了云苓的道地性,而且与其他产地对比了药效。《中华本草》中,称其分布于吉林、安徽、浙江、福建、台湾、河南、湖北、广西、四川、贵州、云南。茯苓产地沿革见表10-32。

表10-32 茯苓产地沿革

年代	出处	产地及评价
东汉	《神农本草经》	生山谷
南北朝	《名医别录》	其有抱根者名茯神,生太山大松下
	《本草经集注》	今出郁州
南宋	《宝庆本草折衷》	生太山山谷大松下,及嵩高、三辅、泰华、西京,鬱、雍州
明	《太乙仙制本草药性大全》	云南、贵州者独佳
清	《本草从新》	产云南。色白而坚实者佳。去皮。产浙江者、色虽白而体松、其力甚薄,近今茯苓颇多种者,其力更薄矣
现代	《中华本草》	吉林、安徽、浙江、福建、台湾、河南、湖北、广西、四川、贵州、云南

【产区与生境】

茯苓适应性较强。全国多地均可种植。主产安徽、湖北、湖南、云南。此外贵州、四川、广西、福建、河南、浙江、河北等地亦产。以云南所产品质较佳。以安徽岳西产量最大,其次为湖北罗田县、英山县,安徽金寨,贵州黎平,湖北麻城等地。湖南靖州为全国最大的茯苓加工、销售集散地。

茯苓喜生长在温暖干燥,阳光充足,雨量充沛的环境中,怕严寒。温度影响着茯苓担孢子及菌丝的发育,其最适宜生长温度为23~28℃。23~28℃时,茯苓担孢子能迅速萌发并生成菌丝,菌丝在10~35℃均可生长,最佳生长温度为28℃。当温度低于20℃时,茯苓菌丝生长缓慢,35℃以上则会导致菌丝的衰老甚至死亡。因此,茯苓不宜生长在海拔过高、温度过低的地方。海拔300~1 000m的向阳坡地或平地最为适宜,坡度最好不超过25°,保证阳光照射以维持温度,偏酸性环境有利于茯苓的生长。其适宜的生长pH为3~6,最适为3,碱性环境下茯苓菌丝将停止生长。土壤以排水良好,疏松通气,沙多泥少的夹沙土为好,土层厚度50~80cm,上松下实,土壤湿度在25%左右。茯苓通常在松属(*Pinus*)植物的根部发育良好,适宜其生长的松树有马尾松 *P. massoniana* Lamb.、黄山松 *P. taiwanensis* Hayata、华山松 *P. armandii* Franch.、湿地松 *P. elliottii* Engelm、云南松 *P. yunnanensis* Franch.、赤松 *P. densiflora* Sieb. et Zucc.、油松 *P. tabuliformis* Carr. 等。

【药材性状特征】

(一) 药材性状

1. 茯苓个 呈类球形、椭圆形、扁圆形或不规则团块,大小不一。外皮薄而粗糙,棕褐色至黑褐色,有明显的皱缩纹理。体重,质坚实,断面颗粒性,有的具裂隙,外层淡棕色,内部白色,少数淡红色,有的中间抱有松根。气微,味淡,嚼之粘牙。

2. 茯苓块 为去皮后切制的茯苓,呈立方块状或方块状厚片,大小不一。白色、淡红色或淡棕色。

3. 茯神 呈方块状,附有切断的一块茯神木,质坚实,色白。

笔记栏

（二）质量标准

以体重，质坚实，外皮色棕褐色、纹细、无裂隙，断面白色细腻，粘牙力强者为佳。《中国药典》2020 年版规定：水分不得过 18.0%，总灰分不得过 2.0%，醇溶性浸出物不得少于 2.5%。

【综合开发利用】

茯苓是我国古代书籍中记载和研究应用最早的多孔菌科真菌，作为药食同源品种，应用历史悠久。现有的以茯苓为君药的中成药主要是源自《金匮要略》的基础方桂枝茯苓丸，为妇科用药，功效为活血化瘀，以水丸为主，其他中成药还有桂枝茯苓片、桂枝茯苓胶囊、茯苓多糖口服液、山楂茯苓颗粒、六味地黄丸等。以茯苓为原料的保健食品主要涉及增强调节免疫力、缓解体力疲劳、改善睡眠、祛除黄褐斑、减肥、调节血糖、调节血脂等保健功能，如南杞茯苓膏、黄芪枸杞茯苓氨基酸口服液等。茯苓可用于制作点心、面食等，还可用于制作茯苓茶、茯苓酒，甚至可以与牛奶、豆制品一同发酵制成茯苓酸奶等。茯苓还用于制作面膜，如七子白面膜，具有养颜美白作用。

（邵 莉）

三十三、枸杞子

【来源】

枸杞子为茄科植物宁夏枸杞 *Lycium barbarum* L. 的干燥成熟果实。夏、秋二季果实呈红色时采收，晾至皮皱后，晒干，除去果梗，晾晒时不宜用手翻动，以免变黑。亦可热风烘干，除去果梗。

【道地性考证】

早在《诗经》中就有关于枸杞种植的记载，其产地与品种从古至今并非一成不变。南北朝时枸杞子产地为河北曲阳西北恒山一带与南京附近，栽培品种主要为枸杞 *L. chinense* Mill. 及其变种北方枸杞 *L. chinense* Mill var. *potaninii* (Pojark.) A. M. Lu，至今河北巨鹿一带仍有栽培，近代商品中的"血枸杞"即为此种。唐代枸杞子产于甘肃张掖中部，河西走廊中段。北宋枸杞子产于河南三门峡市陕州区西部。明代枸杞子入药以甘肃省西部、内蒙古西部等黄河以西一带所产为上。清代枸杞子主产于宁安（今宁夏中宁）一带，且被广泛认可，药用品种也逐渐变迁为宁夏、甘肃等地的宁夏枸杞 *L. barbarum* L.，2008 年《中华人民共和国国家标准》(GB/T19742—2008) 中地理标志产品宁夏枸杞的批准保护范围位于宁夏境内北纬 36°45′~39°30′，东经 105°16′~106°80′ 的区域。枸杞产地沿革见表 10-33。

表 10-33 枸杞产地沿革

年代	出处	产地及评价
南北朝	《名医别录》	枸杞，生常山平泽及诸丘陵阪岸
	《本草经集注》	今出堂邑，而石头烽火楼下最多
唐	《千金翼方》	甘州者为真，叶厚大者是。大体出河西诸郡，其次江池间圩埂上者。实圆如樱桃。全少核，暴干如饼，极膏润有味
宋	《梦溪笔谈》	枸杞，陕西极边生者，高丈余，大可作柱，叶长数寸，无刺，根皮如厚朴，甘美异于他处者
明	《本草纲目》	古者枸杞、地骨，取常山者为上，其他丘陵阪岸者皆可用，后世惟取陕西者良，而又以甘州者为绝品，今陕之兰州、灵州、九原以西，枸杞并是大树，其叶厚，根粗，河西及甘州者，其子圆如樱桃，暴干紧小，少核，干亦红润甘美，味如葡萄，可作果食，异于他处者，则入药大抵以河西者为上
	《物理小识》	西宁子少而味甘，他处子多。惠安堡枸杞遍野，秋熟最盛

续表

年代	出处	产地及评价
清	《归砚录》	甘枸杞以甘州得名,河以西遍地皆产,惟凉州镇番卫瞭江石所产独佳
	《中卫县志》	宁安一带,家种杞园,各省入药甘枸杞皆宁产也
现代	《中药大辞典》	枸杞子药材主产于宁夏

【产区与生境】

主产于宁夏、甘肃、青海、新疆、内蒙古等省区,以宁夏中宁为核心产区。

枸杞喜冷凉气候,喜光、喜肥、耐寒、耐旱、耐盐碱。当气温稳定在 7℃左右时,种子即可萌发,幼苗可抵抗 –3℃低温。春季气温在 6℃以上时,春芽开始萌动。枸杞在 –25℃越冬无冻害。枸杞根系发达,抗旱能力强,在干旱荒漠地仍能生长,多生长在碱性土和砂质壤土,最适合在土层深厚、肥沃的壤土上栽培。枸杞核心产区大陆性气候明显,温差大,日照充足,气候干燥,年平均降水量 200~400mm,多集中在 7—9 月,年平均气温 5.4~12.5℃,年平均日照时数 2 600~3 000 小时,土壤 pH 7.5~8.5。

【药材性状特征】

(一)药材性状

呈类纺锤形或椭圆形,长 0.6~2cm,直径 3~10mm。表面红色或暗红色,具不规则皱纹,顶端略尖,先端有小突起状的花柱痕,基部有白色的果柄痕。果皮柔韧,皱缩;果肉肉质,柔润。种子 20~50 粒,类肾形,扁而翘,长 1.5~1.9mm,宽 1~1.7mm,表面浅黄色或棕黄色。气微,味甜。

不同产地枸杞子药材性状略有不同,宁夏产枸杞子与其他产地枸杞子鉴别要点见表 10-34。

表 10-34 宁夏产枸杞子与其他产地枸杞子鉴别要点

性状	宁夏产枸杞子	其他产地枸杞子
形状	类纺锤形或椭圆形	类纺锤形或椭圆形、卵圆形、类球形、长椭圆形
颜色	红色或暗红色	红色或暗红色
滋味	味甜	味甜或甘甜或味甘而酸
质地	质地柔润,果实轻压后结团,易松散	质地柔润,果实轻压后结团,不易松散
种子颜色	棕黄色	浅黄色或棕黄色

(二)质量标准

形态上以粒大、色红、肉厚、质柔、籽少、味甜者为佳。《中国药典》2020 年版规定:水分不得过 13.0%,总灰分不得过 5.0%,铅不得过 5mg/kg,镉不得过 1mg/kg,砷不得过 2mg/kg,汞不得过 0.2mg/kg,铜不得过 20mg/kg,水溶性浸出物不得少于 55.0%,枸杞多糖以葡萄糖($C_6H_{12}O_6$)计,不得少于 1.8%,甜菜碱($C_5H_{11}NO_2$)不得少于 0.50%。

【综合开发利用】

枸杞果可以新鲜食用,也可晒干食用,可以泡茶、泡酒和煮粥,其产品开发主要包括枸杞子药用产品、保健食品、美容美肤产品、食品添加剂等。处方中含有枸杞子的中成药约有 433 种,如枸杞药酒、枸杞膏、复方枸杞子颗粒、六味枸杞口服液、枸杞益元酒、枸杞消渴胶囊、枸杞益肾胶囊、枸杞巴戟酒等。目前含有枸杞子的国产保健食品有 1 600 余种,如枸杞籽油胶丸、人参枸杞子酒、黄芪枸杞当归胶囊、枸杞人参口服液、三七人参枸杞子片等;进口保健食品 1 种,为决明子枸杞熟地菊花石斛胶囊。以枸杞子为原料的进口化妆品有 28 种,如枸杞果修复护发素、枸杞护手霜、枸杞抚纹面膜、枸杞石榴沐浴露、枸杞洁面乳、枸杞滋润身体乳等。

枸杞子为我国大宗常用中药材,用量较大,在其他领域的研究开发亦有很好的前景。如枸杞子中的枸杞红素是一种天然色素,可用于食品、化工、医药行业和养殖业中。枸杞子可以经发酵后加工为果醋;可制成各种复合饮料,如以猴头菇和枸杞制成的营养复合饮料,以枸杞汁、花生和牛奶制成的保健饮料,以枸杞杏鲍菇加工制成的饮料;以及制作枸杞口味的保健酒。枸杞还可于制作成果酱、果冻、果脯、挂面、糖果、面包、饼干等食品。用枸杞和红枣制作的营养挂面在烹煮特性、质感和感官评价方面均优于普通挂面;以枸杞多糖为原料生产的山药枸杞降糖蛋糕,在满足糖尿病患者营养需求的同时,还可以辅助降血糖。在饲料中添加枸杞提取物,可以改善肉鸡的抗氧化能力、生长性能、免疫功能以及消化酶活性。用枸杞渣喂养鸡,可降低其日采食量,产出的鸡蛋口感好、蛋黄颜色深,经济价值高。将枸杞粉或枸杞多糖添加到水产品饲料中,能提升水产品肉质、改善水产品色泽,降低水产品病害,有效提升产量。

●（赵云生）

三十四、厚朴

【来源】

厚朴为木兰科植物厚朴 *Magnolia officinalis* Rehd. et Wils. 或凹叶厚朴 *M. officinalis* Rehd. et Wils. var. *Biloba* Rehd. et Wils. 的干燥干皮、根皮及枝皮。4—6月剥取,根皮和枝皮直接阴干;干皮置沸水中微煮后,堆置阴湿处,"发汗"至内表面变紫褐色或棕褐色时,蒸软,取出,卷成筒状,干燥。

【道地性考证】

厚朴的道地性与品质优势在南北朝时期即有论述。南北朝时期以建平(今巫山县)、宜都(今湖北)为道地产区,所产厚朴"极厚,肉紫色"。唐朝时期载商州(今商洛市商州区)出厚朴,龙州(今四川平武)应灵郡土贡厚朴。宋代记载厚朴产区扩大到西京伊阳县(今河南嵩县)、陕西商州、江淮、湖南、蜀川山谷等地,而以梓州(今四川绵阳三台县)、龙州所产者为优,强调了厚朴的道地产区已经形成。明清时期厚朴的产区更加扩大,并指出道地产区为川蜀,另外,陕西、浙江、河南、湖北、贵州、江西都有厚朴出产的记载。综上,厚朴的道地产区在陶弘景时已较明确,与现今的道地产区湖北宜昌,四川三台、平武、青川和江油所产的"紫油厚朴"基本一致,以"皮厚,其味辛烈而色紫赤"品质最佳。南宋时期记载浙江、安徽、福建、江西所产的厚朴与近代明确记载的道地药材"温朴"一致,应为现今的凹叶厚朴。厚朴产地沿革见表 10-35。

表 10-35　厚朴产地沿革

年代	出处	产地及评价
东汉	《神农本草经》	生交趾(今越南北部)
南北朝	《名医别录》	一名厚皮,一名赤朴 生交趾、宛朐(今山东)。三、九、十月采皮,阴干
	《本草经集注》	今出建平、宜都。极厚,肉紫色为好,壳薄而白者不如。用之削去上甲错皮
唐	《新修本草》	生交趾、宛朐 今出建平、宜都。极厚,肉紫色为好,壳薄而白者不如
宋	《本草图经》	出交趾、宛句,今京西、陕西、江淮、湖南、蜀川山谷中往往有之,而以梓州、龙州者为上。木高三、四丈,径一、二尺。春生,叶如槲叶,四季不凋;红花而青实;皮极鳞皱而厚,紫色多润者佳,薄而白者不堪

续表

年代	出处	产地及评价
明	《本草品汇精要》	出交趾、冤句,今京西、陕西、江淮、湖南山中皆有之
	《本草纲目》	朴树肤白肉紫,叶如……五六月开细花,结实如冬青子,生青熟赤,有核。七八月采之,味甘美
清	《植物名实图考》	滇南生者叶如楮叶,乱纹深齿,实如大豌豆,谓之云朴,亦以冒川产
民国	《中国药学大辞典》	紫油厚皮,乃皮厚、多润、色紫褐而味苦辛者
现代	《中华本草》	厚朴分布于陕西、浙江、江西、甘肃、湖北、湖南、四川、贵州等地;凹叶厚朴主要分布于安徽、浙江、江西、福建、湖南等地

【产区与生境】

厚朴主要分布于四川(中部、东部)、湖北西部、陕西南部、甘肃东南部、河南东南部(商城、新县)、湖南西南部、贵州东北部。凹叶厚朴主要分布于安徽、浙江西部、江西(庐山)、福建、湖南南部、广东北部、广西北部和东北部等地。

厚朴栽培于海拔 600~1 800m 的向阳山坡、林缘处,凹叶厚朴栽培于海拔 300~1 400m 的林中。喜疏松、肥沃、排水良好、含腐殖质较多的微酸性至中性的土壤。厚朴喜凉爽、湿润、光照充足的环境,忌严寒、酷暑、积水。川厚朴产地平均气温 15~16℃,无霜期长,年均 270 天,年降水量 900~1 200mm,相对湿度在 70% 以上。

【药材性状特征】

(一)药材性状

干皮呈卷筒状或双卷筒状,长 30~35cm,厚 0.2~0.7cm,习称"筒朴";近根部的干皮一端展开如喇叭口,长 13~25cm,厚 0.3~0.8cm,习称"靴筒朴"。外表面灰棕色或灰褐色,粗糙,有时呈鳞片状,较易剥落,有明显的椭圆形皮孔和纵皱纹,刮去粗皮者显黄棕色。内表面紫棕色或深紫褐色,较平滑,具细密纵纹,划之显油痕。质坚硬,不易折断,断面颗粒性,外层灰棕色,内层紫褐色或棕色,有油性,有的可见多数小亮星。气香,味辛辣、微苦。

根皮(根朴)呈单筒状或不规则块片;有的弯曲似鸡肠,习称"鸡肠朴"。质硬,较易折断,断面纤维性。

枝皮(枝朴)呈单筒状,长 10~20cm,厚 0.1~0.2cm。质脆,易折断,断面纤维性。

(二)质量标准

形态上以皮厚肉细、内表面色紫褐、油性足、断面有小亮星、香气浓者为佳。《中国药典》2020 年版规定:水分不得过 15.0%,总灰分不得过 7.0%,酸不溶性灰分不得过 3.0%,厚朴酚($C_{18}H_{18}O_2$)与和厚朴酚($C_{18}H_{18}O_2$)的总量不得少于 2.0%。

【综合开发利用】

厚朴的药用价值和经济价值都比较高,其产品开发主要包括厚朴药用产品、保健食品、食品添加剂、美容美肤产品等。处方中含有厚朴的中成药有 337 种,如厚朴排气合剂、厚朴温中丸、不换金正气散、治湿平胃丸、藿香万应散等。目前含有厚朴的国产保健食品有 6 种,如仁厚饼干、昊康颗粒、金舒通胶囊等。和厚朴酚、厚朴树皮提取物、厚朴花提取物作为化妆品原料使用。厚朴为我国大宗常用中药材,用量较大,在其他领域的研究开发亦有很好的前景。

(吴清华)

笔记栏

三十五、砂仁

【来源】

砂仁为姜科豆蔻属植物阳春砂 *Amomum villosum* Lour.、绿壳砂 *A. villosum* Lour. var. *xanthioides* T. L. Wu et Senjen 或海南砂 *A. longiligulare* T. L. Wu 的干燥成熟果实。夏、秋二季果实成熟时采收,焙干、晒干或低温干燥。

【道地性考证】

砂仁作药用始于唐朝,当时所用的为进口砂仁,《药性论》载"出波斯国",《海药本草》载"缩砂蜜生西海及西戎诸国"。唐末宋初以后的历朝历代所用的砂仁有进口和国产两种,宋代本草记述"缩砂蜜生南地,今惟岭南山泽间有之",宋代的岭南则指现今的广东、海南、广西的大部分和福建的部分地区,与当今砂仁药材资源自然分布区一致。清代本草《南越笔记》记述"新兴也产之,而生阳江者大"。《增订伪药条辨》载"缩砂即阳春砂,产广东肇庆府阳春县者名阳春砂……最为道地。罗定产者……气味较薄,略次。广西出者名西砂……香味皆淡薄,更次"。《药物出产辨》载"产广东阳春县为最,以蟠龙山为第一"。上述本草明确了阳春砂原产于岭南地区,道地产区为广东省阳春市。中华人民共和国成立前,阳春砂基本处于野生或半野生状态,现今阳春道地产区及其周边地区已形成规模化种植,云南、广西、福建等地于 20 世纪六七十年代开始逐渐引种栽培,云南南部及西南部目前已成为砂仁药材的主产区,广西产区一直有种植,但规模不大。砂仁产地沿革见表 10-36。

表 10-36 砂仁产地沿革

年代	出处	产地及评价
唐	《药性论》	出波斯国(为今之伊朗)
	《海药本草》	今按陈氏,缩砂蜜生西海及西戎诸国……多从安东道来(泛指印度洋、波斯湾、地中海范围,具体指越南、泰国、柬埔寨、老挝、缅甸、印度尼西亚等国)
宋	《开宝本草》	生南地;苗似廉姜,形如白豆蔻,其皮紧厚而皱,黄赤色
	《本草图经》	缩砂蜜生南地,今惟岭南山泽间有之;五、六月成实,五七十枚作一穗,状似益智,皮紧厚而皱如粟纹,外有细刺,黄赤色。皮间细子一团,八漏,可四十余粒,如黍米大,微黑色
明	《本草蒙筌》	缩砂蜜……产波斯国中及岭南山泽;皮紧厚多皱,色微赤黄;子八漏一团,粒如黍米,故名缩砂蜜也
	《本草纲目》	子形如白豆蔻,其皮紧厚而皱,黄赤色
清	《南越笔记》	阳春砂仁,一名缩砂蜜,曰缩砂者,言其壳;曰蜜者,言其仁。鲜者曰缩砂蜜,干者曰砂仁。新兴也产之,而生阳江者大而有力
	《植物名实图考》	今阳江产者形状殊异,俗呼草砂仁
民国	《药物出产辨》	产广东阳春县为最,以蟠龙山为第一
	《中国药学大辞典》	阳春砂仁饱满坚实,气味芬烈;春砂产于阳春县为最,以蟠龙山为第一
现代	《中国常用中药材》	引阳春县志载:蜜产蟠龙特色夸,医林珍品重春砂
	《中华本草》	阳春砂分布于福建、广东、广西、云南等地,现广东、广西、云南等地区均大面积栽培。绿壳砂分布于云南南部。海南砂分布于海南,现广东、海南大面积栽培

【产区与生境】

1. 阳春砂 分布在东经 99°56'~112°26',北纬 21°27'~23°27' 的热带亚热带季风气候区。主要分布于广东阳春市及其周边地区的高州、信宜、广宁、封开、新兴、佛冈等地。云南省南部及西南部的西双版纳、德宏、思茅、红河、文山、临沧等地。此外,广西主要分布于北回归线以南的隆安、扶绥、崇左、龙州、宁明、岂宁、横县、靖西、百色、田东、那坡、大新、防城、武鸣、隆安、钦州、灵山、凭祥等地。福建的长泰、同安、永春;四川的合江、青神、宜宾、雷波;贵州的沿河、关岭等地亦有分布。阳春砂分布区气候温暖,年平均气温 19~22℃,低温期及霜冻期短,光照充足,雨量充沛,年降水量在 1 000mm 以上,空气相对湿度在 90% 以上。广东省阳春市阳春砂种植区主要分布在其东西部的山地、丘陵,以及海拔500m 以下的山坑、山窝地,坡地一般一面开阔,三面环山,坡向朝南或东南,坡度 15°~30°,以邻近有昆虫授粉,空气湿度较大,土壤疏松肥沃,排灌方便,并长有阔叶杂木林作荫蔽的山坑、山窝为宜。云南省南部及西南部引种区主要分布于热带雨林和季雨林,海拔 800~1 100m 的山地森林。广西野生阳春砂分布地区一般在海拔 100~200m 的山谷林下或山麓的水沟旁。

2. 绿壳砂　主产于云南西双版纳、临沧、思茅、红河、文山。生于林下潮湿处。

3. 海南砂　广泛分布于海南省境内,以三亚、儋州分布为多。生于山谷密林中或栽培。

【药材性状特征】

(一)药材性状

1. 阳春砂、绿壳砂　呈椭圆形或卵圆形,有不明显的三棱,长 1.5~2cm,直径 1~1.5cm。表面红棕色或棕褐色,密生刺状突起,顶端有花柱残基,基部常有果梗。果皮薄而软。种子集结成团,具钝三棱,被白色隔膜分成 3 瓣,每瓣有种子数粒至数十粒,种子为不规则多面体,直径 2~3mm;表面棕红色或棕褐色,有细皱纹,外被淡棕色膜质假种皮。气芳香而浓厚,味辛凉、微苦。

2. 海南砂　呈长椭圆形或卵圆形,有明显的三棱,长 1.5~2cm,直径 0.8~1.2cm。表面被片状、分枝的软刺,基部具果梗痕。果皮厚而硬。种子团较小,每瓣有种子 3~24 粒;种子直径 1.5~2mm。气味稍淡。

(二)质量标准

形态上以果实均匀,果皮紧贴种子团,种子团饱满、棕褐色,具有润性,气香浓,味辛凉浓厚者品质为佳。《中国药典》2020 年版规定:水分不得过 15.0%;阳春砂、绿壳砂种子团含挥发油不得少于 3.0%(ml/g),海南砂种子团含挥发油不得少于 1%(ml/g);以干燥品计算,乙酸龙脑酯含量不得少于 0.90%。

有研究报道提示,道地产区与主产区的春砂仁果实在性状特征上有一些区别,其中道地产区春砂仁果实较小,表面多棕褐色至棕黑色,果皮紧贴种子团,种子团紧实,每室有种子 7~16 粒,气芳香而浓厚,味辛凉、微苦。云南主产区的春砂仁果实较大,表面通常呈红棕色或黄棕色,果皮不紧贴种子团,手捏松泡,假种皮较厚,每室种子粒较多,味酸泛甜。

【综合开发利用】

砂仁为药食同源品种,不仅可用于方剂配伍及中成药原料,还用于保健食品、药膳等。以砂仁为主要原料的中成药达百余种,如香砂六君丸、香砂枳术丸、香砂养胃丸、木香分气丸、十香止痛丸、八宝坤顺丸、人参健脾丸等。

《本草纲目》记载:"缩砂酒,消食和中,下气止心腹痛。"以砂仁为原料开发的保健食品多为酒、胶囊、口服液、含片、冲剂、茶等,功用多为延缓衰老、抗疲劳,改善胃肠道功能,免疫调节,对化学性肝损伤有辅助保护作用等,如春砂仁健胃酒、春砂仁汤料、春砂仁养胃茶、春砂仁口服液、春砂仁胶囊、春砂仁养胃丸、春砂仁养胃含片、春砂仁养胃冲剂等。砂仁也可用于制作副食品,如春砂仁蜜、春砂仁糖、春砂仁汤料、春砂仁干果等。药膳方面,阳春群众常用砂仁煲瘦肉、炖鸡、蒸排骨,味道鲜美可口。

此外,阳春砂叶油、花朵及花梗亦供药用,但临床上应用较少。春砂花性平、味辛、无毒;具有利淋通膈、调中和胃、理气化痰等功效。西双版纳傣族用砂仁根切片晒干,水煎服,治腹痛、腹胀、消化不良、食积腹泻。阳春砂的茎秆富含纤维,韧性较强,可用于造纸。新鲜茎叶经加工后,可作猪饲料,促进食欲,但未见成品面世。

（刘军民）

三十六、木瓜

【来源】

木瓜为蔷薇科植物贴梗海棠 *Chaenomeles speciosa*（Sweet）Nakai 的干燥近成熟果实。夏、秋二季果实绿黄时采收,置沸水中烫至外皮灰白色,对半纵剖,晒干。

【道地性考证】

木瓜的药用始载于南北朝《名医别录》。宋代《本草图经》称木瓜"山阴兰亭尤多,今处处有之,而宣城者为佳",宣城即今安徽宣城,后代本草均以安徽宣城所产的"宣木瓜"质量佳。近年来,"宣木瓜"被选入安徽"十大皖药"之一。民国时期,新增"资丘木瓜",因湖北长阳所产木瓜经清江北岸的资丘镇集散,故而得名。川木瓜在本草中记载的历史较短,主产于重庆綦江、江津等地。木瓜产地沿革见表 10-37。

表 10-37　木瓜产地沿革

年代	出处	产地及评价
南北朝	《本草经集注》	山阴兰亭(今浙江绍兴县境内)尤多
宋	《本草图经》	今处处有之,而宣城者为佳
明	《本草品汇精要》	道地:宣城为佳
	《本草蒙筌》	各处俱产,宣州独良
清	《得配本草》	宣州陈久者良
	《本草便读》	处处皆有,而以宣城者为佳
民国	《增订伪药条辨》	产地首推浙江淳安县,名淳木瓜,最佳,外皮绉纱纹,色紫红,体坚结,肉厚,心小,个匀。湖北宣城产者,名宣木瓜,体结色紫,纹皱,亦佳。其余紫秋巴东、济南等处所产,虽亦有佳种,然不及以上两处之美。四川綦江县所产者,名川木瓜,质松,色黄,皮粗糙,无细纹,个大而肉薄,亦次。福建产者,色黄而大,味香,不入药
	《药物出产辨》	产湖北沙市内资丘为最,其次湖南津市,湘潭、四川更次
	《本草药品实地之观察》	来自安徽宣城者,称宣木瓜,为药肆中之上品
现代	《中华本草》	分布华东、华中及西南各地

【产区与生境】

木瓜主要分布于华东、华中及西南各地,主产于安徽、浙江、湖北、四川等地,此外湖南、福建、河南、陕西、江苏亦产。木瓜喜温暖湿润气候,以土层深厚、疏松肥沃、排水良好的砂质土壤中生长较好,低洼积水处不宜种植。

目前安徽宣城、湖北长阳与重庆綦江为药用木瓜三大主产区,所产药材分别习称宣木瓜、资丘木瓜与川木瓜。宣木瓜主要栽培于安徽宣城市宣州区、泾县、宁国等地海拔 100~300m 的山坡上,宣州区新田镇产量最大。资丘木瓜主产于湖北长阳椰坪镇,多种植于清江北岸海拔 500~1 300m 的山地。川木瓜以重庆市綦江区打通镇为传统产区,种植于海拔 800~1 300m 的山坡上。

【药材性状特征】

（一）药材性状

呈长圆形，多纵剖成两半，长 49cm，宽 2~5cm，厚 1~2.5cm。外表面紫红色或红棕色，有不规则的深皱纹；剖面边缘向内卷曲，果肉红棕色，中心部分凹陷，棕黄色；种子扁长三角形，多脱落。质坚硬。气微清香，味酸。

（二）质量标准

形态上以个大、皮皱、紫红色者为佳。《中国药典》2020 年版规定：水分不得过 15.0%。总灰分不得过 5.0%。酸度 pH 应为 3.0~4.0。浸出物不得少于 15.0%。齐墩果酸（$C_{30}H_{48}O_3$）和熊果酸（$C_{30}H_{48}O_3$）的总含量不得少于 0.50%。

【综合开发利用】

木瓜具有舒筋活络、和胃化湿的功效。含木瓜的中成药处方达 208 种，包括酸痛喷雾剂、少林跌打止痛膏、壮筋续骨丸等。木瓜除药用外，还可用于保健食品、食品和花卉观赏。

木瓜的保健功能主要与自身的化学成分有关。目前，以木瓜为原料已开发成功上市的产品主要有木瓜果汁饮料、木瓜蜜饯、木瓜果酒、木瓜果醋等。木瓜中酸类成分包括苹果酸、柠檬酸、酒石酸等，这些有机酸都具有纯正的酸味，经过适当稀释并辅以一定的甜味剂如蔗糖或蜂蜜，可制成风味独特的产品。木瓜鲜果味酸，一般不宜食用，但其果实营养丰富，富含维生素。此外，木瓜植株姿态优美，花簇集中，花量大，花色美，常被作为观赏树种，嫁接海棠的砧木，或作为盆景在庭院或园林中栽培，用于城市绿化和园林造景。

（程铭恩）

三十七、桔梗

【来源】

桔梗为桔梗科植物桔梗 *Platycodon grandiflorum*（Jacq.）A.DC. 的干燥根。春、秋二季采挖，洗净，除去须根，趁鲜剥去外皮或不去外皮，干燥。

【道地性考证】

不同时期有关桔梗产地的历史记载基本一致，历代本草记载主要以河南嵩山、山东菏泽、安徽东南和江苏南部为中心，《增订伪药条辨》记载以安徽省安庆和泾县的桔梗为道地。如今桔梗在全国形成了三大栽培主产区：以博山、沂源为中心的山东主产区，以太和、亳州为中心的安徽主产区和以赤峰为中心的内蒙古主产区。桔梗产地沿革见表 10-38。

表 10-38 桔梗产地沿革

年代	典籍	产地及评价
魏晋	《吴普本草》	生嵩高山谷及宛句
南北朝	《本草经集注》	近道处处有之
唐	《新修本草》	生嵩高山谷及宛句
宋	《本草图经》	生嵩高山谷及宛句，今在处有之。附图和州桔梗、成州桔梗、解州桔梗
民国	《增订伪药条辨》	桔梗出安庆古城山，色白有芦，内起菊花心，味甜带苦者佳。宁国府泾县出者，形味略同，亦佳。其他如镇江、全椒、滁州、白阳山、常州、宜兴、天长、定远、樟堵，各县皆出。色黄白，味甜，均不道地
现代	《全国中草药汇编》	生于山坡、草丛或沟旁，全国南北各省区均有分布，并有栽培
	《中药大辞典》	野生于山坡草丛中，我国大部分地区均有分布
	《中华本草》	以东北、华北产量大，称"北桔梗"；华东产的质量较好，称"南桔梗"

【产区与生境】

桔梗分布广泛,在中国、俄罗斯远东地区、朝鲜半岛、日本列岛均有分布。中国大部分省区均产,按地域可划分为东北、华北、华东和四川四个产区。野生桔梗以东北三省和内蒙古产量最大,且以东北产桔梗的质量最佳;栽培桔梗则以华北、华东和四川产区为主,且以华东地区的质量较好。

桔梗主要生长区域的海拔高度在 1 500m 以下,最冷月平均气温不低于 −20℃,最热月平均气温不高于 23℃,年降水量 500~600mm,≥ 10℃的有效积温 >2 300℃,无霜期 125 天以上。喜温暖、湿润、阳光充足的环境,能耐寒耐旱,怕积水,忌大风。宜生在土壤深厚、疏松肥沃、排水良好的砂质壤土中,土壤水分过多或积水易引起根部腐烂。

【药材性状特征】

(一) 药材性状

呈圆柱形或略呈纺锤形,下部渐细,有的有分枝,略扭曲,长 7~20cm,直径 0.7~2cm,表面淡黄白色至黄色,不去外皮者表面黄棕色至灰棕色,具纵扭皱沟,并有横长的皮孔样瘢痕及支根痕,上部有横纹。有的顶端有较短的根茎或不明显,其上有数个半月形茎痕。质脆,断面不平坦,形成层环棕色,皮部黄白色,有裂隙,木部淡黄色。气微,味微甜后苦。

(二) 质量标准

形态上以条杆顺直、粗大、表面白色、质地坚实、味苦者为佳。《中国药典》2020 年版规定:水分不得过 15.0%,总灰分不得过 6.0%,醇溶性浸出物不得少于 17.0%,桔梗皂苷 D($C_{57}H_{92}O_{28}$)不得少于 0.10%。

【综合开发利用】

桔梗有较高药用价值和经济价值,其产品开发主要包括桔梗药用产品、保健食品、化妆品、杀虫剂等。桔梗流浸膏是近年来开发出的原料药产品,大量应用于中成药、保健食品等相关领域。目前含桔梗的常用中成药有复方桔梗止咳片、清音丸、复方枇杷桔梗膏、信宁咳糖浆、化痰丸等。桔梗药食同源,含有大量亚油酸等不饱和脂肪酸,具有降压降脂、抗动脉粥样硬化等多种作用,是一种很好的功能性食品。其根可制成美味的菜肴,在我国东北地区及日、韩、朝等东亚国家常鲜用,制成咸菜、罐头、果脯、酒、粥、桔梗牛杂汤或高级糕点。桔梗也可以制作化妆品,将其提取物添加于化妆品和沐浴液中能够起到增白、抗氧化和保护皮肤的作用,与中药桂皮配伍制成的化妆水、化妆膏可以防治脚气和癣菌,缓解面部色素沉积,与当归配伍可改善面部色斑。桔梗提取液还可以作为气味的掩饰剂添加到杀虫剂中,应用于农作物喷杀虫害。

(解军波)

三十八、党参

【来源】

党参为桔梗科植物党参 *Condonopsis pilosula*(Franch.)Nannf.、素花党参 *Condonopsis pilosula*(Franch.)Nannf. var. *modesta*(Nannf.)L. T. Shen 或 川 党 参 *Condonopsis tangshen* Oliv. 的干燥根。秋季采挖,除去地上部分及须根,洗净泥土,晒至半干,反复揉搓 3~4 次,晒至七八成干时,捆成小把,晒干。

【道地性考证】

现今之党参,古时多产于山西上党,曾经作为上党人参药用,至清代《本草从新》《本草纲目拾遗》《植物名实图考》才有党参之条。虽自清代才正式载于本草,但其产地记载较广,山西、甘肃、四川、湖北、安徽、陕西、吉林等地均有分布。目前,党参在山西、甘肃、湖北及四川等地形成主产区,各主产区因地制宜,形成了独特的产品规格,质量差异较大。山西长治、晋城及其周边地区产的潞党参历史上一直被认为是最优的党参道地药材。甘肃文县、武都、宕昌、舟曲及周边地区自民国以来被认为是纹党的道地产区。党参产地沿革见表 10-39。

表 10-39 党参产地沿革

年代	出处	产地及评价
南北朝	《本草经集注》	上党郡在冀州西南。今魏国所献即是,形长而黄,状如防风,多润实而甘
清	《本草从新》	按:古本草云,参须上党者佳。今真党参久已难得,肆中所卖党参种类甚多,皆不堪用。唯防风党参性味平足贵,根有狮子盘头者,硬纹者伪也
	《本经逢原》	产山西太行山者,名上党人参,虽无甘温峻补之功,却有甘平清肺之力
	《百草镜》	党参,一名黄参,黄润者良,出山西潞安、太原等处。有白色者,总以净软状实味甜者佳。嫩而小枝者,名上党参。老而大者,名防党参
	《本草纲目拾遗》	《翁有良辨误》云:党参功用,可代人参,皮色黄而横纹,有类乎防风,故名防党。江南徽州等处呼为狮头参,因芦头大而圆凸也,古名上党人参。产于山西太行山潞安州等处为胜,陕西者次之。味甚甜美,胜如枣肉。近今有川党,盖陕西毗连,移种栽植,皮白味淡,类乎桔梗,无狮头,较山西者迥别,入药亦殊劣不可用
	《植物名实图考》	山西多产,长根至二三尺,蔓生,叶不对,节大如手指,野生者根有白汁,秋开花如沙参,花色青白,土人种之为利,气极浊
民国	《增订伪药条辨》	前贤所谓人参,产上党郡,即今党参是也。考上党郡,即今山西长子县境,旧属潞安府,故又称潞党参。其所产参之形状,头如狮子头,皮细起皱纹,近头部皮略有方纹,体糯糙,黄色,内肉白润,味甜鲜洁,为党参中之最佳品
	《药物出产辨》	其初产自湖北防县,为防党,后来不见防县有出。均以陕西阶州马岛出产者制而成之,名曰防党。湘党产陕西阶州,亦制而成。气味纹质均与防党同。已上均熟党。纹党以陕西西边为正,四川汶县亦佳。潞党产河南潞州府、漳德府。已上均生党,秋季出新

【产区与生境】

党参主产于山西、陕西、甘肃、四川等省及东北各地。潞党(栽培品)产于山西长治、晋城及周边地区。素花党参又称西党参,主产于甘肃文县,四川南坪、松潘等地。川党参主产于四川、湖北及与陕西接壤地区。

潞党参喜冷凉气候,忌高温。幼苗期喜阴,成株喜阳光。以土层深厚、排水良好、富含腐殖质的砂壤土栽培为宜。不宜在黏土、低洼地、盐碱土和连作地上种植。道地产区长治和晋城地处山西东南部,位于北纬 35°50′,东经 113°01′,属湿润大陆性季风气候,无霜期 156.8~181.9 天,年平均降水量 537.4~674mm,年平均气温 5~10℃,海拔 800~1 500m。

白条党系 20 世纪 60 年代由潞党参引种到甘肃定西,获得成功栽培,目前已成为主流商品之一。

纹党、凤党和刀党为素花党参的根,产于四川西北部、青海、甘肃及陕西南部至山西中部,生于海拔 1 500~3 200m 的山地林下、林边及灌丛中。

笔记栏

板桥党为川党参的根，产于四川北部及东部、贵州北部、湖南西北部、湖北西部以及陕西南部，生于海拔 900~2 300m 的山地林边灌丛中，现已大量栽培。

【药材性状特征】

（一）药材性状

1. 党参 呈长圆柱形，稍弯曲，长 10~35cm，直径 0.4~2cm。表面灰黄色、黄棕色至灰棕色，根头部有多数疣状突起的茎痕及芽，每个茎痕的顶端呈凹下的圆点状，习称“狮子盘头”；根头下有致密的环状横纹，向下渐稀疏，有的达全长的一半，栽培品环状横纹少或无；全体有纵皱纹和散在的横长皮孔样突起，支根断落处常有黑褐色胶状物。质稍柔软或稍硬而略带韧性，断面稍平坦，有裂隙或放射状纹理，皮部淡棕黄色至黄棕色，木部淡黄色至黄色，呈“菊花心”状。有特殊香气，味微甜。

2. 素花党参（西党参） 长 10~35cm，直径 0.5~2.5cm。表面黄白色至灰黄色，根头下致密的环状横纹常达全长的一半以上。断面裂隙较多，皮部灰白色至淡棕色，木部淡黄色。

3. 川党参 长 10~45cm，直径 0.5~2cm。表面灰黄色至黄棕色，有明显不规则的纵沟。顶端有较稀的横纹，大条者亦有“狮子盘头”，但茎痕较少；小条者根头部较小，称“泥鳅头”。质较软而结实，断面裂隙较少；皮部黄白色，木部淡黄色。

（二）质量标准

形态上以条粗壮、质柔润、气味浓、嚼之无渣者为佳。《中国药典》2020 年版规定：水分不得过 16.0%，总灰分不得过 5.0%，二氧化硫残留量不得过 400mg/kg，45% 乙醇浸出物不得少于 55.0%。

【综合开发利用】

党参的药用价值和经济价值均较高，其产品开发主要包括药品、保健食品和新食品原料。处方中含有党参的中药方剂有 106 首，中成药有 636 种，剂型主要有丸剂、胶囊、煎剂、颗粒剂、糖浆剂、口服液、煎膏剂等。含党参中成药有十全大补丸、归脾丸等。目前含有党参的国产保健食品有 178 种，如参芪贞胶囊、党参黄芪口服液、驴胶补血颗粒、党参蜂蜜等。在新食品原料方面，有党参配以不同食药材制作的药酒，如参枣酒、党参枸杞酒、猴头补酒等；用党参烹饪的药膳粥、参苓术鱼汤等；还有党参咀嚼片、党参茶、党参饮料、党参膏滋、党参口服液、党参火锅底料等。党参为我国大宗常用中药材，用量较大，在药品、保健食品、新食品原料开发方面都有着广阔前景与价值。

（李 骁）

三十九、海马

【来源】

海马为海龙科动物线纹海马 *Hippocampus kelloggi* Jordan et Snyder、刺海马 *H. histrix* Kaup、大海马 *H. kuda* Bleeker、三斑海马 *H. trimaculatus* Leach 或小海马（海蛆）*H. japonicas* Kaup 的干燥体。夏、秋二季捕捞，洗净，晒干；或除去皮膜和内脏，晒干。

【道地性考证】

海马，俗称“水马”，最早出自《本草经集注》中的鼺鼠项下，以海马之名始载于《本草拾遗》，以后的历代本草均使用“海马”这一名称，一直沿用至今。

海马的出产地记载不一，如《本草拾遗》曰海马生“西海”，而《本草图经》则记载海马生“南海”。由于“西海”这一地名在我国各时期因时而异，先秦史籍所载“西海”泛指西方海域，以后又指今波斯湾、红海、阿拉伯海及印度洋西部，而“南海”即现今的南中国海，故此处"西海"可能应为"南海"。因而,《本草纲目》在引用时纠正为:"藏器曰:海马出南海", 这与目前海马主产地一致,即我国南海海域,这里海马资源丰富,品种最多,是海马类药材的主产地。海马产地沿革见表 10-40。

表 10-40　海马产地沿革

年代	出处	产地及评价
唐	《本草拾遗》	海马生西海
宋	《本草图经》	海马生南海
明	《本草纲目》	藏器曰:海马出南海

【产区与生境】

1. 线纹海马　原产于美洲地区的海马品种,又名灰海马。最大体长可达 27cm,寿命 3~4 年,2009 年由我国学者从美国引进,相对于国内传统养殖的三斑海马和大海马,更加适宜人工养殖。

2. 刺海马　分布在东海、南海、台湾、福鼎外海、澎湖外海、高雄外海、陵水外海。

3. 大海马　在中国北起浙江省披山,南至海南省三亚的东海、南海海域均有分布。

4. 三斑海马　分布在陵水外海、东山外海、汕尾外海、厦门外海、高雄外海,河北、天津、辽宁、山东、江苏、上海、福建、广东、浙江、广西、台湾、海南。

5. 小海马　分布于巴哈马、墨西哥(坎佩切州、金塔纳罗州、塔巴斯科州、塔毛利帕斯州、维拉克鲁斯州、尤卡坦州)、美国(得克萨斯州、佛罗里达州、路易斯安那州)、百慕大。

【药材性状特征】

(一) 药材性状

1. 线纹海马　呈扁长形而弯曲,体长约 30cm。表面黄白色。头略似马头,有冠状突起,具管状长吻,口小,无牙,两眼深陷。躯干部七棱形,尾部四棱形,渐细卷曲,体上有瓦楞形的节纹并具短棘。体轻,骨质,坚硬。气微腥,味微咸。

2. 刺海马　体长 15~20cm。头部及体上环节间的棘细而尖。

3. 大海马　体长 20~30cm。黑褐色。

4. 三斑海马　体侧背部第 1、4、7 节的短棘基部各有 1 黑斑。

5. 小海马　又名海蛆,体形小,长 7~10cm。黑褐色。节纹和短棘均较细小。

(二) 质量标准

以个大、色白、体完整、洁净者为佳。胶原纤维相互缠绕成团。皮肤碎片表面观细胞界限不清,可见棕色颗粒状色素物。骨碎片不规则形,骨陷窝呈长条形或裂缝状。

【综合开发利用】

含有海马的中成药有 46 种,如海马强肾丸、三肾温阳酒、通络骨质宁膏等,含海马的经方具有化痰软坚,散结消瘿的功效,用于治疗瘿气。由海马开发的保健品主要用于抗疲劳、延缓衰老、免疫调节等,包括海马胶囊、海马口服液、鹿茸海马酒等。以海马开发的进口化妆品有 5 种:海马梦幻香水香浴乳、海马修护夜霜、海马保湿日霜、海马调理化妆水及地中海马鞭草味液体马赛皂。

(森　林)

四十、黄芩

【来源】

黄芩为唇形科植物黄芩 *Scutellaria baicalensis* Georgi 的干燥根。春、秋两季采挖,除去须根及泥土,晒后撞去外皮,晒干。

【道地性考证】

从历代本草的记载来看,黄芩没有固定的产区,产地遍布全国大部分地区,湖北、陕西、江苏、甘肃、山东、四川、河南都有记载。随着时代的变化,黄芩的产地也随之变化,但各代本草所载几乎都是在《神农本草经》"生川谷"的范围之内,符合黄芩的生长习性。

黄芩的产区沿革比较特殊,历代本草没有较一致的道地产区记载,各代本草中提及比较多的"湖北秭归县"也只是沿袭了在最初《名医别录》的记载,之后各家所阐述的黄芩产地都是在此基础上加以补充注释,因此,关于黄芩道地产区的问题还值得商榷和考究。目前,黄芩主要分布于河北、陕西、内蒙古、东北、陕西、河南、陕西等地,产地分布基本与历代本草记载一致,以山西产量最大,河北北部质量最佳。现在习惯上以河北承德的"热河黄芩"为道地药材。黄芩产地沿革见表 10-41。

表 10-41　黄芩产地沿革

年代	出处	产地与评价
东汉	《神农本草经》	生川谷
南北朝	《名医别录》	生秭归(今湖北秭归县)川谷及冤句(今山东菏泽)
	《本草经集注》	今第一出彭城(今江苏徐州铜山),郁州亦有之(今江苏灌云县东北部)
唐	《新修本草》	今出宜州(今湖北宜昌),鄜州(今陕西北部富县),径州(今甘肃泾县)者佳,兖州(今山东西南及河南东部)大实亦好
	《千金翼方》	宁州(今甘肃东部宁县),泾州(今甘肃泾川县北泾河岸)。该书指出黄芩的道地产区在甘肃,即黄河上游以南的西北部黄土高原地区
宋	《本草图经》	今川蜀(今四川),河东(今山西)、陕西近郡皆有之。该书指出黄芩的产地广泛分布于我国中部者,仍以长江中游以北为主要地区
	《证类本草》	潞州(今山西长治),耀州(今陕西耀州)。可知黄芩的产地在华北西部的黄土高原东翼,与河北省相邻
明	《本草品汇精要》	宜州、鄜州、泾州、兖州为道地产区
清	《植物名实图考》	该书指出黄芩以秭归,即今湖北秭归县所产为好,其质量较优,但随时间流逝,黄芩的质量下降,多以根细不饱满的为药用,又指出与黄芩不同科植物滇黄芩也作为药用
民国	《药物出产辨》	直隶,今河北省中南部,包括北京、天津等地。热河,指河北省承德市燕山山地丘陵。该书明确指出黄芩产地主要在河北省

【产区与生境】

黄芩属植物适应性较强,除热带非洲分布极少外,世界各地广为分布,在我国几乎每个省区都有分布,主要分布区是在"三北地区"。喜生于中高山地或高原草原温凉、半湿润、半干旱环境,喜阳光,抗严寒能力较强,在中心分布区里常以优势建群种与一些禾草、蒿类或杂类草共生,如吉林省镇赉县北大岗一带的黄芩,与一望无际的猪宗草草原群落共生,形成茂密无际的"纯群落",而且该群落中其他植物很少生长。在中温带山地草原常见于海拔600~15 000m 向阳山坡或高原草原等处,林下阴湿地不多见。多野生于山坡、林缘、路旁、中高山地或高原草原等向阳和较干旱的山区丘陵薄地。

【药材性状特征】

（一）药材性状

呈圆锥形，扭曲，长 8~25cm，直径 1~3cm。表面棕黄色或深黄色，有稀疏的疣状细根痕，上部较粗糙，有扭曲的纵皱或不规则的网纹，下部有顺纹和细皱纹。质硬而脆，易折断，断面黄色，中间红棕色。老根中心呈枯朽状或中空，暗棕色或棕黑色。气弱，味苦。

栽培品较细长，多有分枝。表面浅黄棕色，外皮紧贴，纵皱纹较细腻。断面黄色或浅黄色，略呈角质样。味微苦。

（二）质量标准

形态上以条长、质坚实、色黄者为佳。《中国药典》2020 年版规定：水分不得过 12.0%，总灰分不得过 6.0%。醇溶性浸出物，用乙醇作溶剂，不得少于 40.0%。含黄芩苷（$C_{21}H_{18}O_{11}$）不得少于 9.0%。饮片含黄芩苷（$C_{21}H_{18}O_{11}$）不得少于 8.0%。

【综合开发利用】

黄芩系大宗中药材品种，已有 2000 多年的药用历史。黄芩具有清热燥湿、泻火解毒、止血、安胎的功效，是配伍方剂及制作成药的主要原料。本品具有抗菌、抗病毒、降血压、降血脂、利胆等作用，可用于治疗小儿呼吸道感染、高血压、急性胆道感染等。目前国产含黄芩的保健品有胃肠胶囊、生灵胶囊、咽喉健冲剂。黄芩苷是中药黄芩的主要有效成分，具有广泛的药理作用，临床上用于感染、肺炎、肝炎、高血压等疾病。

中药多糖因具有增强机体免疫功能、抗肿瘤等药理作用，而几乎没有毒性，越来越引起科学家的兴趣，成为当前研究的热点。黄芩含有丰富的多糖，现已有从中提取的黄芩粗制多糖。研究发现，黄芩茎叶的主要成分为黄酮类化合物，已经确定的三个单体成分是野黄芩苷（主要成分）、白杨素 -7-D- 葡萄糖磷酸苷和黄芩苷；对黄芩茎叶的药理学研究发现，黄芩茎叶黄酮也具有较强的抗炎、抗氧化、抑制肿瘤和较强的记忆改善作用。东北、山西民间广泛用黄芩叶作茶饮，习称黄芩茶，有清热解毒的作用。

（许 亮）

四十一、黄芪

【来源】

黄芪为豆科植物蒙古黄芪 *Astragalus membranaceus*（Fisch.）Bge. var. *mongholicus*（Bge.）Hsiao 或膜荚黄芪 *A. membranaceus*（Fisch.）Bge. 的干燥根。春、秋二季采挖，除去须根和根头，晒至六七成干，分别大小捆把，晒干。

【道地性考证】

最早关于黄芪产地的记载出自南北朝《名医别录》："生蜀郡（今四川西部一带）山谷、白水（今四川、甘肃的白水河区域）、汉中（今陕西汉中等地区）。"到了唐代，黄芪的产地有了较大的变迁，曾经的蜀汉产区不再采收，而以原州（今宁夏固原）及华原（今陕西铜川耀州）者最良。在该时期，质量更佳的蒙古黄芪已被发现。宋代普遍推崇山西等地的绵芪，产河东（今山西大部分地区）、陕西（今陕西大部分地区）州郡，出绵上（今山西介休东南）为良。清代黄芪的产区增加了邻近的内蒙古等地，"山西、蒙古产者佳"且以"北芪"著称。清末民初黄芪产区扩大至我国东北。现代黄芪产地主要集中在山西、内蒙古、宁夏、甘肃，以及东北等地区。早在民国时期山西浑源就已经开始人工种植黄芪，20 世纪 70 年代我国开始广泛栽培，逐渐以栽培为主，目前的主流种植区域在甘肃定西、内蒙古武川、山西浑源、陕西子洲及周边各地区，主流品种为蒙古黄芪。黄芪产地沿革见表 10-42。

表 10-42 黄芪产地沿革

年代	出处	产地及评价
南北朝	《名医别录》	生蜀郡山谷、白水、汉中
	《本草经集注》	生陇西、洮阳……次用黑水、宕昌者……又有蚕陵(今四川茂汶西北)、白水者
唐	《新修本草》	今出原州(今宁夏固原)及华原(唐代京兆府的一个县名,今陕西铜川耀州)者最良,蜀汉不复采用之
	《药性论》	生陇西者
	《四声本草》	出原州华原谷子山,花黄
宋	《嘉祐本草》	今原州者好,宜州、宁州(今甘肃庆阳宁县)亦佳
	《本草图经》	生蜀郡山谷、白水、汉中,今河东(唐代以后泛指山西)、陕西州郡多有之
	《本草别说》	黄芪本出绵上(今山西介休东南)为良,故名绵黄芪。今《图经》所绘宪水(今山西娄烦及静乐部分地区)者即绵上,地相邻尔
元	《汤液本草》	生蜀郡山谷,白水汉中,今河东陕西州郡多有之。今《本草图经》只言河东者,沁州绵上是也,故谓之绵芪
明	《本草品汇精要》	[图经曰]蜀郡山谷及白水、汉中,今河东、陕西州郡多有之。[陶隐居云]出陇西、洮阳、墨水、宕昌。[道地]宪州、原州、华原、宜州、宁州
	《本草蒙筌》	水者生白水、赤水二乡,白水颇胜。(此为中品)绵耆出山西沁州(今山西沁源)绵上
	《本草原始》	生山西沁州绵上,名绵耆;一云折之如绵,故谓之绵黄耆
清	《本草崇原》	黄芪生于西北,以出山西之绵上者为良,故世俗谓之绵黄芪
	《植物名实图考》	有数种,山西、蒙古产者佳,滇产性泻,不入用
	《本草问答》	黄芪或生汉中;或生甘肃;或生山西;或生北口外,令统以北方立论,有理否……故黄芪以北口外者为佳。犹不及北口外所产者,其体极松,以内中行水气之孔道更大,故知其气为更盛
民国	《药物出产辨》	(黄芪)正芪产区分三处。一关东,二宁古塔,三卜奎。产东三省,伊黎、吉林、三姓地方。冲口芪产区亦广,产于山西省浑源州,近阳高县高山一带……次下者,乃制冲口芪,染成黑皮而来。浑春芪、牛庄芪即此芪制剩原来生芪而来,是以不黑皮。又有一种名晋芪,实为川芪,原产四川碧江、汶县、灌县、江油县等处。又有一种名禹州芪,乃由口外运至禹州,扎把而来。原色白皮,亦是生芪,非产禹州。粉芪原出陕西岷州、大同、宣化等处
现代	《中华本草》	蒙古黄芪主产于山西、内蒙古、吉林、河北等地,产量大,质量好。销全国,并出口。膜荚黄芪主产于黑龙江、内蒙古、山西等地,质稍次,多自产自销

【产区与生境】

蒙古黄芪分布于山西、内蒙古、黑龙江、吉林、河北等省区,膜荚黄芪分布于黑龙江、吉林、辽宁、河北、山东、山西、内蒙古、陕西、甘肃、新疆、四川、云南等省区。北芪(蒙古黄芪)道地产区以恒山、太行山山脉为核心的山西北部、内蒙古中西部以及与此区域接壤或邻近的甘肃、宁夏、山西、河北、东北等中温带干旱地区。

蒙古黄芪主要分布在我国北部相对干旱的地区,主产区位于我国西北、东北等地区,多生长在山区或半山区的干旱向阳草地或林缘,植被为针阔混交林或杂木林,具有喜冷凉、耐旱向阳和怕涝的习性。蒙古黄芪生态因子的最适范围：活动积温 9 831.4~31 145.6℃，相对湿度 40.6%~77.7%，年平均日照时数 2 413.5~3 212.5 小时，年平均降水量 178.6~541.4mm，1 月最低气温 −35.6~−11.7℃，7 月平均气温 16.5~23.5℃，7 月最高气温 22.8~29.9℃，土壤类型主要为褐土、灰色森林土、黑钙土等。

【药材性状特征】

（一）药材性状

呈圆柱形，有的有分枝，上端较粗，长 30~90cm，直径 1~3.5cm。表面浅棕黄色或淡棕褐色，有不整齐的纵皱纹或纵沟。质硬而韧，不易折断，断面纤维性强，并显粉性，皮部黄白色，木部淡黄色，有放射状纹理和裂隙，老根中心偶呈枯朽状，黑褐色或呈空洞。气微，味微甜，嚼之微有豆腥味。

道地产区野生或者仿野生黄芪年限较长者表皮粗糙，根皮绵韧，断面皮部有裂隙，木心黄，质地松泡，"肉白心黄"特点明显；老根中心有的呈枯朽状，黑褐色或呈空洞。移栽黄芪表皮平滑，根皮较柔韧，断面致密，木心中央黄白色，质地坚实。

（二）质量标准

形态上以条粗长、断面黄白色、有粉性者为佳。《中国药典》2020 年版规定：水分不得过 10.0%，总灰分不得过 5.0%，铅不得过 5mg/kg，镉不得过 1mg/kg，砷不得过 2mg/kg，汞不得过 0.2mg/kg，铜不得过 20mg/kg，五氯硝基苯不得过 0.1mg/kg，水溶性浸出物不得少于 17.0%，黄芪甲苷不得少于 0.080%，毛蕊异黄酮葡萄糖苷不得少于 0.020%。

【综合开发利用】

黄芪的药用价值和经济价值都比较高，其产品开发主要包括黄芪药用产品、保健品、饲料添加剂等。处方中含有黄芪的中成药有玉屏风颗粒、黄芪健胃膏、补中益气丸、十一味参芪片、心通口服液、参芪胶囊等。常用黄芪煎汤或泡水代茶饮，具有良好的防病保健作用。市场上以黄芪为原料的保健品有黄芪精口服液、黄芪枸杞红枣茶等。在畜牧领域，黄芪茎叶可作为畜牧业饲料；黄芪可作为饲料添加剂，普通饲料中添加黄芪后能显著提高仔猪的生长性能和免疫功能。黄芪为我国大宗常用中药材，用量较大，具有很好的开发应用前景。

（李　骁）

四十二、黄连

【来源】

黄连为毛茛科植物黄连 *Coptis chinensis* Franch.（习称"味连"）、三角叶黄连 *C. deltoidea* C. Y. Cheng et Hsiao（习称"雅连"）、云南黄连 *C. teeta* Wall.（习称"云连"）的干燥根茎。同属其他品种如峨眉黄连 *C. omeiensis*（Chen）C. Y. Cheng（习称"岩连"）、短萼黄连 *C. chinensis* Franch. var. *brevisepala* W. T. Wang et Hsiao 等的根茎在部分地区也作黄连入药。秋季采挖，除去须根和泥沙，干燥，撞去残留须根。

【道地性考证】

黄连之名始见于《神农本草经》，书中记载"黄连出蜀郡"，这是有关黄连产地的最早记载。从历代本草文献所载黄连产地来看，宋代之前，东至鲁南泰山，西达肃东秦州，黄连在黄河以南广大地区多有分布。但四川、重庆一直是黄连的主产地，普遍使用黄连（产巫阳山谷）；唐宋时期转以湘、皖产者为佳，使用短萼黄连为主流药材；到了明清时期，黄连产地又回到重庆、四川一带，趋向使用黄连、三角叶黄连和峨眉野连。三角叶黄连、峨眉黄连分布狭窄，仅分布于四川峨眉山周边县市。短萼黄连、三角叶黄连和峨眉黄连为濒危植物。味连在

笔记栏

品质上虽稍逊于云连和雅连,但产量较大,易于人工栽培,同时仍具备黄连的中药材功效,在20世纪60年代,味连在各地被广泛引种,成为主流品种。

雅连之名始见于明代陈嘉谟的《本草蒙筌》所附"雅州黄连",清代吴仪洛的《本草从新》简化为"雅连"。雅连主产于四川成都、乐山、雅安三角地带洪雅县的山区丘陵地带。产区固定、产量稳定,药效极强,历史上皆为贡品药材。

云连之名始见于明代兰茂的《滇南本草》,称"功效胜川黄连百倍",主产于云南怒江地区的高黎贡山和碧罗雪山上,但多为野生,采收极难,产量极低,加之对海拔高度要求较高,难以在云贵高原之外觅其踪迹。味连、雅连产地沿革见表10-43。云连产地沿革见表10-44。

表 10-43 黄连产地沿革(含味连、雅连)

年代	出处	产地及评价
东汉	《神农本草经》	一名王连。生川谷
南北朝	《本草经集注》	生巫阳川谷及蜀郡太山
唐	《千金翼方》	江南东道(婺州、睦州、歙州、建州):并出黄连;江南西道(饶州):黄连;剑南道(柘州):黄连
	《新修本草》	今澧州者更胜
宋	《开宝本草》	医家见用宣州,九节坚重,相击有声者为胜
	《本草图经》	今江、湖、荆、夔州郡亦有,而以宣城者为胜,施、黔者次之
	《证类本草》	今出宣州者绝佳,东阳亦有,歙州、处州次之
明	《本草纲目》	唐时以澧州者为胜,今虽吴蜀皆有,惟以雅州、眉州者为良
	《本草蒙筌》	川连,生川者,瘦小苗多
清	《本经逢原》	产川中者,中空、色正黄,截开分瓣者为上
	《植物名实图考》	黄连,今用川产
	《本草求真》	黄连出重庆,瘦小,状如鸡爪,连爪连珠者良
民国	《药物出产辨》	川黄连产雅州及峨眉山等处
	《增订伪药条辨》	黄连种类甚多,随地皆产,且有野生种植之别,惟四川野生者多佳品,为治疗上之要药

表 10-44 云连产地沿革

年代	出处	产地及评价
明	《滇南本草》	滇连,一名云连,人多不识,生……此黄连功胜川连百倍
清	《滇系》	黄连,丽江、开化者佳
	《永昌府志》	黄连为药材物产
	《腾越厅志稿》	黄连为药材物产
民国	《新纂云南通志》	上帕、贡山黄连产于碧罗、高黎两大雪山之上,为本属重要药材,行销内地,旧系野产,以其值昂利厚,故怒、均提倡栽植,现贡山每年约产一千斤,腾冲之明光、古永、滇滩诸处产者,色黄、味苦、坚重、肥大,亦为名品
	《征集菖蒲桶沿边志》	产于高黎、茶开两大雪山,行销内地。系凉性药材,概系野生。价昂利厚,采取者多,现已减少,每年约产一千斤。年代愈久愈大,价值尤高

续表

年代	出处	产地及评价
民国	《纂修云南上帕沿边志》	帕属黄连产于碧罗、高黎两大雪山之上,为本属重要药材,行销内地,在昔概系野产,嗣(后)因怒、傈采取者多,致令野产尽绝。因其值昂利厚,怒、傈均提倡栽种,递年推广
	《泸水志》	黄连为药材物产
	《知子罗属县志》	有黄连、贝母、生漆三项……黄连、生漆,均需人力栽植。但此两物,喜山阴深箐,各村有山阴深箐处均栽种黄连、生漆,每年约产四五千斤,均销内地
	《药物出产辨》	产云南者为云连
现代	《中药材手册》	云连主产于云南德钦、碧江等地……以身干、条细紧、曲节多,须根少,色黄绿者为佳

【产区与生境】

黄连产区东起大巴山 - 七曜山 - 武陵山脉毗邻的中高山,以渝东北(重庆石柱、开州、巫溪、巫山、城口)、鄂西(湖北利川、恩施、巴东)为中心,包括毗邻中高山区(海拔 1 200~1 800m)、年平均气温在 12~18℃ 的地区;西止邛崃山脉 - 龙门山 - 岷山山脉的中高山,以四川峨眉、乐山、洪雅、雅安为中心,包括川西龙门山脉中高山地区(海拔 1 200~1 800m)。川黄连的主产区纬度在北纬 28°~30°,海拔 1 200~1 800m,重庆石柱及湖北利川两大黄连核心产区海拔在 1 500m 左右。黄连最适宜生长的土壤为富含腐殖质的黄棕壤、红壤。川黄连喜阴凉,其主产区有效积温 3 419.6℃ 左右,年平均气温 12~18℃;7 月绝对最高气温不超过 36℃,1 月绝对最低气温 -10℃ 左右。10 月下旬初霜,4 月上旬终霜,无霜期 170~210 天。

雅连主产区位于四川成都、乐山、雅安三角地带洪雅县海拔 1 800~2 500m 的山区丘陵地带。雅连对生长环境要求极严,海拔高度要求虽低于云连,但仍属于高山地区。

云连道地产区为云南怒江福贡、泸水、贡山及保山腾冲等冷凉地区。生于林下海拔 2 700~3 000m 的高山寒湿地区,年平均气温小于 10℃,年平均降水量 1 000~1 500mm,无霜期 200~280 天;土壤大多呈弱酸性至中性,土层深厚,质地疏松,透气性好,排水良好,有机质含量高,保肥力强。

【药材性状特征】

(一)药材性状

1. 味连 多集聚成簇,常弯曲,形如鸡爪,单枝根茎长 3~6cm,直径 0.3~0.8cm。表面灰黄色或黄褐色,粗糙,有不规则结节状隆起、须根及须根残基,有的节间表面平滑如茎秆,习称"过桥"。上部多残留褐色鳞叶,顶端常留有残余的茎或叶柄。质硬,断面不整齐,皮部橙红色或暗棕色,木部鲜黄色或橙黄色,呈放射状排列,髓部有的中空。气微,味极苦。

2. 雅连 多为单枝,略呈圆柱形,微弯曲,长 4~8cm,直径 0.5~1cm,"过桥"较长,顶端有少许残茎。

3. 云连 根茎弯曲呈钩状,略呈连珠状圆柱形,多单枝,较细小。长 2~8cm,直径 2~7mm。表面灰黄色,粗糙,具残留鳞叶、须根及叶柄残基,少有"过桥"。质轻而脆,易折断,断面不平整,金黄色,木部的颜色较浅,常见中央髓部呈空洞。气微,味极苦。

味连、雅连和云连性状鉴别要点见表 10-45。

表 10-45　味连、雅连和云连性状鉴别要点

比较项目	味连	雅连	云连
根茎	多聚集成簇	多单枝	多单枝
颜色	黄褐色	黄褐色	灰黄色
断面	不平整,红黄色	不齐,黄色	不平整,金黄色
质地	质硬	质轻而硬,折断时容易节间断裂	质轻而脆,易折断
过桥	可见过桥	过桥较长	少有过桥

（二）质量标准

形态上以粗壮、坚实、断面皮部橙红色、木部鲜黄色或橙黄色者为佳。《中国药典》2020 年版规定：水分不得过 14.0%，总灰分不得过 5.0%，醇溶性浸出物不得少于 15.0%。以盐酸小檗碱（$C_{20}H_{18}ClNO_4$）计，味连含小檗碱（$C_{20}H_{18}NO_4$）不得少于 5.5%，表小檗碱（$C_{20}H_{18}NO_4$）不得少于 0.80%，黄连碱（$C_{19}H_{14}NO_4$）不得少于 1.6%，巴马汀（$C_{21}H_{22}NO_4$）不得少于 1.5%；雅连含小檗碱（$C_{20}H_{18}NO_4$）不得少于 4.5%；云连含小檗碱（$C_{20}H_{18}NO_4$）不得少于 7.0%。

【综合开发利用】

黄连至东汉以后一直是临床常用中药材,陈馥馨等统计了 13 部宋代以前古代方书,3.2 万多个方剂中含黄连的方剂有 1 760 个,占 5.43%,如黄连汤、半夏泻心汤、清胃散、当归六黄汤、桑白皮汤;其中有 36 个单味黄连处方,占 2.05%,如黄连膏等。根据马彦江等统计,2015 版《临床用药须知:中药成方制剂卷》共收载含黄连及其炮制品的成方制剂 127 种,如一清片、砂连和胃胶囊、复方黄连素片、五福养阴颗粒等。

黄连的主要有效成分是小檗碱（黄连素）,含量较高的生物碱还有黄连碱、表小檗碱、巴马汀、非洲防己碱、药根碱等。因此黄连也作为小檗碱的重要提取原料。小檗碱和巴马汀除了医药用途,也被收载于《中国兽药典》,硫酸小檗碱注射液等小檗碱制剂主要用于治疗猪、马、牛、羊等家畜肠胃炎、细菌性痢疾等肠道感染,效果明显。兽用黄藤素（巴马汀）注射液等制剂主要用于猪羊菌痢肠炎。

《中国药典》规定黄连药用部位是根茎,叶、须和花薹等都是黄连药材的副产品,均具有和原药材相似的有效成分和药理作用。这些非传统药用部位作为医药和保健品原料,可开发成为系列深加工产品,如黄连叶茶和黄连花茶,不仅减少资源的浪费,还能实现黄连药材资源的可持续开发利用。

●（付利娟）

四十三、菊花

【来源】

菊花为菊科植物菊 *Chrysanthemum morifolium* Ramat. 的干燥头状花序。9—11 月花盛开时分批采收,阴干或焙干,或熏、蒸后晒干。

【道地性考证】

菊花原产中国,入药历史悠久。宋代以前我国药菊是野生品甘菊,主要分布在河南、陕西、山西、福建等地。宋代栽培菊已出现,并作药用。明清时期是药菊栽培和发展的最盛时期,形成以安徽、浙江及河南为主的道地产区,如浙江的杭菊,安徽的贡菊、滁菊和亳菊,河南的怀菊。杭白菊、滁菊、贡菊、亳菊、怀菊产地沿革见表 10-46~ 表 10-50。

表 10-46 杭白菊产地沿革

年代	出处	产地及评价
宋	《乾道临安志》	物产菊花
明	《万历杭州府志》	杭州城精产甘菊,香味清美,及时采之,胜于诸品
清	《本草从新》	甘菊花,家园所种,杭产者良
	《本草纲目拾遗》	甘菊即茶菊,出浙江、江西者佳……近日杭州笕桥、安徽池州、绍兴新昌唐公市、湖北皆产入药
	《桐乡县志》	长期以来,崇德、桐乡(今合并为桐乡)是全国有名的菊花之乡
民国	《本草正义》	近今药物恒用之品,则以杭产黄色小花为正,而杭产白色小花,其气味醇静,味最甘缓,清香幽静,尤为过之
	《增订伪药条辨》	产杭州海宁等处……有蒸晒二种,蒸菊……晒菊……皆道地
	《浙江工商年鉴》	茶菊以杭县、塘栖、乔司、临平及杭市笕桥所产者为著,为杭州名贵特产
现代	《中华本草》	药用菊花以河南、安徽、浙江、栽培最多……产于浙江嘉兴、桐乡、吴兴多系茶菊,产于浙江海宁者多系黄菊,此两者,统称"杭菊"……出口以杭菊为主。销全国,并出口

表 10-47 滁菊产地沿革

年代	出处	产地及评价
清	《本草害利》	滁州菊
	《滁州志》	甘菊产大柳者佳
民国	《本草正义》	此菊为滁邑特产
	《增订伪药条辨》	白滁菊出安徽滁州者
	《药物出产辨》	产安徽滁州
	《祁州药志》	产于滁州或其集散地

表 10-48 贡菊产地沿革

年代	出处	产地及评价
清	《本草纲目拾遗》	杭州钱塘所属良渚桧葬地方,乡人多种菊为业,秋十月采取花,挑入城市以售
现代	《药材资料汇编》	安徽歙县产量很大,产在金竹岭地区者,花蕊较小,花瓣浓密,品质优良
	《药材学》	贡菊,主产安徽歙县的金竹岭、大洲一带,又名"徽菊""绿蒂菊"
	《中药志》	贡菊花主产于安徽歙县(徽菊),浙江德清(德菊)

表 10-49 亳菊产地沿革

年代	出处	产地及评价
清	《百草镜》	产于亳州者不可用(作茶菊)
	《亳州志·食货志·物产》	惟取甘者入药
民国	《本草正义》	若白色大花之产于古亳者
	《药物出产辨》	白者以产安徽亳州为最
	《祁州药志》	产于亳州者称亳菊花

表 10-50 怀菊产地沿革

年代	出处	产地及评价
清	《武陟县志》	今县西间有种此者
民国	《续修武陟县志》	菊花尤武陟所独优
	《药物出产辨》	其次河南怀庆府
	《祁州药志》	产于怀庆者称怀菊花

【产区与生境】

药用菊花主要分布于安徽、浙江、江苏、湖北、河南、河北、山东、四川等地。杭白菊产于浙江桐乡,包括杭嘉湖平原、金衢盆地及周边地区;贡菊产于安徽歙县的金竹岭、大洲源一带;亳菊产于安徽亳州,包括涡河流域及周边地区;滁菊产于安徽滁州南谯、全椒,包括滁河流域、池河流域及周边地区;怀菊产于河南焦作(武陟、温县、沁阳、博爱、孟州、修武),以及焦作周边地区;祁菊产于河北安国、博野、定州、蠡县、邢台巨鹿;济菊产于山东嘉祥、禹城;川菊产于四川中江县。

药用菊花适应性较强,东经 113°~120°、北纬 29°~38° 的山地、丘陵及平原地区均可栽培。喜温暖湿润气候,四季分明,阳光充足,年平均气温 13.6~16℃,年降水量 800~1 800mm,无霜期 210~238 天,海拔高度 7~600m。适宜生长于土层深厚,肥沃疏松,排水良好,富含腐殖质的砂壤土或壤土。

【药材性状特征】

(一)药材性状

1. 杭白菊 呈碟形或扁平状,直径 2.5~4cm,分散或数个相连成片。舌状花浅黄色,平展或微折叠,彼此粘连,通常无腺点;管状花多数,外露。体轻,质柔润,干时松脆。气清香,味甘、微苦。

2. 滁菊 呈不规则球形或扁球形,直径 1.5~2.5cm。舌状花类白色,不规则扭曲,内卷,边缘皱缩,有时可见淡褐色腺点;管状花大多隐藏。管状花多数,外露。体轻,质柔润,干时松脆。气清香,味甘、微苦。

3. 贡菊 呈扁球形或不规则球形,直径 1.5~2.5cm。无花序柄。舌状花 14~16 层,黄白色,不规则扭曲,皱缩。管状花少,两性,淡绿色,多藏于舌状花中。体轻,松脆。气香浓郁,味甘。

4. 亳菊 呈倒圆锥形或圆筒形,有时稍压扁呈扇形,直径 1.5~3cm,离散。总苞碟状,总苞片 3~4 层,卵形或椭圆形,草质,黄绿色或褐绿色,外面被柔毛,边缘膜质。花托半球形,无托片或托毛。舌状花数层,雌性,位于外围,类白色,劲直,上举,纵向折缩,散生金黄色腺点;管状花多数,两性,位于中央,为舌状花所隐藏,黄色,顶端 5 齿裂。瘦果不发育,无冠毛。体轻,质柔润,干时松脆。气清香,味甘、微苦。

5. 怀菊 呈不规则球形或扁球形,直径 1.5~2.5cm。多数为舌状花,舌状花类白色,不规则扭曲,内卷,边缘皱缩,有时可见腺点;管状花大多隐藏。体轻,质柔润,干时松脆。气清香,味甘、微苦。

(二)质量标准

以花朵完整不散瓣、色白(黄)、身干、香气浓郁、无杂质者为佳。《中国药典》2020 年版规定:水分不得过 15.0%,绿原酸($C_{16}H_{18}O_9$)不得少于 0.20%,木犀草苷($C_{21}H_{20}O_{11}$)不得少于 0.08%,3,5-O-二咖啡酰基奎宁酸($C_{25}H_{24}O_{12}$)不得少于 0.70%。

【综合开发利用】

药用菊花的药用价值、食用价值及观赏价值均较高,其产品开发主要包括药用产品、保健食品、美容美肤产品、日用品等。处方中含有药用菊花的中成药有 121 种,如杞菊地黄丸、桑菊感冒丸、牛黄上清丸、珍菊降压片、小儿清肺止咳片等。目前含有药用菊花的保健食品有 25 种,如金银花菊花凉茶颗粒、菊花决明子片、丹参菊花茶、菊花枸杞决明口服液等。进口化妆品有 7 种,如菊花清爽面膜、菊花清香泡沫洁面奶、菊花护发膜、菊花润发乳等。药用菊花还被开发用作枕头、香囊、足浴粉、牙膏、空气清新剂等日用品,含有药用菊花的药皂、洗手液、爽肤水等洁肤、护肤产品也相继投放市场。药用菊花常用于切花、盆景、花篮、壁饰等。菊花可烹制各种佳肴,如广州的腊肉菊花饼、菊花蛇羹,河南焦作的菊花饼,杭州的菊花咕噜肉、菊花肉丝,江苏射阳的菊花宴,北京的菊花鱼球、菊药肉,安徽的菊花鸡丝等;同时还可用作茶用菊、菊花晶、菊花酒等。此外,药用菊花在采收及加工花序时产生大量根、茎、叶及脱落的花瓣,可作为青储饲料,或者禽畜用药及饲料添加剂的原料。药用菊花为我国大宗常用中药材,用量较大,通过系统研究,可提升药用菊花的综合利用价值。

(陈宇航)

四十四、麻黄

【来源】

麻黄为麻黄科植物草麻黄 *Ephedra sinica* Stapf、中麻黄 *E. intermedia* Schrenk et C. A. Mey. 或木贼麻黄 *E. equisetina* Bge. 的干燥草质茎。秋季割取绿色草质茎,除去杂草、残茎、须根及泥沙,扎成小把,在通风处晾至 7~8 成干时再晒干。

【道地性考证】

麻黄的道地性与品质描述在东汉《神农本草经》中即有论述。麻黄自古产于山西及河北,后扩大到山东、河南、四川等地,唐代至明代皆以河南荥阳、中牟所产品质为优,清末至民国开始逐渐以山西大同为道地产区。目前麻黄主产于内蒙古、山西、陕西、河北、宁夏等省区。麻黄产地沿革见表 10-51。

表 10-51 麻黄产地沿革

年代	出处	产地及评价
东汉	《神农本草经》	或生河东(今山西运城一带)
南北朝	《本草经集注》	生晋地(今山西省)及河东(今河北省)川谷
唐	《新修本草》	今出青州(今山东益都)、彭城(今江苏徐州)、荥阳(今河南荥阳)、中牟(今河南中牟、汤阴)者为胜,色青而多沫。蜀中(今四川)亦有不好
宋	《开宝本草》	今用中牟者为胜,开封府岁贡焉
	《本草图经》	生晋地和河东,今近京(指开封)多有之,以荥阳、中牟者为胜
	《本草衍义》	麻黄出郑州者佳
明	《本草品汇精要》	茂州(四川茂汶)、同州(陕西大荔)、荥阳、中牟者为胜
	《本草蒙筌》	麻黄,青州、彭城俱生,荥阳、中牟独胜
	《本草原始》	始生晋地及河东,今汴京(河南开封)多有之,以荥阳、中牟者为最胜
清	《本草崇原》	麻黄始出晋地,今荥阳、中牟、汴州、彭城诸处皆有之

续表

年代	出处	产地及评价
民国	陕西西安国药商业同业公会《药材行规》	西北各省,大同产佳
	《增订伪药条辨》	山西大同府代州边城出者肥大,外青黄而内赤色为道地
当代	《中华本草》	主产于河北、山西、内蒙古、陕西、新疆、甘肃、青海、宁夏
	《中国常用中药材》	主产于内蒙古、新疆、甘肃、吉林、黑龙江、辽宁、山西、河北、陕西、宁夏、青海、山东、四川

【产区与生境】

草麻黄主要分布于内蒙古、新疆、甘肃、吉林、辽宁、山西、河北、陕西、宁夏,河南亦有少量分布。中麻黄主要分布于内蒙古、新疆、青海、甘肃、吉林、辽宁、山西、河北、陕西、宁夏,山东亦有少量分布。木贼麻黄主要分布于新疆、内蒙古、青海、甘肃、山西、河北、宁夏、四川、陕西。

麻黄分布在干旱、半干旱、半湿润气候区的沙丘沙地、丘陵坡地和山地。具有喜光、耐干旱、耐盐碱、抗严寒的特性。适应性较强,可沙埋,对土壤要求不严,干燥的沙漠、高山、低山、丘陵、平原等地均能生长,可在 −31.6~42.6℃ 的极端气温条件下生存,兼有耐热植物和耐寒植物的特性,在极端生境条件下具有较大的生存概率。在年平均气温 6~7℃ 的温热气候区内,麻黄分布广,数量多,往往形成优势群丛;在年平均气温 4.3~6.2℃ 的区域内,麻黄虽然生长发育正常,但只有零星分布。麻黄分布区内年降水量一般为 100~400mm,年蒸发量一般为 1 800~2 800mm。麻黄生长土壤适宜 pH 为 7.0~8.5,0~30cm 土层全盐量大于 0.2% 时,长势弱。

【药材性状特征】

（一）药材性状

1. 草麻黄　呈细长圆柱形,少分枝,直径 1~2mm。有的带少量棕色木质茎。表面淡绿色至黄绿色,有细纵脊线,触之微有粗糙感。节明显,节间长 2~6cm。节上有膜质鳞叶,长 3~4mm;裂片 2 片（稀 3 片）,锐三角形,先端灰白色,反曲,基部联合成筒状,红棕色。体轻,质脆,易折断,断面略呈纤维性,周边绿黄色,髓部红棕色,近圆形。气微香,味涩、微苦。

2. 中麻黄　多分枝,直径 1.5~3mm,有粗糙感。节上膜质鳞叶长 2~3mm,裂片 3 片（稀 2 片）,先端锐尖。断面髓部呈三角状圆形。

3. 木贼麻黄　较多分枝,直径 1~1.5mm,无粗糙感。节间长 1.5~3cm。膜质鳞叶长 1~2mm;裂片 2 片（稀 3 片）,上部为短三角形,灰白色,先端多不反曲,基部棕红色至棕黑色。

（二）质量标准

形态上以干燥、茎粗、淡绿色、内心充实、味苦涩者为佳。《中国药典》2020 年版规定:杂质不得过 5%,水分不得过 9.0%,总灰分不得过 10.0%,盐酸麻黄碱（$C_{10}H_{15}NO \cdot HCl$）和盐酸伪麻黄碱（$C_{10}H_{15}NO \cdot HCl$）的总量不得少于 0.80%。

【综合开发利用】

麻黄是我国常用大宗药材,药用历史悠久,国内因中医使用麻黄而产生不良反应的情况鲜见。但国外曾将麻黄制剂用于减肥和提高运动成绩,使麻黄不良反应增多。麻黄有效成分麻黄碱是制造冰毒（甲基苯丙胺）的前体,具有药物依赖性,过多服用会使人上瘾,因而我国对麻黄的种植、采收、销售、运输等各个环节有明确的监管规定,实行麻黄草专营和许可证管理,以确保麻黄及其制剂既能满足防治疾病的需要,又不致流入非法渠道。麻黄的产品开发主要为药用产品,处方中含有麻黄的中成药有 384 种,如三拗片、止喘灵注射液、小青龙合剂、儿童清肺丸、九分散、小儿肺热咳嗽口服液等。

（赵云生）

四十五、鹿茸

【来源】

鹿茸为鹿科动物梅花鹿 *Cervus Nippon* Temminck 或马鹿 *C. elaphus* Linnaeus 的雄鹿未骨化密生茸毛的幼角。前者习称"花鹿茸",后者习称"马鹿茸"。夏、秋二季锯取鹿茸,经加工后,阴干或烘干。

【道地性考证】

鹿茸的质量以基源和形态区分,花鹿茸优于马鹿茸,二杠茸优于三岔茸,分岔越多质量越次。并在此基础上结合表面特征,如以茸形粗壮、饱满、皮毛完整、质嫩、油润、茸毛细,无骨棱、骨钉者为佳。鹿茸产地沿革见表 10-52。

表 10-52　鹿茸产地沿革

年代	出处	产地及评价
东汉	《神农本草经》	茸,四月、五月解角时取,阴干,使时躁,角,七月采
宋	《本草图经》	鹿,处处山林中有之。马身羊尾,头侧而长(附鄞州鹿及砍茸图。鄞州即今之河南信阳市)。以形如小紫茄子者为上,或云茄子茸太嫩,血气犹未具,不若分歧如马鞍形者有力。茸不可嗅,其气能伤人鼻。七月采角。鹿年岁久者,其角坚好,煮以为胶,入药弥佳。今医家多贵麇茸、麇角,力紧于鹿
明	《本草蒙筌》	小若紫茄,名茄茸。恐血气嫩未全俱;坚如朽木,是气血反老衰残。二者俱不足为美药也。必得如琥珀红润者为佳,仍择似马鞍岐矮者益善
	《本草纲目》	鹿,处处山林中有之,马身羊尾,头侧而长,高脚而行速。牡者有角,夏至则解,大小如马,黄质白斑,俗称马鹿。牝者无角,小而无斑,毛杂黄白色,俗称麀鹿,孕六月而生子
清	《本草求真》	鹿角初生。长二三寸。分歧如鞍。红如玛瑙。破之如朽木者良。酥涂微炙用
现代	《现代中药材商品通鉴》	东北产者习称"东马鹿茸",质优;西北产者习称"西马鹿茸",为道地药材。花鹿茸均以茸粗壮、主枝圆、顶端丰满、质嫩、毛细、皮色红棕、有油润光泽者为佳。马鹿茸以饱满、体轻、毛色灰褐、下部无棱筋者为佳
	《金世元中药材传统鉴别经验》	根据鹿的生长时间、茸的大小、分岔多少及老嫩程度可分为初生茸、二杠、三岔、挂角、再生茸、砍茸。花鹿茸、马鹿茸均以茸形粗壮,饱满、皮毛完整,质嫩,油润,茸毛细,无骨棱、骨钉者为佳。习惯认为花鹿茸二杠质量优于挂角、三岔;马鹿茸单门、莲花优于三岔、四岔
	《中华本草》	梅花鹿、马鹿是我国主要的茸用鹿。梅花鹿主产于吉林、辽宁;马鹿主产于黑龙江、吉林、青海、新疆、四川、福建等省区

由此可见,古代所用鹿茸与今相类同,但非仅有花鹿茸和马鹿茸两种药用。

【产区与生境】

梅花鹿、马鹿是我国主要的茸用鹿。梅花鹿野生者很少,主要以家养为主。家养梅花鹿以东北为最多。如吉林双阳、东丰、辉南、通化、靖宇、白山、梅河口,辽宁西丰、清原、铁岭,四川都江堰,北京昌平,河北承德等地。

马鹿野生与家养均有,野生主要分布于新疆、内蒙古、黑龙江、吉林、青海、甘肃等地。家养马鹿主产于新疆尉犁、伊宁、察布查尔、沙雅、巩留、尼勒克、昭苏、阿克苏,黑龙江林口、横道河子、佳木斯、伊春、牡丹江、宁安,吉林双阳、东丰,辽宁抚顺、西丰,内蒙古赤峰、兴安、呼和浩特,四川、福建等地。

【药材性状特征】

(一)药材性状

1. 花鹿茸 呈圆柱状分枝,具一个分枝者习称"二杠",主枝习称"大挺",长17~20cm,锯口直径4~5cm,离锯口约1cm处分出侧枝,习称"门庄",长9~15cm,直径较大挺略细。外皮红棕色或棕色,多光润,表面密生红黄色或棕黄色细茸毛,上端较密,下端较疏;分岔间具1条灰黑色筋脉,皮茸紧贴。锯口黄白色,外围无骨质,中部密布细孔。具二个分枝者,习称"三岔",大挺长23~33cm,直径较二杠细,略呈弓形,微扁,枝端略尖,下部多有纵棱筋及突起疙瘩;皮红黄色,茸毛较稀而粗。体轻。气微腥,味微咸。

二茬茸与头茬茸相似,但挺长而不圆或下粗上细,下部有纵棱筋。皮灰黄色,茸毛较粗糙,锯口外围多已骨化。体较重。无腥气。

2. 马鹿茸 较花鹿茸粗大,分枝较多,侧枝一个者习称"单门",二个者习称"莲花",三个者习称"三岔",四个者习称"四岔"。按产地分为东马鹿茸和西马鹿茸。

东马鹿茸"单门"大挺长25~27cm,直径约3cm。外皮灰黑色,茸毛灰褐色或灰黄色,锯口面外皮较厚,灰黑色,中部密布细孔,质嫩;"莲花"大挺长可达33cm,下部有棱筋,锯口面蜂窝状小孔稍大;"三岔"皮色深,质较老;"四岔"茸毛粗而稀,大挺下部具棱筋及疙瘩,分枝顶端多无毛,习称"捻头"。

西马鹿茸大挺多不圆,顶端圆扁不一,长30~100cm。表面有棱,多抽缩干瘪,分枝较长且弯曲,茸毛粗长,灰色或黑灰色。锯口色较深,常见骨质。气腥臭,味咸。

(二)质量标准

形态上以茸形粗壮饱满、皮毛完整、质嫩、油润、无骨棱、无钉者为佳。

《中国药典》2020年版规定:用薄层色谱鉴别法,取甘氨酸对照品、鹿茸对照药材,在供试品色谱中,在与对照药材色谱相应的位置上,显相同颜色的主斑点;在与对照品色谱相应的位置上,显相同颜色的斑点。

【综合开发利用】

鹿茸用于医疗保健的历史悠久,应用广泛,是名贵的传统中药,是"东北三宝"之一,具有壮肾阳、益精血、调冲任、托疮毒的功效。鹿茸化学成分复杂,主要有无机元素、糖类、氨基酸、蛋白质、多肽等化学成分。现代药理研究表明鹿茸具有神经保护、免疫调节、抗肿瘤、抗疲劳等作用。处方中含有药用鹿茸的中成药有十补丸、内补丸、补肾地黄丸、温肾丸等。此外,鹿茸系列保健食品及化妆品市场用量较大。鹿茸作为保健食品,可生精补髓、养血益阳、强筋健骨,是人体补益强壮佳品,常见的有参茸颗粒、鹿茸胶囊、鹿茸酒等,鹿茸还可用于制作鹿茸茶、鹿茸药膳等。鹿茸及鹿副产品市场稳定而成熟,产品销往全国各地,并出口日本、韩国等国家。鹿茸市场份额大,经济价值高,鹿茸系列产品的开发前景良好。

(张天柱)

四十六、酸枣仁

【来源】

酸枣仁为鼠李科植物酸枣 *Ziziphus jujuba* Mill. var. *spinosa*（Bunge）Hu ex H. F. Chou 的干燥成熟种子,秋末冬初采收成熟果实,除去果肉和核壳,收集种子,晒干。

【道地性考证】

不同时期有关酸枣仁产区有不同的历史记载,从地理分布看,以河北、山西、陕西、河南最为集中,西北地区有零星分布,这与当前酸枣的实际分布区域相符。古代酸枣仁道地产区记载虽因时而异,但是也有一定的变化规律。不同时代都以河北地区为基本中心,随时代变迁,酸枣仁道地产区有向西南移动之势。至宋代时期,河南、陕西酸枣逐渐繁荣,直到现代这些地区也成为酸枣仁的主产区之一。酸枣仁产地沿革见表10-53。

表10-53 酸枣仁产地沿革

年代	出处	产地及评价
东汉	《名医别录》	生河东
南北朝	《本草经集注》	生河东川泽
唐	《新修本草》	生河东川泽
宋	《本草图经》	生河东川泽,今近京及西北州郡皆有之,野生,多在坡坂及城垒间
	《本草衍义》	天下皆有之,但以土产宜与不宜尔。今陕西、临潼山野所出亦好,乃土地所宜也
明	《本草纲目》	今陕西、临潼山野所出亦好,乃土地所宜也
	《本草蒙筌》	生河东川泽
	《本草乘雅半偈》	出汴雒,及西北州郡,处处虽有,但分土产之宜与不宜耳;多野生,在坡及城垒间;平地则易长,崖堑则难生。今陕西临潼山野所出亦好,此亦土地所宜也
清	《本草崇原》	始出河东川泽,今近汴洛及西北州郡皆有之
现代	《中国道地药材》	现时仍以北方干旱山区为主产,河北邢台及辽宁朝阳所产量大质优
	《中华本草》	主产于河北、陕西、辽宁、河南等地;内蒙古、甘肃、山西、山东、安徽等地亦产

【产区与生境】

酸枣在我国分布较为普遍,集中产区分布在河北、陕西、山西、山东、辽宁等省,在宁夏、新疆、湖北、四川等地也有分布。河北太行山区野生酸枣资源丰富,主要分布在太行山中南部低山丘陵区,以邢台、内丘、涉县、沙河、临城、赞皇最多;辽宁省主要分布在西北南部;陕西酸枣主要分布在陕北黄河沿岸及无定河、渭河、洛河、泾河流域;山西酸枣主要分布在太行山南部山区;山东酸枣主要分布在蒙阴、平邑、青州、莱芜、淄博等地。

酸枣多分布在低山丘陵区。从不同基岩、坡向、海拔上看,酸枣以在石灰岩发育的土壤上长势旺,结实好,以闪长岩、页岩为次。在坡向上,以阴坡、半阴坡（或半阳坡）长势较正阳坡为好,植株高、萌蘖力强。从不同海拔高度看,以600m以下酸枣的长势显著较好,600~800m次之,1 000m以上尽管土、肥、水条件好转,但酸枣生长表现较差。酸枣喜温暖干旱气候,耐寒、耐旱、耐碱。播种在土壤解冻后进行,播种时期一般以3月下旬—4月下旬为宜,最好种植在年平均气温8~14℃的地区。选择土层深厚,土壤肥沃,pH 6.5~8.5,排水良好的砂壤土或壤土建园。

【药材性状特征】

（一）药材性状

酸枣仁呈扁圆形或扁椭圆形，长 5~9mm，宽 5~7mm，厚约 3mm。表面紫红色或紫褐色，平滑有光泽，有的有裂纹。有的两面均呈圆隆状突起；有的一面较平坦，中间有 1 条隆起的纵线纹；另一面稍突起。一端凹陷，可见线形种脐；另一端有细小突起的合点。种皮较脆，胚乳白色，子叶 2，浅黄色，富油性。气微，味淡。

（二）质量标准

以粒大、饱满有光泽、外皮红棕色、种仁色黄白者为佳。《中国药典》2020 年版规定：杂质（核壳等）不得过 5%，水分不得过 9.0%，总灰分不得过 7.0%，铅不得过 5mg/kg，镉不得过 1mg/kg，砷不得过 2mg/kg，汞不得过 0.2mg/kg，铜不得过 20mg/kg。本品每 1 000g 含黄曲霉毒素 B_1 不得过 5μg，含黄曲霉毒素 G_2、黄曲霉毒素 G_1、黄曲霉毒素 B_2 和黄曲霉毒素 B_1 的总量不得过 10μg。酸枣仁皂苷 A（$C_{58}H_{94}O_{26}$）不得少于 0.030%，斯皮诺素（$C_{28}H_{32}O_{15}$）不得少于 0.080%。

【综合开发利用】

酸枣具有巨大的应用价值，果实、种子、叶都可以开发利用。酸枣仁以中药饮片形式入药的方剂较多，功效各异，常具有镇静、安神等作用，如酸枣仁汤、养心汤等。含有酸枣仁的中成药多具有养心安神、改善睡眠的作用，且无明显毒副作用和依赖性，临床用药安全性高，如酸枣仁糖浆、酸枣仁合剂、酸枣仁油滴丸、枣仁安神液、枣仁安神颗粒、天王补心丹、强心丸、养心宁神丸、人参归脾丸、通心络胶囊等。保健食品有酸枣仁口服液、酸枣仁天麻胶囊、百合酸枣仁胶囊等。酸枣果肉含有多种营养成分，成熟果肉可直接鲜吃，晒干可以泡水喝，也可开发为酸枣汁饮料、酸枣粉、酸枣糕、酸枣酒、酸枣醋、清凉酸枣饮料、酸枣果醋等。酸枣果中因含有酸味和甜味成分，在食品工业上还可用作天然矫味剂。酸枣叶常被用作食品原料进行开发，可制成酸枣叶茶、酸枣叶发酵茶、营养麦片、酸枣叶保健饼干；以酸枣叶为主要原料制备的保健食品具有改善睡眠的保健功能，可制成保健茶等；酸枣叶和酸枣仁提取物已被用作化妆品原料。

（解军波）

四十七、麝香

【来源】

麝香为鹿科动物林麝 *Moschus berezovskii* Flerov、马麝 *M. sifanicus* Przewalski 或原麝 *M. moschiferus* Linnaeus 成熟雄体香囊中的干燥分泌物。野麝多在冬季至次春猎取，猎获后，割取香囊，阴干，习称"毛壳麝香"；剖开香囊，除去囊壳，习称"麝香仁"。家麝直接从其香囊中取出麝香仁，阴干或用干燥器密闭干燥。

【道地性考证】

麝香的道地性与品质优势在南北朝时期即有论述。《名医别录》："麝生中台川谷及益州、雍州山中。"《本草经集注》："今出随郡、义阳、晋熙诸蛮中者亚之。出益州者形扁。……若于诸羌夷中得者多真好。"《本草图经》："今陕西、益、利、河东诸路山中皆有之，而秦州、文州诸蛮中尤多……蕲、光山中或时亦有……"可见古代所用麝香广泛产于四川、青海、甘肃、山西、陕西、新疆等地。《增订伪药条辨》载："四川松潘山出，名蝙蝠香，皮厚有毛亦佳。"《药物出产辨》："产四川打箭炉，为正地道。"麝香渐有以川产为道地的趋势，至今以四川阿坝为麝香的道地产区。麝香产地沿革见表 10-54。

表 10-54　麝香产地沿革

年代	出处	产地及评价
南北朝	《名医别录》	生中台川谷及益州、雍州山中
	《本草经集注》	麝形似獐,常食柏叶,又啖蛇……其香正在麝阴茎前皮内,别有膜裹之。今出随郡、义阳、晋熙诸蛮中者亚之。出益州(今四川)者形扁。仍以皮膜裹之……若于诸羌夷(四川北部、青海及新疆南部)中得者,多真好
宋	《本草图经》	今陕西、益、利、河东诸路山中皆有之,而秦州、文州(今甘肃天水、广西巴马)诸蛮中尤多……蕲、光山中或时亦有,然其香绝小,一子才若弹丸
明	《本草纲目》	麝居山,獐居泽,以此为别。麝出西北者香结实,出东南者谓之土麝,亦可用,而力次之

【产区与生境】

麝香原动物分布于四川、陕西、甘肃等地,野生或人工驯化饲养,四川为其道地产区。

【药材性状特征】

(一)药材性状

麝香仁野生者由当门子和散香组成。当门子呈不规则圆形或颗粒状,表面多呈紫黑色,油润光亮,微有麻纹,断面深棕色或黄棕色;散香呈粉末状,多呈棕褐色或黄棕色。质软,油润,疏松,气香浓烈而特异,味微辣,微苦带咸。养殖者呈颗粒状、短条形或不规则的团块;表面不平,紫黑色或深棕色,显油性,微有光泽。

(二)质量标准

形态上以当门子多、颗粒色黑、粉末色棕褐、质柔润、香气浓烈者为佳。《中国药典》2020 年版规定:本品不得检出动植物组织、矿物或其他掺伪物,不得有霉变;总灰分不得过 6.5%;干燥失重不得过 35.0%;含麝香酮($C_{16}H_{30}O$)不得少于 2.0%。

【综合开发利用】

麝香的药用价值和经济价值都比较高,含麝香的经方有安宫牛黄丸、犀黄丸、至宝丹等。《中国药典》2020 版中收录了麝香风湿胶囊、麝香抗栓胶囊、麝香保心丸、麝香祛痛气雾剂、麝香祛痛搽剂、麝香通心滴丸、麝香痔疮栓、麝香跌打风湿膏、麝香舒活搽剂、麝香镇痛膏、麝香草酚、马应龙麝香痔疮膏、五味麝香丸、薄荷麝香草酚搽剂等。目前由麝香开发的保健食品有脑力智宝胶囊。麝科麝属所有种均是国家一级保护野生动物。国家对所有天然麝香实行定点保管制度,禁止零售天然麝香活动,禁止出口天然麝香,并将天然麝香的使用范围严格限定于特效药、关键药等重点成药品种和重点医院。对含天然麝香产品实行专门标记,并需贴"中国野生动物经营利用管理专用标识"后方可进入流通市场。人工麝香作为濒危动物药材麝香的替代品,可入药或作为化妆品原料,含麝香的进口化妆品、日化品有 134 种,其中化妆品包括麝香玫瑰精油、香水、滋养霜等,日化品包括杏仁麝香型洗手液、杏仁麝香型沐浴乳等。

(森　林)

◇◇◇ 附　　录 ◇◇◇

附录一　中药资源学教学实习指导

中药资源学是一门应用学科,包括理论知识、应用技术、操作方法等多方面的内容。教学实习为中药资源学教学的重要环节,在理论学习的基础上开展实践性教学活动,实现理论教学与技术培训的有机结合,可以巩固和强化所学理论和基本知识,训练操作技能,培养和提升综合素质。

本实习指导主要针对中药资源调查所需要的基本知识和技能进行训练,使学生在实践教学中消化、吸收、验证理论知识,掌握中药资源学的方法和技能。让学生围绕某种中药资源或某个专题开展社会调查,撰写出专题调查报告,能够锻炼学生实际动手能力和人际沟通能力,培养学生理论联系实际和综合分析解决问题的能力、组织协调能力、心理承受能力、团队合作精神和社会适应能力,并激发学生勤奋学习、勇于创新的积极性和主动性。

根据中药资源学的学科特点,在教学实践中采取分组专题实习、普遍调查与专题调查相结合、野生资源调查与种植药材资源调查相结合、野外调查与室内整理相结合的实践教学方法。

一、区域环境条件调查

（一）实习目的和要求

区域性生态环境和社会环境对中药资源的形成和发展具有重要的作用。区域环境调查实习的目的在于熟悉社会环境、地理环境、气候条件、土壤条件和生物群落调查的基本内容,掌握人文经济环境、地理位置、地形、地貌和气候、土壤及生物群落特征的基本调查方法,理论联系实际,进一步分析当地中药产业的发展方向与潜力,并提出今后发展的可行性建议。通过实地考察,培养学生野外独立工作的能力及与他人沟通合作的能力。

（二）器具和材料

地形图、卫星图、植物志等图文资料;GPS 仪、海拔仪等仪器设备;土壤剖面挖掘和修整的镢头、铁锹、土壤剖面刀等;观测记录需用的测量尺、放大镜、比色卡、铅笔、标签和采集记录表等;标本夹、土壤样品袋等。

（三）调查内容和方法

1. 地理位置和社会环境调查　调查记载的主要内容包括:调查区域所在行政区划的位置及经纬度,该地区及附近的山脉、河流、湖泊、交通干线、城镇村落和工业基地等,对环境影响较大的工矿企业,特别是对环境有污染的企业应作为重点调查对象。主要以访谈客观记录分析为主(附录表 1-1)。

附录表 1-1　地理位置和社会环境调查记录表

地理位置(省、县、乡、村):		调查日期:	
调查人姓名:	年龄:		出生年月:
文化程度:	职业:		记录人:
地理环境:			
社会环境:			

2. 地形地貌条件调查　调查记载的内容主要包括:地形与地貌、海拔高度、坡向、坡度、地下水位深度等。坡向可分为阳坡、阴坡、半阳坡和半阴坡;坡度可分为缓坡、急坡和陡坡;地形可分为凹、凸和直三种类型;地貌部位分为河床、河滩、阶地、平地、坡脚、坡面、坡顶等。

3. 气候条件调查　气象资料的收集需要以调查区域范围整体为对象,由于调查时间的限制,最好是收集调查区域内或附近气象观测站的资料。调查记载的项目主要包括:温度、积温、无霜期、降水、湿度、日照以及灾害性天气发生情况等。一般需要根据不同的调查目的设计专用表格,对上述气象要素进行调查记载。

4. 土壤条件调查　土壤调查是环境条件调查的重要工作,调查内容包括:土壤种类、土壤剖面的形态特征、土壤理化性质和肥力特征、土地利用现状等。地理环境和土壤条件调查记录项目见附表 2。

(1)调查样点的布置:一般情况下,土壤调查样点随资源种类及蕴藏量调查的样点进行布置,有时为了了解区域性土壤条件也可以针对区域内的地形、地貌、植被等确定具有环境条件代表性的地段,并分别设置调查样地。土壤厚度及其肥力状况是极富变化的环境因素,为了保证调查结果的代表性,一般要在调查区域内先设置多个(一般 5 个以上)对照调查样点,挖掘剖面进行初步观察比较,从中选定一个具有代表性的样点,再作全面调查。

(2)土壤剖面调查:先挖掘一个长方形土壤调查坑,选择具有代表性的一面作为观测剖面(遇到斜坡地形时观测剖面要面向坡下方向),其对面修成供单人步入剖面底部进行观测的阶梯,坑的宽度以满足单人近距离观察和测量观测剖面为度,一般为 80~100cm,坑的深度(观测剖面高度)以达到拟观测的土壤层面为准,自然土壤一般要深达母质层底部,耕作土壤要达到犁底层以下或调查工作标准规定的深度。观测剖面要垂直水平线,从其中间垂直分开划为两部分,一侧切割成光滑的剖面,另一侧修成土壤自然断面。根据土壤颜色、质地和植物根系分布等自然状况,将土壤剖面划分为能够真实反映土壤自然特征和肥力状况的若干层次,并对每层的厚度、颜色、结构、质地、石砾、松紧度和根系分布情况进行观测记载。一般需要根据不同的调查目的设计专用表格,对上述土壤特征进行观测记载。土壤剖面调查的记载项目见附录表 1-2。

(3)土壤分析样品的采集:为了分析土壤的理化性质和肥力特征,在进行土壤剖面调查的基础上需要采集土壤分析样品(简称土样)。土样采集可以分为多点混合采样和单点剖面采样两种。通常采用前种方法取样研究一定区域内土壤的肥力状况,在进行定点研究土壤和生物之间关系或研究土壤垂直分层特性时可采用后种方法取样。土样采集的深度和分布层位,视目的不同而异,通常以植物主要吸收根系分布土层为下限,采集地面至该深度范围内的土壤,也可以根据土壤剖面特征划分为不同层次分层采集。多点混合土壤的采集:一般在拟调查区域内采用 S 形或梅花形布置采样点,根据区域大小决定布点的数量(5~20 个)。在选定样点先挖掘出计划采样深度的垂直剖面,再按计划分层采集土样(每个样点取 500g 以上),并把不同样点采集的样品进行混合,用四分法弃去多余部分(将混匀后的全部样品摊平并划分为四等份,从中随机留取一份,重复上述操作直至留取样品达到规定数量为止),留 500~1 000g 作分析样品装入土壤样品袋中。单点剖面采样:在计划采样土层范围

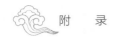

内均匀刮取一定厚度的样品,直至数量满足采样要求为止(一般为 500~1 000g)。样品采集后,必须同时写两个标签,样品袋内外各系一个标签,注明采样地点、样点编号、土壤层次及厚度、采样时间和采集人等(附录表 1-2)。

附录表 1-2 地理环境和土壤条件观测记录表

地理位置(省、县、乡、村):							调查样地编号:			
GPS 观测数据(经纬度):							海拔高度:			
地理环境和社会经济条件:										
区域性地形地貌条件:										
调查者(或组):							调查日期:　　年　　月　　日			
地形地貌:				坡向:				坡位:		
土地类型:				植被类型:				生境条件:		
土壤类型:				母质类型:				水分条件(地下水等):		
土层代号	层位 /cm	颜色	石砾含量 /%	质地	结构	其他特征	植物根系分布状况	土样编号	备注

5. 植物群落调查 植物群落特征的调查方法有多种,最常用的是样地法,其基本调查方法如下:

(1)选定样地:首先对调查区域进行踏查,确定样地布置的方法。一般的资源调查工作采用分层抽样方法确定样地,有些特定调查工作可以选择具有典型代表意义的地段设置标准地进行调查。样地(或标准地)选择时应遵循如下原则:植物种类的分布要均匀,群落结构要完整,层次要分明,环境条件(尤指土壤和地形)要一致。样地数目多少取决于群落结构的复杂程度,根据统计学原理,一般情况下样地数目应在 30 个以上,最好在 50 个以上。在简单考察群落特征时也可选择少量标准地进行调查。所有样地或标准地均应依照顺序进行编号。

(2)样地的形状和面积:样地大多采用方形,根据调查工作需要也可以用圆形或线形等。样地面积的大小,一般通过巢式扩展调查的方法来确定:第一步,先设置一个最小面积的初始小样方(如0.5m×0.5m)调查统计其中分布的植物种类数量;第二步,于初始小样方一侧相连再划出一个边长和面积完全相同的区域,该区域与初始小样方区域一起构建成一个新的小样方,调查统计其中的植物种类数量;反复重复第二步工作,每次重复工作时前一步设置的小样方则被称为原样方,新构建的小样方称为新样方;当原样方与新样方中分布的植物种类及其总数量有明显差异时原样方的面积就可作为设置调查样地的最小面积。并根据这个标准用测绳或皮尺设置调查样地的边界线。也可以根据经验值确定样地的调查面积,因调查对象不同样地面积设置不等,一般情况下,草本群落1~10m²,灌丛 16~100m²,单纯针叶林 100m²,复层针叶林、夏绿阔叶林 400~500m²,亚热带常绿阔叶林1 000m²,热带雨林 2 500m²。

(3)现地调查:在设定的样地内调查记载生长的每一种植物。调查种类组成时,应采集标本,作为以后定名的依据;对每个植物种群的数量特征进行调查,调查记载项目包括多度、密度、盖度(投影盖度、基部盖度)、频度、高度等。多度(abundance)是反映群落中某植物种群数量状况的相对指标,常用目测方式进行观测,根据数量多少分为 5 级:非常多(背景化 +++++)、多(随处可遇 ++++)、中等(经常可见 +++)、少(少见 ++)、很少(个别、偶遇 +)。这种方法操作简单、快速,但准确度较低。盖度(coverage)和郁闭度(crown density)是反映植物种群在群落中地位和作用的一类指标,也常用目测方式进行观测。盖度指某植物(草木或灌木)覆盖地面的程度,郁闭度是指乔木郁闭天空的程度,两者均以百分数来作为衡量标准。频度(frequency)是植物种群在群落中分布的均匀度。在该植物群落中的不同地点设置若干样地,统计出现某植物的样地数,然后除以样地总数,所得之商换算成百分比即为频度。植物个体的高度和粗度对反映植物群落特征具有一定意义。反映植物群落基本特征的观测资料可用附录表 1-3 记载。

附录表 1-3　植物群落基本特征调查记录表

样地号:								
地理位置(省、县、乡、村和地名):				GPS 观测数据(经纬度):				
地形地貌:				海拔高度:				
群落名称:								
调查者(或组):				调查日期:　　年　　月　　日				
物种编号	植物名称或类群	植物类别	株高 /m	冠幅 /m	多度	盖度 /郁闭度	植物标本编号	备注
1								
2								
...								

植物名称或类群:不能鉴别确定种类的植物可以填写能够辨识出的植物类群名称,如蕨类植物、禾本科植物等;植物类别:按照乔木、灌木、草本和藤本划分;株高和冠幅:选择具有代表性的植株进行测定;多度用目测分 5 级记载;盖度或郁闭度采用目测方法,按百分比记载。

二、中药资源的种类分布调查

(一) 实习目的和要求

中药资源种类调查的目的在于查明一个地区分布有多少种中药资源,具体的植物种类有哪些,以及其分布和用途等。要求学会并掌握一定区域内中药资源种类及分布的调查方法和技术。

(二) 器具和材料

GPS 标本采集工具、采集箱、标本夹、吸水纸、采集记录表、号牌、细线等;海拔表、GPS 仪、皮尺(50m、30m)、树高测量器、胸径测量尺、卷尺、计算器、记号笔(红、白、黑)、铅笔等;动植物资源调查需用的工具书和文献资料以及调查区域的地形图等。

(三) 调查方法和内容

1. 调查方法　中药资源种类及分布调查,常采用线路调查方法,也可以采用样地或样方调查方法。

(1)线路调查法:在调查区域内按一定的原则确定若干条具有代表性的线路,沿线路调查记载分布的中药资源种类,采集标本,观察生境,目测种群多度等。调查路线的布局方法主要有两种:①路线间隔法,即当调查区域内地形和植被变化比较规则,野生植物资源的分布规律比较明显,设置调查线路的地域有道路可行时,在调查区域内布置若干条间隔基本相等的调查路线;②区域控制法,即当调查地区地形复杂,植被类型多样,野生植物资源分布不均匀,无法从整个调查区域按一定间距布置调查路线时,可按地形或植被类型划分区域,按区域分别布置调查路线。

(2)样地或样方调查法:对于株型较大或分布密度稀疏的植物种类,如木本植物或呈零星分布的且易于从草地中辨识的草本植物,常采用设置样地或标准地的方法进行调查,对于株型较小且分布较为密集的草本植物,常采用设置较小面积的样方进行调查。样地或样方形状可为正方形、长方形或圆形等,调查的样地或样方的数目以及最小面积的确定方法参阅第四章第一节相关内容。

2. 调查工作和内容

(1)选定调查方法和线路:按照调查目的和要求,对调查区域进行踏查,根据调查区域的自然社会条件和资源分布特点,确定采用的调查方法。依据调查区域特点和调查任务要求,确定若干条调查线路或调查样地(或样方)的设置方案,并落实到在地形图上(附录表1-4)。

附录表1-4　中药资源种类调查记录表

线路名称及样方号或样地号:					样方或样地面积:				
地理位置(省、县、乡、村和地名):					GPS 观测数据(经纬度):				
地形地貌:					海拔高度:				
调查者(或组):					调查日期:　　年　　月　　日				
序号	植物名	土名	学名	植物类别	特征性状	生境特点	种群多度	重要伴生植物	植物标本编号
1									
2									
…									

(2)现场调查:以地形图和GPS仪作指示,并参考道路、山脊、河流等地面标识物,确定行进路线并布置线路调查点或调查样地。按照计划要求开展各项调查工作,按要求填写调查记录表,采集中药资源标本和样品。如果采用线路调查,则需要选择具有代表性的地段,设置一定数量的样方,调查和统计中药资源的种类等。调查记录项目见附录表1-4。

特征性性状:有些植物在野外难以准确判定种名,可以对其特征性形态或性状进行记述,供内业物种鉴定时参考。例如花器、叶片、分枝、茎皮等器官上对分类有意义的典型性特征,以及是否含有挥发油、鞣质、浆液或有特殊味道等。

3. 标本采集和注意事项　采集的中药标本应具有典型性和代表性,应带有药用部位,最好带有繁殖器官(花、果实或孢子囊、子实体等),草本植物最好采全株。每种植物应采集3份以上标本,每份标本均应有野外记录,挂上编有同一采集号的号牌。填写采集记录本和号牌必须用铅笔,不可用圆珠笔或钢笔,以避免日久、遇水或消毒时褪色。对易改变或消失的特征如花的颜色、气味、毛茸等应详细记录。

标本采集时应注意以下事项:有些植物的基生叶与上部叶片形状不同,新老叶上的附属物也有不同,应尽量采全,对于雌雄异株的植物(如麻黄科、桑科)应注意同时从雌株和雄株上采集。采到的水生藻类标本,到驻地后要重新放进水里,然后用硬纸将其托起,再压成标本。木本植物的树皮是重要的鉴别特征,采集标本时应予以割取,并与标本编同一采集号。对于地下部分过大的标本,可地上地下分别采集,但地上地下部分需编同一采集号。采集寄生植物时,应带寄主植物的特征器官或部位。

4. 标本的整理和压制干燥　野外采集的标本,如有含水量很高的鲜活植物部分,需及时整理、压制、翻晒或烘干,以免标本干燥变形或发霉腐烂。按照制作标本的规格和形状对标本进行理顺和修剪,并注意维持和反映植物自然生长时的基本特征。草本植物可整株压制,如果植株过长,可将其折成N或V字形,或者分成三段(上段带花果、中段带茎叶、下段带根),合成一份标本。含水量较多(如景天科、仙人掌科)或具有粗壮地下茎植物(如百合科),需切开进行干燥或用开水将其烫死后再压制,否则植物会因其采集后的延续生活,造成花、叶脱落和腐烂。压制时叶和花尽可能不要重叠和折叠,叶片过多时可以选择性地摘去一部分,并使同一标本上有部分叶片呈正面向上放置部分呈反向。每压一个标本,盖上 2~3 层吸水纸,多汁或粗壮的标本可多盖几层。放标本时,上下要互相交错,以免造成凹凸不平。标本全部压完后,用绳索将标本夹捆紧,放于通风干燥处让纸将标本中的水吸出。一般采集后的前三天每天要换纸 2~3 次,以后每天至少要换 1 次,换出来的湿纸要及时晒干或烘干。标本经过几天翻压会逐渐干燥,先干的可以先拿出来,未干的应继续换纸再压,直到全部干燥。第一、二次换吸水纸时要将皱褶的叶片和花被展平,并调整叶片的正反面。在换纸过程中,如果有叶、花和果实脱落,应将脱落部分装入小纸袋中,并记上采集号数,附于该份标本上。整理过程中,应注意检查野外记录是否有记载上的遗漏和错误,标本号牌是否挂上,采集号数是否吻合等。有条件时也可以采用烘干的方法干燥标本,可将标本压在标本夹中直接放入烘箱(35℃左右)中烘干,但一次放入的标本数量不要太多,也不要压得太紧,便于标本中的水分蒸发。

5. 植物化学成分的野外观察　在野外调查中可以通过感官对植物含有的化学成分进行初步观测。检查挥发油的存在可凭嗅觉,把采到的植物原料揉碎后,嗅其有无芳香气味。油脂类成分检查,可将果实和种子放在滤纸上,用力压碎,稍干后看纸上有无透明的油迹。检查鞣质类化合物,可用一把无锈的铁刀切开检查材料,如含鞣质,小刀及材料断面很快会变成黑色。另外,味苦的植物多含生物碱、苷类物质,味涩的多含鞣质,味酸的含有机酸,色黄的多含黄酮类。

三、中药资源蕴藏量调查

(一)目的和要求

蕴藏量是中药资源调查的重要内容。中药资源蕴藏量调查的目的在于查明调查区域内分布的一些中药资源的数量状况,包括种群数量、药材蕴藏量等。所调查的植物种类,一般都是根据调查目的预先确定的。要求掌握对一定区域范围内进行中药资源种群数量和药材蕴藏量调查的方法和技术。

(二)器具和材料

海拔表、GPS 仪、树高测量器、胸径测量尺、卷尺、计算器、皮尺(50m、30m)、便携式称重器具、药材采集的工具等;样品袋、采集记录表、号牌、细线、记号笔(红、白、黑)、铅笔等;动植物资源调查需用的工具书和文献资料以及调查区域的地形图等。

(三)调查方法和内容

中药资源的蕴藏量可用种群的数量和生物量以及药用器官(或部位)的蕴藏量等不同形式来表示,它们之间存在着紧密的相关性。其中,种群数量和药用部位的蕴藏量(药材蕴藏量)为常用的两项资源蕴藏量调查项目。

1. 调查方法　蕴藏量通常采用样地或样方法进行调查。乔木和灌木等株型较大的植物种类,以及株型虽不太大但分布稀疏且易于观察到的草本植物,一般采用对样地或标准地中全部植株进行调查的方法;草本等株型较小、分布密度又大的植物,一般在样地中再划分样方或不设置较大面积的样地而直接设置较小面积的样方进行调查。

(1)种群个体总量:调查方法一般采用分层抽样的方法设置样地或样方,调查样地中的植物个体的数量,计算种群密度(单位面积中的个体数量),并根据区域面积估算区域内生存的种群个体总数量。如果能够获得每个个体可产药材的产量,就可以根据区域内个体总量推算药材的蕴藏量。

(2)药用部位或器官(组织):蕴藏量调查方法一般采用分层抽样的方法设置样地或样方,采集药用器官或部位,测定其重量,并根据单位面积的产量推算蕴藏量。对于多数草本植物,以及以地下根或茎等器官为药材的植物种类,为减少采集工作量,通常在样地中设置一定面积和数量的样方(每块样地可设置 3~5 个),采集样方中全部药用器官,计算其单位面积产量,估算调查区域的药材蕴藏量。对于乔木和灌木等株型较大的植物种类,一般先调查统计出样地中植物个体的数量,再依据观测结

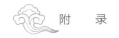

果选择 3~5 株具有代表性植株作为样株,采集样株上的全部药用器官,并据此估算样地药材产量,推算区域药材蕴藏量。

2. 调查工作和内容

(1)样地和样方的设置:在对调查区域进行踏查的基础上,依据调查区域特点和调查任务要求,确定采用的调查方法以及调查样地或样方的设置方案,并将计划布置的样地或样方落实到地形图上。样地或样方的位置、数量及最小面积的确定原则:以地形图和 GPS 仪作指示,并参考道路、山脊、河流等地面标识物,到现地确定样地或样方的具体位置,根据样地面积测定边界长度,确定样地或样方的边界。

(2)现场调查:按照工作计划要求开展各项调查工作,对计划研究的中药种类进行分别调查和记载。样地或标准地调查的主要内容包括:①样地中分布的同种群个体的总数、平均高度、粗度和冠幅[其中乔木的粗度测定胸高(1.3m)处直径,灌木和草本一般测定距地面高 10cm 处的直径(基径)];②样地内可采收药材植株所占的比例,通常是调查统计达到药材成熟年龄与未达到者个体之间的比例;③种群个体的分布特征,常分为随机分布、均匀分布和团(块)状分布 3 类。在保证调查精度的情况下,为了减少工作量,药材蕴藏量调查一般采用小样方或样株法采样估算,具体调查内容包括:①样方法要先统计样方内分布的个体总数,样株法需先测定样株高度和粗度,若是以灌丛为样株还要统计每丛所拥有的茎条数量;②采收样方内或样株上全部药材并称其总鲜重,如果样株庞大或采集工作困难也可以采集其 1/2、1/4 或某一部分来推算样株的总采集量;③从称重的鲜药材中取一定数量具有代表性的样品单独称重,用于计算药材折干率;④需要对药材质量进行分析时,还要选择满足分析条件和数量的药材样品包装运回。另外,还要对药材采集情况进行记载,例如采收的具体方法和标准,采集和现场处理的方法,以及根和根茎类药材的采挖深度等。现场调查的主要记载项目见附录表 1-5。

(3)调查取样注意事项:对样地中中药资源状况进行调查时,一般要对样地中分布的所有中药进行调查记载,仅少数预先计划调查的种类采用样方和样株法进行药材蕴藏量调查取样。采用样地或标准地方法进行药材蕴藏量调查取样时,每块样地或标准地一般在四角和中心位置共布置 5 个样方,调查对象分布均匀时,每块样地或样方中设置的样方数量可以适量减少,一般不低于 3 个。对于植株个体较小,分布稀少的草本植物种类,也可以采用样株法进行药材蕴藏量调查取样,取样范围可以扩大到样地或标准地界限以外生境一致的区域,调查取样数量最好达到 30 株以上(附录表 1-5)。

附录表 1-5　中药资源蕴藏量调查记录表

样地号:					样地面积:				
地理位置(省、县、乡、村和地名):					GPS 观测数据(经纬度):				
地形地貌:					海拔高度:				
生境条件:									
调查者(或组):					调查日期:　　年　　月　　日				
调查工作	中药种类序号	中药中文名称	个体总数	平均高度/cm	平均粗度/cm	平均冠幅/cm	可采个体占有比率/%	资源分布特征描述	备注
样地中药资源状况调查									

	中药种类名称	样方或样株株号	样方面积	样方或灌丛个体总数	样株高度 /cm	样株粗度 /cm	药材总鲜重 /g	折干样品鲜重	采集样品编号
样方或样株法进行药材蕴藏量调查取样		1							
		2							
		…							
		平均值							
		1							
		2							
		…							

调查附记: 包括种群年龄和性别结构等与种群数值特征相关的信息; 药材采集情况说明等; 资源的开发利用和保护管理现状及利用途径等。

3. 药材样品采集注意　不同中药有其特定的药用部位或器官, 其药材的采收和采后处理方法也各具特色。部分药材采收和处理的一般方法和要求如下:

(1)全草类药材应明确规定采收时期, 并注明带不带地下部分。干燥时茎叶应分开, 因为茎枝难干, 而叶片易干易碎。

(2)叶类药材应规定采集嫩叶、老叶还是枯黄叶片, 采收的时间和干燥方法等。

(3)花类药材应严格规定采收时期及部位。如花蕾期、始花期、盛花期; 采收全花、花被、柱头或其他部分。

(4)果实类药材应明确规定采收时间和成熟度等。同一植株上果实的品质因成熟时间、植株上的位置、光照条件等的不同而变化。

(5)皮类药材主要分为干皮及根皮两类。为不影响植物继续生存, 干皮采样时, 可用刀在树干一定位置上割取一定量样品, 如果从一棵树采取的样品不足, 可从多棵树上取样; 根皮采样时, 可每株仅采集一定范围内的根系(如 1/4)。

四、中药材专业市场调查

(一)目的和要求

深入中药材市场进行调查, 走访相关企业, 了解中药材的来源、产地和品种变迁及应用情况, 掌握市场行情, 预测市场前景, 提出中药资源保护和合理利用的策略。通过实践活动, 要求学生掌握中药资源市场信息资料的收集、整理和加工方法; 培养良好的人际沟通能力; 通过拟定调查方案、设计调查表格、撰写调查报告等培养学生的创新意识; 巩固与深化已学过的理论知识, 提高发现问题、分析问题及解决问题的能力; 将所学的理论知识与生产实践相结合, 更好地为生产实践服务。调查内容包括大宗品种、道地药材、名贵药材的来源、产地、生产方式、经营模式、商品规格、需求状况、价格及其历史动态、经济收益等, 对收集的资料进行整理和加工, 总结撰写中药材市场调查研究报告。

(二)调查方法和内容

调查方法: 现场访问、问卷及市场信息资料和网上资料的收集等。调查对象: 商户、相关生产企业、信息部门、药农等。为了便于开展调查, 学生可 2 人一组开展活动, 重点对大宗品种、道地药材、名贵药材进行调查, 每组调查种类不少于 5 种。

（三）调查设计与实施

1. 调查品种的确定

（1）大宗品种：指市场需求量大而易销售的药材。例如丹参、甘草、当归、天麻等。

（2）道地药材：又称地道药材，是优质纯真药材的专用名词，它是指经过中医临床长期应用优选出来的，产在特定地域，与其他地区所产同种中药材相比，品质和疗效更好，且质量稳定，具有较高知名度的中药材。例如"四大怀药""浙八味"，四川的附子、黄连、川芎等。

（3）名贵药材：是指具有独特疗效、产量较少而价格昂贵的珍稀药材，例如天然牛黄、冬虫夏草、野山参、鹿茸等。

（4）冷背药材：我国已知的植物、动物、菌藻、矿石类药材已达万余个品种，其中只有几百个品种是常用药材，而剩余的绝大部分品种，因不常用或用量较小，都被习惯称之为冷背药材。例如地锦草、大叶藜等。

2. 调查用记录表格　根据实际调查需要，绘制适宜的表格，记录所需要的相关信息（附录表1-6~附录表1-10）。

附录表 1-6　中药材市场商户经营药材情况调查表

编号	市场名称	商户摊位号或商行名称	联系人	电话	经营药材种类	主要收购地点	年成交量	库存量	主要购买方	备注

注：每小组至少走访 10 家。

附录表 1-7　药材生产基地药材供应情况调查表

编号	生产基地名称及地址	联系人	电话	药材种植品种	生产周期	采收期	生产规模及年产量	可供应量	主要收购方

注：每小组至少走访 5 家。

附录表 1-8　中药材品种调查情况汇总表

调查品种：　　　　　调查地点：　　　　　　　　调查时间：

年代	野生资源							人工资源							本地流通量	全国流通量
	品种来源	产地	所占比例	价格（按规格）	国内去处	出口情况	备注	品种来源	产地	所占比例	价格（按规格）	国内去处	出口情况	备注		
70~80																
80~90																
90~00																
00~10																
10~20																

注：本表同一品种至少走访调查 5 家，填写 5 张表格，将汇总资料填在此处。

附录表 1-9　生产厂家药材需求情况调查表

编号	企业名称	地址	联系人	电话	药材名称	进货渠道	进货价格	年进货量	备注

注:每小组至少走访 10 家。

附录表 1-10　中药材价格变化调查表

药材名称	来源		价格变动情况									
	基源	生产方式	2012年	2013年	2014年	2015年	2016年	2017年	2018年	2019年	2020年	2021年
备注												

注:每小组至少调查 5 个药材品种。

3. 调查结论　汇总整理调查资料,撰写中药材市场调查研究报告,具体内容包括:目的和任务、组织实施与调查工作过程、主要调查研究结果、现状分析及评价、总结与展望。

五、调查资料处理和报告撰写

内业工作是中药资源调查的重要环节,是对外业调查所取得的资料进行整理、分析、总结并撰写调查报告的过程。做好教学实习的内业工作,对学生掌握中药资源调查方法和技术、融会贯通中药资源学理论和技术知识并使其升华都具有重要作用。

(一) 调查资料分析

实习的内业包括多项工作内容,包括对调查资料进行审查、归类整理和标准化处理,对中药资源种类的分布和数量特征等调查数据进行统计分析,提出对区域资源保护和可持续利用具有指导意义的建议和策略,将调查分析结果提炼升华撰写成实习报告。中药资源种类组成和蕴藏量调查资料的整理分析为其核心内容。

1. 种类组成和分布资料的整理和分析　对采集的植物标本进行整理和鉴定,按照植物分类系统进行科、属和种的统计。在此基础上整理出调查区域的中药资源种类分布名录,制作一套植物标本。分析种类分布与地形地貌和土壤等环境因素的关系,以及与其他生物之间的共生关系,归纳总结资源分布的规律性和特点。

2. 资源蕴藏量等数量特征的分析　对采集回的药材样品进行干燥处理,计算药材的折干率,估算药材产量。如果有条件,还可依据药材的商品规格标准进行分级统计,对药用活性成分进行测定,分析药材质量。对种群的数量、药材蕴藏量等数据资料进行审核、整理和统计分析,计算种群数量、密度、蕴藏量和药材产量等。分析资源的分布密度、生长及药材蕴藏量受环境、种群结构等因素的影响,探寻其相关规律。相关计算方法参见本书第四章第二节相关部分。

3. 撰写报告　在对地理环境、植物群落和中药资源种类分布以及资源蕴藏量等调查资料分析的基础上,撰写实习报告。

(二) 植物种鉴定和标本制作

1. 物种的鉴定　野外调查采集回来的标本,无论在调查现场是否确定种类名称,均需通过鉴定程序才能够确定或确认其植物种类名称(俗称、中文学名和拉丁名)。常用方法是与已定名的标本进行比对,利用文献资料进行核对,必要时可请专家协助鉴定。与已定名标本核对时,要认真比对植物的分类特征性状,并结合野外采集记录进行反复核对,直到新采集植物标本与已定名标本核对一致时才能确定种名。利用植物分类工具书或已经发表的文献资料进行鉴定时,也需要反复核对植物标本和野外采集记录信息与文献资料记载信息的一致性。根据鉴定结果,将确定的种名填写在标本的鉴定标签上。

2. 标本的制作

(1)整理:从已压制干燥的标本中,进一步选取最有代表性的部分。修剪除去重叠多余、过大或残缺不全的枝叶,达到预定规格。

(2)消毒:由于标本上常带有虫卵或霉菌孢子,在标本压制干燥后须进行消毒。常用的标本消毒液是1%升汞酒精溶液。将消毒液在搪瓷盘内配好,将压干的标本浸入溶液中片刻,取出放入干燥洁净的吸水纸内压干或晾(晒)干。

(3)装订:通常将标本装订在长宽为40cm×29cm的台纸上(台纸是用一定硬度白纸板切成的)。标本在台纸上应尽量做到布局合理、美观大方,过大时要适当修整。标本摆放位置确定后,即可在茎、枝、根、叶柄或较粗的叶脉等部位选择适宜的点(不宜过多),用线订牢,叶片可直接用胶水粘贴,脱落的叶片、花、果等,应按标本原来的部位粘贴好或订好。最后在台纸的左上角贴上已填写好的植物标本采集记录,右下贴上经过分科、分属、分种鉴定之后的订名签。订名签的大小以10cm×8cm为宜。

(4)保存:将消毒过的标本,按植物进化系统分科存放在密封的标本橱内,并放置驱虫用的樟脑块(丸)以及防潮用的硅胶等。

(三) 实习报告的内容和要求

实习报告的内容包括标题、目录、摘要、序言或前言、正文、参考文献和附件等几部分。各部分包括的主要内容可参考以下撰写提纲:

实习报告撰写提纲(参考)

1. 报告题目、作者及单位

2. 中英文摘要和关键词

3. 序言　调查研究的目的、任务和意义。

4. 正文

(1)调查研究方法:调查工作时间和历程,数据处理及统计分析方法。

(2)实习地域的自然概况:地理位置和社会经济概况,地形地貌和土壤条件,植被和植物群落的特征。

(3)中药资源的种类组成和地理分布特征:植物资源的种类组成,中药资源种群的分布特征,中药的地理分布规律。

(4)中药资源的数量特征:种群数量及其地理分布,药材蕴藏量及分布特征。

(5)资源利用与评价:药材质量评价,资源用途、开发利用和保护管理等状况,经济效益评价以及生态效益评价。

(6)结论与建议:结论、讨论和建议。

5. 参考文献

6. 附件　调查地域中药资源名录、标本、照片、分析测试数据及各种统计图表等。

附录二　国家重点保护野生药材物种名录

物种科和种中文名称	物种学名	保护级别	药材名称
壁虎科动物蛤蚧	*Gekko gecko* Linnaeus	2	蛤蚧
蟾蜍科动物黑眶蟾蜍	*Bufo melanostictus* Schneider	2	蟾酥
蟾蜍科动物中华大蟾蜍	*Bufo bufo gargarizans* Cantor	2	蟾酥
蝰科动物五步蛇	*Agkistrodon acutus*（Güenther）	2	蕲蛇
眼镜蛇科动物银环蛇	*Bungarus multicinctus* Blyth	2	金钱白花蛇
鹿科动物林麝	*Moschus berezovskii* Flerov	1	麝香
鹿科动物马麝	*Moschus sifanicus* Przewalski	1	麝香
鹿科动物原麝	*Moschus moschiferus* L.	1	麝香
猫科动物豹	*Panthera pardus*（Linnaeus）	1	豹骨
猫科动物虎	*Panthera tigris*（Linnaeus）	1	虎骨
牛科动物赛加羚羊	*Saiga tatarica* Linnaeus	1	羚羊角
蛙科动物中国林蛙	*Rana temporaria chensinensis* David	2	哈蟆油
熊科动物黑熊	*Selenarctos thibetanus* Cuvier	2	熊胆
熊科动物棕熊	*Ursus arctos* Linnaeus	2	熊胆
游蛇科动物乌梢蛇	*Zaocys dhumnades*（Cantor）	2	乌梢蛇
百合科植物暗紫贝母	*Fritillaria unibracteata* Hsiao et K. C. Hsia	3	川贝母
百合科植物川贝母	*Fritillaria cirrhosa* D.Don	3	川贝母
百合科植物甘肃贝母	*Fritillaria przewalskii* Maxim.	3	川贝母
百合科植物梭砂贝母	*Fritillaria delavayi* Franch.	3	川贝母
百合科植物新疆贝母	*Fritillaria walujewii* Regel	3	伊贝母
百合科植物伊犁贝母	*Fritillaria pallidiflora* Schrenk	3	伊贝母
百合科植物剑叶龙血树	*Dracaena cochinchinensin*（Lour.）SC. Chen	2	血竭
百合科植物天门冬	*Asparagus cochinchinensis*（Lour.）Merr.	3	天冬
唇形科植物黄芩	*Scutellaria baicalensis* Georgi	3	黄芩
豆科植物甘草	*Glycyrrhiza uralensis* Fisch.	2	甘草
豆科植物胀果甘草	*Glycyrrhiza inflata* Batal.	2	甘草
豆科植物光果甘草	*Glycyrrhiza glabra* L.	2	甘草
杜仲科植物杜仲	*Eucommia ulmoides* Oliver	2	杜仲
多孔菌科真菌猪苓	*Polyporus umbellatus*（Pers.）Fries	3	猪苓
兰科植物环草石斛	*Dendrobium loddigessii* Rolfe.	3	石斛
兰科植物马鞭石斛	*Dendrobium fimbriatum* Hook.	3	石斛
兰科植物黄草石斛	*Dendrobium chrysanthum* Wall.	3	石斛
兰科植物金钗石斛	*Dendrobium nobile* Lindl.	3	石斛

物种科和种中文名称	物种学名	保护级别	药材名称
兰科植物铁皮石斛	*Dendrobium officinale* Kimura et Migo	3	铁皮石斛
列当科植物肉苁蓉	*Cistanche deserticola* Ma	3	肉苁蓉
龙胆科植物条叶龙胆	*Gentiana manshurica* Kitag.	3	龙胆
龙胆科植物龙胆	*Gentiana scabra* Bunge	3	龙胆
龙胆科植物三花龙胆	*Gentiana triflora* Pall.	3	龙胆
龙胆科植物坚龙胆	*Gentiana rigescens* Franch. ex Hemsl	3	龙胆
龙胆科植物秦艽	*Gentiana macrophylla* Pall.	3	秦艽
龙胆科植物麻花秦艽	*Gentiana straminea* Maxim.	3	秦艽
龙胆科植物粗茎秦艽	*Gentiana crassicaulis* Duthie ex Burk.	3	秦艽
龙胆科植物小秦艽	*Gentiana dahurica* Fisch.	3	秦艽
马鞭草科植物单叶蔓荆	*Vitex trifolia* L. var. *Simplicifolia* Cham.	3	蔓荆子
马鞭草科植物蔓荆	*Vitex trifolia* L.	3	蔓荆子
马兜铃科植物北细辛	*Asarum heterotropoides* Fr. Schmidt. var. *mandshuricum*(Maxim.)Kitag.	3	细辛
马兜铃科植物汉城细辛	*Asarum sieboldii* Miq. f. seoulense(Nakai)C. Y. Cheng et C. S. Yang	3	细辛
马兜铃科植物华细辛	*Asarum sieboldii* Miq.	3	细辛
毛茛科植物黄连	*Coptis chinensis* Franch.	2	黄连
毛茛科植物三角叶黄连	*Coptis deltoidea* C. Y. Cheng et Hsiao	2	黄连
毛茛科植物云连	*Coptis teeta* Wall.	2	黄连
木兰科植物厚朴	*Magnolia officinalis* Rehd. et Wils.	2	厚朴
木兰科植物凹叶厚朴	*Magnolia officinalis* Rehd. et Wils. var. *biloba*(Rehd. et Wils.)Law	2	厚朴
木兰科植物五味子	*Schisandra chinensis*(Turcz.)Baill.	3	五味子
木兰科植物华中五味子	*Schisandra sphenanthera* Rehd. et Wils.	3	南五味子
木犀科植物连翘	*Forsythia suspensa*(Thunb.)Vahl	3	连翘
伞形科植物防风	*Saposhnikovia divaricata*(Turcz.)Schischk.	3	防风
伞形科植物新疆阿魏	*Ferula sinkiangensis* K. M. Shen.	3	阿魏
伞形科植物阜康阿魏	*Ferula fukanensis* K. M. Shen.	3	阿魏
伞形科植物羌活	*Notopterygium incisum* Ting ex H. T. Chang	3	羌活
伞形科植物宽叶羌活	*Notopterygium forbesii* de Boiss.	3	羌活
山茱萸科植物山茱萸	*Cornus officinalis* Sieb. et Zucc.	3	山茱萸
使君子科植物诃子	*Terminalia chebula* Retz.	3	诃子
使君子科植物绒毛诃子	*Terminalia chebula* Retz. var. *tomentella* Kurt.	3	诃子

续表

物种科和种中文名称	物种学名	保护级别	药材名称
五加科植物刺五加	*Acanthopanax senticosus*（Rupr. et Maxim.）Harms	3	刺五加
五加科植物人参	*Panax ginseng* C. A. Mey.	2	人参
玄参科植物胡黄连	*Picrorhiza scrophulariiflora* Pennell	3	胡黄连
远志科植物远志	*Polygala tenuifolia* Willd.	3	远志
远志科植物卵叶远志	*Polygala sibirica* L.	3	远志
芸香科植物黄檗	*Phellodendron amurense* Rupr.	2	黄柏
芸香科植物黄皮树	*Phellodendron chinense* Schneid.	2	黄柏
紫草科植物新疆紫草	*Arnebia euchroma*（Royle）Johnst.	3	紫草
紫草科植物紫草	*Lithospermum erythrorhizon* Sieb. et Zucc.	3	紫草

说明：本名录以 1987 年国务院发布的《野生药材资源保护管理条例》，明确 76 个保护物种，以及分级保护中的动植物中文名和药材名称以《中国药典》2020 年版一部为依据。

附录三　人工栽培中药材参考名录（植物、真菌类）

序号	药材名	科	类别	基源植物名称	基源植物拉丁学名	部位	备注
1	八角茴香	木兰科	植物	八角茴香	*Illicium verum* Hook. f.	干燥成熟果实	
2	人参	五加科	植物	人参	*Panax ginseng* C. A. Mey.	干燥根和根茎	
3	人参叶	五加科	植物	人参	*Panax ginseng* C. A. Mey.	干燥叶	
4	刀豆	豆科	植物	刀豆	*Canavalia gladiata*（Jacq.）DC.	干燥成熟种子	
5	三七	五加科	植物	三七	*Panax notoginseng*（Burk.）F. H. Chen	干燥根和根茎	
6	三棱	黑三棱科	植物	黑三棱	*Sparganium stoloniferum* Buch. -Ham.	干燥块茎	
7	干姜	姜科	植物	姜	*Zingiber officinale* Rosc.	干燥根茎	
8	土木香	菊科	植物	土木香	*Inula helenium* L.	干燥根	
9	土贝母	葫芦科	植物	土贝母	*Bolbostemma paniculatum*（Maxim.）Franquet	干燥块茎	
10	土荆皮	松科	植物	金钱松	*Pseudolarix amabilis*（Nelson）Rehd.	干燥根皮或近根树皮	
11	大豆黄卷	豆科	植物	大豆	*Glycine max*（L.）Merr.	成熟种子经发芽干燥的炮制加工品	
12	大皂角	豆科	植物	皂荚	*Gleditsia sinensis* Lam.	干燥成熟果实	
13	大青叶	十字花科	植物	菘蓝	*Isatis indigotica* Fort.	干燥叶	
14	大枣	鼠李科	植物	枣	*Ziziphus jujuba* Mill.	干燥成熟果实	

序号	药材名	科	类别	基源植物名称	基源植物拉丁学名	部位	备注
15	大黄	蓼科	植物	药用大黄	*Rheum officinale* Baill.	干燥根和根茎	多基源
				掌叶大黄	*Rheum palmatum* L.		
16	大蒜	百合科	植物	大蒜	*Allium sativum* L.	鳞茎	
17	大腹皮	棕榈科	植物	槟榔	*Areca catechu* L.	干燥果皮	
18	山麦冬	百合科	植物	湖北麦冬	*Liriope spicata* (Thunb.) Lour. var. *prolifera* Y. T. Ma	干燥块根	多基源
19	山茱萸	山茱萸科	植物	山茱萸	*Cornus officinalis* Sieb. et Zucc.	干燥成熟果肉	
20	山药	薯蓣科	植物	薯蓣	*Dioscorea opposita* Thunb.	干燥根茎	
21	山奈	姜科	植物	山奈	*Kaempferia galanga* L.	干燥根茎	
22	山银花	忍冬科	植物	黄褐毛忍冬	*Lonicera fulvotomentosa* Hsu et S. C. Cheng	干燥花蕾、带初开的花	多基源
				灰毡毛忍冬	*Lonicera macranthoides* Hand. -Mazz.		
23	山楂	蔷薇科	植物	山里红	*Crataegus pinnatifida* Bge. var. *major* N. E. Br.	干燥成熟果实	多基源
24	山楂叶	蔷薇科	植物	山里红	*Crataegus pinnatifida* Bge. var. *major* N. E. Br.	干燥叶	多基源
25	千金子	大戟科	植物	续随子	*Euphorbia lathyris* L.	干燥成熟种子	
26	川贝母	百合科	植物	瓦布贝母	*Fritillaria unibracteata* Hsiao et K. C. Hsia var. *wabuensis* (S. Y. Tang et S. C. Yue) Z. D. Liu, S. Wang et S. C. Chen	干燥鳞茎	多基源
27	川牛膝	苋科	植物	川牛膝	*Cyathula officinalis* Kuan	干燥根	
28	川乌	毛茛科	植物	乌头	*Aconitum carmichaelii* Debx.	干燥母根	
29	川芎	伞形科	植物	川芎	*Ligusticum chuanxiong* Hort.	干燥根茎	
30	川射干	鸢尾科	植物	鸢尾	*Iris tectorum* Maxim.	干燥根茎	
31	川楝子	楝科	植物	川楝	*Melia toosendan* Sieb. et Zucc.	干燥果实	
32	广枣	漆树科	植物	南酸枣	*Choerospondias axillaris* (Roxb.) Burtt et Hill	干燥成熟果实	
33	广金钱草	豆科	植物	广金钱草	*Desmodium styracifolium* (Osb.) Merr.	干燥地上部分	
34	广藿香	唇形科	植物	广藿香	*Pogostemon cablin* (Blanco) Benth.	干燥地上部分	

续表

序号	药材名	科	类别	基源植物名称	基源植物拉丁学名	部位	备注
35	女贞子	木犀科	植物	女贞	*Ligustrum lucidum* Ait.	干燥成熟果实	
36	小茴香	伞形科	植物	茴香	*Foeniculum vulgare* Mill.	干燥成熟果实	
37	王不留行	石竹科	植物	麦蓝菜	*Vaccaria segetalis*(Neck.) Garcke	干燥成熟种子	
38	天冬	百合科	植物	天冬	*Asparagus cochinchinensis* (Lour.) Merr.	干燥块根	
39	天花粉	葫芦科	植物	栝楼	*Trichosanthes kirilowii* Maxim.	干燥根	多基源
				双边栝楼	*Trichosanthes rosthornii* Harms		
40	天竺黄	禾本科	植物	华思劳竹	*Schizostachyum chinense* Rendle	秆内分泌液干燥后块状物	多基源
				青皮竹	*Bambusa textilis* McClure		
41	天麻	兰科	植物	天麻	*Gastrodia elata* Bl.	干燥块茎	
42	天然冰片（右旋龙脑）	樟科	植物	樟	*Cinnamomum camphora* (L.) Presl	新鲜枝、叶经提取加工制成	
43	木瓜	蔷薇科	植物	贴梗海棠	*Chaenomeles speciosa* (Sweet) Nakai	干燥近成熟果实	
44	木芙蓉叶	锦葵科	植物	木芙蓉	*Hibiscus mutabilis* L.	干燥叶	
45	木香	菊科	植物	木香	*Aucklandia lappa* Decne.	干燥根	
46	木棉花	木棉科	植物	木棉	*Gossampinus malabarica* (DC.) Merr.	干燥花	
47	五味子	木兰科	植物	五味子	*Schisandra chinensis* (Turcz.) Baill.	干燥成熟果实	
48	太子参	石竹科	植物	孩儿参	*Pseudostellaria heterophylla* (Miq.) Pax ex Pax et Hoffm.	干燥块根	
49	车前子	车前科	植物	车前	*Plantago asiatica* L.	干燥成熟种子	多基源
50	牛蒡子	菊科	植物	牛蒡	*Arctium lappa* L.	干燥成熟果实	
51	牛膝	苋科	植物	牛膝	*Achyranthes bidentata* Bl.	干燥根	
52	片姜黄	姜科	植物	温郁金	*Curcuma wenyujin* Y. H. Chen et C. Ling	干燥根茎	
53	化橘红	芸香科	植物	化州柚	*Citrus grandis*‘Tomentosa’	未成熟、近成熟的干燥外层果皮	多基源
				柚	*Citrus grandis*(L.) Osbeck		
54	月季花	蔷薇科	植物	月季	*Rosa chinensis* Jacq.	干燥花	

序号	药材名	科	类别	基源植物名称	基源植物拉丁学名	部位	备注
55	丹参	唇形科	植物	丹参	*Salvia miltiorrhiza* Bge.	干燥根和根茎	
56	乌药	樟科	植物	乌药	*Lindera aggregata*（Sims）Kos-term.	干燥块根	
57	乌梅	蔷薇科	植物	梅	*Prunus mume*（Sieb.）Sieb. et Zucc.	干燥近成熟果实	
58	火麻仁	桑科	植物	大麻	*Cannabis sativa* L.	干燥成熟果实	
59	巴豆	大戟科	植物	巴豆	*Croton tiglium* L.	干燥成熟果实	
60	巴戟天	茜草科	植物	巴戟天	*Morinda officinalis* How	干燥根	
61	水飞蓟	菊科	植物	水飞蓟	*Silybum marianum*（L.）Gaertn.	干燥成熟果实	
62	玉竹	百合科	植物	玉竹	*Polygonatum odoratum*（Mill.）Druce	干燥根茎	
63	甘草	豆科	植物	甘草	*Glycyrrhiza uralensis* Fisch.	干燥根和根茎	
64	甘遂	大戟科	植物	甘遂	*Euphorbia kansui* T. N. Liou ex T. P. Wang	干燥块根	
65	艾片（左旋龙脑）	菊科	植物	艾纳香	*Blumea balsamifera*（L.）DC.	新鲜叶经提取加工制成的结晶	
66	石斛	兰科	植物	金钗石斛	*Dendrobium nobile* Lindl.	新鲜、干燥茎	多基源
				齿瓣石斛	*Dendrobium devonianum* Paxt		
67	石榴皮	石榴科	植物	石榴	*Punica granatum* L.	干燥果皮	
68	龙胆	龙胆科	植物	龙胆	*Gentiana scabra* Bge.	干燥根和根茎	多基源
69	龙眼肉	无患子科	植物	龙眼	*Dimocarpus longan* Lour.	假种皮	
70	平贝母	百合科	植物	平贝母	*Fritillaria ussuriensis* Maxim.	干燥鳞茎	
71	北沙参	伞形科	植物	珊瑚菜	*Glehnia littoralis* Fr. Schmidt ex Miq.	干燥根	
72	四季青	冬青科	植物	冬青	*Ilex chinensis* Sims	干燥叶	
73	生姜	姜科	植物	姜	*Zingiber officinale* Rosc.	新鲜根茎	
74	白及	姜科	植物	白及	*Bletilla striata*（Thunb.）Reichb. f.	干燥块茎	
75	白术	菊科	植物	白术	*Atractylodes macrocephala* Koidz.	干燥根茎	
76	白芍	毛茛科	植物	芍药	*Paeonia lactiflora* Pall.	干燥根	

续表

序号	药材名	科	类别	基源植物名称	基源植物拉丁学名	部位	备注
77	白芷	伞形科	植物	白芷	*Angelica dahurica*（Fisch. ex Hoffm.）Benth. et Hook. f.	干燥根	多基源
				杭白芷	*Angelica dahurica*（Fisch. ex Hoffm.）Benth. et Hook. f. var. *formosana*（Boiss.）Shan et Yuan		
78	白附子	天南星科	植物	独角莲	*Typhonium giganteum* Engl.	干燥块茎	
79	白果	银杏科	植物	银杏	*Ginkgo biloba* L.	干燥成熟种子	
80	白扁豆	豆科	植物	扁豆	*Dolichos lablab* L.	干燥成熟种子	
81	瓜蒌	葫芦科	植物	栝楼	*Trichosanthes kirilowii* Maxim.	干燥成熟果实	多基源
				双边栝楼	*Trichosanthes rosthornii* Harms		
82	瓜蒌子	葫芦科	植物	栝楼	*Trichosanthes kirilowii* Maxim.	干燥成熟种子	多基源
				双边栝楼	*Trichosanthes rosthornii* Harms		
83	瓜蒌皮	葫芦科	植物	栝楼	*Trichosanthes kirilowii* Maxim.	干燥成熟果皮	多基源
				双边栝楼	*Trichosanthes rosthornii* Harms		
84	冬瓜皮	葫芦科	植物	冬瓜	*Benincasa hispida*（Thunb.）Cogn.	干燥外层果皮	
85	冬凌草	唇形科	植物	碎米桠	*Rabdosia rubescens*（Hemsl.）Hara	干燥地上部分	
86	冬葵果	锦葵科	植物	冬葵	*Malva verticillata* L.	干燥成熟果实	
87	玄参	玄参科	植物	玄参	*Scrophularia ningpoensis* Hemsl.	干燥根	
88	半枝莲	唇形科	植物	半枝莲	*Scutellaria barbata* D.Don	干燥全草	
89	半夏	天南星科	植物	半夏	*Pinellia ternata*（Thunb.）Breit.	干燥块茎	
90	丝瓜络	葫芦科	植物	丝瓜	*Luffa cylindrica*（L.）Roem.	干燥成熟果实的维管束	
91	地骨皮	茄科	植物	宁夏枸杞	*Lycium barbarum* L.	干燥根皮	多基源
92	地黄	玄参科	植物	地黄	*Rehmannia glutinosa* Libosch.	新鲜、干燥块根	

序号	药材名	科	类别	基源植物名称	基源植物拉丁学名	部位	备注
93	亚麻子	亚麻科	植物	亚麻	*Linum usitatissimum* L.	干燥成熟种子	
94	西瓜霜	葫芦科	植物	西瓜	*Citrullus lanatus*（Thunb.）Matsumu. et Nakai	成熟新鲜果实与皮硝经加工制成	
95	西红花	鸢尾科	植物	番红花	*Crocus sativus* L.	干燥柱头	
96	西洋参	五加科	植物	西洋参	*Panax quinquefolium* L.	干燥根	
97	百合	百合科	植物	百合	*Lilium brownii* F. E. Brown var. *viridulum* Baker	干燥肉质鳞叶	多基源
				卷丹	*Lilium lancifolium* Thunb.		
98	当归	伞形科	植物	当归	*Angelica sinensis*（Oliv.）Diels	干燥根	
99	肉苁蓉	列当科	植物	肉苁蓉	*Cistanche deserticola* Y. C. Ma	干燥带鳞叶的肉质茎	多基源
				管花肉苁蓉	*Cistanche tubulosa*（Schenk）Wight		
100	肉桂	樟科	植物	肉桂	*Cinnamomum cassia* Presl	干燥树皮	
101	竹节参	五加科	植物	竹节参	*Panax japonicus* C. A. Mey.	干燥根茎	
102	竹茹	禾本科	植物	大头典竹	*Sinocalamus beecheyanus*（Munro）McClure var. *pubescens* P. F. Li	茎秆的干燥中间层	多基源
				淡竹	*Phyllostachys nigra*（Lodd.）Munro var. *henonis*（Mitf.）Stapf ex Rendle		
				青秆竹	*Bambusa tuldoides* Munro		
103	延胡索（元胡）	罂粟科	植物	延胡索	*Corydalis yanhusuo* W. T. Wang	干燥块茎	
104	伊贝母	百合科	植物	伊犁贝母	*Fritillaria pallidiflora* Schrenk	干燥鳞茎	多基源
105	合欢皮	豆科	植物	合欢	*Albizia julibrissin* Durazz.	干燥树皮	
106	合欢花	豆科	植物	合欢	*Albizia julibrissin* Durazz.	干燥花序或花蕾	
107	决明子	豆科	植物	决明	*Cassia obtusifolia* L.	干燥成熟种子	多基源
				小决明	*Cassia tora* L.		
108	灯心草	灯心草科	植物	灯心草	*Juncus effusus* L.	干燥茎髓	
109	灯盏细辛（灯盏花）	菊科	植物	短葶飞蓬	*Erigeron breviscapus*（Vant.）Hand. -Mazz.	干燥全草	

续表

序号	药材名	科	类别	基源植物名称	基源植物拉丁学名	部位	备注
110	防风	伞形科	植物	防风	*Saposhnikovia divaricata*（Turcz.）Schischk.	干燥根	
111	红花	菊科	植物	红花	*Carthamus tinctorius* L.	干燥花	
112	红芪	豆科	植物	多序岩黄芪	*Hedysarum polybotrys* Hand.-Mazz.	干燥根	
113	红参	五加科	植物	人参栽培品	*Panax ginseng* C. A. Mey.	蒸制后的干燥根和根茎	
114	麦冬	百合科	植物	麦冬	*Ophiopogon japonicus*（L.f）Ker-Gawl.	干燥块根	
115	麦芽	禾本科	植物	大麦	*Hordeum vulgare* L.	成熟果实经发芽干燥的炮制加工品	
116	远志	远志科	植物	远志	*Polygala tenuifolia* Willd.	干燥根	多基源
117	赤小豆	豆科	植物	赤豆	*Vigna angularis* Ohwi et Ohashi	干燥成熟种子	多基源
				赤小豆	*Vigna umbellata* Ohwi et Ohashi		
118	花椒	芸香科	植物	花椒	*Zanthoxylum bungeanum* Maxim.	干燥成熟果皮	多基源
119	芥子	十字花科	植物	白芥	*Sinapis alba* L.	干燥成熟种子	多基源
				芥	*Brassica juncea*（L.）Czern. et Coss.		
120	苍术	菊科	植物	茅苍术	*Atractylodes lancea*（Thunb.）DC.	干燥根茎	多基源
121	芡实	睡莲科	植物	芡	*Euryale ferox* Salisb.	干燥成熟种仁	
122	芦荟	百合科	植物	好望角芦荟	*Aloe ferox* Miller	汁液浓缩干燥物	多基源
				库拉索芦荟	*Aloe barbadensis* Miller		
123	杜仲	杜仲科	植物	杜仲	*Eucommia ulmoides* Oliv.	干燥树皮	
124	杜仲叶	杜仲科	植物	杜仲	*Eucommia ulmoides* Oliv.	干燥叶	
125	吴茱萸	芸香科	植物	吴茱萸	*Euodia rutaecarpa*（Juss.）Benth.	干燥近成熟果实	多基源
126	牡丹皮	毛茛科	植物	牡丹	*Paeonia suffruticosa* Andr.	干燥根皮	
127	何首乌	蓼科	植物	何首乌	*Polygonum multiflorum* Thunb.	干燥块根	
128	皂角刺	豆科	植物	皂荚	*Gleditsia sinensis* Lam.	干燥棘刺	
129	佛手	芸香科	植物	佛手	*Citrus medica* L. var. *sarcodactylis* Swingle	干燥果实	
130	余甘子	大戟科	植物	余甘子	*Phyllanthus emblica* L.	干燥成熟果实	

续表

序号	药材名	科	类别	基源植物名称	基源植物拉丁学名	部位	备注
131	谷芽	禾本科	植物	粟	*Setaria italica*(L.)Beauv.	成熟果实经发芽干燥的炮制加工品	
132	辛夷	木兰科	植物	望春花	*Magnolia biondii* Pamp.	干燥花蕾	多基源
				武当玉兰	*Magnolia sprengeri* Pamp.		
				玉兰	*Magnolia denudata* Desr.		
133	沙苑子	豆科	植物	扁茎黄芪	*Astragalus complanatus* R.Br.	干燥成熟种子	
134	沉香	瑞香科	植物	白木香	*Aquilaria sinensis*(Lour.)Gilg	含有树脂的木材	
135	补骨脂	豆科	植物	补骨脂	*Psoralea corylifolia* L.	干燥成熟果实	
136	灵芝	多孔菌科	真菌	赤芝	*Ganoderma lucidum*(Leyss. ex Fr.)Karst.	干燥子实体	多基源
				紫芝	*Ganoderma sinense* Zhao,Xu et Zhang		
137	陈皮	芸香科	植物	橘及其栽培变种	*Citrus reticulata* Blanco	干燥成熟果皮	
138	附子	毛茛科	植物	乌头	*Aconitum carmichaelii* Debx.	子根的加工品	
139	忍冬藤	忍冬科	植物	忍冬	*Lonicera japonica* Thunb.	干燥茎枝	
140	鸡骨草	豆科	植物	广州相思子	*Abrus cantoniensis* Hance	干燥全株	
141	鸡冠花	苋科	植物	鸡冠花	*Celosia cristata* L.	干燥花序	
142	青皮	芸香科	植物	橘及其栽培变种	*Citrus reticulata* Blanco	干燥幼果、未成熟果实的果皮	
143	青果	橄榄科	植物	橄榄	*Canarium album* Raeusch.	干燥成熟果实	
144	青蒿	菊科	植物	黄花蒿	*Artemisia annua* L.	干燥地上部分	
145	青黛	十字花科	植物	菘蓝	*Isatis indigotica* Fort.	叶或茎叶经加工制得的干燥粉末、团块或颗粒。	多基源
		爵床科	植物	马蓝	*Baphicacanthus cusia*(Nees)Bremek.		
		蓼科	植物	蓼蓝	*Polygonum tinctorium* Ait.		
146	玫瑰花	蔷薇科	植物	玫瑰	*Rosa rugosa* Thunb.	干燥花蕾	
147	苦地丁	罂粟科	植物	紫堇	*Corydalis bungeana* Turcz.	干燥全草	
148	苦杏仁	蔷薇科	植物	杏	*Prunus armeniaca* L.	干燥成熟种子	多基源
149	枇杷叶	蔷薇科	植物	枇杷	*Eriobotrya japonica*(Thunb.)Lindl.	干燥叶	
150	板蓝根	十字花科	植物	菘蓝	*Isatis indigotica* Fort.	干燥根	
151	松花粉	松科	植物	马尾松	*Pinus massoniana* Lamb.	干燥花粉	多基源
				油松	*Pinus tabulieformis* Carr.		

续表

序号	药材名	科	类别	基源植物名称	基源植物拉丁学名	部位	备注
152	郁金	姜科	植物	广西莪术	*Curcuma kwangsiensis* S.G.Lee et C. F. Liang	干燥块根	多基源
				温郁金	*Curcuma wenyujin* Y. H. Chen et C.Ling		
				蓬莪术	*Curcuma phaeocaulis* Val.		
				姜黄	*Curcuma longa* L.		
153	昆布	海带科	植物	海带	*Laminaria japonica* Aresch.	干燥叶状体	多基源
154	明党参	伞形科	植物	明党参	*Changium smyrnioides* Wolff	干燥根	
155	罗汉果	葫芦科	植物	罗汉果	*Siraitia grosvenorii*（Swingle）C. Jeffrey ex A. M. Lu et Z. Y. Zhang	干燥果实	
156	知母	百合科	植物	知母	*Anemarrhena asphodeloides* Bge.	干燥根茎	
157	使君子	使君子科	植物	使君子	*Quisqualis indica* L.	干燥成熟果实	
158	侧柏叶	柏科	植物	侧柏	*Platycladus orientalis*（L.）Franco	干燥枝梢和叶	
159	佩兰	菊科	植物	佩兰	*Eupatorium fortunei* Turcz.	干燥地上部分	
160	金银花	忍冬科	植物	忍冬	*Lonicera japonica* Thunb.	干燥花蕾、带初开的花	
161	鱼腥草	蕺菜科	植物	蕺菜	*Houttuynia cordata* Thunb.	新鲜全草或干燥地上部分	
162	泽兰	唇形科	植物	地瓜儿苗	*Lycopus lucidus* Turcz. var. *hirtus* Regel	干燥地上部分	
163	油松节	松科	植物	马尾松	*Pinus massoniana* Lamb.	干燥瘤状节、分枝节	多基源
				油松	*Pinus tabulieformis* Carr.		
164	泽泻	泽泻科	植物	泽泻	*Alisma orientale*（Sam.）Juzep.	干燥块茎	
165	细辛	马兜铃科	植物	北细辛	*Asarum heterotropoides* Fr. Schmidt var. *mandshuricum*（Maxim.）Kitag.	干燥地上部分	多基源
166	荆芥	唇形科	植物	荆芥	*Schizonepeta tenuifolia* Briq.	干燥地上部分	
167	荆芥穗	唇形科	植物	荆芥	*Schizonepeta tenuifolia* Briq.	干燥花穗	
168	草果	姜科	植物	草果	*Amomum tsao-ko* Crevost et Lemaire	干燥成熟果实	
169	茯苓	多孔菌科	真菌	茯苓	*Poria cocos*（Schw.）Wolf	干燥菌核	
170	茯苓皮	多孔菌科	真菌	茯苓	*Poria cocos*（Schw.）Wolf	菌核干燥外皮	

序号	药材名	科	类别	基源植物名称	基源植物拉丁学名	部位	备注
171	茺蔚子	唇形科	植物	益母草	*Leonurus japonicus* Houtt.	干燥成熟果实	
172	胡芦巴	豆科	植物	胡芦巴	*Trigonella foenum-graecum* L.	干燥成熟种子	
173	胡椒	胡椒科	植物	胡椒	*Piper nigrum* L.	干燥近成熟、成熟果实	
174	荔枝核	无患子科	植物	荔枝	*Litchi chinensis* Sonn.	干燥成熟种子	
175	南板蓝根	爵床科	植物	马蓝	*Baphicacanthus cusia* (Nees) Bremek.	干燥根茎和根	
176	枳壳	芸香科	植物	酸橙及其栽培变种	*Citrus aurantium* L.	干燥未成熟果实	
177	枳实	芸香科	植物	酸橙及其栽培变种	*Citrus aurantium* L.	干燥幼果	多基源
				甜橙及其栽培变种	*Citrus sinensis* Osbeck		
178	柏子仁	柏科	植物	侧柏	*Platycladus orientalis* (L.) Franco	干燥成熟种仁	
179	栀子	茜草科	植物	栀子	*Gardenia jasminoides* Ellis	干燥成熟果实	
180	枸杞子	茄科	植物	宁夏枸杞	*Lycium barbarum* L.	干燥成熟果实	
181	柿蒂	柿树科	植物	柿	*Diospyros kaki* Thunb.	干燥宿萼	
182	厚朴	木兰科	植物	凹叶厚朴	*Magnolia officinalis* Rehd. et Wils. var. *biloba* Rehd. et Wils.	干燥干皮、根皮及枝皮	多基源
				厚朴	*Magnolia officinalis* Rehd. et Wils.		
183	厚朴花	木兰科	植物	凹叶厚朴	*Magnolia officinalis* Rehd. et Wils. var. *biloba* Rehd. et Wils.	干燥花蕾	多基源
				厚朴	*Magnolia officinalis* Rehd. et Wils.		
184	砂仁	姜科	植物	阳春砂	*Amomum villosum* Lour.	干燥成熟果实	多基源
				海南砂仁	*Amomum longiligulare* T. L. Wu		
185	鸦胆子	苦木科	植物	鸦胆子	*Brucea javanica* (L.) Merr.	干燥成熟果实	
186	韭菜子	百合科	植物	韭菜	*Allium tuberosum* Rottl. ex Spreng.	干燥成熟种子	

续表

序号	药材名	科	类别	基源植物名称	基源植物拉丁学名	部位	备注
187	香橼	芸香科	植物	枸橼	*Citrus medica* L.	干燥成熟果实	多基源
				香圆	*Citrus wilsonii* Tanaka		
188	香薷	唇形科	植物	江香薷	*Mosla chinensis* 'Jiang-xiangru'	干燥地上部分	多基源
189	独活	伞形科	植物	重齿毛当归	*Angelica pubescens* Maxim. f. *biserrata* Shan et Yuan	干燥根	
190	急性子	凤仙花科	植物	凤仙花	*Impatiens balsamina* L.	干燥成熟种子	
191	姜黄	姜科	植物	姜黄	*Curcuma longa* L.	干燥根茎	
192	前胡	伞形科	植物	白花前胡	*Peucedanum praeruptorum* Dunn	干燥根	
193	首乌藤	蓼科	植物	何首乌	*Polygonum multiflorum* Thunb.	干燥藤茎	
194	穿心莲	爵床科	植物	穿心莲	*Andrographis paniculata* (Burm. f.) Nees	干燥地上部分	
195	秦艽	龙胆科	植物	秦艽	*Gentiana macrophylla* Pall.	干燥根	多基源
196	莱菔子	十字花科	植物	萝卜	*Raphanus sativus* L.	干燥成熟种子	
197	莲子	睡莲科	植物	莲	*Nelumbo nucifera* Gaertn.	干燥成熟种子	
198	莲子心	睡莲科	植物	莲	*Nelumbo nucifera* Gaertn.	成熟种子中的干燥幼叶及胚根	
199	莲房	睡莲科	植物	莲	*Nelumbo nucifera* Gaertn.	干燥花托	
200	莲须	睡莲科	植物	莲	*Nelumbo nucifera* Gaertn.	干燥雄蕊	
201	莪术	姜科	植物	广西莪术	*Curcuma kwangsiensis* S. G. Lee et C. F. Liang	干燥根茎	多基源
				温郁金	*Curcuma wenyujin* Y. H. Chen et C. Ling		
				蓬莪术	*Curcuma phaeocaulis* Val.		
202	荷叶	睡莲科	植物	莲	*Nelumbo nucifera* Gaertn.	干燥叶	
203	桂枝	樟科	植物	肉桂	*Cinnamomum cassia* Presl	干燥嫩枝	
204	桔梗	桔梗科	植物	桔梗	*Platycodon grandiflorum* (Jacq.) A. DC.	干燥根	
205	桃仁	蔷薇科	植物	桃	*Prunus persica* (L.) Batsch	干燥成熟种子	多基源
206	桃枝	蔷薇科	植物	桃	*Prunus persica* (L.) Batsch	干燥枝条	
207	核桃仁	胡桃科	植物	胡桃	*Juglans regia* L.	干燥成熟种子	
208	夏枯草	唇形科	植物	夏枯草	*Prunella vulgaris* L.	干燥果穗	
209	柴胡	伞形科	植物	柴胡	*Bupleurum chinense* DC.	干燥根	多基源

续表

序号	药材名	科	类别	基源植物名称	基源植物拉丁学名	部位	备注
210	党参	桔梗科	植物	川党参	*Codonopsis tangshen* Oliv.	干燥根	多基源
				党参	*Codonopsis pilosula*（Franch.）Nannf.		
				素花党参	*Codonopsis pilosula* Nannf. var. *modesta*（Nannf.）L. T. Shen		
211	铁皮石斛	兰科	植物	铁皮石斛	*Dendrobium officinale* Kimura et Migo	干燥茎	
212	射干	鸢尾科	植物	射干	*Belamcanda chinensis*（L.）DC.	干燥根茎	
213	徐长卿	萝藦科	植物	徐长卿	*Cynanchum paniculatum*（Bge.）Kitag.	干燥根和根茎	
214	凌霄花	紫葳科	植物	凌霄	*Campsis grandiflora*（Thunb.）K. Schum.	干燥花	多基源
				美洲凌霄	*Campsis radicans*（L.）Seem.		
215	高良姜	姜科	植物	高良姜	*Alpinia officinarum* Hance	干燥根茎	
216	粉葛	豆科	植物	甘葛藤	*Pueraria thomsonii* Benth.	干燥根	
217	益母草	唇形科	植物	益母草	*Leonurus japonicus* Houtt.	新鲜或干燥地上部分	
218	益智	姜科	植物	益智	*Alpinia oxyphylla* Miq.	干燥成熟果实	
219	浙贝母	百合科	植物	浙贝母	*Fritillaria thunbergii* Miq.	干燥鳞茎	
220	桑叶	桑科	植物	桑	*Morus alba* L.	干燥叶	
221	桑白皮	桑科	植物	桑	*Morus alba* L.	干燥根皮	
222	桑枝	桑科	植物	桑	*Morus alba* L.	干燥嫩枝	
223	桑椹	桑科	植物	桑	*Morus alba* L.	干燥果穗	
224	黄芩	唇形科	植物	黄芩	*Scutellaria baicalensis* Georgi	干燥根	
225	黄芪	豆科	植物	蒙古黄芪	*Astragalus membranaceus*（Fisch.）Bge. var. *mongholicus*（Bge.）Hsiao	干燥根	多基源
				膜荚黄芪	*Astragalus membranaceus*（Fisch.）Bge.		
226	黄连	毛茛科	植物	黄连	*Coptis chinensis* Franch.	干燥根茎	多基源
227	黄柏	芸香科	植物	黄皮树	*Phellodendron chinense* Schneid.	干燥树皮	
228	黄蜀葵花	锦葵科	植物	黄蜀葵	*Abelmoschus manihot*（L.）Medic.	干燥花冠	
229	菟丝子	旋花科	植物	菟丝子	*Cuscuta chinensis* Lam.	干燥成熟种子	多基源

续表

序号	药材名	科	类别	基源植物名称	基源植物拉丁学名	部位	备注
230	菊苣	菊科	植物	菊苣	*Cichorium intybus* L.	干燥地上部分、根	多基源
				毛菊苣	*Cichorium glandulosum* Boiss. et Huet		
231	菊花	菊科	植物	菊	*Chrysanthemum morifolium* Ramat.	干燥头状花序	
232	梅花	蔷薇科	植物	梅	*Prunus mume*（Sieb.）Sieb. et Zucc.	干燥花蕾	
233	银杏叶	银杏科	植物	银杏	*Ginkgo biloba* L.	干燥叶	
234	银柴胡	石竹科	植物	银柴胡	*Stellaria dichotoma* L. var. *lanceolata* Bge.	干燥根	
235	甜瓜子	葫芦科	植物	甜瓜	*Cucumis melo* L.	干燥成熟种子	
236	猪牙皂	豆科	植物	皂荚	*Gleditsia sinensis* Lam.	干燥不育果实	
237	猪苓	多孔菌科	真菌	猪苓	*Polyporus umbellatus*（Pers.）Fries	干燥菌核	
238	淡豆豉	豆科	植物	大豆	*Glycine max*（L.）Merr.	成熟种子的发酵加工品	
239	续断	川续断科	植物	川续断	*Dipsacus asper* Wall. ex Henry	干燥根	
240	款冬花	菊科	植物	款冬	*Tussilago farfara* L.	干燥花蕾	
241	棕榈	棕榈科	植物	棕榈	*Trachycarpus fortunei*（Hook. f.）H. Wendl.	干燥叶柄	
242	紫苏子	唇形科	植物	紫苏	*Perilla frutescens*（L.）Britt.	干燥成熟果实	
243	紫苏叶	唇形科	植物	紫苏	*Perilla frutescens*（L.）Britt.	干燥叶（带嫩枝）	
244	紫苏梗	唇形科	植物	紫苏	*Perilla frutescens*（L.）Britt.	干燥茎	
245	紫菀	菊科	植物	紫菀	*Aster tataricus* L. f.	干燥根和根茎	
246	黑芝麻	脂麻科	植物	脂麻	*Sesamum indicum* L.	干燥成熟种子	
247	黑豆	豆科	植物	大豆	*Glycine max*（L.）Merr.	干燥成熟种子	
248	黑种草子	毛茛科	植物	腺毛黑种草	*Nigella glandulifera* Freyn et Sint.	干燥成熟种子	多基源
249	湖北贝母	百合科	植物	湖北贝母	*Fritillaria hupehensis* Hsiao et K. C. Hsia	干燥鳞茎	
250	蓖麻子	大戟科	植物	蓖麻	*Ricinus communis* L.	干燥成熟种子	
251	蒲公英	菊科	植物	药用蒲公英	*Taraxacum officinale* F. H. Wigg.	干燥全草	多基源
252	椿皮	苦木科	植物	臭椿	*Ailanthus altissima*（Mill.）Swingle	干燥根皮、干皮	
253	槐花	豆科	植物	槐	*Sophora japonica* L.	干燥花及花蕾	
254	槐角	豆科	植物	槐	*Sophora japonica* L.	干燥成熟果实	

序号	药材名	科	类别	基源植物名称	基源植物拉丁学名	部位	备注
255	路路通	金缕梅科	植物	枫香树	*Liquidambar formosana* Hance	干燥成熟果序	
256	锦灯笼	茄科	植物	酸浆	*Physalis alkekengi* L. var. *franchetii*(Mast.)Makino	干燥宿萼、带果实的宿萼	
257	蓼大青叶	蓼科	植物	蓼蓝	*Polygonum tinctorium* Ait.	干燥叶	
258	榧子	红豆杉科	植物	榧	*Torreya grandis* Fort.	干燥成熟种子	
259	槟榔	棕榈科	植物	槟榔	*Areca catechu* L.	干燥成熟种子	
260	罂粟壳	罂粟科	植物	罂粟	*Papaver somniferum* L.	干燥成熟果壳	
261	辣椒	茄科	植物	辣椒或其栽培变种	*Capsicum annuum* L.	干燥成熟果实	
262	稻芽	禾本科	植物	稻	*Oryza sativa* L.	成熟果实经发芽干燥的炮制加工品	
263	薤白	百合科	植物	薤	*Allium chinense* G.Don	干燥鳞茎	多基源
264	薏苡仁	禾本科	植物	薏苡	*Coix lacryma-jobi* L. var. *ma-yuen*(Roman.)Stapf	干燥成熟种仁	
265	薄荷	唇形科	植物	薄荷	*Mentha haplocalyx* Briq.	干燥地上部分	
266	颠茄草	茄科	植物	颠茄	*Atropa belladonna* L.	干燥全草	
267	橘红	芸香科	植物	橘及其栽培变种	*Citrus reticulata* Blanco	干燥外层果皮	
268	橘核	芸香科	植物	橘及其栽培变种	*Citrus reticulata* Blanco	干燥成熟种子	
269	藁本	伞形科	植物	辽藁本	*Ligusticum jeholense* Nakai et Kitag.	干燥根茎和根	多基源
270	檀香	檀香科	植物	檀香	*Santalum album* L.	树干的干燥心材	
271	藕节	睡莲科	植物	莲	*Nelumbo nucifera* Gaertn.	干燥根茎节部	
272	瞿麦	石竹科	植物	石竹	*Dianthus chinensis* L.	干燥地上部分	多基源

注:

1. 药材种类来源 来自《中国药典》2020 年版中基源为植物(含菌类,下同)的中药材。炮制品未单列(如干姜、炮姜只列出了干姜,炮姜未列出),不同部位入药的药材单列(如紫苏子、紫苏叶、紫苏梗),按药典单独收录。共有来自 255 种植物基源的 272 种药材属于人工栽培。

2. "人工栽培"标准 在生产上已实现大规模人工种植,栽培技术成熟或较成熟,人工种植药材已占市场主流。对于多基源药材,只列出属于"人工栽培"的基源植物,如甘草药材的基源植物,只列出已有大规模人工种植的甘草 *Glycyrrhiza uralensis*,而光果甘草 *G. glabra* 和胀果甘草 *G. inflata* 主要来自野生,未收录,并在备注栏提示该药材来自"多基源"。对于栽培技术已基本成功,但种植规模小,栽培品尚未成为市场和临床用药主要来源(如红景天、半边莲、羌活、黄精、重楼等),以及主要来自进口,在国内暂无大规模栽培的药材(如丁香、肉豆蔻、胖大海等)未收录。

3. 排序方式 与《中国药典》一致,按药材首字笔画排序。

主要参考文献

1. 郑昭佩. 自然资源学基础［M］. 青岛: 中国海洋大学出版社, 2013.

2. 尤联元, 杨景春. 中国地貌［M］. 北京: 科学出版社, 2013.

3. 刘明光. 中国自然地理图集［M］. 北京: 中国地图出版社, 2010.

4. 吴征镒. 中国种子植物区系地理［M］. 北京: 科学出版社, 2011.

5. 巢建国, 裴瑾. 中药资源学［M］. 北京: 中国医药科技出版社, 2014.

6. 万德光, 王文全. 中药资源学专论［M］. 北京: 人民卫生出版社, 2009.

7. 谢宗万. 论道地药材［J］. 中医杂志, 1990, 619(10): 43-46.

8. 肖小河, 陈士林, 黄璐琦, 等. 中国道地药材研究 20 年概论［J］. 中国现代中药, 2009, 34(5): 520-523.

9. 陈士林. 中国药材产地生态适宜性区划［M］. 北京: 科学出版社, 2011.

10. 郭巧生. 药用植物资源学［M］. 北京: 高等教育出版社, 2007.

11. 陈士林, 肖培根. 中药资源可持续利用导论［M］. 北京: 中国医药科技出版社, 2006.

12. 胡之璧. 中药现代生物技术［M］. 北京: 人民卫生出版社, 2009.

13. 张永清, 刘合刚. 药用植物栽培学［M］. 北京: 中国中医药出版社, 2013.

14. 黄璐琦, 郭兰萍. 中药资源生态学［M］. 上海: 上海科学技术出版社, 2009.

15. 黄璐琦. 中国中药资源发展报告［M］. 北京: 经济科学出版社, 2015.

16. 黄清龙. 药用植物遗传育种［M］. 北京: 中国中医药出版社, 2006.

17. 蔺海明. 中药材生产质量管理规范教程［M］. 北京: 中国农业出版社, 2008.

18. 王光亮. 药用动物养殖技术［M］. 北京: 中国中医药出版社, 2006.

19. 万德光. 四川道地中药材志［M］. 成都: 四川科学技术出版社, 2005.

20. 段金廒. 中药资源化学——理论基础与资源循环利用［M］. 北京: 科学出版社, 2015.

复习思考题
答案要点

模拟试卷